张志远

临证七十年精华录
（续编）

张志远 著

邱 浩 整理

人民卫生出版社

图书在版编目（CIP）数据

张志远临证七十年精华录：续编 / 张志远著. —北京：
人民卫生出版社，2017

ISBN 978-7-117-25587-5

Ⅰ.①张… Ⅱ.①张… Ⅲ.①中医临床—经验—中
国—现代 Ⅳ.①R249.7

中国版本图书馆 CIP 数据核字（2017）第 286618 号

人卫智网	www.ipmph.com	医学教育、学术、考试、健康，购书智慧智能综合服务平台
人卫官网	www.pmph.com	人卫官方资讯发布平台

张志远临证七十年精华录（续编）

著　　者：张志远
出版发行：人民卫生出版社（中继线 010-59780011）
地　　址：北京市朝阳区潘家园南里 19 号
邮　　编：100021
E - mail：pmph @ pmph.com
购书热线：010-59787592　010-59787584　010-65264830
印　　刷：北京铭成印刷有限公司
经　　销：新华书店
开　　本：710×1000　1/16　印张：27　插页：4
字　　数：470 千字
版　　次：2018 年 4 月第 1 版　2024 年 3 月第 1 版第 7 次印刷
标准书号：ISBN 978-7-117-25587-5/R·25588
定　　价：79.00 元

打击盗版举报电话：010-59787491　E-mail：WQ @ pmph.com
（凡属印装质量问题请与本社市场营销中心联系退换）

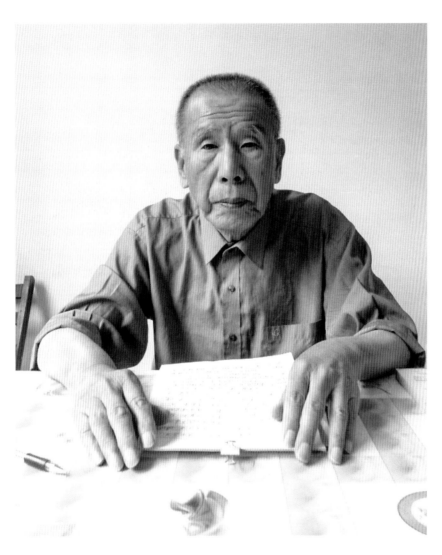

（蒲甘老人张志远　2013年摄于抱拙山房）

张志远先生（1920-2017）

谨以此书纪念
国医大师张志远先生

张志远先生简介

　　张志远，生于1920年8月17日（庚申年七月初四），卒于2017年11月7日（丁酉年九月十九立冬）。教授、主任医师，山东德州人。幼学四书五经、先秦诸书，饱读经、史、子、集，在父亲寒江遗翁、业师耕读山人指导下步入医林。1957年始先后在山东中医进修学校、山东中医学院、山东医学院、山东中医药大学从事临床、科研、教学工作，讲授《伤寒论》《金匮要略》《温病学》《妇科学》《中草药》《中国医学史》《中医各家学说》，曾任中医系顾问、教研室主任、国家卫生部中医作家成员、全国中医各家学说研究会顾问，系山东名老中医，享受国务院政府特殊津贴。曾被国外大学、科研机构聘为顾问、方药总编辑、荣誉博士。2017年，名至实归，获全国范围评选的"国医大师"荣誉称号。业医七十余年，知识渊博，经验丰富，发表论文400多篇，主编、主审、著述医籍18部，曾获国际医学会议奖。

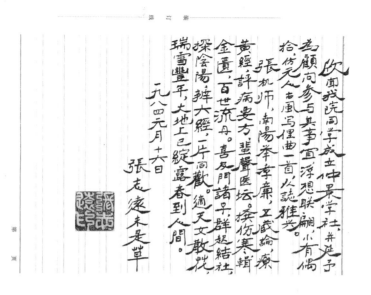

张志远先生手迹：1984年1月16日贺山东中医学院岐黄学社成立，仿元人俚曲

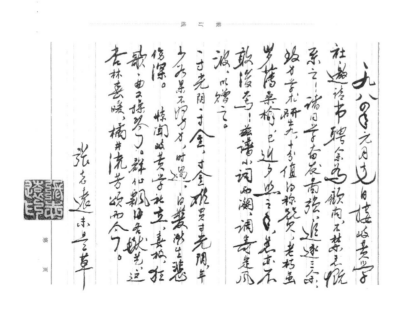

张志远先生手迹：1984年1月17日接山东中医学院岐黄学社顾问聘书，填《定风波》词

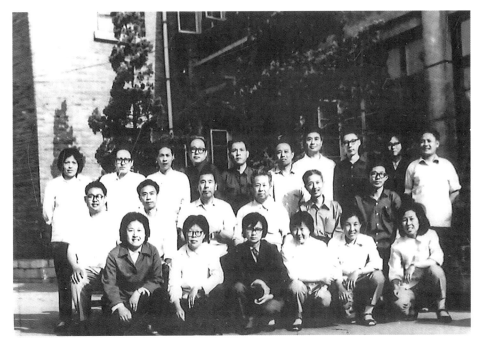

1982年6月于山东省枣庄市中医学会留影
（第二排右二：吕同杰，右三：刘渡舟，右四：张志远）

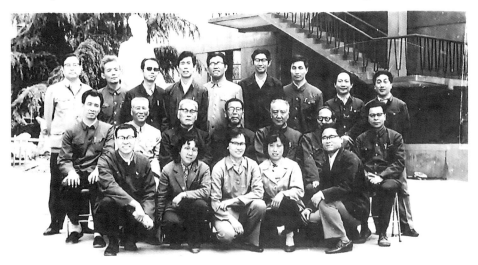

1984年5月华东六省一市中医各家学说教育讨论会合影
（二排居中：张志远）

面世献言

　　老朽久病得到缓解，蒙人民卫生出版社领导相邀，将《七十年临证精华录》付梓。尚有《续录》数卷整理完毕，提供岐黄界茶余饭后阅览。望国内外同道、专家、学者参考指正！

公元2017年（丁酉年）上元佳节

张志远漱手

稷下拜书

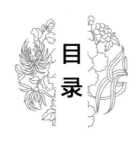

目 录

第一编　1～125小节

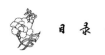

第二编 126～250小节

第三编　251～375小节

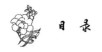

第四编　376～500小节

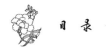

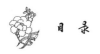

第五编　501～631小节

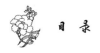

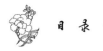

附　桐阴消夏录

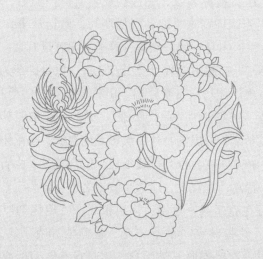

第一编

1～125小节

1．石膏不宜单用

声震遐迩之医，被称名家，往往功成名就保护羽毛，少开大方、有毒之物，不敢大刀阔斧调理疑难重症，轻描淡写，敷衍从事，虽非规律，屡见不鲜。张锡纯先生军医出身，侠肝剑胆，善于应用巨量石膏，遭到质疑，还对山茱萸、白芍、参三七亦超出常规投至山峰之量，以身试药为患者负责，实际是高风亮节伟人表现。能巧取石膏降温、山茱萸救脱、白芍利尿、参三七止痛，留下了经验师范。家父赞为"一代医雄"。老朽实践仿照其法，石膏则辐射面广，不局限《伤寒论》白虎汤，外感疾患无论温病、热陷阳明，只要持续高烧就可推之当君，30～90克，少则疗绩不显，配合黄芩、大青叶、板蓝根，夏季加浮萍、薄荷、青蒿，寓宣发、泄火于解毒之中，最为有益。

1970年，吾在兖州遇一暑温，体温很高，吃退烧剂口渴、汗出不解，乃改用石膏60克、党参15克、黄芩15克、板蓝根30克、青蒿30克，水煎分三回饮下，六小时一次。连服三帖而愈，比石膏专伍知母或一味单打独斗功力更佳。

2．神经性眩晕治法

感觉周围物体旋转，坐立不稳或伴有恶心、眼黑、出汗，谓之眩晕，常见于高血压、低血糖、颈椎症、梅尼埃病，中医根据临床区别调理，属于神经性的约60%与痰饮上凌、肝阳上亢有关。《伤寒论》苓桂术甘汤所医是痰饮为患，一般降逆、利水、镇静、安神便可生效。

1956年，吾在山东省中医院遇一头眩、耳鸣、眼球震颤、呕吐、手麻、项背强直现象，乃瘦小花甲农翁，被诊称神经性眩晕，吃药未得功力，转来求援。即给予茯苓30克❶、桂枝10克、白术10克、甘草6克，水煎分三次服；连饮三剂，似水投石。于方中加天麻10克、泽泻10克，稍见疗果，五天后旧态复萌，失去作用。老朽捉襟见肘，黔驴技穷，徒呼奈何的情况下，添了龙骨20克、牡蛎20克；吉人天相，症状逐渐缓解，共十八帖基本治愈。事实告诉，虽非肝阳上亢，以龙、牡借花献佛，潜纳浮阳，也起良好作用。

---

❶ 按：二十世纪五六十年代，中医处方用量单位多为两、钱、分。张老原稿均换算为"克"。全书同。

3．量大防风、独活助力止痛

炮附子虽为扶阳要药，投量不多，四逆汤只用一枚，通脉四逆汤升至大者一枚。在镇痛方面桂枝附子汤能开到三枚，由此看来，《伤寒论》四逆汤、通脉四逆汤的回阳尚依靠干姜，后世应用突出炮附子，干姜居次要位置，乃客观需求。所以读书切勿死于句下，掌握灵活对待，典型的伤寒家则是通权达变、量体裁衣。附子祛风、寒、湿三邪，缓解疼痛，疗力次于乌头，毒性较小，可不加蜂蜜同煎，属老朽家传经验。师门寄语：黑皮附子为正品，黄色者拒绝入药。

1962年吾在济南诊一类风湿关节炎，左臂剧痛，手指关节粗大变形，屈伸困难，得热方舒，饮茶转重，已经三年，其夫陪之来诊，曾吃《金匮要略》桂枝芍药知母汤数十剂，情况如故。开始给予麻杏苡甘汤加炮附子、防己黄芪汤加乌头，均乏效果；即改换甘草附子汤，含炮附子45克、白术20克、桂枝30克、甘草20克，温里、胜湿、缓急、通络、止痛，仍然未有明显好转；随增入防风30克、独活20克、制乳香10克、炒没药10克，日饮一帖，水煎分三次服。连服十天，症状逐渐缓解；嘱咐继续勿辍，凡一个月疼痛大减，关节肿大亦有回消。无疑，防风、独活起的助力，占了重要角色，乳香、没药也功不可没。或曰四逆汤、通脉四逆汤投生附子，而止痛处方为何开炮附子？不宜认为炮附子扶阳力低，缺乏考虑炮过的三枚，足以超越一枚生的。

4．谈附子

强心药多有壮阳作用，性偏温热，如人参、附子；寒凉者居少数，如绿茶。由于兴奋关系，能导致失眠，在这方面的表现绿茶第一，人参为二，附子最低。临床所见，因吃大量附子彻夜不睡的十无二三，故投附子纠正阳衰而不影响安眠列为优选。上海祝味菊先生调理内伤喜投附子，受其熏陶之徐小圃亦常用于儿科，形成一门特色。时方家与老朽交流，谈及附子功效，提出该品虽属《伤寒论》四大天王之一，振阳止痛为霸，尚可作保健剂，改善人体虚弱，达到补养目的。若干伤寒派在处方内加入少量减去毒性降低辛热之淡附子，起强壮作用，代替参、芪、归、芎，有利无弊，清末民间医家在寒湿、沼泽地区十分重视，获益良多。此说值得参考，但不宜盲目师法，避免产生公害，还是辨证施治比较稳妥。

1960年自然灾荒时期，病友缺乏营养，身形消瘦，脾虚水肿，表现阳衰，吾常带领学生在乡村实习，给予淡附子机会甚广。曾诊一小学男性教员，面黄羸弱，医院建议授与黄芪15克、当归10克、淡附子15克，每日一碗，水煎分两次服。连饮十天功不足言，乃亲口咀嚼淡附子。水浸、漂洗过度，淡附子已无药味，完全失去作用，贻误病机，最好敬而远之不要滥开。

5. 阴阳双亡可以合治

传统学说谓汗多亡阳、下后亡阴，是一般规律，实际大汗、暴下皆会亡阳。汗下太过丧失营养、体液匮乏，阳无所附，功能衰竭，就易出现亡阳症状，额头流汗如珠、手足发凉、心慌气短、二目无神、下利清谷、疲惫不堪，应迅速温补救脱，《伤寒论》四逆汤、白通汤加东北人参，均可派上用场。为了顾及阴亏，仿照盐山张锡纯先生经验，尚应增大量山茱萸，阴阳双医，亦属妙法。有人怀疑添入阴性药物影响回阳，事实告诉有利相互调节充阴返阳，不起掣肘负面作用，切勿因小失大，似关羽弃荆州而战襄阳。

1971年吾在徂徕山巡回诊疗，遇一干部，感冒发汗表邪已解，转为口干、精神恍惚、四肢寒冷、大便二日未行、全身震颤。当时考虑阴阳两虚，须救阴回阳，即开了生附子30克（先煎一小时）、干姜15克、甘草10克、葱白三段、山茱萸30克，属白通汤加味，水煎分三回服，六小时一次。与两位同道静坐观察，连啜二剂，喜欢说话，精神转佳；吃了三碗抄手，开始下床更衣；善后又饮一帖，停药而安。阴阳合治，没有发生不良弊端。

6. 师古法要用活法

应用《伤寒论》以辨证施治为前提，精选方药为契机，不断总结为依据，才能传承发扬。探讨理论忽视临床，等于身坐楼阁纸上谈兵，历代注释者，有的口若悬河缺乏实践，被称"玩古家"。老朽七十年来对圣书重点掌握，不信空谈，取理中丸又名"人参汤"为例，如脾虚胃寒、大便不实，去党参加吴茱萸；中气不足、疲乏无力，改党参为东北人参，能焕发精神；常以干姜、白术挂帅，他药围绕旋转，随着病情需要，打破陈规界限，提高功效。

1962年吾在山东中医学院遇一职工，颜面晦暗，腹内雷鸣即泻，日行数次，已有九个月，按慢性肠炎处理得力甚微。从脉象沉弱、舌苔白腻诊断，属于寒证，乃以本汤为主，组成新方，计东北人参10克、干姜15克、白术15克、炮附子10克、吴茱萸10克、甘草10克，水煎分三回服；反馈更衣次数减少，但仍稀薄，遂添入猪苓10克；又饮十剂，竟彻底治愈，且未复发。步趋传统经验，最怕"手无活法"。

7．虫类活血应当重视

研究古方，要了解当时社会背景、条件限制。《伤寒论》《金匮要略》收入植物药虽占主体，并不全面，活血者大都运用虫类，如水蛭、䗪虫、蛴螬、虻虫、鼠妇，尚以獭肝治鬼疰（传尸痨）、羊肉补虚止痛，既属特色，亦是植物药功力不足所致。就目前来讲，蛴螬、虻虫、鼠妇、獭肝、羊肉已很少组方；蜣螂雅名大将、推车客，通利大小二便，清贤王孟英取其开结，表示欣赏，而今几近绝迹；疗疝气下坠的蜘蛛，已沉没长埋。老朽传承医圣学说，认为虫类活血确有功力，通络止痛也含曙光，应重视请它再来医坛。

1981年吾在微山湖诊一渔民，患多发性肌瘤，月经淋漓不断，因拒绝手术，没有切除子宫，希望中药调理。老朽曾给予桂枝茯苓丸，吃了三个月无明显好转，乃于方内加入䗪虫、鼠妇、蛴螬、蜣螂虫，居全量九分之一，嘱咐继续服之，每回10克，日食三次。先后十周，B超检查，瘤体缩小三分之二。化瘀破积的作用，虫类疗效可观。

8．附子、黄连制泻

《伤寒论》《金匮要略》无严格攻补界限，不属规律而是特色，与后世寒以治热、收则止散、泻去疗实分别组方不同。除大黄、附子共用，附子还与麻黄、瞿麦、竹叶、败酱草、防风、天花粉、白芍、知母、黄连、蜀椒携手合作，有广泛施治面。学习二书，往往各取所需，把其独具的综合临床丢掉，导致拾蛤遗珠。老朽写的《伤寒论评议》，曾进行分析，寒热、敛散、攻补，冶于一炉，比单纯同色含有妙意，堪称高级疗法，和时方派的反奕❶

---

❶ 按：奕：下围棋，通"弈"。《康熙字典·大部》："又围碁曰奕。奕者，落奕之义。《孟子》：奕秋，通国之善奕者也。"张老原文作"奕"。全书同。

对阵大异其趣。

1976年吾于山东医学院诊一妇女，患急性肠炎，阵发性腹痛泻下，吃刘草窗痛泻要方、消炎利尿之品，均无改善。吾仿照北派伤寒家开了两味，以炮附子20克温里祛寒、黄连20克固肠兼消肛门灼热，水煎，六小时一次、分三回服。连啜四剂，就痛止泻停。方小"药杂"，切合实践，值得探讨，发挥作用。

9．小青龙汤治吐涎沫

吐涎沫与水饮内停有关，往往兼有寒邪。仲景先师给予五苓散、吴茱萸汤、小青龙汤，根据病机区别论治。小青龙汤应用以外感风寒为主，在吐涎沫过程中，常伴有哮喘或咳嗽，单独发生这一现象颇为少见，小青龙汤之功力比较有效。老朽临床观察，由于发汗解表，水液宣散，饮邪减少，从而获得痊愈。

1956年冬季，吾在山东省中医院，遇一老翁，素有支气管炎史，感冒后无汗，频频咳嗽，吐大量涎沫，成水状，并不黏稠。患者供职药业多年，要求用经方调理，即开了小青龙汤，含半夏10克、麻黄10克、桂枝10克、白芍6克、干姜10克、细辛10克、五味子10克、甘草6克，增入茯苓30克通利尿道，日饮一剂，分三次服。连吃三天，咳嗽、吐涎沫随着汗出表解，证情大减；善后压缩药量，又啜六帖转安。小青龙汤治疗吐涎沫信而有征，可以加味行水投用。

10．五苓散疗水逆

《伤寒论》五苓散治疗对象标明口渴，不属热邪伤阴津液亏乏，而是血液循环障碍，阻滞不行的蓄水证，习称"反光"现象，个别患者尚吐涎沫，严重时饮水则吐，亦名"水逆"。口渴乃"以水引水"，先贤谓之"河流内塞""水渠隔断"。诊察要点为小便不利，无论外感、内伤，均可给予本散。以泽泻通结为主；桂枝蒸动膀胱气化，开腠第二；白术、猪苓、茯苓则居末座，这在《大论》中是一首比较费解的处方。老朽临床数十年所见甚少，缺乏应用体会，但蓄水病客观存在，非子虚乌有。

1978年吾在山东医学院，遇一外省驻鲁办事处干部，从感冒开始，汗后表解，口渴喜饮，呕恶，水入辄吐出三分之二，腹内胀满，烦躁，大便日下一次，尿液短少，色黄灼热，吃药、打针未获功，转来求治。经过反复研究，就将其改作汤剂与之，计桂枝15克、泽泻18克、猪苓10克、白术10克、茯苓10克，加了大黄2克降逆止呕，水煎，分三次服。连啜两剂，诸症即消而愈。探本寻源，五苓散是经验转来。

11. 黄土汤治崩漏

《金匮要略》黄土汤医大便下血，除溃疡性结肠炎，亦可调理痔疮、妇女月经淋漓、功能性子宫出血。附子温化壮阳，不宜多投；应以大量灶心土（伏龙肝）为君，补脾固涩——切勿轻视这味良品，能起特殊作用，老朽家传：对呕吐、溢血疾患，它属首选，和阿胶配伍，给予肠道、子宫出血十分适宜。方内黄芩、生地黄凉血亦居重点；白术少开，避免利水伤阴。吾于临床过程，常加仙鹤草15～30克，扶正止血、恢复体力，大有裨益。

1979年在山东中医学院诊一银行职员，月经周期紊乱，有时一月两潮，十余日不停，严重贫血，由其母陪同来诊治。就以本汤授之，含生地黄20克、白术10克、黄芩15克、炮附子10克、阿胶20克（烊化）、灶心土150克、甘草6克，日饮一剂，分三次服。连吃七天，经血即止；将量减半，改为隔日一剂，先后共吃四十余帖，未再发生崩漏现象，恢复了正常月经周期。

12. 越婢汤治风温

《金匮要略》越婢汤医风水一身悉肿，是《伤寒论》麻杏石甘汤去杏仁添生姜、大枣，为清热解表之方。鲁北地区伤寒家取其调理春季外感风热，表里双治，在退烧方面发汗不多，使体温下降较快，提倡亦疗温病邪入卫、气。比投麻黄汤加味或银翘散功力明显，亦越过小柴胡汤效高一筹。要求掌握麻黄少用、石膏量大、姜枣各十、甘草解毒不炙，可增大青、勿入银花。因风热与风温不易区别，投于风温恐难胜任，老朽开始有所顾虑，多年来未能原方实践。

1962年在山东中医学院诊一教师，"五一"节前突然发烧，燥干无汗，恶风、头痛、烦躁。嘱咐试饮此汤，开了麻黄10克、石膏45克、甘草6克、生姜10片、大枣10枚（劈[1]开），水煎，六小时一次、分三回服。只吃一剂，身上得汗，感觉清爽；又啜一帖，症状消除。临床观察，确有治绩。

---

[1] 按：《伤寒论》作："擘开。"张老原文作："劈开。"全书同。

13. 附子温经止痛宜配合独活

民国时代，山东伤寒派执牛耳者只有数人，随着庙观神像被毁，僧道驱逐还俗，其中知医人员转向民间开业谋生。德州大佛寺有一南阳传人，学识渊博，精通《伤寒论》《金匮要略》二书，据云同张锡纯先生有所往来，推荐《衷中参西录》，不欣赏石膏，喜用附子，和盐山张氏分道扬镳。他认为石膏、附子均非霸王，救危回苏宜大量投用，杯水车薪无济于事，与甘遂、巴豆霜不可相提并论。缺乏了解这个内涵，就无法清热、振阳，起人于水火。

1963年吾在山东中医学院遇一山区农民，因患风湿性关节炎艰于行走，此次感冒疼痛转重，项强骨楚，恶寒无汗，由儿子抬来求诊。老朽曾师法禅门经验，开了麻黄附子细辛汤和葛根、独活，计麻黄12克、细辛10克、炮附子60克（先煎二小时）、葛根30克、独活30克，外添生姜10片，水煎分三次服，日饮一剂。连吃三天即汗出痛减，发挥了附子壮阳、止痛作用，独活通络疗能也占一半。将量压缩少许，又吃四帖而安。

14. 哮喘、咳嗽慎用大黄

凡外感、内伤哮喘、咳嗽，传统规律均不投泻下药，一不对证；二不起作用；三损伤肺气加剧病情，视为禁忌。《金匮要略》没有局限此说，痰饮咳嗽，面热如醉，胃热上冲，开苓甘姜味辛汤加大黄以利之，就是例子。类似情况比较少见，但非忌药已经昭然。老朽遵守古训，传承医圣心法，从不合用，只有呕吐不止，肠道秘结才个别组方，且百中一二。事实表明，用大黄降逆、通便难以解除哮喘、咳嗽，勿要盲目画蛇添足。

1975年在山东医学院遇一支气管哮喘，诊为肺气肿、多发性炎变，喉内痰鸣、头上出汗、颜面红赤、脉象弦滑、三天未有入厕，频繁咳嗽闻于室外。因属中西同道，希望给予古方试之，即写了本汤，计茯苓20克、甘草10克、干姜10克、五味子10克、细辛10克、半夏10克、杏仁10克、大黄3克，水煎分三次服。连吃两剂，三度更衣，病势未减，反而转重；乃改换他药，逐渐症消而安。大黄一味须要慎重，防止带来不测。

15. 乌梅丸减味用于腹泻

民初❶北派伤寒家范公宸，善于化裁经方施治杂症，曾将乌梅丸去当归改制水丸，寒热同方，专题调理慢性肠炎，既能驱蛔，亦能解除长期腹泻。投量为乌梅肉100克、干姜80克、细辛20克、黄连100克、炮附子30克、桂枝30克、党参40克、黄柏30克、蜀椒30克，以乌梅、黄连、干姜固肠领先，附子、桂枝温化，党参益气，黄柏祛湿，蜀椒、细辛止痛，功力醇厚，作用颇佳。医林称道化古为新、"破茧成蝶"。老朽临床减去细辛宣散、桂枝活血，更较精纯。

1980年在山东中医学院遇一学生亲属，既往诊断过敏性肠炎、肠易激综合征，腹内隐痛、大便溏泄日下二三行，吃药时发时止，未得根除。即授与此丸，每回8克，日服三次。连啜两个月，恢复健康，追踪观察，没再反弹。

16. "果子药"治案

吴门叶桂翁传人属时方温病家，调理内科杂症亦投《伤寒论》方，剂量、加减均行化裁，如夏季暑泻开猪苓汤，不用阿胶而加扁豆；泌尿系感染小便热痛加萹蓄、瞿麦，溢血才开阿胶。因五苓散含有桂枝，避之不用。类似灵活遣药，形成自己特色，应归技艺传承，非门户之见。老朽与该派交往、沟通机会多，道不同等于关山阻隔，受其影响较小。

1957年春季，吾在山东省中医院诊一大学女生，因精神抑郁、情志不伸表现胸闷，逐渐转为纳呆、烦躁、失眠、孤独，终日愁眉苦脸，言语无常，不愿和外界接触。曾按《金匮要略》脏躁施治，给予甘麦大枣汤加味，疗力未显，由门人建议改投叶氏医案方，以疏肝行气为主，轻描淡写未必乏效，经过考虑就开了所谓"果子药"，计甘松10克、绿萼梅10克、香附10克、玫瑰花10克、佛手10克、橘饼10克、瓜蒌15克、萱花10克，每日一剂，水煎分三次服。连吃两周，情况转变，露出笑容，能同父母对话议论家常；嘱咐继饮勿停，又延续二十天，反馈痊愈。无疑，这些被讥为花腔、加饭酒的药物，同样也起医疗作用，流派之学应当师之。

---

❶ 按：民初：指民国初年。

17．竹叶汤医伤风头面烘热

族伯父为北派伤寒家，对《伤寒论》《金匮要略》处方运用娴熟，经验丰富。凡春季伤风有汗，常投桂枝汤；若发烧、面红、口渴、咳嗽，则用竹叶汤去附子加石膏，调治汗出而热不退，命名"小白虎汤"。指出葛根、防风驱逐外邪，竹叶、石膏泄火，桔梗、甘草入肺止咳，党参养阴生津，发挥综合作用；有汗恶寒、肌肉关节剧痛可开炮附子，反之属于禁忌。原方疗妇女产后中风，扩大范围给予春夏感冒。桂枝因含木心，和肉桂不同，非大热之品，量少通利经络，有益无害，不越10克为宜。

1962年老朽在济南遇一大学教师，分娩五周感染风邪，头痛、项强、自汗、咳嗽、颜面发热、脉象弦数、口干喜饮、体温升高。开始吃了两剂九味羌活汤，病情如故，乃来就诊，当时准备授与葛根汤损益，缘感觉两颊烘烘然，未敢取用。即选了本汤，计竹叶30克、葛根20克、桔梗12克、桂枝6克、防风10克、党参15克、甘草6克、生姜6片、石膏30克、大枣10枚（劈开），日饮一帖，水煎分三次用。连啜三天，热降症退，又服一剂而愈。

18．二胡开散汤调理精神疾患

不知著者残本《探医存录》，将《伤寒论》常用方剂：一麻黄（麻黄汤）、二柴胡（小柴胡、大柴胡汤）、三附子（四逆、白通、真武汤）、四承气（小承气、大承气、桃核承气、调胃承气汤）、五泻心（甘草泻心、生姜泻心、半夏泻心、附子泻心、大黄黄连泻心汤）标出，青龙、白虎列于局外，名"东西二神"，桂枝、五苓、陷胸、抵当、乌梅、十枣、葛根、瓜蒂、栀子豉、茵陈蒿、白头翁、理中、苓桂术甘、黄连阿胶、竹叶石膏汤归档卫星方，麻黄升麻、牡蛎泽泻散没有入选。把大、小柴胡汤合于一起，含柴胡15克、黄芩15克、党参10克、半夏10克、白芍15克、枳壳15克、大黄6克、甘草10克、生姜6片、大枣10枚（劈开），共十味，专题调理肝气郁结、胸闷、腹胀、精神亢奋、焦虑不安、肋间疼痛、背部沉重，称"二胡开散汤"，临床验证，功力颇佳。

1959年吾在山东中医学院诊一学生家长，五十余岁，月经已断，日夜心绪不宁，有如邪祟附凭；便秘、多梦，似精神分裂，但与人接触言语尚有规律；思想怪异，怕干旱、大雨、地震，表现杞人忧天；脉象弦滑，饮食、生活无变化。同道踌躇认为棘手，老朽推荐此方试之，每天一剂，水煎分三次服。先后吃了二十帖，未做更改，病情好转，症状日减，终于治愈。

19.《伤寒论》人参为党参❶

关于《伤寒论》所用人参，众说纷纭，从《神农本草经》记载出上党，实际为党参。东汉时代距东北路途遥远、山河阻隔、交通不便，辽东一带乌桓占领，吉林产的人参不易进入中原地区，且价格昂贵一般人难以购买，故《大论》处方之人参皆是党参，无有疑义。党参性平偏凉，生津止渴，如白虎加人参汤；补血充脉，如四逆加人参汤。吉林人参性温较燥，益气为主，乃振阳兴奋药，能救急回苏，与附子同称"挽脱二仙"。陈修园先贤指出党参乃阴柔品，一针见血。

1968年吾在新泰第二医院诊一尿崩症，饮后即有小便排出，日夜喝水四五暖瓶，否则口干舌燥、声音嘶哑。开了白虎汤加吉林人参，口渴仍然不减；去

❶ 按：据《大观本草》《重修政和本草》所载"人参"条，《名医别录》云："生上党山谷及辽东。"《嘉祐本草》云："生上党郡，人形者上；次出海东新罗国，又出渤海。"《图经本草》云："生上党山谷及辽东，今河东诸州及泰山皆有之。"其绘图"潞州人参"，均为一茎直上、掌状复叶轮生、上顶花絮、叶柄三四桠、一桠五小叶的五加科植物形态，《本草经集注》云："弘景曰：上党郡在冀州西南……人参生一茎直上，四、五叶相生，花紫色。"《图经本草》云："至十年后生三桠，年深者生四桠，各五叶；中心生一茎，俗名百尺杵。三月、四月有花，细小如粟，蕊如丝，紫白色。秋后结子，或七、八枚，如大豆，生青熟红，自落。根如人形者神。"由此可知，古本草所述、古方书所用人参当是五加科人参，而不是后世药用桔梗科、蔓生茎的党参，日本奈良东大寺正仓院中保存至今的中国唐代人参标本（已据双波长薄层扫描化学分析鉴定，日本柴田承二《植物研究杂志》1991，66：1）可以提供实物证据。又，《本草纲目·草一·人参》云："时珍曰：上党，今潞州也。民以人参为地方害，不复采取。今所用者皆是辽参。"由于五加科人参生长缓慢，古代上党地区长期采挖过度，加之五加科人参赖以生存的森林生态环境亦遭受严重破坏，因此以山西潞州等地为主产的五加科人参，自明代以来在当地就基本绝种。明中晚期至今，药肆普遍使用人参，皆是辽东人参。桔梗科、蔓生茎党参，在明以前历代《本草》中未见该植物绘图，亦没有记载。清·康熙张璐《本经逢原》最早提到今天所习用党参："产山西太行者，名上党人参。虽无甘温峻补之功，却有甘平清肺之力。"清雍正年间《潞安府志·卷八·物产篇》首项即记述党参，说上党"古有人参……今所出惟党参"。清·乾隆吴仪洛《本草从新》云："古《本草》：参须上党者佳。今真党参久已难得，肆中所卖党参种类甚多，皆不堪用。惟防党性味和平足贵。"黄官绣《本草求真》云："山西太行新出党参，其性止能清肺，并无补益。与久经封禁真正之党参绝不相同。"由上，参考张老临床实践体会，《伤寒论》古方使用人参多用于补血充脉、生津滋液（清·陈修园已有论述），可知今东北人参与上党古之人参虽同为五加科植物，但由于产地不同，性味迥别：今东北人参甘温性燥、峻补元气，上党古之人参甘微寒滋润、补五脏真阴。今山西之党参甘平润泽、健脾补气、生津止渴，是否就是《伤寒论》古方所用、古《本草》所述"生上党"古之人参，中医界尚有争议。张老所述对临床有意义的是，今天运用《伤寒论》含人参古方，可选用今山西之党参而需慎用今东北人参，值得临证大夫检验、探索、总结。

掉改成党参30克，症状略有缓解，把量升至45克才见效验。党参虽有生津之力，欲寄托其壮水增液，杯水车薪亦难立竿见影。事实表明，调理尿崩症解除口渴现象，给予收敛、缩尿疗法，并非唯一蹊径；再添党参，上病下取，标本兼顾，方可治愈这一疾患；扬汤止沸属弃本抓标，失去意义。党参治渴，应当肯定。

20．桂枝的应用

《伤寒论》桂枝入方温通经络、血脉，有活血行瘀作用，与麻黄启腠解表不同，非典型发汗药，列入辛温透表不太适宜。因功力在皮，若武断专"开鬼门"，皮厚的肉桂就不是大热温里壮阳的圣品了。《金匮要略》崔氏八味丸亦含桂枝，非为外散风寒而用，就会洞晓这项质疑。南地医家受环境、区域、叶派影响，对其临床避免助火伤阴，比较慎重，遇到寒凉疾患常以10克划界。在山东北部，三九寒天投麻黄汤时，与麻黄同量，15克司空见惯。春季伤风出汗，给予桂枝汤，老朽也喜和白芍同量，投15～20克，水煎分三次服，颇有效果，往往两剂可愈，从无令人担心的不良反应。

1971年在山东农学院，适值"五一"节，诊一年迈教师，感冒头痛、流涕、鼻齆、身上有汗，属于中风。即开了桂枝汤原方，计桂枝15克、白芍15克、甘草10克、生姜6片、大枣10枚（劈开），吃了一帖便安。

21．茯苓治悸

茯苓镇静祛痰涤饮，非大量难见利尿功能，在《伤寒论》《金匮要略》被纳入三十余首处方，后世则推为安神定志药。老朽除取其疗湿痹身痛、头眩眼累、肌肉眴动，常施治恐惧易惊、心悸不宁，对百合、脏躁诸病置于百合地黄汤、甘麦大枣汤内，亦有较好的作用。实践观察，30～60克收获最佳。虽然起效缓慢，药力发挥持续时间绵长。调理精神疾患癔病，以之为君，不只平妥，且富特殊疗能。

1968年吾在博山遇一农家女子，阵发性怔忡，医院诊断神经性心悸，吃了许多中西药物，未获好转。当时就以茯苓60克，加了桂枝15克、炙甘草15克、龙骨15克与之，水煎分三次服，每日一剂。连啜十天，情况逐渐消失；将量减半，巩固二周而愈，尔后告诉没再反复。类似"陈列品"的茯苓，却解去了顽证。

22．误开成药亦能失手

医圣张仲景处方，药味少，短兵相接，层次分明，和后世打组合拳、利用多药战术不同，难以彼此之间发生抵触、影响功力、降低效能。大方的组成，宏观广络原野，实际庞杂欠章，到头来反会失去本身的作用，这在杂方领域中很易出现，临床未获明显疗力，谈不上含有特殊意义。如防风通圣散，麻黄与大黄、当归与石膏配伍，相互掣肘，并不适宜。服后虽然没有异常反应，往往脱离辨证施治。家父专业思想倾向时方派，主张寒热殊途、攻补分治，认为异姓合一比较原始，要酌今而用，步趋规范化。

1970年吾在新汶诊一矿业医院护士，外感高烧、四肢抽动，怀疑脑炎，无头痛、呕吐现象，能起床大小便。单位建议添加中药，根据当时病情，大家提出表里双解，给予防风通圣散水煎饮之。吃了两剂，更衣二次，身体冒汗，继转精神昏糊、类似角弓反张，乃改投全蝎、僵蚕、蜈蚣、白蚤休、大量石膏，送服安宫牛黄丸，症状解除，才得以回安。因防风通圣散含有麻黄、大黄、川芎、当归、白术、元明粉等，无针对性，且相信成药属经验方，带来了惊险一幕。

23．小陷胸汤的应用

《伤寒论》小陷胸汤为重点处方，应用范围较广，被先贤王孟英体系举称"祭酒"。含半夏、瓜蒌、黄连三味，对痰饮、气郁、热聚、食积所结胸满、痞硬、胀痛皆起作用，近代调理胃病炎变、溃疡、功能紊乱与胸腔积液，都可探讨施治。如功力尚差，加枳壳、厚朴。瓜蒌居君，掌握30～50克，量小难见开胸刀锋，口干咳嗽投糖瓜蒌（红瓤多）、肠道干结便秘用仁瓜蒌（种子多）；黄连为臣，15～20克，不宜量大，否则易发生心慌、脘间空荡；半夏需姜半夏，镇呕降逆，位列佐使，10～15克。一般3～5剂，可获捷报。伤寒家建议，为了解除郁结，再加柴胡宣散，内清外透、疏通三焦少阳，借宾定主十分有利。然而，老朽虽不是时方派，亦非叶氏远躲柴胡，但感觉好似画眉增点眼圈，无此必要，能影响主攻方向，削弱驱邪火力，得不补失。

1962年吾在济南山东中医学院诊一汽车司机，因烦恼喝酒过食大餐，胸中堵塞、胀痛、呼吸困难。急取葱白催吐，呕出水液、酒饭约半痰盂，仍然胀满、疼痛，乃立开本方授之，计瓜蒌60克、黄连15克、半夏12克，添入枳壳15克，水煎分两回饮下。吃了一次就呼轻快，四小时继服所余汤药，更衣排泄许多秽物，病去而安。小陷胸汤稳妥、效雄，很少不良反应。

24．读书结合现实

学习艺术要有耐性、毅力，若读典籍结合临床，不断充实经验，勿忘初心，方为匠人；浮光掠影，满足现状，产生骄傲情绪，就会不进则退，自行毁灭。这是家父传授的秘诀，老朽奉为至宝，获益终身。关于《伤寒论》口苦、咽干、目眩、头痛、发热属少阳，即小柴胡汤证治对象，诸家争论不休。若从实际情况出发，并非如此简单，少阳提纲、头痛发热只要邪在少阳，可投柴胡宣散表里空间之邪，不宜动用小柴胡汤。该方尽管调理少阳病，却不能统疗所有的少阳疾患，适应范围重点适应心烦喜呕、嘿嘿不欲饮食、胸胁苦满、往来寒热四大症状，除此则为借道伐虢之用。吾开始步入医林，亦抱有类似偏颇，小柴胡汤包揽全部少阳病，通过实践才感到与客观脱节，认识谨知半豹、洞晓一二，随即降下了自满心态。

1960年吾在天津诊一少阳伤寒，头痛、咽干、呕吐、发烧，无胸胁苦满、往来寒热现象，将少阳同小柴胡汤证混归一起，给予柴胡、黄芩、半夏、党参、甘草、生姜、大枣七味。饮后未效，反而口渴、出汗、脉滑、体温升高，邪陷阳明，乃改弦更张换了白虎汤加味，方扭转乾坤得以治愈。鉴于本例，不难了解，临床贵尚灵活，墨守文献，缺乏思维，也是裹足不前、停进步封。

25．习医双相结合

中医药学术子承父业，近亲繁殖，虽然近水楼台进步较快，但精益求精，往往存在派别倾向，缺乏全方位延续内容，形成门户固化。故前人主张家传还要师授，培养杂交栋梁之材，否则难得内讧金牌，确属高见，如戏剧家余叔岩出身梨园名门，仍从谭鑫培跟班学艺；清贤叶桂来自岐黄世家，又拜十七师，获得辉煌成就，被称"杏林班头"，均为典型例子。因此，家传、师授双面结合的执业者，最有前途，也是改变中医后继乏人的栽培方向。民国时期，大瓢先生所收门生，几乎都系临床大家子弟，品学兼优，技术一流，遗憾的是没留下著作，人亡曲终，知识、经验埋入黄土。

1955年吾在德州诊一外感咳嗽，日久不愈，给予家传经验《金匮要略》苓甘味姜辛夏仁汤。一般不超越七剂则瘥，却连吃八天减不足言，忆及杏坛师教：二周已转内伤，可加全蝎10克，运用解痉、虫类搜逐法。饮了两帖，即病消而安。

26. 药物过服有害

调理疾病，清代山东医家提出"三约法"，指治本第一，解除主要症状、痛苦第一，善后停药、食物补养第一。认为病去药止，不宜久服，避免矫枉过正，产生另外损害，很有意义。举吉林人参为例，能补中益气，使危重患者延长生存时间，若用之过久，可导致精神亢奋、头痛、烦躁、失眠、多梦，甚至坐卧不宁、呼吸急促、发生哮喘，健身保命，变成伤身之物。

1956年春季，吾在德州医院诊一航运船员，因形体虚弱，每天吃人参粉10克，感觉疲惫现象有所改善；继续未辍，逐渐出现焦虑、易怒、头痛、眼胀、血压升高、入睡困难，劝其勿再应用，过了两个月才恢复正常。药物之害也要预防，家父曾说：滋补气血对人有益，当食品吃药，则斲夺生机，反利为害了。

27. 宁心汤医顽固性心悸

《伤寒论》《金匮要略》调理心悸，投桂枝、茯苓、炙甘草、党参；惊恐不安开龙骨、牡蛎，无有当归、附子、酸枣仁、五味子、紫石英，实际重点药物就是六种。后人除添当归、酸枣仁，又增远志（或其幼苗"小草"）、珍珠母、龙眼肉，丰富了施治内容。老朽结合临床进行优选，组成一方，名"宁心汤"，含桂枝10克、茯苓10克、酸枣仁10克、紫石英15克、龙骨15克、牡蛎15克、远志10克、当归10克、龙眼肉15克、炙甘草15克，外加神曲5克，促使消化吸收，效果颇佳，列入不倒翁方。

1968年吾在莱芜巡回医疗，诊一男子心慌症，吃药无功，已延续二年，心电图正常，被称为神经性顽固心悸，由当地医院送来，要求中药处理。患者身形颀长、消瘦、二目炯炯，属神经型体质，有胃下垂史，即取本汤授之，每日一剂。连饮两周，逐渐缓解，嘱咐继服巩固，先后共啜四十帖，完全治愈。写出以饷同道，权作研究参考。

28．大黄甘遂汤疗水肿

　　既往具有真才实学的名家课徒理念，传道、授业、解惑，润物细无声，强调业医多走县乡为百姓服务，不希望烟柳在皇都。民国时期，吴七先生弟子披褐怀玉，技术精良，誉满四方，均隐于民间。治学特色，要求诊断明、组方准、投药确、疗程短四句话。吴氏调理便秘、尿少、肝硬化腹水、全身性水肿，只要体质较强，常开《金匮要略》大黄甘遂汤，通利二阴见效很快，堪称绝活。以大黄居君，净化肠道；甘遂为臣，畅通膀胱，二便齐下；防止伤阴耗血，加大量阿胶护正固本补充蛋白。定量：制甘遂0.5～1克（冲）、大黄3～6克、阿胶10～20克。大黄煮沸5分钟，去滓，将阿胶溶化，送服甘遂粉，分二次吞下。授与得当，立竿见影。

　　1953年吾于德州诊一铁路工人，从脸到脚水肿，不恶风寒，医院检查未有结论。转老朽援助，就取此汤试之，计甘遂1克（冲）、大黄4克、阿胶15克，水煎分两次用。连吃两帖，排出大小便一盆，浮肿即消，患者呼奇。

29．水饮勿离五苓散

　　《金匮要略》谓水饮内停，常有气短、哮喘、心悸、咳嗽、吐涎沫、胸胁支满、小便不利、背寒冷如掌大，临床不太少见，惟言脉象一手单弦，则欠确切。因桡骨动脉属于整体，一侧弦而另手却异，不宜计入标准，这是老朽多年观察得的结论。对水饮医疗虽方法不一，但发汗、利尿、促使内在蒸化，排泄病邪目的相同。发汗驱逐水饮并非捷径，利用通畅二阴，重点利尿从小便溢出，才是决策性治法。水在胃中可以催吐，聚于他处则无能为力，故《伤寒论》举荐五苓散，由桂枝、茯苓、白术、猪苓、泽泻执行任务，比较合拍，最富效果。

　　1965年吾于山东省中医院遇一患者，头眩、胸闷、吐涎沫、小便短少、脉象弦滑，无耳鸣、哮喘、咳嗽、高血压症，和痰饮不同，被诊为神经性，与梅尼埃、脑供血不足有异。曾给予苓桂术甘汤加半夏、天麻，每日一剂，吃了五天，依然如前，乃换了五苓散，含茯苓30克镇静涤饮，居于君位；白术20克健脾利水为臣；桂枝15克为佐，气化膀胱；猪苓10克、泽泻10克开通尿路为使。连服两周，病情顺转，减去大半；善后调理，将量压缩二分之一，彻底治愈。

30. 风水一案

学习古代医著，要择善而从，吸收精华加以改进，为现实服务，最怕囫囵吞枣，吐出盲用，不适于今。读《伤寒论》《金匮要略》亦应如此。老朽从师门授业，掌握六事：一是通阅选用；二是抓重点处方；三是辨证施治，吻合临床；四是不取索隐行怪、背离常情之说；五是继承要有创新，着眼发展；六是好花绿叶，借助多学科知识探讨真髓，达到精益求精。伤寒家往往强调经方作用，按规律投药，与伤寒派能和时方、杂方结合，利用他山砥砺转化，内容大不相同。

1963年吾于济南诊一公司职员，感冒后发热、头面浮肿，二目闭合眼睑似桃。开始照风水论治，给予越婢汤（麻黄、石膏、甘草、生姜、大枣），以麻黄为君解表宣散风邪，收效不佳；添上白术，即越婢加术汤，仍无改观。从小便不畅、体温已降，减去石膏，增入猪苓、泽泻、大量茯苓利尿，日饮一剂，继续未停，凡十四天，水肿全消。若墨守成规、局限旧章，就贻误了病机、延长疗程，甚至养虎留患。

31. 旋覆代赭汤的应用

《伤寒论》旋覆代赭汤，原医汗、吐、下病解后心下痞硬、噫气不除。现常调理上焦痰湿胶阻，用于胃肠，如胸闷、脘满、胁胀、呕恶、打嗝、频吐涎沫、逆气上冲、大便下行不畅；对胃炎、妊娠早期恶阻、幽门不完全梗塞、轻度习惯性便秘均有作用。代赭石、旋覆花皆为君药，能降气、开结，将痰、食、气、热之郁从下部排出，伤寒家命名"半个小承气汤"。旋覆花纤毛较多，应蜜炙或布包，投量要大，宜和代赭石同等，少剂难见其优。有的以四逆散（柴胡、白芍、枳壳、甘草）加代赭石、旋覆花施治肝气不舒、胁痛、背胀、嗳气、易怒、暴躁，收效甚佳；疗力若差，添大黄1~3克。此方临床运用很广，由于开量小，成绩打了折扣。

1965年吾在山东省中医院诊一中年妇女，胸闷、背胀、烦躁、口臭、打嗝、吐血，大便色黑、二三日更衣一次，曾诊为胃炎急性发作。老朽就取本汤授之，计代赭石30克、旋覆花30克（布包）、半夏10克、党参10克、甘草3克、生姜6片、大枣10枚（劈开），水煎，每日一剂。吃了八天，症状缓解，因代赭石尚可止血，追踪观察，病消，吐血也未复发。

32. 巧用麻黄汤

麻黄汤为《伤寒论》开卷第二首方，调理伤寒专用剂，通过解表驱逐外感之邪。主药麻黄，非取全草，因节与根部含麻黄伪碱，和茎所含麻黄碱不同，能收敛止汗，作用相反，必须去掉，混入一起则降低功能。麻黄投量应与桂枝相等，借助活血通络，弥补桂枝发汗力小。杏仁选苦味者，甜杏仁属食品不宜为药。甘草生用解毒，蜜炙补中益气，师门传授皆开生的。若宣散风寒，给予生麻黄；咳嗽、哮喘只要小汗，或不需发汗，则投蜜炙麻黄，每剂切莫超过10克，亦可删去桂枝转还魂汤，脱离小青龙汤模式。实践告诉，麻黄汤医风寒感冒头痛、无汗、恶寒、骨楚，饮后必须温敷、啜热粥增强药力，学习吃桂枝汤法，易于腠理汗出。麻黄利尿，尚消水肿，应和茯苓、泽泻、猪苓、滑石组方，麻黄汤完成不了这项疗途。

1955年吾在沧州遇一太阳伤寒，身痛、项强、肩凝、恶寒、发烧、无汗，病家受叶派影响，声言葛根耗胃汁，要求勿用。老朽即投了麻黄汤，计麻黄10克、桂枝10克、杏仁10克、甘草6克，喝了一碗馄饨，盖被热敷，两小时便遍体见汗，竟一帖而愈。没加葛根，也解除了脖子几几的症状。该汤水煎一次饮下，没分二服。

33. 附子大量止痛

《伤寒论》投附子标准有三：一是亡阳，用生附子，如四逆汤；二是阳虚内寒，用炮附子，如桂枝加附子汤，其量不多，一般均开一个，重者大附子一枚；三是医风、寒、湿身体关节疼痛，投炮附子三枚，量大超过补火壮阳，如桂枝附子汤。生、炮应用有所区别，并非量小温里、大则救阳。附子止痛虽然不及乌头，临床重用同样获得理想之效，只视其为祛寒、回阳药，没有列入镇痛范围，令人遗憾。家父认为：附子所含生物碱，由于和草乌、钩吻不同，不宜当作断肠草；对风、寒、湿而致之关节炎，应奉为主药，这样才能墨斗抽线、据物用材。每剂放到三枚，给后世开了绿灯。

1980年吾在济南遇一退居二线干部，从肩胛、手腕至腿、足关节，几乎全身疼痛，阴雨、寒天加剧，骨骼无变形现象，已有二年余。老朽即授与桂枝附子汤加味，计炮附子60克（先煎二小时）、桂枝30克、白术30克、鸡血藤30克、甘草10克、生姜10片、大枣10枚（劈开），水煎，每日一剂，分三次服。连饮两周，症状递减，恐附子蓄积中毒，把量压缩一半，又吃一个月，疼痛完全消失。

34. 中风与桂枝汤

《伤寒论》麻黄汤医伤寒、桂枝汤疗中风，虽有寒、风之分，实际治无汗、有汗。桂枝汤对象为伤风，常见于晚春、初夏，属普通感冒。非流行性疾患，头痛、鼻塞、头面上身出汗、偶尔咳嗽数声，并不少见。投桂枝活血通络与生姜启腠解肌，白芍养阴同大枣补充津液，习称调和营卫。饮后再加温覆、喝热粥以助药力，便可染染得微汗而瘳。中风之汗属邪气刺激，统呼"病汗"，吃桂枝汤出汗，乃驱邪外泄，则名"治汗"，二汗各异，切勿混淆。甘草虽居点缀地位，貌似南郭先生，但能解毒、改善药味、补中益气，也至关重要。禁生冷、黏滑、肉面、五辛、酒酪、恶臭诸物，恐刺激脾胃消化不良、加剧病情，应当遵循。

1971年吾在山东大学执教，诊一老年生物专家，感冒卧床，头昏、身痛、脉浮、流涕、自汗频仍，表现中风证，就给予了桂枝汤原方，含桂枝15克、白芍15克、甘草10克、生姜10片、大枣10枚（劈开），水煎分两次服，结果一剂而愈。

35. 天龙降雨汤治冬温

大青龙汤由麻黄汤增量，加石膏、生姜、大枣合成，能清热解表抑制体温升高，民间谓之"大闪风"。凡感染外邪、全身疼痛、实火内扰、烦躁不宁、脉象弦数，虽然《伤寒论》提及不局于伤寒、中风界限都可应用，但出汗患者则不宜服，乃客观标准。时方派谈虎色变，很少借花献佛；伤寒家施治温病卫、气两个阶段，比浮萍、薄荷、金银花、连翘、石膏组方，并无逊色。特点是减去桂枝，麻黄量小，改名"天龙降雨汤"。君主石膏，开到30~60克，麻黄3~6克，列为佐药，轻启鬼门、见汗即止，不啜米粥强化药力，简单易行。叶、吴、王、费体系个别同道批评如中西汇参非驴非马，实际其效可观。

老朽于1963年冬季在济南诊一大学男生，头痛、口渴、烦躁、舌苔薄黄、小便色赤似血、胸中闷热、干烧无汗，吻合冬温。因情况复杂，经过三思考虑，就开了本汤，计麻黄6克、杏仁6克、石膏45克、甘草6克、生姜6片、大枣6枚（劈开），加入柴胡10克、黄连10克、山栀子10克。取北地所产柴胡宣散透表，补麻黄少用之缺，最为稳妥。水煎，六小时一次、分三四回服。连吃两剂，身上冒汗、热度下降、症状大减，又饮一帖而愈。冬温外解表邪，有寒凉配合，投少许麻黄，不是绝对忌药。

36. "三需" 属经方核心

《伤寒论》《金匮要略》传世悠久，经过大浪淘沙，沿习至今，仍奉为古典名著，理、法、方、药符合实践，投入临床可信手拈来。不应对方小、药少、价廉产生怀疑，远离南阳学说，贵耳贱目，走向杂方阵营。医乃仁术，效果第一，还要掌握"三需"，即方小、药少、价廉。加重病家负担，疗力未必精良，是普遍的认知经验。

1955年吾于德州诊一中学教师，开始月经减少，腹胀、色暗，逐渐转为闭经，五个月未有来潮，曾吃定坤丹等多种昂贵药物，均未解决。老朽按冲脉郁阻、血瘀为患处理，给予《金匮要略》下瘀血汤，含桃仁10克、虻虫10克、大黄4克，日饮一剂。连服十天，大便较溏，月经下行，腹内不适症状，同时消除。下瘀血汤以一当十，破血通经，治好了慢性顽疾，比大兵团作战，独具特色。

37. 黄连阿胶汤治焦虑症

《伤寒论》《金匮要略》调理外感、内伤，重视祛邪、扶正，提出多种疗法，如发汗解表用麻黄汤、桂枝汤；清化内热用葛根芩连汤、白虎汤；温里壮阳用四逆汤、白通汤；攻逐实邪用厚朴大黄汤、大承气汤；止咳平喘用麻杏石甘汤、小青龙汤；开胸消满用小陷胸汤、半夏泻心汤；行水利尿用五苓散、十枣汤；活血化瘀用抵当汤、大黄虻虫丸；降逆下气用旋覆代赭汤、半夏厚朴汤；补中益气用理中丸、黄芪建中汤；养阴生津用麦门冬汤、黄连阿胶汤；肠道、子宫出血用黄土汤、胶艾汤，被称"十二要点"。其中黄连阿胶汤又名"黄连阿胶鸡子黄汤"，所含黄芩、黄连尚泻火解毒，与白芍、阿胶、鸡子黄交通心肾，起镇静、催眠、安神作用，移植施治焦虑症亦有良效。凡神经衰弱烦躁、思想分驰、心猿意马、幻境纠缠、记忆下降、无法工作，可以试服，不少患者病去得痊。

1957年吾于中华医学会山东分会诊一艺术界干部，因精神紧张、工作压力、环境不适、杂念纷纭，长期处于焦虑不宁状态，曾吃西药一年反复未愈，乃转中医。就授与此方，含黄芩15克、白芍15克、黄连15克、阿胶15克、鸡子黄一枚（诸药煎好，去滓，兑入）。日饮一剂，共啜八天，情况递减；将量折半，逐步而安。

38．葛根汤三症与逆流挽舟

遭受风寒头痛、项强、肩凝，为《伤寒论》葛根汤对象三症，属外邪刺激，神经肌肉拘急、关节活动受限，统称"项背强直几几然"，乃北派伤寒家传承仲景先师之道的内部行话。他们还将葛根汤用于冷食腹泻急性肠炎，亦呼"逆流挽舟"，通过开表，令水分化成汗液由皮肤排泄；借助麻黄、白芍通利前阴，分流水邪从小便溢出，则可获愈。

1962年吾于山东中医学院诊一学生，冬季感冒战栗恶寒，入厕十余次，表现上述三症，就写了本方，计麻黄15克、葛根15克、桂枝15克、白芍10克、甘草10克、生姜10片、大枣10枚（劈开），水煎分两次喝下，卧床盖被温覆，啜热粥一碗。身上冒汗，证情消失，腹泻停止。葛根汤功力甚佳，值得仿照应用。

39．伤科宜加少许大黄

清末伤寒派先贤，指出医圣仲景有"四夺"：夺气用厚朴三物汤，夺血用抵当汤，夺寒用四逆汤，夺热用白虎汤。将大承气汤列为行气、活血、清热具有三项作用的要方。重点药物是厚朴、虻虫、附子、石膏。大黄一味，为降气、破血、泻火、开滞，不仅通利肠道驱逐停积，尚可排尿黄红色、热毒瘀血由小便溢出，其功能被誉为釜底抽薪、导邪下行，凡气、血、热聚结久而不去，投之辄效，乃大刀阔斧的锐利尖兵。家父曾说：大黄的起用须恰如其分，位居前沿救死扶伤，治疗成绩并不低于人参、石膏、附子；在骨伤科领域，加入小量配方，可同三七参列为一等。

1968年老朽于博山诊一妇女，骨折正复后仍不断隐痛，吃穿山甲、血竭、三七参未有缓解，在所服跌打复元药中添了大黄，通经活络化瘀，祛陈生新，症状很快消除，令人叹奇。

40．桔梗的应用

《金匮要略》医疮疡化脓、肺痈吐脓如米粥投桔梗，说明能以排脓，验诸临床确起作用。桔梗又名荠苨，药肆加工冒充西洋参。分甜、苦两种，苦者入药。尚可疗咽喉红肿、胸闷刺痛、吞咽困难。在祛痰方面，易发挥开泄、咯出作用。因善治上部疾患，故言其如舟楫，有载药上浮之说。调理咳嗽，则属一般。吾少时见一老贡生，精通岐黄，喜投古方，诊痰火结胸，胀满、硬痛，二日未进饮食，呼吸短促，便秘，给予《伤寒论》小陷胸汤加味，瓜蒌60克、半夏10克、黄连15克、桔梗15克，水煎分两回饮下。不及十六小时更衣二次，排出恶物半盆，症状尽失。事后谒问用桔梗妙意，得到无保留的告知，取其宣散、开结、祛痰，解除郁积，重点是针对痰火胶结形成的综合机制。

1970年老朽在莱芜遇一此类结胸农民，脘间闷满、腹内膨胀似物堵塞，不敢吃饭，伴有疼痛，即以本汤与之，用量稍少。连服三帖，病去转安，效果可观。

41．平喘宜用麻葶合剂

南阳二书有"五镇"：一是镇静催眠，用酸枣仁汤、黄连阿胶鸡子黄汤；二是镇静定悸，用桂枝甘草汤、桂枝甘草龙骨牡蛎汤；三是镇静安神，用风引汤、百合地黄汤；四是镇静制狂，用桃核承气汤、抵当汤；五是镇静平喘，用麻杏石甘汤、葶苈大枣泻肺汤。其中葶苈子分甜、苦两种，苦者力佳，能强心、祛痰、涤饮，对老年支气管哮喘目瞪如脱、不可仰卧，有良好平息作用，遗憾的是很少同麻黄组方，北派伤寒家亦未提及，实为一失。族伯父指出：二药结合，最富意义。若内热兼有痰饮哮喘发作，投麻杏石甘汤与葶苈大枣泻肺汤，开表凉里共治，比小青龙加石膏汤优越。葶苈子另一功能：通、散、利尿，己椒苈黄丸、牡蛎泽泻散、大陷胸汤均含本品；鳖甲煎丸医肝脾肿大，也取其消积、驱水，列入辅药。经验告诉，以疗哮喘为主，量不宜大，10～20克；通利小便清除水邪，应当重用，多则升至45克，量小难见功勋。

1971年吾在徂徕山诊一老年慢性支气管炎，哮喘，尿赤而少，颜面浮肿，喉内痰鸣，脉象滑数，即以二汤合剂与之，计麻黄10克、杏仁10克、石膏20克、葶苈子20克、甘草10克、大枣10枚（劈开），水煎分三回饮下，六小时一次。连服三帖，病去而止，堪称理想。

42. 孕妇无病不应服药

《金匮要略》所载，妇女妊娠健身常吃当归散（当归、川芎、白芍、黄芩、白术），养胎用白术散（白术、川芎、蜀椒、牡蛎），给后世预防流产投当归、川芎、黄芩、白术开了先河。今有医家以此为据，奉作保胎准则，殊不知蜀椒发汗解表、杀虫止痛、有麻醉作用，对孕妇不宜，应列入忌药，从乌梅丸、升麻鳖甲汤、大建中汤、王不留行散、乌头赤石脂丸证治，便可了解这一涵义。服白术散方后尚注明："心烦吐痛，不能饮食，加细辛一两、半夏大者二十枚。"勿要照仿，与临床欠合。圣方经过整理、翻刻，也会失去原貌，不代表仲师薪传。

老朽主张妊娠期间，除感染疾病，最怕乱用药物，只要注意卫生、身体锻炼、食物营养、按时作息，即是最佳保健。无原因再取他药调理，导致少功反过，产生不利影响，令气血、阴阳失去平衡，甚至使胎儿停止发育、生理缺陷、早期流产，做自引伤害、开门揖盗之事。

43. 轻度精神分裂宜用小承气汤

民初名儒陈少庸精通医术，有求必应，不计报酬，对《伤寒论》方运用十分娴熟，常以小承气汤调理思想分驰、焦虑不安、精神分裂，认为枳、朴利气行滞，大黄破结祛瘀，将怫郁之邪逐之于外，解除神明功能障碍。大黄投量依病情所需，一般6～10克，多则20克，分两回服，保持大便泻下1～3次；若症状消退缓慢，或感觉心慌，加龙骨、牡蛎20～40克，最高90克划界，名"小承气龙牡汤"。非肠道充满燥屎，很少起用元明粉。由其弟子传出，才晓得先生遣药真象。

1980年吾于山东医学院诊一企业行管人员，四十五岁，开始神经衰弱，逐渐转向胸闷、烦躁、精神亢奋、失眠噩梦、怒气满腹、坐卧不安，厂方准备送入精神病中心，因家庭拒绝而止。舌苔黄厚、脉搏洪滑、便秘二日一行，即以此汤授之，含枳壳15克、厚朴15克、大黄10克、龙骨30克、牡蛎30克，每天一剂，分三次用。连啜一周，峰回路转，排下秽物极多；把量减半，继续未停，又吃二十帖，已可上班工作，基本治愈了。"小承气龙牡汤"，洵属良方。

44. 产后郁冒

《金匮要略》谓新产妇女有三病，痉、郁冒、大便难。痉指易汗、筋脉失养、感受外邪、肢体抽搐；郁冒是汗多、头昏、眩晕；大便难为肠道蠕动乏力、津液亏损、下行困难。皆由分娩出血、身体虚弱所致。应在养阴、益气、补血基础上予以调治，切勿滥投开腠解表、攻里泻下，触犯产科大忌。郁冒和脑贫血缺氧有关，习见于大出血症，宜输血、稳定血压，兼服药物。近代医家常用黄芪当归补血汤加味，镇肝息风、介类潜阳规律都不可法。家传经验：除外感风寒另论，要突出"气血大补"，人参、白术、胎盘、阿胶、附子、熟地黄、龙眼肉、枸杞、蜂蜜、红糖、胶饴、大枣均能派上用场。民间惯言，产后禁补，留下恶露转为瘀血，遗有"月子病"，无科学依据，但黑烧炭类则禁止组方。

1965年吾在山东中医学院诊一公务员，生子流血过多，头晕眼黑、不能坐起、全身呈软瘫状，输血略有好转，希望配合中药，就给予黄芪30克、当归15克、熟地黄15克、白术10克、人参15克、阿胶15克、甘草6克、大枣20克（劈开），为了提高食欲，又添神曲6克，水煎分三次饮之，每日一剂。连吃五天，证情缓解，少许恶露仍然下行，未有因补而停。

45. 防己茯苓汤的临床

颜面、四肢浮肿，按之瞤动，属于风水。因无热象，一般不投《金匮要略》越婢汤。北派伤寒家曾加麻黄，突出茯苓、汉防己，应用防己茯苓汤，功力较优。认为黄芪不宜量大，影响开腠发汗，利尿作用亦不明显，除升阳益气，几乎滥竽充数；桂枝活血通络，助麻黄宣散解表，向外排邪，蒸动膀胱气化泄水下行；甘草切勿多用，恋湿生满，反而推纣为虐、束缚疗效。本证发病率低，临床所见难得全貌。

1992年吾在山东中医学院门诊部遇一男性患者，上下肢水肿、大腿压之聂聂然动，身上无汗，小便不多，没有怕风、恶寒现象，其脉稍浮。当时感觉棘手，乏药可投，颇为踌躇，偶然忆及此汤，遂开了汉防己15克、桂枝15克、麻黄10克、黄芪15克、茯苓45克、甘草3克，水煎分三次服，嘱咐试之。吉人天相，连吃六天，竟汗出、尿增，病去大半；善后减量，继续两周，彻底治愈。小方六味，物美价廉，值得研究运用。

46．阿胶的应用

阿胶入药源远流长，《神农本草经》已有记载，医圣二书炙甘草汤、猪苓汤、黄连阿胶汤、薯蓣丸、温经汤、鳖甲煎丸、黄土汤、大黄甘遂汤、胶艾汤、白头翁加甘草阿胶汤均含本品。味甘性平，血肉有情，又名驴皮胶，能养阴润燥、清化虚热、补血安神，重点调理出血疾患，丸、散、膏、丹应用很广，不入煎剂，取黄酒或药汤烊化服之。南方地区、国外华侨崇尚保健，有晨起单吃阿胶习惯，认为可提高人体免疫功能，抑制老年阴虚阳亢所致烦躁、失眠，改善小便淋沥、骨瘦如柴。若胸闷、呕恶、纳呆、肥胖，则不宜随意盲食。既往熬胶选黑驴皮，益肾力强，实则黄、褐之色同样生效，现在机械化遍及各地，货源减少，价格昂贵，最好以他药代之。

1995年吾于山东中医学院门诊部诊一公司职员，功能性子宫出血，崩漏四周，给予胶艾四物汤仍然不止。因阿胶短缺，改开了杂方，计当归10克、白芍10克、川芎6克、生地黄10克、小蓟30克、生地榆10克、艾炭6克、灶心土（伏龙肝）90克、益母草10克，水煎日饮一剂，分三次啜下。连吃八天，血出便停。益母草促进子宫回缩，压迫血窦闭合，崩漏用少量，不属禁忌。

47．大陷胸丸用法例举

唐代以降，书香门第为了获得渊博知识，督促子弟投向科甲考试，猎取庠生、举人、进士学位，目的改善头脑、增加智慧、洞晓社会、了解国需，并非皆是借梯登高、飞黄腾达，其中以济世活人为宗旨，从事刀圭工作者，屡见不鲜。他们重点攻读《伤寒论》《金匮要略》，兼及各家学说，卓有成就。清末吴华年先辈，一甲进士❶出身，隐居民间，擅长运用经方，指出《伤寒论》大陷胸丸甘遂通利二便，功力极强，如无燥屎删去元明粉，杏仁、蜂蜜润肠可以代之。该丸操作复杂，宜转成汤剂，计大黄10克、葶苈子30克、杏仁10克、制

---

❶ 按：据1980年上海古籍出版社朱保炯、谢沛霖等编《明清进士题名碑录索引》载：吴华年为同治七年戊辰科（1868）二甲进士。

甘遂2克（冲）、蜂蜜60克（后入），水煎，六小时一次、分三回服。适于胸水、腹水、痰饮内结。老朽师法，凡胸腔积液、肝硬化腹水，浊邪与气、血、痰、食凝聚，且无论上、中、下三焦，停有水邪的，都应列入施治范围。

1956年秋季，吾在山东省中医院遇一男子，胸中胀满、压之痛甚、呼吸困难，无咳嗽、哮喘，更衣不爽，二三日一行，医院检查没下结论，从症状表现诊断属于痰、水、食三因结胸。开始给予半夏、黄连、瓜蒌小陷胸汤，毫无效果，即改了此方。连吃两剂，粪、尿齐下，排出大量恶物，痛苦随之消失，堪称良方。

48. 甘遂去毒也是良药

《伤寒论》《金匮要略》处方，均为普通易觅之品，毒性药物很少。民国时期，鲁北有一伤寒家喜投抵当汤、十枣汤、大陷胸汤、桔梗白散、赤丸、乌头煎、大黄甘遂汤、牡蛎泽泻散、甘遂半夏汤、甘草粉蜜汤，称"黑色帝国"。强调病非人体应有，首先攻邪，以毒驱毒，属于正鹄，张子和独得其秘，局限一般药物，含毒者应用不多，留下人间遗憾。他对甘遂偏于欣赏，提出虽名猫眼，毒性甚大，和平凡的泽漆（猫眼草）不同，泻水疗力超过大戟、商陆，比芫花易服，面煨、醋炒炮制加工减去毒性，与大枣、蜂蜜组方十分允当。水煎溶点低下，改吃粉剂，可改变这一情况。开始给予小量，逐渐升高，病退辄止，勿要久用，避免损害肝肾加重脾虚，导致营养衰竭，掌握恰到好处，令疗效飘红，确是良药。

1959年吾在济南诊一市民，原因不明肝硬化，脾大，腹水，下肢无浮肿现象，嘱其每次啜制甘遂末1克，以白术15克、大枣10枚（劈开）煮汤送下，日食两次。连饮五天停止，蓄水全消。

49. 黄芪的应用

黄芪固腠止汗，类似收敛，然风邪客表不属禁忌，如"外证身体不仁"投黄芪桂枝五物汤（黄芪、桂枝、白芍、生姜、大枣）；虚弱人中气不足，感冒无汗开补中益气汤（黄芪、人参、升麻、柴胡、当归、陈皮、白术、甘草）就是例子。寒邪引起的关节炎用乌头汤（麻黄、白芍、黄芪、乌头、甘草），亦含有本品。若和麻黄、桂枝、荆芥、紫苏相比，则非解表药。它的升阳功能易于观察，益气作用量小难睹，不啻举步完成路遥，先贤王清任了解这个实情，所创补阳还五汤最高升至200余克。老朽临床常以其补气升阳为主，调理大气下陷全身乏力、胃下垂、脱肛、疮疡久不愈合，改善心、脑供血不足，能发挥理想疗效。

1993年吾在山东中医学院门诊部诊一离休干部，头痛、精神不振、有时糊涂不识亲人，说不出子女名字，几乎失去记忆力，血压、血脂均处标准范围，形体较瘦，重量约60kg，医院印象老年痴呆、脑萎缩，从时发时止推断，同脑梗阻供血不足有关。以黄芪居君60克，开了藏红花3克、桃仁10克、丹参20克、川芎15克、当归10克、石菖蒲10克，补气开路、活血化瘀，扩张血管，促进血流量，驱除自由基，改善供血不足。每日一剂，水煎分三次饮下。连吃十五天，情况转佳；嘱咐两日一帖，分四回用，又服五周，恢复正常。气为血帅，导血运行，大剂黄芪与逐瘀之药组方，易获效果。

50．果子药亦有作用

伤寒系统传承者，指责时方医家喜投食物、果子药，实际《伤寒论》《金匮要略》中亦收入不少，如醋、酒、大枣、生姜、蜂蜜、葱白、猪肤、鸡子黄、阿胶、淡豆豉、赤小豆、柏子仁、苏叶、防风、菊花、杏仁、苇茎、神曲、竹叶、百合、粳米、小麦、甘草、胶饴、通草、薏苡仁、冬瓜子、竹茹、灶心土、冬葵子、羊肉、乌梅、大豆黄卷、山药、白芍、海藻，约三十余种。食物、果子药在临床过程中，亦起有效作用，如杏仁治哮喘、生姜止呕吐、赤小豆利水、柏子仁催眠、薏苡仁脱疣、葱白发汗解表、甘草纠正心律不齐早期搏动，就是例证；且口感较好，易于服用，也占优势。

1980年吾在济南诊一大学教师，神经衰弱，烦躁不宁、思绪万千、严重失眠，精神几近崩溃，长期不能工作，久医未愈，痛苦不堪，要求给予易食之品改善现状。嘱其吃雪羹汤清化虚热、通利胃肠、滋阴生津，先做探路石子，开了海蛰60克、荸荠十枚（去皮），加龙眼肉20克，每日一剂，水煎分两次饮之，一个月为期。结果连服十天，已见缓解，共八周病消转安。果子药的疗力已超越了名方苏脑丸、酸枣仁汤、黄连阿胶汤。

51．桂枝人参汤治腹泻

《伤寒论》桂枝人参汤，即理中汤加桂枝，除健脾补中益气能提高温化宣通作用，比理中汤守而不走功力升强。近代把党参改为东北人参，殊属妙招，是锦上添花。后世只知加附子，制成附子理中丸，未考虑增入桂枝很有意义。壮阳固然需要，宣发药能、活血通脉、和解表里更觉周匝。老朽调理胃肠虚寒常开此方，凡纳呆、疲劳、便溏、吐涎沫、喜热怕冷、腹内隐痛，就可应用。对慢性胃炎、肠炎十分适宜，切莫醉倒书本，盯着"协热而利，心下痞硬"，墨守旧章。

1967年吾在泰安中医院遇一患者，被诊为胃肠型感冒，恶心、无汗、大便日行四五次，没有头痛、手足厥冷现象，以食欲低下、乏力、嗜卧求医。开始想发汗解表用逆流挽舟法，由于体虚而止，转与本汤，计桂枝15克、干姜15克、白术15克、人参15克、甘草10克，添入茯苓15克，水煎分三次服，日饮一剂。吃了四天，反馈症去人安。

52. 九物汤治热淋

《金匮要略》医小便不利，除瓜蒌瞿麦丸（瓜蒌根、瞿麦、山药、附子、茯苓），尚开蒲灰散（蒲灰、滑石）、滑石白鱼（书纸蠹虫）散（滑石、白鱼、头发炭）、茯苓戎盐汤（茯苓、大青盐）。蒲灰散论者不一，指蒲席烧灰，实际无有这项作用，改为蒲黄凉血祛瘀，与滑石利水比较合拍，给予泌尿系感染之尿道炎、膀胱炎、肾盂肾炎，若尿急、尿频、尿热、尿痛、尿血、尿淋沥，感觉小便排出不畅，即可投用，若同猪苓汤（猪苓、泽泻、茯苓、阿胶、滑石）组成一方，功力甚好。上症重在调理湿热下注，桂枝不宜介入，五苓散应退避三舍或者腰斩。吾的经验，猪苓汤加蒲黄再添萹蓄、瞿麦、1～3克大黄，可提高疗力。附子、发炭、戎盐与证虎符难对，不要随意师法。

1969年在莱芜遇一农民，患热淋不敢出门，小便频数、带血，半小时入厕一次，疼痛似刺，医院诊断急性前列腺炎。转老朽施治，当时就以上药授之，计茯苓15克、泽泻15克、猪苓15克、滑石10克（冲）、阿胶15克（烊化）、蒲黄10克（包煎）、萹蓄10克、瞿麦10克、大黄3克，加了蒲公英30克，日饮一剂，水煎分三次服，七天而愈。其中若无大黄引火下行，则效缓慢。门人苗君命上方"九物汤"。

53. 大黄䗪虫丸用于男科

《金匮要略》调理劳伤疾患腹满、羸瘦、肌肤甲错、两目黯黑，瘀血内结，开大黄䗪虫丸。后世扩大应用，施治妇科闭经、慢性盆腔炎、子宫肌瘤、卵巢囊肿、子宫腺肌症，亦有作用。将蜜制改成水丸，不加黄酒，同样生效。临床减去黄芩、杏仁，投量以生地黄500克为主，次则白芍200克、桃仁100克、甘草100克、䗪虫60克、蛴螬60克、虻虫30克、大黄40克、水蛭30克、干漆20克，比较稳妥，很少发生不良反应。虽奉大黄命名，切勿过多，防止肠道溏泄影响健康。"男儿何不带吴钩，收取关山五十州"，此丸也可兼疗前列腺炎、精索静脉曲张。

1980年吾在山东医学院诊一干部，会阴不舒、阴囊潮湿、小便分岔、下腹部胀痛，医院印象慢性前列腺炎、伴有精索静脉曲张，嘱转中医。老朽即授予本方，每回6克，日食3次，先行适应，超过两周改为9克。长谱连续服之，两个月症消而愈，未再复发。事实告诉，活血化瘀、推陈致新，对久医难痊的缠手病，能起意想不到的作用。

54. 温化表里要加桂枝

民国时期，山东"火神派"很少，虽善投乌头、附子、吴茱萸、干姜、桂枝的医家屡见不鲜，但特点是亦常用知母、黄连、石膏、山栀子，无倾向性，辨证施治比较全面。由于禅门、道观经方家的影响，也涌现出若干大开附子、吴茱萸专业人物，约百分之八十用炮附子，将吴茱萸升至30克。思想深处认为：壮大热力、鼓舞阳气，才能提高生机、延长寿龄。独立体系，含有贵阳贱阴底牌，学说轰动一时，拜师求诊者奔走骇汗。吾曾运用其法调理寒邪凝聚、命门火衰，好似雷电照射，令阴霾四散，若加入桂枝10～15克，聘请南方朱雀宣发功力，和辛温解表不同，较有价值。

1972年吾在山东医学院诊一女生，面色晦暗、脉象沉迟、舌苔淡白、手足厥冷，阵发性腹痛，泻下食物残渣、完谷不化。当时就授予四逆汤添大量吴茱萸，每日一剂。连服四天，便溏缓解，却感觉身上拘紧，舌苔滑润不退，考虑缺乏宣发药物，遂于方中增了桂枝15克温化表里。又吃三帖，病情转佳，逐渐血运改善，阳布而安。

55. 地黄入药经方用生

地黄入药，《伤寒论》《金匮要略》投干地黄，即生地黄，如崔氏八味丸、黄土汤、薯蓣丸、胶艾汤、大黄䗪虫丸、防己黄芪汤、炙甘草汤、百合地黄汤，与后世加黄酒蒸晒之熟地黄不同。干地黄经过加工炮制已性质改变，和原来作用不同，不应当大力提倡。现在所开的六味、八味地黄丸均由熟地黄合成，失去了历史本貌。干地黄首见于《神农本草经》，能祛瘀生新、壮骨生肌，医跌打损伤；清热凉里，可止吐衄、崩漏、二便出血；兼疗精神亢奋、行为躁狂，富广谱使用价值。老朽家传，凡六味、八味地黄丸都配干品，不用熟地黄，乃寒门特色，和先贤张介宾视熟地黄为救命仙草存异，感到曲小腔大，存有过分之嫌，分道而行。遗业继承，若血痹肌肉、关节疼痛，仿照大黄䗪虫丸以其为君，添入风药通利经络、驱逐积血，很见功效。

1965年吾于山东省中医院诊一工程师，全身酸痛，走路蹒跚，病况年余，多方求治，无有结论。脉搏弦涩、呈流动不畅状，即开了干地黄60克、桂枝15克、独活20克、大黄1克，每日一剂，水煎分三次服，预备长时饮用。凡四周证情转好，把量减半，嘱咐勿停，继续一个月酸痛消失。说明干地黄是动力药，非腻补守而不走的静止呆材。

56. 黄芪的应用

黄芪良品产地在蒙古，习称箭芪，性味甘温，益气、生肌。小量升提血压，超过50克令血压下降；利尿作用不太明显，和猪苓、泽泻相比卑不足道。宜于汗多、嗜睡、乏力、精神不振、清阳不升、大气下陷、男女虚劳。对痈疽托脓外出、久不收口，富特殊疗能；炎症期尚未化脓，则属禁忌。《伤寒论》《金匮要略》应用本药约十首处方，重点为补气、固表、敛汗，如黄芪建中汤、桂枝加黄芪汤。后人根据黄芪桂枝五物汤治血痹，尚言活血祛瘀，实际是桂枝而非黄芪，形成张冠李戴。《医林改错》补阳还五汤调理脑血管意外半身不遂，把其每剂投到250克，很有高见，不仅取它气充血行，亦可扩张血管、降下血压，三招合举，促使恢复健康，故鲁迅二弟周作人誉为奇方。

1992年冬季，吾在山东中医学院门诊部遇一物理专家，因风寒感冒汗出较多，四肢麻木、似有虫爬、如风痹状，吃活络丹、大乌头丸未获效果，转诊中医，要求授与补阳还五汤。老朽劝告病非偏瘫，宜啜黄芪桂枝五物汤，即开了桂枝15克、白芍15克、生姜10片、大枣15枚（劈开）、黄芪60克，外加红花10克，每日一剂，水煎分三次饮下。连服十天，功力甚佳，症消过半，又延续一周而愈。由此看来，黄芪的登台献艺，起了重要角色。

57. 苓桂术甘汤治眩晕

《金匮要略》医痰饮内停、水邪聚结，载有三首名方，能立竿见影，功力称奇。哮喘、咳嗽投小青龙汤（麻黄、白芍、五味子、半夏、甘草、干姜、桂枝、细辛）；腹满、水肿投己椒苈黄丸（汉防己、椒目、大黄、葶苈子）；涎沫上涌、胸内硬痛投十枣汤（甘遂、大戟、芫花、大枣），是伤寒家的传统戏，杂方派谓之"背水一战"。小青龙汤的应用众皆周知，己椒苈黄丸开得较少，十枣汤属于虎狼药，非兵临城下大都不敢出手，恐怕伤人遗留后患；若目标准确，其量不多，仍可粉墨登场，乃老朽家传经验。除此尚有甘遂半夏汤，因含甘草，遵守"十八反"学说，逐渐废弃，同道已无问津。吾调理痰饮、水邪，症状具备，肥胖、头目眩晕、血压居正常范围，习开苓桂术甘汤，以大量茯苓为君，功力甚佳，小便短少添入泽泻，即竹报平安。

1970年在新泰诊一工厂干部，感觉天旋地转，每天发作数次，曾按脑梗阻、神经性眩晕施治，未获效果，改变方式转吃中药。即授与茯苓30克、白术20克、桂枝15克、甘草10克，日服一剂，连啜两周而愈。被认为平淡的苓桂术甘汤，也可发挥拔尖的作用。

58. 酸枣仁汤加减提升疗效

酸枣仁俗称棘果，其核仁补血养心、敛汗安神，《金匮要略》酸枣仁汤含有本品，调理虚烦难眠以之为主，副药茯苓、知母、川芎、甘草，协助发挥作用。因气味平和无有毒性，投量要大，一般15~45克，否则不易显示功力。山东同道沂水刘惠民十分欣赏，曾开到60克，未见不良反应。老朽经验，生、炒组方都能镇静，炒熟之后增添香味，健胃醒脾，在催眠方面没有特殊疗效；热邪内扰给予生者，刀锋未见降低。实践告诉，减去川芎改为夜交藤，反馈更好。

1973年吾于济宁遇一机关干部，长期睡眠不足，卧床即梦境频频，精神萎靡不振、身体疲劳、头昏、记忆力锐减，表现严重神经衰弱，痛苦不堪。就以此汤授之，计酸枣仁30克、茯苓20克、知母15克、夜交藤30克、甘草10克，每日一剂，水煎分两回服，下午5点、晚上10点各一次。连吃二周，基本治愈。若大便干结去掉夜交藤，用何首乌代之，姐妹易嫁，成绩斐然。

59. 厚朴消胀应分虚实

《伤寒论》厚朴生姜半夏甘草人参汤，调理发汗后腹内胀满，以行气为主，兼能止呕，和肠道积屎难下承气汤适应证不同，相对而言属于虚病，只须降气，不宜硬攻。从投量分析，厚朴居君；次则生姜、半夏；甘草矫味；党参养阴生津，所开之量，等于点缀，作用最小。厚朴气味浓烈、辛苦、利滞、宽中、散结，偏于降下，与枳壳配伍，称"比目鱼药"。伤寒家取其行气，仿照栀子厚朴汤、承气汤、厚朴三物汤、厚朴大黄汤、厚朴七物汤，视为首选。副品除党参、甘草，生姜、半夏亦是通过消胀去满、助厚朴发挥综合作用。若脾虚胀满，可投大量白术；水肿脐凸，则开大腹皮、猪苓、泽泻利尿，厚朴虽非禁忌，并不适宜。

1961年吾于广饶带领学生实习，诊一农民，肚大如釜，感觉膨胀，要求吃泻下药。老朽便写上方授之，含厚朴20克、生姜10片、半夏10克、党参10克、甘草10克，水煎分三次服。饮了两剂，小便减少，胀满反剧，乃将厚朴删掉，加入白术30克。情况转轻，嘱咐继续勿辍，十五帖即安。《大论》以厚朴治汗后胀满，要分虚实，不然弱按强治，就会发生负面差错，引起事故。

60. 柴胡与小柴胡汤不同

北柴胡性平味苦，辛凉解表，发汗退烧。《伤寒论》小柴胡汤（半夏、党参、柴胡、黄芩、甘草、生姜、大枣）调理心烦喜呕、胸胁苦满、往来寒热、嘿嘿不欲饮食，习称"四症"。适应对象不代表少阳全部疾患，是学习经方的着眼处，研究柴胡的亮点。事实告诉，单投柴胡施治胸胁苦满、往来寒热，因其宣散、和解表里，易于见效；给予心烦喜呕、嘿嘿不欲饮食则非应用标准，若误开南产狭叶柴胡，则更会火上浇油，发生头眩、耳鸣、恶心、呕吐，带来相反作用。杂方派从北柴胡医胸胁苦满领悟，把它投向疏肝利胆，行滞解郁，创制逍遥散诸方，很有意义。

1980年吾在山东医学院诊一风寒感冒，邪入少阳，有胸胁苦满、往来寒热现象，曾授与小柴胡汤，吃了两剂，症状基本消除。患者乃西医同道，认为主药柴胡起的作用，其他属南郭先生，无此功能。适值其妻子受到传染，出现类似情况，就专开柴胡20克，水煎饮下，结果反而厌食、呕吐、烦躁，停服遂止。客观说明小柴胡汤中的半夏、黄芩均有作用，并非滥竽充数。

61. 瓜蒂散服法

"业精于勤荒于嬉，行成于思毁于随。"家父主张读书、临床持之以恒，通过实践寻求真知灼见，最忌不动头脑、贵耳贱目、随众吆喝，要发挥思维、主观能动性评判优劣，吸收各种精华；向前看有发明、创造，朝后观则身陷束缚；礼仙拜佛，不如自强不息，在医事领域，是固本疗法。老朽步入岐黄七十年，遵守庭教，信古而不守古，学今而有选择，虽书海泛舟消耗大量光阴，几乎无不涉猎，但探讨刀圭术，重点放在《伤寒论》《金匮要略》。由于不欲人知，外界了解者少，只有山东省中医进修学校宋洛川、山东中医学院徐云二君重视业务，曾委聘复出，讲授仲景先师二书。

《伤寒论》瓜蒂散为八法名方之一。瓜蒂即甜瓜把，俗称苦丁香，将其炒黄开6克，加赤小豆同量，研末；取淡豆豉60克煮水去滓，用汤汁送下，催吐，涌出痰水、宿食、异物等内停之邪。临床验证，并不理想，应补充民间用法，服药后要俯卧床头，拿葱白一棵反复伸入口腔刺激咽喉，产生呕恶感，才会吐出致病蓄积毒物；吃了等待，均不成功，乏效可言。还有夏季中暑身痛、水肿也投此散治之，因无这方面观察，恐效果难得良好的显现。

62. 橘皮亦有大用

橘皮即现在所开的陈皮，并非久藏的真正陈货，能祛痰、止呕、宽中、降气，以产广东化州者为上品。《金匮要略》收有橘皮汤（橘皮、生姜）、橘皮竹茹汤（橘皮、竹茹、甘草、党参、生姜、大枣）、橘皮枳实生姜汤（橘皮、枳实、生姜）、附方《外台》茯苓饮（党参、茯苓、白术、枳实、橘皮、生姜）。后世同半夏合用较多，组成二陈汤（半夏、橘红、茯苓、乌梅、甘草、生姜），橘红就是去白里的橘皮。因属食物，列为点缀品，无有看点，实际尚有特殊功用。清贤程钟龄将其和半夏配伍，调治痰涎壅盛，呕吐不止，米浆难入，各投30克，一勺勺灌下，便可解除。老朽临床仿用，又加大黄1～3克，获效更佳，特意写出，以饷同道，供作闲览。

63．射干疗咽、喉炎

射干性味苦寒，又名乌扇、扁竹，利咽消肿、清热祛痰，是治咽喉疾患的明星；降火散结亦很擅长，《金匮要略》射干麻黄汤、鳖甲煎丸均含本品。调理急性咽炎、喉炎、扁桃体炎红肿疼痛，常和四金（金果榄、金莲花、金灯笼、金荞麦）、山豆根、牛蒡子同用，称"飞门七侠"，水煎先漱口而后咽下，一般三剂便愈。另一功用，针对哮喘、咳嗽不能卧床，与杏仁、厚朴、款冬花、细辛、紫菀、麻黄、五味子组方，宣开肺气，亦可药到病除。

1972年吾在山东医学院诊一喉科专家，因吃辛辣食物突发急性咽炎，咽喉红肿、灼热、剧痛，感觉有物阻塞，流质饭也难吞下，十分痛苦。给予牛蒡子15克、金灯笼15克、金果榄15克、金莲花15克、山豆根15克、射干15克，劝其水煎，先漱口后咽，分六次饮之。说来颇怪，吃了三剂即症退而安。

64．桂枝甘草汤治心悸

社会上认为岐黄后继断档，实际是断术而非乏人。由于名利驱使，医乃仁术的思想逐渐淡化，属中医危机。前贤投药重视验、便、廉，以爱心济世，眼睛向下，官、民、贫、富同等对待，敬贵远贱列为羞辱。仲景先师处方作出表率，现在还应提倡将《伤寒论》序言写入业医品德、约法三章。

1960年生活困难时期，遇一农民患神经性心悸，家中积蓄已经用光，不敢再到医院求治，其妻陪同来诊，说明家内情况。老朽反复考虑，开了《伤寒论》桂枝甘草汤，计桂枝15克、炙甘草15克，水煎，每日一剂，十天观察疗效。结果病状大减，又服两周而愈，老少欢喜，感慨万千；追踪一个月没有重发。二味小药解除了半年的宿恙。

65．知母的功用

知母滋阴润肺，苦寒泻火，调理阴虚、咳嗽、骨蒸、盗汗、肠道秘结。《伤寒论》与石膏配伍，补充津液，解除阳明高烧，如白虎汤；汗后亡阴心烦，和百合组方，如百合知母汤；热邪内扰影响睡眠，同酸枣仁共用，如酸枣仁汤；尚可施治脚肿如脱，如桂枝芍药知母汤。现代临床取其壮水清热、凉血益阴，突出降温、防止津液亏耗。除了白虎汤医阳明经证，须要速退热邪，常加入二母宁嗽丸（贝母、茯苓、知母、桑白皮、黄芩、瓜蒌仁、枳壳、橘红、五味子、甘草、山栀子），疗口燥咽干、黏痰难吐、气短咳嗽，推向商品市场，亦属重点。因石膏夺热第一，不能滋水养阴，弗占寻源地位，添知母相助，就可标本两理，乃是南阳艺术的巧妙。伤寒派往往忽视这个内涵，强调泻火机制，陷入误区。二者量差，知母不应低于石膏三分之一，过少熄火力小，影响石膏水内溶解，温度下降缓慢，依据病情15～30克为宜。

1968年吾在莱芜诊一农民，感冒发烧、口渴、烦躁、小便色赤，地方战友谓春温邪居气分，给予白虎汤（石膏、知母、甘草、粳米）加西洋参，高热不降，反而大渴欲饮，老朽即在该方基础上增了知母之量，计石膏60克、知母40克、甘草10克、粳米60克、西洋参15克，水煎，六小时一次，分三回啜之。连吃两剂，高热转退，知母起了杠杆作用。《江亭记话》说：先贤言其消肿，去"脚肿如脱"，实际为红肿痛热炎证，和水肿不是一个概念，应区别开来。

66. 葛根解表止泻

葛根古名干葛，处方写粉葛根，性味甘平，开腠透表，解痉消除项背强直几几然，常同麻黄、桂枝配伍，有较小的发汗作用，代表方为葛根汤（葛根、麻黄、桂枝、甘草、生姜、白芍、大枣）。另一功能升阳散火、止渴、疗泻，扩张血管、降低血压，宜于心脑动脉硬化供血不足，投量15～30克。先贤叶桂沿习流传"耗胃汁"说，回避不用，影响甚广，良药禁锢，令人遗憾；直到民国初期，时方、温病学者仍敬而远之。老朽临床医外感肩凝、项强与心、脑血管疾患，凡腹泻证，喜运用逆流挽舟，升散水液、分化表里，获效很佳。

1970年吾于新汶诊一工人，伤寒无汗，并发急性肠炎，昼夜更衣七八次，困顿不起。就授予麻黄汤加葛根，计葛根30克、麻黄15克、桂枝15克、杏仁10克、甘草10克，水煎分两次饮下，盖被温覆，吃热粥一碗催助药力。兵贵神速，汗出表解，肠道水泻亦愈。一箭二雕，颇有意义。

67. 桂枝芍药知母汤证剖析

桂枝芍药知母汤，由桂枝、白芍、白术、麻黄、知母、防风、附子、甘草、生姜九味组成，医"肢节疼痛、身体尪羸、脚肿如脱、头眩短气、温温欲吐"，是《金匮要略》施治风湿、类风湿、尿酸型关节炎的古老处方。药物分析言者多殊，江阴前辈曹颖甫认为：其中知母疗呕，可止"欲吐"，于证难合；婺源汪莲石先生据《神农本草经》，则对治浮肿、解除水肿所致脚肿如脱，认为亦欠恰切——知母既非降逆也不利尿，相反却能滋阴益水；伤寒家白衣庙老尼禅师强调：知母改善身体尪羸、转化形瘦，似乎言未虚发，学说宜从。吾上承业师观点，将知母视作清火药，消退炎肿，与积水不同，不然留在方内无法冰释其用。仲圣派遣附子论个，最多三枚，本汤开了二两，和其他相比不属主品，按两枚应用较妥，乃实践经验。临床观察，如以桂枝、白术、防风、白芍、附子居君，收效更好。

1982年在山东中医学院诊一学生家长，类风湿关节炎已有数年史，体形枯瘦，足部关节剧痛，红肿像半个成熟脱蔓的圆瓜。即授予上方，合麻黄10克、白芍20克、白术15克、防风20克、知母15克、炮附子30克（先煎一小时）、桂枝20克、甘草10克、生姜10片，每日一剂，水煎分三次服。连吃十天，症状便减；嘱咐继用，五周停止，完全缓解。此方要掌握灵活性，临阵议量，才会获得理想战果。

68. 普通感冒"果子煎"

山东医家曾将《伤寒论》《金匮要略》所收时方药物从书中辑出，组成一首"果子煎"，专题调治虚弱人外感风寒鼻塞、头痛、咳嗽、怕冷、无汗，内含苏叶10克、独活10克、防风10克、杏仁10克、葱白三段、生姜6片。凡患普通感冒不敢吃麻黄、桂枝者皆可应用，被誉匠心独运、济世宝筏。老朽投予不多，怀有若干体会，一是平淡无奇，价廉易觅；二是饮后汗出较少，不致发生亡阴、亡阳；三是既宜白领阶层，亦对贫寒之家有益，没有毒副作用。

1953年吾在德州遇一串乡货郎，大雪后外出叫卖针头线扎，遭受风寒，项强、流涕、身痛、恶寒、骨楚、颤抖、无汗，即以此方加量、增入葛根30克，水煎分两次服，竟然一剂而愈。建议类似处方切勿轻视。

69. 杏仁的应用

杏仁分甜、苦二种，甜属食品，苦者入药，仲圣二书约二十首处方含有杏仁，能润肺止咳、降气平喘、滑肠，因有氰苷，过量中毒，要去皮尖、炮制投用。民间医肺痈，同大量四叶参、芦根、鱼腥草配合，易见功效，为经典内的时方药。以杏仁为主制作之保健品，有杏仁茶、杏仁露、杏仁饼、杏仁糖，至今仍然风行。它的实际应用比较缓和，不会立竿见影，重点调理哮喘、咳嗽，开上启下、润肠通便几乎被人忘却。家父经验：慢性支气管炎、支气管哮喘，小量捣泥食之，可令症状转轻，降低发作率，乃其专长。《伤寒论》虽言"喘家作加厚朴、杏子佳"，但实践功力不如疗嗽，故《金匮要略》治咳之方皆遣此药，不问可知，倾向性已移到支气管炎，标名"痰饮"。所以后世治疗定位，放在咳嗽上，的确适合。

　　1965年吾于山东省中医院诊一妇科护士，感冒并发肺炎，愈后遗留咳嗽，晨起、睡前连续十余声，视为病态，颇有压力。老朽嘱咐每日煮小米粥时，加入杏仁10克。吃了一个月大减，又服两周而安。

70. 元明粉软坚

　　元明粉由朴硝加萝卜煮炼而成，是精制品，泻下之力转小，咸苦之味减去过半，清热软坚，宜于胸、腹之胀、痛、硬、满，及肠内燥结。常与大黄、甘遂配伍，如大承气汤、大陷胸汤，扫庭犁穴，以攻实破积为主，称"化邪变水元帅"，一般3～10克，躁狂型精神分裂症例外。《伤寒论》桃核承气汤虽含本味，不属活血逐瘀药。大都取其开结、泻火，水沃内燥，从肛门排出，若和大黄一路同行，功效最佳。民初，山东民间一乜姓医家，乃伤寒派传统人物，品学双优，对气、食、痰、火所致胸腹肠道壅结诸证，以元明粉为君，加少量大黄、枳壳、厚朴、槟榔、神曲组方，很快病去而适。特点是不超过10克，因弟子泄密，始为众知。

　　1980年吾于济南遇一企业高管，外出劳累、宴会酒食失控，脘间胀满，按之硬痛，被诊结胸，吃了小陷胸汤仍无转机，邀请援手。当时考虑大陷胸汤力锐伤身，不宜盲用，承气汤还欠火候，随在原方小陷胸汤中添了元明粉，计瓜蒌40克、黄连15克、半夏10克、元明粉6克，水煎分两次服。只啜一帖，入厕三次，泻下粪水、秽物甚多，肚子塌陷，呼吸畅快，未再饮药。元明粉的疗力，起了显著作用。

71. 活血祛瘀六虫汤

　　北派伤寒家将《伤寒论》《金匮要略》所载活血祛瘀虫类药物䗪虫、水蛭、虻虫、鼠妇、蛴螬、蜣螂摘出，专门调理慢性炎块、结核、肿瘤、腺体增生，比较生效者为盆腔炎、子宫肌瘤、淋巴结核、前列腺炎、乳腺小叶增生、甲状腺结节、腰肌纤维炎。利用通络散滞，改善局部病理机制，恢复健康。把上述六品加工灭毒，研成粉末，兑入相应处方中，水泛成丸，发挥导向功能；亦可打碎单投，名"六虫汤"。老朽施治慢性盆腔炎，常同桂枝、桃仁、红花、三棱、莪术、乳香、没药结合，加少许大黄攻坚破积，两个月为期，收效颇好；也宜授与子宫内肌瘤，则须半年取得捷报。

　　1965年吾在山东省中医院遇一妇女，腰、腿疼痛，热敷转舒，已经二年，医院诊断腰肌纤维炎，曾吃壮腰健肾丸、活络效灵丹，及杜仲、续断、狗脊、菟丝子、桑寄生、鹿角胶、木瓜、牛膝、熟地黄、炮附子，开始见功，逐渐失灵。笔者就开了六虫汤加味，按着叶香岩翁搜剔、追逐沉混之邪，有蛴螬6克、水蛭6克、虻虫3克、鼠妇6克、䗪虫6克、蜣螂6克、制乳香6克、炒没药6克、桂枝15克、藏红花2克、大黄1克，日饮一帖，水煎分三次服。先后共啜三十剂，病状由轻而退。

72. 滑石的功力

　　滑石甘寒，在经方中属一般药物，《伤寒论》猪苓汤，《金匮要略》百合滑石散、滑石代赭汤、蒲灰散、风引汤、滑石白鱼散虽含本品，并不显赫。后世据"天一生水、地六成之"，将其同甘草6∶1配方，制成六一散，才逐渐转为热点。调理中暑发热、口渴、小便涩痛、肠道溏泻，且扫描衍化❶多方，加青黛名碧玉散，加朱砂名益元散，加薄荷名鸡苏散，加黄柏名帝袍散。它的主要功能清热利湿、解暑通淋，治疗烦躁、尿痛。难溶于水，每次2～6克，宜吃粉剂，时方、温病学派十分欣赏，列入夏季炎火流行消暑良药。老朽临床常开猪苓汤，施治泌尿系统感染，即火淋，以尿急、频、热、痛居主，其中阿胶保阴止血，起特殊作用，不要减去，无论尿道炎、膀胱炎、肾盂肾炎都属适应对象。经验告诉，若再增瞿麦、海金沙、穿心莲、萹蓄、少许大黄，强化下降湿热之邪，可锦上添花。

　　1958年吾于山东省中医进修学校诊一个林业干部，正值土润溽暑，气

---

❶ 按：扫描衍化：张老习惯修辞。扫描原意为"对某些文字图案的复制、记忆，并保存同样的画面"。这里指保存六一散原方组成基础上，增加药物，衍生新方。

候炎热，遍地流火，口渴、出汗、头目昏沉、舌红少苔、尿液短赤，深住灵岩山区，医疗条件较差，嘱取薄荷15克煮水，送下六一散5克，日服两次，见功很快，第三天就上班护林了。以滑石领军的三味小药，竟然驱病如攫。

73. 附子炮制比较稳妥

乌头母根似乌鸦之头，属毛茛科，形状易辨，所含生物碱有毒，逊于称作断肠草的草乌、钩吻，能发生口渴、瞳孔散大、心动过速、谵语、幻觉、昏迷，久煎、配入蜂蜜，便会避免。如独根、个大、较长名天雄，功力居首；旁根则称附子，皆为一体，三药同源。火神派并非伤寒家，以投附子鸣世，很少把乌头、天雄举为"救阳三仙"。天雄像一头蒜，疗能第一，乌头偏于驱逐风、寒、湿止痛，附子壮阳占据优势，乃应用之别。目前来讲，天雄已近绝迹，乌头商品不一，均加蜂蜜灭毒，工序繁琐，故解除风、寒、湿三邪，壮阳补命门火，调理肩、背、四肢剧痛，寄托希望，都放在附子身上。今天附子运用范围扩大，超出《伤寒论》《金匮要略》施治领域。吾受吴七、大瓢前辈影响，喜开黑皮、火炮的附子，先煎1～2小时，将麻、辣味降低，再入他药，加蜂蜜10～30毫升共煮，十分稳妥。天道酬勤，多实践，注意总结经验，是提高疗效最好的遣药路线。

1960年，老朽在济南诊一大学教师，身体虚弱，不断感冒，汗出畏寒，手足发凉，大便偏溏，白细胞减少，认为免疫、抵抗、修复力低下，要求吃《伤寒论》通脉四逆汤加人参。吾即照客观情况开了生附子20克（先煎一小时）、干姜15克、甘草10克、人参15克，水煎分三次服。饮后口唇干燥、反复颠倒、彻夜未眠、起卧不安，当时考虑与生附子有关，是中毒现象，乃改换炮附子，添入蜂蜜30克同煮。又吃一剂进行观察，症状平息；继啜八天，精神清爽，更衣次数已少，病态逐渐消失。提示生附子量大、未加炮制、水煎不够火候，发生不良反应，解救方法，虽有甘草无可为力，喝绿色浓茶或大量绿豆汤能解，严重者速送医院。

74. 小忘忧汤的组成

百合又名白花蒜、夜合花，与合欢花各异，性味甘凉，可作食品百合粉。

清热、润肺、止咳、催眠，调理精神失常、意识恍惚、情绪不稳，反复发作，如有"神灵、鬼魅"附身，习称"百合病"，民间谓之"邪呆"。现今用于虚热内扰、夜卧不寐，多师法《金匮要略》百合地黄汤、百合知母汤、百合鸡子黄汤，每次15～50克，平淡无奇，少则难见疗力。近代时方医家张山雷喜开百合花施治忧郁、焦虑、坐立不宁。吾对阴虚火旺肺燥干咳无痰、咯血，同麦冬、石膏、生地黄、阿胶、知母、沙参配伍，很见功效。

1982年吾在山东中医学院诊一市民神经官能症，好疑、善感，纠缠狂风、暴雨、冰雹自然灾害，杞人忧天，小睡不过四小时，起床出游，有时不辨南北，蹲路旁哭泣悲伤；却会照顾丈夫、操持家务、安排子女生活，没有表现夹杂鬼神观念。当时即以本品授之，组成"小忘忧汤"，含百合40克、合欢皮30克、酸枣仁20克、胆南星10克、半夏曲10克、炙小草（远志幼苗）10克，每日一剂，嘱咐坚持服用两周。患者未再复诊，事隔四个月，其女儿患心肌炎求方，欣喜相告，先后吃了三十五帖，病况行为消退，已恢复健康。

75．连翘解表

连轺为木犀科灌木连翘之根，《伤寒论》载有麻黄连轺赤小豆汤。现代所用则是果实，处方均写连翘。连轺清热解毒、退黄作用超过连翘，属一级品牌。连翘的宣散、辛凉透表则占优势，性味甘寒，抑制逆气上冲恶心呕吐，泌尿系统感染小便下血。时方派常取连翘和金银花、桑叶、浮萍、薄荷配伍开腠发汗，驱逐外感温邪，笑称"五朵金花"。寒性药物无力大启鬼门，与麻黄、桂枝不同，而且宣散热邪亦不需要汗出淋漓，连翘适得其选；若云可起麻黄、桂枝功力，会令人大跌眼镜，将银翘散与麻黄汤混为一治，就等于北地玄武同南方朱雀二者无别了。因连轺市场缺色，老朽起用连翘，重点调理风热时邪，只要口渴、舌红、无汗、体温升高，就可遣用。

1959年吾在山东中医学院诊一温病，头痛、恶心、干烧无汗、口渴喜饮、欲吃冷食、大便日行一次、小溲黄赤。由于《伤寒论》镂刻脑海，投了白虎汤加连翘，计石膏45克、知母20克、连翘20克、甘草10克、粳米60克，水煎六小时一次，分三回服。饮后有所缓解，然汗出甚少，乃把连翘增至30克，又啜一剂，吃了一碗馄饨，身上津津冒汗，过了六小时已烧退体凉。不言而喻，连翘解外逐邪，非量大不可，杯水车薪无济于事。

76．半夏的功能

半夏性味辛温，有小毒，应久煎或炮制。由于运用目的不一，商品加工分清半夏、法半夏、姜半夏、仙半夏、露半夏、半夏曲、竹沥半夏、戈公半夏。能降逆止呕、下气散结、燥湿祛痰，对恶心、咳嗽、头眩、胸内痞满等凡和痰饮有关皆可与之。《伤寒论》《金匮要略》收入含本品处方四十余首，半夏麻黄丸治心下悸，亦属饮邪为患，投量一般10～15克。同道姜春华君提出：生半夏水煮，只要口试没有麻舌感，就能内服。吾临床七十年比较慎重，开清半夏居多，半夏曲次之。仙半夏，民国期间因迎合白领阶层求开奇药而上舞台，实际无特殊功效，切勿被"仙"字困迷。

1969年在济南遇一男子，脘中嘈杂、呕恶、嗳气、打嗝，自言有气体上冲、腹内肠鸣，二便正常，曾诊断胃炎、奔豚病，疗后仍然不减，转老朽施治。开始给予旋覆代赭汤，计半夏10克、旋覆花15克（布包）、代赭石30克、党参10克、甘草6克、生姜10片、大枣6枚（劈开），反馈很不理想。考虑代赭石、半夏、生姜均属降下功能，何以未见显力？即把半夏增至30克，又吃二剂，症状缓解。痰饮圣物"掌中乾坤"起了关键作用，量的升高，促使了取胜战局。

77．注意方证对应

学习前人经验，注意理论联系实际，方证对应，无的放矢等于虚发，贻害病家。《伤寒论》苦酒汤治"咽中伤、生疮、不能语言"，鸡子去黄，投半夏十四枚，打碎，加食醋置于蛋壳内，放火上煮三沸，去滓，"少少含咽之"。半夏辛燥，无对应条件，鸡子白与食醋则起作用，因此不要将半夏视为主药，从方名"苦酒"二字，就可以体会到食醋的功力占据首位。虽然现在已近废弃，作为文献保留仍须明辨了解。所以久经临床的先贤，提出了信古而不守旧，师古应当化裁，用古重在创新。清代以来，戏剧界为了护理嗓子发音，吃鸡子白配蜂蜜，即是此方的遗法。

78．细辛治鼻渊

细辛临床属于配角，几乎没有当过主药，因有麻醉、小毒被冷落，戴上饮不过钱（3克）的帽子，"金盆草"的美名逐渐消失了。从仲景先师十余首处方看，虽居副职，却占据一定席位，"咳嗽三仙"干姜、细辛、五味子，它是其中之一，非点缀品。真实疗能解表、祛风、止痛、散寒，对外感鼻塞、头痛、流涕、哮喘、咳嗽、关节疼痛都起作用，而且疏通经络有利血行，如当归四逆汤。古艺新曲，老朽取其调理风、寒、湿三邪所致项强、骨楚、沉重、无汗、身痛；次则温化痰饮，表现哮喘、咳嗽、胸腔积液、呼吸不畅，易见功效。打破陈规，开6～10克，最多15克；若痹症、麻木不仁，超过20克。因升散关系，服后会发生眩晕、耳鸣、精神不安、血压腾高，乃不良弊端。

1971年我在山东农学院诊一教师，遭受风寒咳嗽，并发急性鼻炎，味觉失灵，涕下不止。开始给予小青龙汤加味，含麻黄10克、桂枝10克、白芍10克、半夏10克、干姜10克、细辛6克、五味子15克、甘草10克、藿香15克、苍耳子10克、白芷10克、辛夷10克。服后诸症悉退，惟流涕不减，遂添茯苓20克。吃了二剂依然如故，即考虑细辛问题，把量增至15克。结果疗力凸显，涕出转少，又继续数日，竟完全治愈。

79. 赤小豆清热、利水、止血

赤小豆又名红豆，属五谷杂粮，是做豆沙馅的原料，和热带所产毒物相思子亦称红豆不同，切勿混淆。性味甘平，利水消肿、解毒排脓，医痈、疽、疥、癣、痔疮、尿痛出血及湿热泻、痢，《伤寒论》瓜蒂散、麻黄连翘赤小豆汤，《金匮要略》赤小豆当归散均含本药。投量宜大，少则功力不足，15～60克，无不良反应。老朽临床遥承业师经验，专题调理心力衰竭下肢浮肿，压之凹陷成坑，放在四逆加人参汤内应用；其二给予泌尿系统感染，小溲热、频、急、痛，甚者带血，同猪苓汤组方，可提高疗能。

1956年吾于山东省中医院遇一肾盂肾炎，尿道灼热、涩痛、量少，曾诊为急性前列腺炎，吃清火药、注射抗生素，不见好转，乃求就治。即授与猪苓汤，计茯苓15克、泽泻15克、猪苓15克、阿胶10克（烊化）、滑石10克（冲），添入海金沙15克；反馈减轻，尚有点滴下血。遂将赤小豆推上战场，开了60克，水煎仍分三次服；连饮十三剂，停药而安。以往认为食品，医疗不堪重任，通过实践，则可纠正这种倾向。

80. 吴茱萸投量

吴茱萸属理气止呕、温中祛痛品，因性温、大热定性不一，存在争议，"造化钟神秀，阴阳割昏晓"，实际为温性而非大热，不宜和附子并驾齐驱。善调吐涎、泛酸、冷邪积聚腹痛、下焦虚寒，能补养冲、任二脉，纠正月经失调、妇女不孕，缺乏回阳救脱作用。既往认为量大、久服昏目，敬而远之不敢问津，殊属片面，应主动畅想，多搞假设，看高峰，走宽路，实践论证，抓住检测标准，《伤寒论》吴茱萸汤、当归四逆加吴茱萸生姜汤，《金匮要略》温经汤、附方九痛丸，可视为镜子。气味较浊，适量而止，一般6~15克，根据呕恶、疼痛、涎沫侧重点，放大尺度到30克，分三回用，不会发生异常反应。

1982年吾在山东中医学院遇一学生家长，胸中痞闷、嗜食热物、舌苔白腻、脉象弦紧、肚子隐痛、大便日行两次，医院诊为胃炎、十二指肠溃疡，怀疑早期恶变，屡治未愈。老朽就取吴茱萸汤与之，计党参15克、吴茱萸15克、生姜15片、大枣10枚（劈开），每日一剂。服用四天，毫无转机，乃把吴茱萸升高至30克，才渐入佳境，十五帖后方安。量的大小，至关重要。

81. 芦根的作用

芦根古名葭、苇，性味甘寒，清热生津、养阴润燥、止渴除烦，常医咳嗽、痰液黏稠、河豚中毒。《金匮要略》附方有《千金》苇茎汤，和桃仁、薏苡仁、冬瓜子同组，用于肺痈排脓，若加入桔梗能提升功力。民间施治牙龈溢血。伤寒派应用较广，针对火邪上扬，口燥咽干、咳嗽无痰，表现阴虚津液亏乏，则于竹叶石膏汤内添入本味，投量百克左右，称"芦根竹叶石膏汤"，时方医家亦起效尤。老朽逢夏季伤暑，汗多、疲劳、舌红、头昏、脉弱、渴欲饮水，置于生脉汤（人参、麦冬、五味子）中。有的同道将芦根煮水送服六一散（滑石、甘草），实践观察，逊于这首补剂。

1992年秋季，吾在山东中医学院门诊部诊一温燥，病家则呼"伏气"，即暑邪晚发，口渴、舌红、鼻干、低烧、尿黄、皮肤燥燥、呼吸气热，更衣困难、二三日一行。开始授与白虎增液汤，入厕两次，症状没减；改为麦门冬汤，即麦冬30克、党参20克、半夏6克、甘草10克、粳米60克，增了竹叶15克、芦根100克，水煎日饮一帖，分三回用。连吃五天，病情即退；又继续三剂而愈。此药疗能值得推敲。

82．良药速疗露蜂房

露蜂房俗名马蜂窝，雅称蜂巢，入药组方首见于《金匮要略》鳖甲煎丸，味苦性平，清热消炎、解毒散结，常用于风痹、惊厥、癥瘕、痢疾、乳痈、头癣、牙痛，疗途广泛。现代临床主治肝脾肿大、关节炎、咳嗽、咽喉红肿、癫痫。汤剂局限15克，无不良反应，制丸散最佳。老朽上承家教，喜投本味，凡鼻炎阻塞流涕、关节炎屈伸疼痛、肝硬化腹大胀满、咽炎久而不愈、顽固性皮肤瘙痒，均可起用。伤寒家同川椒、甘遂并列，是《金匮要略》三大立竿见影药。重点取其调理咽炎、喉炎、扁桃体炎、支气管炎急性发作，吃多种药物似水掷石无有反响；也可给予甲状腺结节、乳腺小叶增生。

1982年吾于山东中医学院诊一剧烈咳嗽，日夜不停，即在苓甘姜味辛夏仁汤内加了这个圣品，计茯苓15克、甘草10克、干姜10克、五味子15克、细辛6克、半夏10克、杏仁10克、露蜂房6克，收效不佳，遂把露蜂房之量升至15克，彩虹出现，水煎日饮一剂，五天便止。

83．大黄的真实作用

大黄苦寒，开结破积、逐瘀通经、泻火凉血，医热停肠胃恶心呕吐、月经闭止、口鼻出血、阳亢发狂，外敷烫伤、下肢溃疡。少用、酒制，清化上焦；量大攻坚，扫庭犁穴，祛除热聚邪实，随蓄粪从肛门泻下，有"猛虎""将军"称号。在《伤寒论》和麻黄、石膏、附子尊为"四大天王"。疗黄疸、宿食、热淋、便秘、疮疡、精神分裂、血阻络脉、热踞阳明入腑。若高烧肠停燥屎，会发生谵语、动作如狂，与石膏同用名"白黄二仙"，与元明粉组方为比目鱼药。大黄不宜单开或久服，导致肠道失去敏感、蠕动减弱，产生习惯性大便下行不爽。仲景先师处方三十余首，重点鸣世，配合水蛭、䗪虫、甘遂、枳壳、厚朴、元明粉，如抵当汤、下瘀血汤、大黄甘遂汤、四承气（小承气、大承气、调胃承气、桃核承气）汤。《金匮要略》收入三个皆由大黄、枳壳、厚朴组成方剂，定量不一，命名有别，即厚朴三物汤、厚朴大黄汤、小承气汤，伤寒家谓之"三环套月"，常被忽略，也是大黄系列富有代表性的攻实泻火方。先贤张子和揄扬，张介宾尘封，浮沉六百年功过评议，而今又登上大雅之堂，重挂红牌，开了绿灯。

1971年在新泰遇一四十岁农友感染时邪，体温升高，烦躁、谵语、神志不清、小溲少、四日未有更衣、撮空摸床，表现不吉之兆，家属推议"热陷心包"，给予"温病三宝"紫雪、至宝丹、安宫牛黄丸，服后未见好转。听吾改换他药，即突出大黄，授与大承气汤，含枳壳9克、厚朴9克、大黄12克、元明粉6克，加入西洋参9克，水煎，两小时一次、分八回啜下。只吃一剂，排出许多溏便，夹有燥屎七八枚，病情大减，能要求喝水、同妻子对话。善后调治，开了竹叶石膏汤，三帖痊愈。大黄走而不守，乃典型动力品，除上所言，尚健胃促进消化吸收，于滋养药内添入1～2克，起催化作用；妇女月经延期，投到活血队伍，则助推提前来潮，这是家门经验，谨供携囊参考。温补、火神对它的临床质疑，为派别蠡见，可在救死扶伤时取得答案。

84. "自闭"药五味子

五味子属木兰科，生产南北二地，北五味子较佳。性味酸温、收涩，称"自闭"药，养阴生津、固精止泻、润肺镇咳、敛汗出频仍。与干姜、细辛相配，为"止咳三仙"。近代用于羸瘦、神经衰弱，和桂圆肉为伍，列入虚损保健品。同人参、麦冬结合名"生脉散"，医夏季伤暑，补元气、护阴液，是举世良方。若外感无汗、痰多、大便不爽，切勿单独投用。对支气管炎、哮喘，与麻黄、杏仁、厚朴、细辛一起煎服，伤寒家谓之"五彩汤"，号不传之秘。疗咳、平喘富双向功能，在麻黄、细辛辅助下开量宜多，不足10克难睹其效，江南魁手王大刀临证指标30克，轰动医林。老朽师法《金匮要略》，常投厚朴麻黄汤、射干麻黄汤、小青龙汤、苓甘姜味辛夏仁汤，突出五味子，少则也定15克。施治自汗、盗汗，另起炉灶，百分之七十都以生脉散做基石，反馈比较理想。

1981年在山东中医学院诊一学生之母，五十岁左右，月经未断，日夜出汗，既非更年期综合征，已无自汗、盗汗之分，持续发作二年，按自主神经功能紊乱吃药，未见成果，乃来济就医。当时即授与人参10克、浮小麦30克、山茱萸15克、麻黄根15克、黄芪15克、龙骨20克、牡蛎20克、五味子15克、麦冬10克。饮后减不足言，将黄芪升至40克，等于智障毫无转化；黔驴技穷，把五味子推到40克，连服十剂，病况大有改变。此药的临床值得重视，收敛固本，位居前茅。

85．红花的作用

红花列入菊科、十字花科，归属不一，古名红蓝花，俗称草红花。《金匮要略》载有红蓝花酒，治"妇人六十二种风，腹中血气刺痛"，米酒煎服。活血通经、祛瘀生新，疗跌打损伤红肿疼痛，助力骨折修复，升提血压。著名方剂有桃红四物汤、复元活血汤（柴胡、红花、大黄、当归、天花粉、桃仁、炮山甲、甘草），适应范围广泛。另一鸢尾科红花，由印度、尼泊尔、不丹传入西藏，则呼藏红花，与此不同。国外药用，亦作食品色素、高级染料、化妆品。不仅活血通络，尚健身养血，降血压、血脂，疗头痛、目赤、颜面黑色沉积，改善皮肤干燥。因价格昂贵，令人不敢叩门问津。据说清代藏王官帽红缨就曾经用此花所染，以红而不浓为区别其他。

1990年老朽诊一男性学生，神经血管性头痛，吃川芎、藁本、蔓荆子、菊花、白芷、柴胡、三虫（僵蚕、全蝎、蜈蚣）均无功力，嘱其每回吞藏红花1克，日服两次。连续一个月症状消失，追踪半年没再重发。养血、活络的作用，确是藏红花一个亮点。

86．山药保健

薯蓣，又名山药，为土内长棍形块茎，地上所结之小圆豆，称零余子，归蔬菜类。甘温，补脾养胃、润肺益肾、固精止带，治疲劳、腹泻、咳嗽、消渴、活动易汗。羸弱人长期当饭吃，可强壮身躯，增加体重。《金匮要略》以之为君，组成薯蓣丸；其次则为崔氏八味丸、瓜蒌瞿麦丸。近代张锡纯先生对其比较赏识，恐寒凉药物伤害脾胃引起腹泻，投白虎汤时加入本品。山东地区给小儿提供食物，除毛芋头即为山药，蒸熟后加红糖用，促进发育成长，属于传统习惯。

1977年吾在山东医学院诊一七岁男童，身体矮小，虚弱无力，头发稀疏，反应迟钝，智商影响不大，要求援助施疗。当时就嘱咐多啜山药，每天150克左右以之拌饭。凡八个月，面色红润，重量超出以往，体型转佳。四年相遇，和正常人无异。药、食两用，薯蓣乃理想良品。

87．鳖甲煎丸治脾大

鳖甲性味咸平，活血化瘀、滋阴清热、软坚散结，医骨蒸、盗汗、肝脾肿大。生用养阴制火，醋治消肿破癥，医疟母诸瘤。《金匮要略》载有鳖甲煎丸、升麻鳖甲汤、升麻鳖甲去雄黄蜀椒汤。常和龟板、牡蛎组方，名"三介潜阳汤"；先贤吴瑭调理温病后期热深阴液亏耗，又配制三甲复脉汤（生地黄、白芍、麦冬、阿胶、麻子仁、牡蛎、龟板、鳖甲、甘草）。老朽运用，突出肝脾肿大、慢性炎块，如肝硬化、前列腺增生、盆腔炎、班替氏综合征，均可入选。

1989年吾于济南遇一原因不明性脾大，纳呆、胃内不断出血，吃人参、白术、三七参、阿胶大补，均无功效。劝其改用商品成药鳖甲煎丸（鳖甲、射干、黄芩、柴胡、半夏、党参、白芍、桂枝、干姜、桃仁、牡丹皮、赤硝、瞿麦、厚朴、大黄、葶苈子、石韦、凌霄花、露蜂房、阿胶、䗪虫、鼠妇、蜣螂，灰酒炮制），神曲10克煮水送下，健胃、促进消化吸收。开始稍感恶心，逐渐转为正常。连啜两个月，客观检查脾已回缩大半，又服七周而愈。通过这个案例，不难看出，以鳖甲为君的脾大治疗，确有临床作用。大瓢先生曾说，化瘀、散结，本药居首，龟板望尘莫及。

88．四逆散治咳嗽

老朽攻研岐黄，曾立毅志，抛弃名利，自强不息。任重道远，在古圣先贤精神感召下，一往直前，未敢稍懈，虽有建树，仍与要求相差遥远。事实告诉，人生有限，知识无涯，形成促进动力，所获成就乃沧海一粟，卑不足道，骄傲满足现状的思想，从未在脑中掠过。"学习艺术为招魂幡，追逐显赫荣华是丧命碑。"业师这两句教言，永记心中。吾在临床过程中发现，《伤寒论》四逆散比小柴胡应用范围广，重点疏利肝胆、解热止痛、开郁、升高血压，能调理多种疾患，对精神抑郁、心动过速、肩凝背胀、消化道溃疡、慢性肝炎、胆囊壁毛糙、神经性耳鸣、乳腺小叶增生、输卵管阻塞、肋间神经痛、经前期紧张症、精水液化不全、更年阶段自主神经功能紊乱，都有施治条件。虽然四味，在量上巧作文章、加减组方，普遍生效。

1973年我于山东医学院诊一教师，肝郁气滞、肺失肃降，转为慢性咳嗽，日久不愈，显示顽固性。就把此散改成汤剂，计柴胡15克、枳壳15克、白芍15克、甘草15克，加入桔梗15克宣泄祛痰，五药同量，水煎，日饮一帖。连服十天，病情逐步消退。人们感到奇怪，咸云新闻。

89. 黄连的功用

黄连性味苦寒，清热燥湿、泻火解毒、宽胸除烦，属广谱抗菌药。医目赤红肿、吐血鼻衄、肠炎痢疾、皮肤疮疡。在《伤寒论》与干姜为伍，疗心下痞满，如半夏泻心、生姜泻心、甘草泻心、大黄黄连泻心汤；和瓜蒌相配，治痰、食、气、热结胸，如小陷胸汤；厚肠胃、祛湿热，同白头翁合作，调理脓血痢疾，如白头翁汤。每剂不宜多投，超过20克易发生胸空、便秘、心慌不宁。通痞、开结虽占优势，单纯和干姜、瓜蒌组方，虽然有效，难见大功；放大用量，再加入行气、宣散、降逆之品枳壳，对上焦胀满、胃内食积、胸腔阻塞，收益最佳。家父所定半夏15克、枳壳15克、瓜蒌40克、黄连15克、干姜15克，各味均占15克，瓜蒌40克，共100克，命名"百岁汤"。因有干姜、黄连，不会引起暴泻。

1956年吾于山东省中医院诊一妇女，家庭纠纷，离婚未成，由气滞而结胸，胀满、堵塞、疼痛，按之则剧，烦躁、脉象弦滑、大便二日未行，即以本方授之。连吃三帖，上、中、下三焦洞开，症状解除，更衣二次，并无溏泻，病去转安。

90. 山茱萸敛汗固脱

山茱萸为落叶小乔木，果实去核名山萸肉，又称枣皮，性味酸平，补肝益肾、涩精止汗、收敛固阴。医头目眩晕、腰腿酸楚、阳痿早泄、脑响耳鸣、月经崩漏，《金匮要略》有崔氏八味丸，钱乙去桂枝、附子改制有六味地黄丸。杂方派先贤遇到大汗或暴下亡阳，投四逆汤（干姜、附子、甘草）添入本品，坚持亡阴而后易亡阳，应双向调节。张锡纯前辈治凡汗下亡阳、津液亏耗，则加山茱萸防止虚脱，其弟子号曰"一炷香"，具远见卓识。何廉臣、陈伯坛、萧琢如、刘民叔、祝味菊、吴佩衡诸家对此未曾提及，与恐怕该品降低回阳有一定关系，实际两箭双雕、最起作用，可以说乃桂枝汤加附子的再版。火神派开附子，单打独斗比较机械，往往伤阴，阳亦难挽，二者同殒，得不偿失。时方医家批评为单面型糊涂疗法，且附子走而不守，通行全身，纯动力药，缺乏收摄、纳敛、归窟功能，不易急救危局。语重心长，很有意义，的确是个视角。

1971年吾在徂徕山区诊一乡镇干部，因感冒过度发汗，衣衾尽湿，发生恶寒战栗、手足厥冷、面色㿠白、脉搏微弱、神识萎靡，呼之则醒，无郑声现象。开了《伤寒论》四逆加量的通脉四逆汤，计生附子30克（先煎两小时）、干姜30克、炙甘草15克，加人参15克，水煎分三次服。饮后情况转佳，却感觉口渴、心烦、小便极少、仍然出汗。考虑阴虚所致，遂增入山萸肉40克、龙骨15克、牡蛎15克。连吃三剂，即能起床，津液匮乏症状消失。救阴返阳，属于看点。

91. 白术消胀利水

医乃仁术，属济世美称，即甜蜜的事业，在中药内含此命名的则是白术。性味苦温，健脾益气、燥湿利尿、固表止汗，调理身体虚弱、食少便溏、疲劳乏力、四肢水肿、肌肉关节疼痛、小溲不畅、动辄出汗，超过30克促进肠道蠕动，解除更衣困难。以产浙江於潜之冬术为上品。《伤寒论》《金匮要略》载有处方约三十首。老朽家传，若中气不足运化无力，腹内胀满，禁忌攻破药物，以土炒白术为主，健脾养胃，温化气机，提高修复功能，只配伍木香、砂仁、紫豆蔻、山楂、神曲、谷芽、小量鸡内金，个别患者加少许大腹皮。枳壳、厚朴、槟榔都不入选，否则损伤脾胃，如东垣先贤所言导致"百病由生"。仿照理中丸同人参、干姜、黄芪、山药、扁豆、胶饴、蜂蜜、甘草组方，其他均不盲用，获益良多。

1958年春季，吾在山东省中医进修学校执教时，遇一灵岩寺山村居民，营养状况较差，头面、四肢浮肿，饮行水药乏效，又自吃二丑（牵牛子）病况反增，脚面隆起穿不上鞋子。当时就以白术40克挂帅，添了人参10克、黄芪30克、桂枝10克、干姜10克、茯苓20克，每日一剂，水煎分三次服。连啜九天，二阴排下粪、尿甚多，水肿现象消失，未再复诊而愈。白术平凡，却含"奇"字，值得转变白眼，报以青睐。

92. 椒目利水

中药有两种酸性收敛者最为常用，一是山茱萸必须去核；二为五味子应打碎，将仁暴出，辛味在仁中，才够上酸、甘、苦、辛、咸五味俱全。张锡纯先生洞晓此义，开五味子时则必提示放捣筒捶击。另外，椒目也要捣碎，不然利水、涤饮、祛痰的作用就会降低，缺乏本门知识，造成有药无功。椒目苦寒，能医胸、腹积液，下肢水肿，痰冲哮喘，《金匮要略》载有己椒苈黄丸。老朽用之临床以利尿为主，习和猪苓、泽泻、白术、茯苓配伍；调理哮喘同麻黄、紫菀、细辛、葶苈子组方。根据病情，投量不宜太少，达到10克始见其雄。人们怀疑与蜀椒相似，含麻醉之弊，不敢出手给予患者，实际比较平妥，还未发现不良反应。

1972年吾在兖州遇一乙型肝炎转肝硬化腹水，肚子膨胀、腿足皆肿，按之凹陷。曾吃五苓散加桑白皮、车前子、大腹皮，反馈不佳，乃在此基础上增入该品，计桂枝15克、茯苓30克、泽泻15克、椒目10克、猪苓15克、桑白皮15克、车前子15克、大腹皮15克、白术15克，水煎分三次服，每日一剂。连吃一周，病情递减；又继用十天，浮肿即消。

93. 五羊争春驱感冒

民初满族桂一僧居士，医文双冠，理论超群，向其求学、问道、就诊者门庭若市，所撰《橘林自览》写有"五羊争春"，指五种药物，与广州别名五羊城无内在联系。认为南阳遗著《伤寒论》《金匮要略》所开解表药物，主要是麻黄、桂枝、葛根、防风、苏叶，可另立处方，疗风寒感冒，启腠发汗，如羊易驯鞭打不鸣❶，购价低廉，符合平民阶层应用，普度众生，故此命名。老朽临床对"五羊争春"不断实践，将麻黄定量10克、桂枝10克、葛根10克、苏叶10克、防风10克，水煎分两次服，温覆取汗，效果较佳。

1955年吾在德州诊一小本商贩，头痛、流涕、恶寒无汗、全身骨楚，吃感冒丸散未起作用，要求给予易觅小方，即授与此汤。捷报很快，一剂便安。

94. 表里合治

桂枝加葛根汤治外感风邪项背强直，桂枝加黄芪汤治气虚黄汗，桂枝加附

---

❶ 按：如羊易驯鞭打不鸣：羊生性驯良，易于驯服，即使鞭打也不鸣叫反抗。这里比喻麻黄、桂枝、葛根、防风、苏叶五种药物组方，治疗感冒验便廉，适应范围广、疗效卓著且无不良反应，易于掌握运用。

子汤治汗多亡阳，桂枝加大黄汤治便秘腹痛。伤寒家谓之中风合并症，称"同舟四帆风顺"。虽然传统规律先表后里，实则可外内共调，桂枝加大黄汤就是嚆矢，开了先河。宋代局方凉膈散、刘河间防风通圣丸亦师其义，打破旧章，乃艺术进化一大飞跃。老朽少时见到一位杂方派前辈，给伤风兼肠内干结投桂枝加大黄汤，遭到学习伤寒者的指责，称背离仲景、法无所本；却不知葫芦画瓢来自《伤寒论》中。读书不够娴熟，浮光掠影，发生此事，令人遗憾。

1964年吾在山东省中医院诊一患者，伤风后出汗、恶心、厌食、下腹部疼痛、四日没有更衣。即以该汤与之，计桂枝10克、白芍10克、甘草10克、大黄10克、生姜10片、大枣10枚（劈开），水煎分两次服。仅吃一剂便瘳，且无异常反应。

95. 名贵药物未必速效

家父曾讲：面对世界，应剑胆、琴心、冷眼、热肠，业医亦宜如此，有菩萨热情体贴患友，把药物转成礼品，方能解除疾苦。随着辨证施治，验、便、廉是优选条件，昂贵仙草非真正需要。老朽临床喜投普通植物根、叶、花、果，犀、羚、麝、黄❶很少登台。

1955年疫病流行，脑炎发生率上升，在德州诊一二十岁男子，头痛、呕吐、发烧，逐渐神志不清，无抽搐现象，医院认为乙型脑炎，中医判断属温邪热陷心包。其舅父力主开安宫牛黄丸，连吃五粒未起作用，委吾调理。当时就给与九节菖蒲10克、胆南星10克、天竺黄3克（冲）、黄连10克、石膏30克、板蓝根30克、青蒿20克、半夏10克、芦根60克，两天没解大便，加了大黄2克，水煎鼻饲，六小时一次、分三回服。二剂苏醒，能讨水喝；将量稍减，改成日饮一帖，服后神清，离城返乡。实践说明，一般药物同样可以救危，惟珍而拜者不一定化险为夷。

96. 附子炮制为良品

民国时期，因附子中毒案腾诸报章，伤寒家遭受指责，尔后事情大白，始知为药店误给草乌。尘埃落定，马文甫老人东山又起、重出江湖。根据《伤寒

---

❶ 按：黄：此处指牛黄。

论》投与规律，回阳救脱皆用生者，如四逆汤、白通汤、通脉四逆汤，久煎以无麻辣味为标准，否则不宜入口；祛风、寒、湿，解除身痛，开制过的炮附子，考虑安全亦应先煎一小时，再汇入他药。很少见到中毒现象。火神派以投附子闻名，对乌头、天雄并不欣赏，事故发生率等于无有。可知附子和草乌不同，与马钱子的毒性亦判若天壤。吾治沉寒、亡阳、身痛，也喜开附子，按法取用，比较驯良，邪去即停，患者满意。所含生物碱经高热破坏，疗力作用不减，堪称圣品；视如砒鸩，令之蒙冤，则大煞风景了。

97．迷宫解郁汤治精神病

《金匮要略》百合地黄汤治神志恍惚、口苦、尿赤、无语默然；甘草小麦大枣汤治脏躁悲伤欲哭，如神灵所作；旋覆花汤（旋覆花、青葱、新绛）治肝着时欲饮热、蹈其胸上，谓之三个迷宫。处方简易，能见功力。北派伤寒家调理癔病、静止型精神分裂症，将三者合一，命名"迷宫解郁汤"，养心、安神、祛痰、活血、通络，发挥镇静作用，这是不悉撰人手抄本《长沙漫步琐言》所记。老朽结合临床，减去新绛增入茯苓、藏红花涤饮祛痰，转化疗能，更上一层楼。

1968年吾在莱芜诊一四十岁农家女子，心烦懒言、夜卧梦多、二目直视、无限悲伤，指身旁有"鬼魅"、凶恶骇人、月经延后、数月一潮、饮食、二便正常。曾吃归脾丸、逍遥散、天王补心丹，未获效果。因当地客观条件较差，即给予此方，计生地黄15克、百合15克、藏红花1克（冲）、茯苓15克、旋覆花15克、甘草20克、浮小麦30克、青葱2株、大枣15枚（劈开），水煎分三次用。连饮三天，反馈出汗，情况稍有缓解；嘱咐继服，共二十剂，告诉已愈。经过实践，火炼金身，"迷宫"得到验证。

98．桃红四物汤加味治不孕

北派伤寒家族伯父提出师法南阳三条医律：一是遵古酌今，发扬《伤寒论》《金匮要略》临证精审，单刀直入，方小药少；二是掌握要点，先急后缓，早汗晚下，重视坏病调理；三是打开"六经"嶂幛，阳中寻阴，阴内治阳，把厥阴条文一半置于杂病范围。而且考虑到随着历史五千年变化，人体对传统药物起了耐药性、抗药性，应放大剂量，适当加入民间发现的有效新品，以不影响圣书主疗为依归。老朽悬壶多年，就沿照这一路线开展业务，深受其益。

1977年吾于济南诊一慢性盆腔炎，双侧输卵管积液，少腹部坠胀、隐痛，久不怀孕，曾给予桂枝茯苓丸、温胆汤，均无效验，乃改为当归芍药散加桂枝、红花、桃仁，利水、活血、通畅络脉。两月后客观检查，积液吸收，输卵管阻塞解除，症状消失，但仍未妊娠。即转仿民间疗法，开了桃红四物汤添入沉香行气，细辛促进排卵，龟板、紫石英补养冲、任二脉，计当归12克、生地黄15克、川芎10克、白芍10克、桃仁10克、红花10克、细辛6克、沉香10克、龟板10克、紫石英20克，日饮一剂，水煎分三次服。连吃半个月，将量减去二分之一继服四周。事隔三年相见，已抱着两岁男儿。古今结合，重在今用，才能体现学术的发展，集思广益方可丰富临床。据仲景先师心法，地黄用生，不取炮制加工的熟者。

99．大量附子治寒痹

《金匮要略》医风、寒、湿相搏身体疼痛，不能转侧，投桂枝附子汤（桂枝、附子、甘草、生姜、大枣）；脾虚大便难下，投白术附子汤（白术、附子、甘草、生姜、大枣）；汗出气短，投甘草附子汤（桂枝、附子、白术、甘草）；无汗水肿，投麻黄附子汤（麻黄、附子、甘草）。上四方调理肌肉酸楚疼痛及关节屈伸不利、活动困难、久痛不已，号称"四面佛"，突出炮附子，量占首位。以活血通络为主，开桂枝附子汤；以祛湿为主，开白术附子汤；以补中益气为主，开甘草附子汤；以发汗、泄水为主，开麻黄附子汤。因激发阳气，均举附子领军，虽然原方桂枝四两、麻黄三两，附子原量并非元帅。老朽遇到风湿、类风湿、尿酸型关节炎，常根据病情四方合一，组成退阴还阳汤，计炮附子30克（先煎一小时）、桂枝20克、麻黄15克、白术20克、甘草10克、生姜10片、大枣6枚（劈开），水煎分三次服，连饮15～30剂，能见显效，是不倒翁方。

1985年吾在淮安诊一寒痹，医院印象风湿性关节炎，三十五岁靠拄棍行走。即以此汤与之，来信反馈吃了两个月，症状大减，可弃杖上班。退阴还阳，炮附子起了很大作用。

100．茯苓涤饮治眩

《金匮要略》当归芍药散，由六味组成，以白芍为君，投量超过他药，医妊娠腹痛。日本同道调理贫血兼有水肿，应用较广，推称名方。民初北派伤寒家施治重点局于两途：一是心力衰竭、营养缺乏所致水肿；二为痰饮上凌头晕目眩，包括梅尼埃病、脑供血不足、血压不稳波动较大、神经性眩晕，都有明显效果。神经性眩晕，突出茯苓当君，比"神品天麻"有过之而无不及，功力更佳，这是老朽七十年临证心得，屡试不爽，投量要达到30克，否则难见真实面貌。河北杂方派一先贤给予百合、精神分裂、癫病，习开60克，未有异常反应，属温顺药；但应注意，解除小邪，杀鸡勿用牛刀。

1980年吾在山东中医学院诊一工商干部，脑鸣、眩晕约有二年，医院检查没下结论，初步印象脑缺血、神经障碍、原因不明性眩晕，久疗不愈，乃转中医。从其肥胖、痰多、脉滑、便溏判断，为痰饮所致，且伴有血虚现象，当时即授与当归芍药散，计当归10克、川芎10克、白芍10克、白术15克、茯苓30克、泽泻10克，恐发生呕恶加了半夏10克，每日一剂，水煎分三次服。连吃两周，症状逐渐减退；嘱咐继服，处方暂不更易；又啜一个月，电告已瘳。茯苓的业绩可占首席，安全、稳定、少耐药性，被誉特色。

101. 桔梗的应用

桔梗性味苦平，宣肺、祛痰、排脓，医咽喉红肿、声音嘶哑、咳嗽、胸满刺痛。分甜、苦二种，苦者入药。善调上、中焦疾患，有载药上浮之说，实则亦治下利、肠鸣幽幽。针对肺痈排除脓液很见效果，《金匮要略》载有桔梗散、排脓汤、三物白散。老朽临床取其开提肺气、宽胸、豁痰、止嗽、镇痛，列为副手，担当重任未敢委托。投量少则力微，因所含皂甙易发生呕吐，不越30克为宜。

1968年吾于禹城诊一感冒，表邪已解，气逆咳嗽昼夜不停，曾吃止嗽散、青果丸、苓甘姜味辛夏仁汤，仍然胸痛、痰多。乃在苓甘姜味辛夏仁汤添了枳壳、泽漆，也未转减，即增入桔梗30克，每日一剂。连服六天，症状逐渐消失。桔梗起了杠杆作用。

102. 治嗽重用白芍

清代科甲出身的岐黄家，因知识渊博头脑灵活，善于化古为新，对临床做出不少贡献。民国时期，有一巨商杨老前辈，光绪进士，以兴办实业闻名，精通医术，被金融界聘请来鲁，调理马姓糖尿、肾病综合征。适一肺炎咳嗽亦顺便求治，既不开小青龙汤，也未投含干姜、细辛、五味子的处方，将《伤寒论》麻黄、桂枝二汤合成一体，加入紫菀、款冬花，重点起用白芍30克，超出一般遣药规律，收效甚佳，见者呼奇。久嗽应当收敛，防止发汗过多，才妙组本汤。家父评价，非娴熟仲景先师学说的高手，难以抱此巧招。

1992年冬季，吾在山东中医学院门诊部遇一类似病友，就授与上方，计麻黄10克、桂枝10克、杏仁10克、白芍30克、紫菀15克、款冬花10克、甘草10克、生姜6片、大枣6枚（劈开），日饮一剂，水煎分三次服。连吃七天，肺气肃降，咳止而安。内外双解，别开生面，值得探讨。

103．承气陷胸汤的应用

《伤寒论》一白二黄❶加枳壳、厚朴、大黄组成承气陷胸汤，专题调理气、热、痰、食聚积胃肠产生的病理现象。由小陷胸、小承气二汤合方，发挥降、开、泻三种作用，分别借宾定主，瓜蒌、黄连治痰热，枳壳、厚朴治气郁，半夏治冲逆，大黄治食积，以驱逐实邪为目的。推瓜蒌当君30～60克；次则枳壳、厚朴；半夏、黄连位居第三；大黄为使，一般不过6克，能通利上、中、下三焦，由肛门泄邪。常用于胸腔积液、胃病胀满、躁狂型精神分裂，是运用经方的重要发展。有的医家提议加元明粉软坚，因瓜蒌滑润可改变内燥，无必要画蛇添足。

1993年吾在山东中医学院门诊部诊一企业高管，阴虚火旺，情志不畅，暴怒之后出现胸痞、食积、停屎三结症，坐卧不宁，十分痛苦。老朽反复考虑，本方比较适宜，开了瓜蒌50克、半夏10克、黄连15克、枳壳20克、厚朴20克、大黄6克，水煎分三次服。连吃两帖，更衣四次，皆呈溏状，病况迅速解除。说明不增元明粉，有大量瓜蒌，同样下行软便。阳明入腑，才是承气陷胸汤标准对象。

104．侯氏黑散临床小例

《金匮要略》侯氏黑散，后世医"大风"客于人体，四肢沉重、手足麻木不仁，原方药物较杂，应用极少，深感遗憾。其中以菊花为君，次则白术、防

---

❶ 按：一白二黄：半夏白色称"一白"，瓜蒌、黄连均为黄色称"二黄"。

风，共十四味，吾曾改制剂型，调理风湿病、高血压半身不遂，功力不显。

1993年在山东中医学院门诊部遇一五十岁南方商人，全身乏力、麻木、行走困难、已成软瘫。医院诊断颈椎、腰椎间盘突出压迫，重症肌无力，神经原疾患，久疗不愈，约有二年。老朽遵照《内经·素问·痿论》学说，诊查患者经气运行障碍，重用桂枝、细辛、当归、川芎通络，皂矾补血，将桔梗放在低位，加入少量风药独活，计菊花200克、白术50克、细辛30克、牡蛎20克、桔梗20克、防风50克、党参20克、黄芩20克、皂矾10克、当归30克、川芎30克、桂枝30克、独活30克、干姜20克、茯苓20克，共为细末，水泛为丸，每回10克，日服三次，命名"加味侯氏黑丸"。连吃五周，病情未见进退，嘱咐勿辍；又继续两个月，略有好转，乏力改善、麻木减少；约半年时间，症状基本清除，可到外地洽谈业务。伤寒家对侯氏黑散并不欣赏，认为非仲圣方，与书中他文毫无联系，乃编辑、整理所加，应当删去，归档《外台秘要》才合符节。此乃大众观点，侯氏黑散尽管不属普遍需求，也是可取之方。

105. 紫参、诃黎勒治久泻

《金匮要略》紫参汤，由紫参、甘草组成，治下利腹痛，即赤白痢疾肠道脓血，性味苦寒亦疗热泻。加入孤雁出群的诃黎勒散，更为理想。紫参又名拳参、草河车、红蚤休；诃黎勒属佛门药，东南亚国家列为上品，以固肠止泻称雄。二者汇于一起，调理传染性痢疾、夏日吃瓜果痛一阵泻一次的"暑溏"证，功力良好，比时方醉乡玉屑（苍术、厚朴、陈皮、鸡内金、砂仁壳、丁香柄、甘草，水丸）临床优越。

1959年吾于山东中医学院诊一女生，慢性肠炎，长期腹泻，日行三次，形体消瘦，营养不良，病史二年，久医不愈。老朽就以此方与之，计紫参15克、诃黎勒15克、甘草10克，日饮一剂。吃了四周转安，尔后制成小丸，继续应用，未再复发。紫参、诃黎勒治久泻，效果可观。

106. 黄连泄热开痞

《伤寒论》半夏、生姜、甘草泻心汤，重点为干姜、黄连。二药的作用，降气散结、宽胸健胃、助力消化，发挥开痞疗能。黄连燥湿，耳熟能详，和瓜蒌功用不同，但小陷胸汤之治结胸，黄连亦属亮点，将功勋完全记到瓜蒌身上，则十分片面。老朽经验，单投黄连或运用过多，患者常发生胸内空荡、心慌不宁，显示消闷除满真实作用，虽固肠止泻，仍应列入清热下行药。民国时代，山东铃医所卖"三大抓"，专门调理小儿厌食、停积、便秘、不断发烧、消化不良，就由黄连100克、山楂100克、大黄30克，加冰糖合成，收效极好，被称"儿科圣手"。吾也曾仿制该丸，依据年龄、体重调整用量，一般每回2～5克，日服2～3次，反馈甚佳。

107. 探寻经方用药

据《罗氏药囊》考证，《伤寒论》《金匮要略》所开炙甘草，有两种制法，一是鲜草火上烤黄，二是干货水浸用火烤黄，增强温性、补中益气，和后世加蜜水在锅中拌炒不同，故书内均不写"蜜炙"。现在处方则取蜜炙作用良好，添了润性，但却不属古法。石膏应布包入煎，防止粉碎沉漫锅底，水液不易翻滚起沸，影响本身与他药溶解，由于整理、传抄、雕刻多次，现存版本仅存一二处提示"碎、绵裹"，目前无人了解，亦难考虑执行。附子生用回阳，疗风、寒、湿证均经火炮，没有熟、淡操作，清代时方派温里喜投泡过多日的淡附子，实际失去功能，不宜提倡。大黄煎剂后入比较科学，水煮30分钟泻下力减掉一半，只起"通"与小泻作用。麻黄去节必须遵守，否则麻黄伪碱析出，把开腠理转成止汗，导致疗向相反；蜜炙平喘止咳，解表发汗功效降低。

1953年吾在德州遇一感冒，恶寒无汗，盖双层棉被犹身抖喊冷，如先贤所云"架火难除"。授予麻黄汤原方，计炙麻黄15克、桂枝15克、杏仁10克、甘草6克，水煎分两次服，汗出便停。饮后温覆、吃热粥以助药力，毛孔仍然闭而无汗；把炙麻黄改为生者，又吃一帖汗出表解，"架火难除"的恶寒现象随之消失。药物临床缺乏熟悉、精选，最易误区作用，甚至无功而还。这些知识、经验，大都来自家传、师授，从不写进教材，在专利私有的社会，列入保密范围。中医后起乏术，也包括上述方面。关心岐黄事业传承的外界人士，热情告诉我们，接班的医林之秀要多向前辈求教，虚怀若谷，才可学能致用，怕的是"能骑马不会御马"，很有远见。

108. 白头翁汤治溃疡型结肠炎

民初，报寿观护法道长为北派伤寒家，常以当归芍药散（当归、白芍、川芎、白术、茯苓、泽泻）、白头翁汤（白头翁、黄连、秦皮、黄柏）、黄土汤（生地黄、白术、附子、阿胶、黄芩、甘草、灶心土）调肠道泻下、痢疾、出血三症，谓之"三元救生方"。白头翁汤治休息痢所致下脓血证，慢性溃疡型结肠炎就在其中，主药虽归白头翁，黄连、秦皮的消炎祛邪亦不示弱，同属重要角色；添入乳香、没药化腐生肌，大量仙鹤草清肠固正，可提高疗效、促进病情转化、早日恢复健康。

1970年吾于徂徕山巡诊时遇一农民，因结肠炎急性发作，大便日行五六次，腹内疼痛，排出脓血甚多。老朽即取此方与之，计白头翁20克、黄连10克、秦皮15克、黄柏10克、制乳香6克、炒没药6克、仙鹤草30克，水煎，日饮一剂。连饮十五天，症状大减，嘱咐继服。又吃三周，改为水丸，每回10克，日食两次。一年后相见，未再反弹，已经痊愈。

109. 炙甘草不是"果子药"

北派伤寒家视枳壳、厚朴为行气先锋，龙骨、牡蛎乃镇惊元戎，麻黄汤、白虎汤、四逆汤、小柴胡汤、大承气汤号"五虎捉邪"，称瓜蒌、石膏、麻黄、人参、附子、大黄、桂枝、黄连、五味子、茯苓、白芍、旋覆花、阿胶、代赭石、半夏、茵陈蒿、柴胡、甘草为"十八灵药""十八战刀"。既往，甘草被认为点缀品，以之组方能改善口感、小功力补中益气，《伤寒论》《金匮要略》因各有六十余首处方内含甘草，故仲景先师获了"草圣"之说。实际经过火、蜜两炙，对心律不齐、期外收缩、脉象间歇很富作用。老朽验证，不配伍桂枝、麦冬、生地黄、党参、阿胶，单方一味亦见效果，独当一面也起作用，不应列入"果子药"，言其滥竽充数、无功受禄。由于含有激素样物质，切勿大量、久服，避免胸闷、食欲下降、发生水肿。《伤寒论》炙甘草汤，日本同道尊称"保健益寿方"。

110. 竹叶汤的应用

《金匮要略》对产后感受风邪面红发烧、头痛而喘，投竹叶汤，温覆取汗。竹叶与附子合用，令人质疑，且含桂枝，加入辛凉解表中，无阳虚症状，投炮附子一枚，缺乏机理，亦属困惑。实际寒热同调在经方司空见惯，并不居奇。业师曾讲量少不起大碍，和四逆汤炮附子相等须慎重应用。家父指出桂枝与竹叶组方，已有先例，如白虎加桂枝汤通络、温化、酿汗、止痛；要掌握量不可多，否则反宾为主，能升提热源。准斯以观，老朽将二味删去，获效未减。

1956年吾在山东省中医院诊一初产护士，感冒发烧、头痛、口渴、既不怕热亦不恶寒、身痒无汗。即以本汤授之，计葛根15克、防风15克、党参15克、竹叶30克、甘草10克、生姜6片、大枣10枚（劈开），水煎分三次服，喝红糖水一碗、盖被发汗。结果吃了一剂便愈。说明竹叶汤去桂、附，临床仍有实践价值。

111. 辨证投药是施治灵魂

中医辨证施治与辨证论治，属同一概念，非施而不论、论而无施，实际辨证过程已确立施治或论治。《伤寒论》外感恶风有汗投桂枝汤、若脉紧发热汗不出者不可与之，项背强几几加葛根，脉促胸满去芍药，就是例子，和机械思维论无共通之处。

1965年吾于山东中医学院遇一大学女生，因乳腺小叶增生月经前转剧，胀痛难忍，医院恐发生恶变，劝将左侧乳房切掉，拒绝手术，乃来求诊。开始给予《伤寒论》四逆散加减无效，改为杂方橘叶瓜蒌汤，仍没反响；最后根据体质较弱，有气虚下陷现象，遂开了补中益气汤，计黄芪15克、人参10克、柴胡6克、升麻3克、当归10克、白术6克、陈皮10克、甘草6克，添入制乳香10克、炒没药10克、青皮6克。说来也怪，服后竟逐渐好转，嘱其每逢月经前七天应用，日饮一剂。连服五个周期，病情大减，虽未根除，消去五分之四，仅尚存不舒而已。观看本案，可以了解对号入座的疗法，极不适宜。

112. 发汗解表勿开蜜炙麻黄

麻杏石甘汤医汗出而喘，小青龙加石膏汤治咳而上气、烦躁哮喘，平喘机理不一。麻杏石甘汤只能定喘，小青龙加石膏汤尚可降逆咳咳，混为一谈，失去方义。虽有人将小青龙加石膏汤固守"烦躁"二字属石膏应投标准，但喘在其中，此说难从，白虎汤含石膏一斤，并无"烦躁"，所以麻杏石甘汤没提"烦躁"同样宜用。烦躁代表内火，但不要划归热邪的必然范围，木防己汤的石膏如鸡子大就是例证。老朽临床，凡有汗而喘开麻杏石甘汤、麻黄蜜炙，无汗而喘开小青龙加石膏汤、用生麻黄，量可同等。麻黄经过蜜炙，发汗力减弱，平喘功能未受明显影响。石膏上限不越30克比较允当，否则涩味水内溢出，抵消麻黄宣散，延长病程。小青龙加石膏汤，麻黄需要生品，蜜炙后难启汗腺鬼门开张，外邪仍然居留。

1959年春节前，吾在天津诊一老翁，伤寒并发哮喘，烦躁，低烧，黄痰甚多，属于小青龙加石膏汤适应证。即以此方授之，计蜜炙麻黄10克、桂枝10克、半夏10克、石膏30克、干姜6克、细辛6克、五味子10克、白芍6克、甘草6克，每日一剂，水煎分两次饮下。连吃三天没起效果，考虑和麻黄有关，乃改换生者，其他均未更易，嘱咐温覆取汗。服了一帖，表解喘停，呼吸困难、支气管扩张的现象消失。麻黄生、炙牵及大局，忽视这个问题，会败走麦城。

113. 法古应有灼见

《伤寒论》《金匮要略》原为一书，名《伤寒杂病论》，后人将其分开转成二种。《伤寒论》属重点，历代中外注释者约五百余家，谈理、法、方多，议论药少，且对文字错简保留回护，"遇疑则默"，使圣著带病流传，读者当了"葫芦僧"，研习"糊涂案"，如表有热"里有寒"投白虎汤（石膏、知母、甘草、粳米），就应把"寒"改"热"，果断纠正，不宜再以误留误、贻害医林。这是发扬仲景先师的精神，为社会负责，给患友广送福祉。

1945年，据说一初习岐黄之道的中学教师，外感发烧、腹内隐痛，自认为表热里寒，吃了一剂白虎汤，病情加重，继求白衣庙老尼诊之，改用桂枝汤增白芍之量20克，一帖便愈。类似事件虽然罕见，但按图索骥、由书本而误的并不乏人，要引以为戒。

114. 龙骨、牡蛎镇惊疗恐

《伤寒论》桂枝甘草龙骨牡蛎汤，由四药组成，原医"火逆下之，因烧针烦躁"，有镇静、潜阳、安神作用，伤寒家以之调理心动过速、脉搏频数、惊悸不宁。龙、牡二味须要量大，否则难睹其力。老朽给予焦虑、幻想、轻度精神分裂症，常结合相应药物，收效较好。龙、牡宜投30～80克，若没有发生便秘，可达到100克，此乃家传经验，和一般运用不同，而且均开生品，阻止煅者混入。与之配伍，首先选择酸枣仁，其次茯苓、阿胶，都为仲圣所用重点红旗，持续口服，最有裨益。

1967年吾在禹城遇一中学教师，感觉胸内空荡、怔忡、精神恍惚，听到大声喊话，恐惧颤抖，形似惊弓之鸟，医院印象神经性心悸、早期精神分裂、神经官能症。吃了中西药物，仍反复发作，乃来就诊。当时考虑三个方案，第一养心安神，第二利痰散结，第三活血祛瘀，因大便偏溏，决定转为本方，计桂枝10克、炙甘草15克、龙骨50克、牡蛎50克，加茯苓15克、酸枣仁15克，水煎分三次饮下。虽见转化，但减不足言，即将龙、牡各升至80克，每日一剂。共啜十天，病情已现佳兆，嘱咐勿停；凡五十余帖，基本治愈。龙骨、牡蛎的作用，值得肯定。

115. 厚朴七物汤剖析

《伤寒论》解除外邪兼泻里实，麻黄与大黄同用，极为少见，但《金匮要略》桂枝和大黄组方表里双解，则有厚朴七物汤，堪称内外双疗的样板。行气破积为主，调理腹痛、胀满，突出厚朴半斤、枳壳五枚，相对而言大黄量少，位列副药，因有甘草、大枣补中缓急，尚属轻泻剂，体弱邪实具有外感低热者比较适宜。家父曾说：不要局于桂枝开表，外感寒热积聚的内邪，经过桂枝辛散亦起温化作用。给灵活运用古方的巧妙打开洞天。

1956年吾在山东省中医院门诊遇一厨师，从胸至腹胀满、疼痛，发烧、恶寒、无汗，吃药热退、肚子胀痛却又加剧，大便三日未行，脐眼发凉。反复思考无相应处方，即以此汤授之，计枳壳20克、厚朴20克、大黄6克、桂枝15克、甘草6克、生姜6片，大枣6枚（劈开），水煎分三次服。连吃两剂，入厕三回，症状大减，腹内发凉的情况消失。这一小案，提供大雅研究。

116. 熟附子不堪大用

据有关方面统计，中医所开传统药、地方药、民间药投向临床者，约三千种。药店购置较多；医院则据自己医师需要而定，品种常少，一般省级医院准备约八百种，最大不过一千。临床医师时方派应用药源颇广，在五百种左右；伤寒家局限《伤寒论》《金匮要略》，向外延伸吸收其他很少，如同孤家寡人，不超过三百种，均属传统、继承的药谱。学习岐黄者须注意中药这项武器，熟悉药物性能、施治指针，如麻黄重点为太阳发汗、石膏清阳明高烧、附子驱少阴寒盛、柴胡和解少阳，熟烂胸中方可应对疾病。

1954年吾于德州遇一邪入太阴，"自利不渴"，腹内胀满，全身肌肉、关节疼痛。认为表证未解，给予桂枝汤，未有"先治其里"，胸闷、腹满反而加重，大便每日三次转成四、五行。乃急改四逆汤，添入吴茱萸，含熟附子20克、干姜20克、吴茱萸15克、甘草10克，水煎分两回服。功力不显，立把熟附子换成生附子，连吃三帖转安。本例错把只起小温作用的熟附子，当作壮阳热化药，导致失手，就是没有掌握药的性能由加工改变脱离了原来的治疗指针，说明知识浅薄，缺乏经验。

117．保健食物有益寿作用

为了延年益寿，道教提倡锻炼身体，佛家主张广开善门、参禅、普度众生，可以却病，争取达到天年。个别人顶礼膜拜乞求药物，如服寒食散、火炼金丹、人参、紫灵芝、冬虫夏草，希望久留人间，毫无意义，不少无知者反受其害，缩短了生命旅程，秦始皇就是荒唐寻求仙草失败的例子。但通过药物保健增强免疫、抵抗、修复力，预防疾患发生，则十分科学。

1952年吾在吴桥遇一老媪九十岁，喜吃枸杞子、黄精、山药、大枣、肉苁蓉，谓之"三根二果"。当时尚能操持家务，头发仍黑、视力不减、精神清晰、牙没脱落、对事反应敏捷，类似中年人，只听觉略有下降，其他无明显衰弱变态。尔后追访她的孙辈，老媪一百零二岁才离别人世回归天国。因此，有益食物提高营养、促进健康，还是可以研发取用的。

118．久、慢、重、衰疾患注意固本

老朽学习《金匮要略》，信奉伤寒派黄元御脾如车轮旋转，见肝之病当先实脾，符合五行木克土的学说，遇到肝硬化腹水，以健脾祛湿为主，比盲目攻下或单纯祛水事半功倍；民间称王道治法，和李东垣先贤重视宣发脾阳，属于一个体系。虽然收效较慢，却是保本医疗。

1956年吾在山东省中医院遇一乙型肝炎转肝硬化腹水，吃十枣汤、疏凿饮子、牡蛎泽泻散所含之大戟、芫花、甘遂、商陆与续随子、牵牛子，又行复发，饮食难进，两次昏迷、腹内大量积水、胀满欲裂、脐眼外翻，小便点滴如无，坐着哭号，要求速亡。我捉襟见肘，缺乏良法，就开了一首大补脾阳、益气的处方，加入少许通利小便药物，计炒白术60克、炮附子15克、干姜15克、人参30克、桂枝10克、黄芪45克、大腹皮15克、山楂10克、神曲10克、泽泻10克，水煎分十次饮下。勉强啜了两剂，病情未有进退，劝其继用；又服四剂，排尿增多、更衣六回，感觉缓解。原方没再更改，先后共用十五帖，腹水消去三分之二，嘱咐他业医的胞兄接手调理。返回家乡，事隔二年，得知其已恢复建康。健脾、益气、温阳，是一项补的疗法，应当分析论证，推向临床。利尿乃扬汤止沸，起治标作用，在急、实疾患中奏效，固本寻源不够上策。

119.“绝招”不宜轻信

任何事物的好与劣，皆属相对、比较而言。中医临床所谓“绝招”，往往指有些患者作用良好，但不是大面积普遍可用，更非所有同名病证都能起死回生。有效率达到百分之九十就称“绝招”，概念不清、认为适应证均能彻底治愈，则陷入误区。若不了解这个含义，错讲“绝招”二字，常令人捧腹、笑不可遏。吾少时曾妄谈过“绝招”，受到医林前辈批评，深得教益，至今思之仍萦绕心扉，无限怀念。

1953年偶于德州遇一小腿因静脉曲张而致臁疮，形成下肢溃疡久不愈合。病家自寻书中验方，标名治臁疮“绝招”，有雄黄、银珠、砒石，外敷后红肿、疼痛、溃烂，局部吸收中毒，急送医院才保住右侧下肢、救了性命。因此，滥开毒物的“绝招”，不要轻信。

120.医疗掌握回旋空间

族伯父临床应用《伤寒论》《金匮要略》，主张要有机动、回旋空间，反对死守铁板一块、不留余地。如外感寒邪怕冷无汗，投麻黄汤，在鲁北麻黄10克、桂枝10克，能汗出表解；耐药性强，头剂没有达到目的，吃第二剂改为一次饮尽，则立竿见影，这一运用特色大都施于体力劳动的蓝领阶层。师门传授，稍有不同，一剂分两回用，啜后病去，止服其余；汗少证在，再服所剩之半。也是喝热粥一碗，温敷取汗。吾遵二老遗法，见机行事，收效甚佳，被弟子命名“传承先贤张氏妙法”。

1954年在景县诊一风热感冒，口渴、身痛、尿黄、体温升高、干烧无汗、裸卧则快，非邪陷阳明。开了竹叶石膏汤加浮萍、柴胡，计竹叶20克、柴胡

15克、浮萍15克、麦冬15克、半夏6克、党参10克、石膏30克、甘草6克、粳米30克，水煎分三次用。吃了三分之一无有反响，嘱把其余三分之二一次饮下，功力显现，微汗身凉，不适状况全解。遵古酌今，灵活学习既往经验，是一条捷径、不二法门。

121. 妇科宜用南阳活血丹

北派伤寒家将仲师活血化瘀的抵当汤、桂枝茯苓丸、下瘀血汤、大黄䗪虫丸、桃核承气汤，列为妇科必备，称"壶中五坤"，取其调理月经延后、量少、停止来潮，次则盆腔炎（子宫内膜、卵巢、输卵管、盆腔结缔组织炎）、痛经、子宫腺肌症、胎体终止发育（死胎）。所开重点药物为：桂枝、桃仁、牡丹皮、䗪虫、白芍、生地黄、干漆、水蛭、虻虫、小量大黄，且加当归、川芎。吾仿此意组建一方，名"南阳活血丹"，专题用于上述疾患，含桂枝50克、桃仁80克、牡丹皮50克、䗪虫80克、生地黄80克、干漆20克、水蛭40克、虻虫30克、当归100克、川芎100克、大黄20克，碾末，水泛成丸，大黄、水蛭、虻虫须要醋炒，去毒、提高祛瘀生新之力。坚持应用，均有效果，同一般杂方相比则占优势。门下弟子曾广泛投向实践，信息反馈良好。

1981年吾在济南山东中医学院遇一宫外孕手术后遗症，少腹部胀满、坠痛，劳累加剧，热敷转舒，医院检查：左侧残留输卵管粘连、右侧积液不通，难以再怀妊娠。老朽嘱其试吃本丹，每次10克，日服三回。凡两个月病情消除，过了二年患者由河北来鲁，始知已生下男儿。

122. 咳嗽不忌大黄

调理痰饮咳嗽或哮喘，以肃肺降气为主，禁忌泻下，属上下、表里分治范围。《金匮要略》应用苓甘姜味辛夏仁汤时，若胃热上冲、面热如醉，加大黄以利之，投苓甘姜味辛夏仁黄汤，打破这个限区，和后世自我束缚、画地为牢大不相同。时方派只掌握取寒制热、开表无里，丢掉了传统的秋水共长天一色。业师曾讲：《金匮要略》调理杂病，除客观需要添入大黄，运用苓甘姜味辛夏仁汤是疗内伤咳嗽的最佳选择，比瞩目干姜、细辛、五味子三仙位居第一，可列上游。

1959年吾在山东中医学院遇到一工厂管理人员，感冒已愈，咳嗽频发，日夜不停，曾吃许多药物未能纠正，转来求诊。开始给予小青龙汤加紫菀、款冬花无力；痰饮积聚，改用泽泻汤加桔梗，亦乏疗效；才开大量苓甘姜味辛夏仁汤，病情稍减，却火邪上行头面烘热，大便数日未解，被怀疑药不对证。嘱咐再加大黄导邪下降，计茯苓30克、桔梗15克、甘草6克、干姜10克、五味子15克、细辛6克、半夏10克、杏仁10克、大黄6克，其中桔梗乃老朽家传宽胸祛痰药品，能锦上增花。仍每日一剂，分三回饮之。连服四天，入厕五次，症状陆续瓦解，颜面潮红的现象也随着消失。大黄的参与，起了重要作用，"超以象外，得其环中"。

123．白虎汤加味效佳

翰苑前辈祝荛，精通岐黄，告诉老朽师法《伤寒论》《金匮要略》，应熟悉东汉末年社会背景、了解疾病流行。由于当时条件限制，处方与现代不同，不要以今非古或贵古薄今，走向极端。家父尝说，白虎汤调理阳明发烧，知母滋阴，石膏泄火，虽然有效，不是绝对性，尚有个别饮后不佳，存在反弹率。加入柴胡、青蒿、黄芩、连翘，则可提升白虎汤疗能。灵活损益经方，突出服务客观实际，就会杜绝此弊，关键是博览群书、打开思路。

1957年吾于山东省中医进修学校遇一夏季热，口渴、出汗、烦躁，体温接近40℃，喜食冰糕，大便二日一行，小溲短少，颜色红赤似血，吃清暑药无功。远道来诊，给以大剂白虎汤，石膏投至90克、知母30克，依然如故；遂在汤内添了青蒿30克、连翘20克、黄芩20克，水煎，四小时一次、分五回饮下。结果吉人天相，两天即烧退病已。青蒿、连翘、黄芩助了白虎汤一臂之力。先人教言，纯属经验之谈。

124．论越婢汤

风水病《金匮要略》谓恶风，"一身悉肿，脉浮不渴，续自汗出，无大热"，投麻黄、石膏、甘草、生姜、大枣，名"越婢汤"，恶风加炮附子、湿重加白术，以大量麻黄发汗行水为主。"无大热"说明体温已经上升，故开石膏，和麻杏石甘汤之"无大热"属同一含义；"恶风"不用桂枝而投炮附子为了镇痛，与阳虚之开生者关系不大。在《伤寒论》《金匮要略》中，石膏、附子联袂一体比较少见，时方派认为骇人，伤寒家亦表示费解，所以照抄越婢加附子汤者寥若晨星。民初时代，禅院精医的老衲也视若三忌（大黄与麻黄，瓜蒂与半夏，石膏与附子）之一，提出"恶风加附子"五字乃编次者附注，药理相悖，不合逻辑。老朽实践，针对风水还应添入猪苓、泽泻，专靠麻黄势单力薄，且已经"续自汗出"，再过度解表会发生亡阴、亡阳双变，用于临床要考虑后果，否则得不偿失。

1968年吾在莱芜诊一农民，十天前赴市场卖菜，返回感觉不舒，随之头面水肿，腿足按之凹陷，怀疑过敏、中毒，然无呕恶、瘙痒、腹泻现象，脉浮而数。开始就给予越婢汤方，因汗出不断未敢投大量麻黄，原方六两只开了15克，未见反响。乃重新组织，有麻黄15克、石膏30克、甘草6克、生姜6片、大枣10枚（劈开），增了猪苓15克、泽泻10克，每日一剂，水煎分两次服。连吃三帖，浮肿即消。经验论证，麻、石、草、姜、枣五味疗力低下，缺乏猪、泽辅助，不易收功。

125. "长沙三绝"

清末北派山东伤寒家，认为麻黄开腠理、桂枝通血络，易于驱逐风寒、发汗解表，但升腾宣散之力不足，加入柴胡则可弥补这个欠缺，对外感邪客太阳，三药合作组成一方，收效很佳，命名风寒施治"长沙三绝"。此说知者甚少，由卢丈星岩传出，才洞悉门户根源。老朽临床常汲取其中经验，于相应处方添入"三绝"，给予多种感冒、发烧、恶寒、无汗就可投用，获得反馈称雄。

1965年吾在山东省中医院遇一干部，来诊时头痛、骨楚、斗牙、体温升高、全身震颤，乃外感风寒三级症状。遂以"三绝"为主开了解表方，计麻黄12克、桂枝12克、柴胡15克、生姜10片、甘草6克，即麻黄汤去杏仁加柴胡、生姜，水煎分两次服，喝热粥一碗、盖棉被温覆以助药力。很快汗出病解，吃了一剂便愈，比单用麻黄汤能增强疗果。

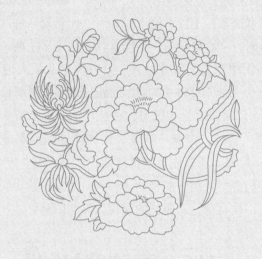

第二编

126 ~ 250小节

126. 蜀椒、细辛量大有害

《金匮要略》所载白术散，由川芎、白术、蜀椒、牡蛎组成，谓妊娠养胎，事实告诉不宜任意选取，不仅大便干燥难下，而且蜀椒麻醉对孕妇、胎体均有不利影响。方后附言"心烦吐痛，不能食饮，加细辛一两、半夏大者二十枚"，更不宜盲目仿用，以免发生医疗错误。这些文字恐后人追加，非仲师经验家语。清代不悉撰者《浦阳文钞》对此持否定态度："混淆长沙原著，以子不语置之。"很有亮解。吾少时见一医家，投药广泛，施治胃病灼心、腹痛，给患者开了大量细辛、蜀椒，口麻、呕恶、精神恍惚，出现中毒症状，经过催吐"倒仓廪"法纠正过来。所以先贤的批评话"读书有眼，方可受益。挖菜食野，遇到毒蕈，则会伤身"就是防祸金针。另外，超量药物也要慎重对待，如木防己汤用鸡蛋大十二枚石膏，乃明显的讹写，万勿随从。

127. 阿胶的确切作用

浙江道友裘沛然，早年受业丁甘仁氏上海中医专门学校，属时方派。于华东六省一市中医教材会议[1]休闲聊天，曾问余阿胶的产地。现在山东制作该品重点有两个工厂，居平阴、东阿，二县毗邻，皆继承先民工艺，郎溪河水浸泡驴皮，井水熬胶，公认正宗。实际两地都在古代东阿境内，无必要兄弟相争，贻笑杏林。阿胶原料是驴皮加豆油、冰糖、少许药物火炼而成，性味甘平，酒蒸或开水溶化，根据需要每次10～15克口服，滋阴补血、清燥润肺、镇静催眠，提高人体免疫力，调理吐血、衄血、尿血、妇女崩漏、肠道溢血、先兆流产，推为圣品。《伤寒论》《金匮要略》约十首处方均有其身影。凡胃呆、消化不良不宜多用。

1964年吾于山东省中医院诊一神经衰弱的工程师，失眠易梦，烦躁不宁，开了黄连阿胶汤，计黄连10克、白芍10克、黄芩10克、鸡子黄一枚（冲），未写阿胶，几乎无效。添入龙骨20克、牡蛎20克，仍功不足言。最后补上阿胶15克（烊化），每日一剂，下午5点、晚上10点，分两次饮之，蝉联五天即可酣睡。它的施治失眠，进一步得到了临床验证。黄连阿胶汤，阿胶起了较大的作用。

---

[1] 按：指1984年5月于上海召开的华东六省一市《中医各家学说》教育讨论会。

128. 蜂蜜入药作用

市场所售蜂蜜，大都为人工饲养的中华蜜蜂或意大利蜜蜂酿制成的花粉物，野生蜂蜜已经很少见。生品有毒，必须煮熟食用，现在商品皆是加工的。性平，补中益气，缓急止痛、润肺疗咳、滑肠通便，外涂手足皲裂、溃疡久不愈合。和甘草相似，能解半夏、附子、乌头、草乌之毒，老人血燥皮肤瘙痒亦起作用。每日服15毫升可延迟老衰，保持颜面、皮肤柔润。过去山中道士养生，同黄精蒸熟当饭，易得长寿。阿拉伯国家有吃饼夹蜂蜜的习俗，老人多活至八十余岁，称蜂蜜为"老人长寿糖"。据说其功能营养皮肤，抗沙漠地区风尘、干旱侵蚀亦属专长。入药赋形合丸，以甜味改善口感，也可便于携带随时应用。

129. 山药药食两用

山药原名薯蓣，健脾养肾、补中益气，为药、食两用植物，用其地下根茎，属蔬菜类，筵席中有蜜炙山药。地上结的小球，称山药豆，又名零余子，有同样作用，外黏冰糖叫山药葫芦。在药品内除了桂附八味丸，尚有《金匮》薯蓣丸，都是滋补养生的保健药，长吃久服可使体重增加、耳目聪明、记忆转强，可改善腰膝无力、头发早白、性功能低下、延长生存时间，治腹泻、降血糖、提高人体免疫力。每天吃鲜山药50克，就会获得健康长寿。民国张锡纯先生恐石膏伤气、知母滑肠，在白虎汤加入本味固脾护正、防止药害，颇有意义。

130. 夏天养生

一年四季养生之道，锻炼身体、适应气候变化、改善食谱，皆属这一范围。就饮食方面浅谈数点：一、烈日酷暑，火气流行，人们恶热贪凉，爱啜瓜果、冷食，乃客观需要，如冰糕、汽水、酸梅汤、生津果（樱桃）、甘露饮（葡萄）、天然白虎汤（西瓜），蔬菜菰（茭白）、竹笋、蒲棒三白。尚有地栗（荸荠、马蹄、凫茨）与海蛇（水母、海蜇）加冰糖煮水，称"雪羹汤"，清热滋阴、泻火解毒，社会上戏曰"暑餐"，且能通利二便，但老人、儿童、孕妇不宜多用，适可而止。二、夏季昆虫、细菌滋生，易于污染食物，导致变质、腐败，剩余饭菜需回锅蒸煮，尤其肉类易生沙门氏菌属，鱼馁肉败是最大灾星，误食发生腹痛、吐泻交作，甚至危及性命。应吃新鲜烹煮的热食，少啜隔夜之物，防止污染，杜绝疾病产生。三、富有经验的家庭，主张在炎火盛行之三伏天，亦要吃些羊肉，虽然偏热，却温里驱寒，避免过度寒凉、冰镇冷食导致寒邪内发，伤损脾胃，腹痛、身体乏力、肠道溏泄，转成阳虚。看来同季节相悖，缺乏吻合，实际重视养生预防后患，是先行一步的措施。民初火神派尊此为上策，怕汗出淋漓，提议少喝滚汤，酒、红色辣角也应减量；但吃羊肉、《金匮要略》当归生姜羊肉汤则非禁忌。故大瓢先生说：蒙古、回族牧民都嗜烤羊肉，从未列入夏季不宜。

131. 夏季气阴两虚生脉散

夏季天气炎热似火，汗流浃背，最易伤阴亡阳、气血双衰。开始应养阴益气，不宜早用附子，一是时间不到，非证候需要；二能加剧阴亏，火上浇油。只有如先贤所言，汗多、肢冷、尿微、舌润、神疲、力竭方可启用，也属老朽家传的辨证治诀。

1953年吾在宁津遇一中暑，四十岁乡村干部，厌食、言语无力、精神不振、脉象频数、小便黄赤。其兄知医，为当地文人，怂恿投《伤寒论》四逆汤加党参，由于经验不足，留有余地，嘱咐先吃一剂观察疗效，结果反增烦躁、汗出不减；迅速换了生脉散，含人参30克、麦冬15克、五味子30克，开胃进食加入山楂10克，水煎，六小时一次、分三回服。连饮两天即病退转安。炎夏烈火伤阴，生脉散首先考虑，可排列第一。

132. 小方治大病

岐黄之道主张，在业医过程中要重视扶老、助残、怜寡、救孤、济困，配合慈善界承接任务，医家不收诊金、优先挂号，商店减免药费，悲天悯人，向社会献福。伤寒派认为经方验、便、廉符合标准，有利中、下层服用，应提倡发扬、广开治路，普及华夏、域外，使尽得其惠，功德流芳。

1954年吾于德州遇一贫寒货郎，患二阴癃闭证，大便数日不行，小溲点滴如无，腹内膨隆似裂，类《金匮要略》所言呈"敦状"。通过导尿收效不佳，乃循家父经验可投大黄甘遂汤试之，开了大黄10克、阿胶10克、制甘遂粉2克（冲），水煎分四次饮下。仅吃一剂，排出尿和粪块半盆，肚子塌陷，痛苦随着排除。三味小药，发挥了意想不到的作用。

133. 桂枝茯苓汤消子宫肌瘤

《金匮要略》胶艾汤（当归、川芎、生地黄、白芍、艾叶、阿胶、甘草）、温经汤（当归、吴茱萸、川芎、白芍、党参、桂枝、阿胶、牡丹皮、半夏、麦冬、甘草、生姜）、下瘀血汤（大黄、䗪虫、桃仁）、桂枝茯苓丸（白芍、牡丹皮、桂枝、茯苓、桃红），以调理冲任二脉、养血祛瘀为主，称"妇科四方"。温经汤用于月经周期紊乱、身体虚弱久不生育；胶艾汤用于月经来潮提前、量多、崩漏不止；桂枝茯苓丸用于盆腔炎、子宫肌瘤；下瘀血汤为大黄䗪虫丸简化者，用于周期延后、闭经、宫外孕、子宫腺肌症。桂枝茯苓丸对卵巢囊肿功力不大，子宫肌瘤却有作用，但也须加入其他药物才可佳报回传。

1970年吾于新汶矿务局诊一中年女子，因子宫多发性黏膜下肌瘤出血不止，形成崩漏，已无月经周期，投固涩、收敛反而转剧，乃来求医。当时就开了此丸改作汤剂，计茯苓10克、桂枝15克、桃仁10克、白芍10克、牡丹皮10克，又增三棱10克、莪术10克、益母草10克，水煎分三次服，重点活血化瘀。嘱咐30天为一疗程，进行B超检查。共三个月，吃了50帖，报告诸症消失。

134. 忧郁症小柴胡汤

民初伤寒派陈乐笙先生调理忧郁症，主张投《伤寒论》小柴胡汤，认为从少阳入手宣散表里之邪，能疏利肝胆泄久聚之结，怫郁发之才是根治正途，量不宜大，坚持长用则会转安。柴胡勿逾10克，多者易汗，黄芩与其相等；半夏6克左右，党参护阴生津，和半夏同分；生姜6～9片；师法《金匮要略》甘麦大枣汤，甘草是关键，投生品不要蜜炙，30克划界；大枣15枚，劈破入药。还可加入青皮10克，作向导行气开路。连饮30～40剂，均见良兆。此法了解人不多，乃其弟子病危时所传。

1958年春季，吾在山东省中医进修学校门诊部遇一中年农家女子，性格内向，多愁善感，夜梦纷纭，哭笑无常，长吁短叹，思想局限，脱离实际，被小事纠缠，已有两年史。即取以上药授之，未完全套用原量，计半夏9克、柴胡10克、党参10克、黄芩10克、甘草20克、生姜6片、大枣20枚（劈开）、青皮10克，水煎分两次服。先后四十余帖，情况锐减，基本治愈。小柴胡汤疗忧郁症，洵属良方。

135．道家健身小法

道家养生与佛教不同：有的强调吃米酒蒸黄精。有的常食薯蓣，俗名山药，补中益气、健脾滋阴，降下血脂、血糖。山药丰腴身躯，由瘦发胖，体重达标；若不啜含糖较多的面粉，改成粳米即秋天晚稻，清热利水，能转轻而窈窕。有的提倡冷水浴，一年四季凉水洗澡，增强免疫力、抵抗力、修复力，防病延寿。如难以长期坚持，可在夏季执行，从芒种到处暑七十五日或夏至到立秋一个半月短时锻炼，也起作用，但获效则小。坚持冷水浴，最明显的收获是皮肤干净、润滑，视力缓降，头发晚白，老年黑斑少。吾曾照法应用，今已九十余岁，感觉确有保健之功。

136．灵活应用小柴胡汤

《伤寒论》头痛发热属少阳。《金匮要略》呕而发热投小柴胡汤，在《呕吐哕》篇未有提及少阳，后人注释是在往来寒热、胸胁苦满基础上运用，强调少阳范围。实际仍在圈内打滚，未敢超越雷池，为古所缚。外感疾病头痛发热并不少见，小柴胡汤宣散止呕、降温退烧属于公认，从未完全局限少阳，无往来寒热、胸胁苦满同样可服，功力明显，未见不良反应。这一事实应当揭开，将小柴胡汤从专医少阳的观念解放出来，不要再坐枯井中庸人自扰也。

1993年吾在山东中医学院门诊部遇一患者，感冒发烧兼有呕恶现象，同道断为风热外袭，欲开银翘散，因厌食、便溏转老朽施治。经过考虑与诸友洽商，用了小柴胡汤，含黄芩15克、柴胡15克、半夏12克、党参10克、甘草3克、生姜10片、大枣6枚（劈开），温覆取汗，水煎分两次饮下。病家反馈，吃了一剂即体温下降、症状解除。建议派遣此方时，不宜铁板一块、株守"少阳"两字。

137. 梅核气与古方

《金匮要略》言"妇人咽中如有炙脔",《医宗金鉴》谓梅核气,《千金方》作烤肉状,吐之不出,吞之难下,临床所见多为慢性咽炎,表现不一,以异物感或痰块梗阻为主症。处方半夏居君,次则生姜、茯苓、厚朴、苏叶,共五味,名"半夏厚朴汤",调理痰、热、气结,有一定作用。若专治慢性咽炎,取其清火解毒,功力比较欠缺。由于差满人意,单独投与者很少。

1955年吾在平原遇一中年妇女,口腔咽门好像卡住热肉,堵塞,无红肿现象,医院诊断亚急性咽炎。从时发时止观察,认为痰火上冲,照疏肝理气解除,举此汤加绿萼梅、柴胡、秀荬(山栀子)花,得效不显。老朽亦乏良法,即选用方中药物组成一笺,含有半夏15克、苏叶10克、厚朴15克、山豆根10克、代赭石20克、旋覆花10克、射干10克、牛蒡子15克、大黄2克、桔梗10克,水煎分三次服。开始未获疗力,嘱咐勿辍。先后凡三十余帖,感觉咽喉通利,灼热的情况逐步消失。深刻体会:根据需要予以化裁,能提高尺度,固守原汤不太理想,与时俱进是传承古代经验最佳的补充,经方的复苏重在发展,注意损益,防止死板,通过实践才可生辉、发出光芒。

138. 甘麦大枣汤加茯苓治癔病

《金匮要略》妇科杂症载有脏躁,数欠伸、喜悲伤欲哭,象如神灵所作,属精神神经疾患,同现代癔病颇有吻合。从表现推断乃肝气怫郁、虚火内扰,投甘麦大枣汤滋润缓急,能发挥镇静作用。通过观察,三味"果子药"非滥竽充数者,若加大量茯苓,尚会提高功力、帽插金花。

1955年吾于德州遇一小学教师,医院诊为转换型精神障碍,月经正常,无端哭泣,耳鸣,怀疑别人食物下毒,夜间起床独语,称大仙下界、相互对话,有时抽搐或似瘫痪,脉搏缓和、无特殊现象。频繁发作已有年余,吃理气、活血、化痰、泻下剂,均无效应,由其丈夫陪同来治。老朽缺乏经验感到棘手,嘱咐试饮此方,计生甘草30克、冬小麦60克、大枣30枚(劈开),水煎分三次用。连啜十天,反馈较佳;继续未停,病情稳定,亦没减退。曾忆及抄本《草庵杂录》赞扬茯苓安神法,添入白茯苓45克,的确生效,连服半个月邪去二分之一。将量稍降，又吃五周，告诉已恢复健康，未再重发。茯苓展示良品风采，临床疗能，值得研究。

139. 枳实薤白桂枝汤的应用

吾少时见一丁姓医家，喜投古方，以《金匮要略》为主，运用自如。谓胸痹或结胸都宜加枳壳、厚朴，比普遍重视的半夏、黄连效高力强；薤白、瓜蒌属必用之物，量小无功，一般是瓜蒌一枚、薤白不低于30克；常开枳实薤白桂枝汤，桂枝活络通阳，起辅助作用，不要放在点缀地位。所写《伤寒金匮把玩》二卷，约五万字，笔者从其弟子处借来拜读，有独到亮解，非一般可比，临证阅历堪称一流。

1967年老朽在山东中医学院诊一市民，因闲事争吵，饭后胸满、疼痛，呼吸不利，发生上中二焦堵塞，大声喊叫则快，下腹部亦感膨胀，更衣二日未行，脉象弦实，烦躁不安。即师丁先生之意开了本方，计瓜蒌60克、薤白30克、厚朴30克、枳壳30克、桂枝10克，水煎分三回饮下。吃了一剂，入厕两次，病情迅速瓦解，患者满意乐不可遏。借此录出，供作参考。

140. 六味地黄丸治盗汗

六味地黄丸为《金匮要略》肾气丸（崔氏八味丸）去桂枝、附子的简化方，滋水养阴，其中少量茯苓、泽泻利水，起泄热作用；牡丹皮清火凉血；山药补元益气、化生津液。对肾虚消瘦、低热、盗汗、头昏、耳鸣、遗精、腰酸、下肢足跟疼痛，均属适应范围。宜于肺结核、糖尿病、神经衰弱、慢性肾炎、交接早泄、功能性子宫出血、内分泌失调久不生育。生地黄为君，高居点将台；次则山药、山茱萸；茯苓、泽泻投量根据实践，占主药六分之一，否则影响养阴，却发挥相反疗能，必须把握这个关键，不然求明变晦。取炼过蜂蜜成丸，水制者缺乏营养，降低滋补功效。老朽业医七十年，深得其益。

1980年吾在济南诊一干部，阴亏盗汗、夜睡衣被尽湿，头眩、视力下降、记忆大减、骨瘦如柴、脉象细数。即开了此丸，含生地黄400克、山药200克、山茱萸200克、牡丹皮100克、茯苓50克、泽泻50克，以蜜赋形，每回10克，日服四次。吃完一料，症状陆续消失，基本治愈。事后赠所画花卉小鸟一幅，表示感谢。另外，老人若阴虚阳亢，烦躁、过度兴奋、入厕困难，如不断啜食小量六味地黄丸，壮水制火，可增寿延年。

141. 防己黄芪汤治自汗

民国时代山东伤寒家强调阴阳两虚，自汗频仍，日久不愈，投《金匮要略》防己黄芪汤，配入麻黄根，名"防己黄芪加麻黄根汤"。一般不添龙骨、牡蛎、山茱萸、五味子；特点是黄芪量大，少则40克、最多100克；白术、防己利水，降低汗腺分泌，令小便增多，谓之汗尿通源，很有巧思。

1963年吾于合肥修审全国中医学院统编教材❶，遇一道友，深秋季节汗出不停，吃饭时头面淋漓、湿透上衫，下肢则否，已有十月史，吃药、理疗皆无效果。老朽劝其试服本方，开了黄芪80克、白术20克、汉防己15克、麻黄根15克、甘草6克、生姜3片、大枣10枚（劈开），水煎分三次喝下。连饮二周，感觉良好，嘱继续用之，凡五十帖峰回路转，未再复发。治疗战绩应归功黄芪，患者坚持不懈、一片恒心也是得安的关键。

142. 通权达变调治咳嗽

家父主张"活读死书、选择在我"，才能走向成功之路，如《金匮要略》阴阳毒，须参考《巢氏病源》《千金方》《外台秘要》，所投升麻鳖甲汤与"阴毒之为病"去雄黄、蜀椒有误；防己黄芪汤附言"胃中不和者加芍药三分"，《千金方》风痹则无此注语，故不宜师法。南阳圣书由于编次者杂有非医道中人，故有是失，学习应掌握符合实践原则，遇到质疑内容勿要盲从。老朽调理哮喘或咳嗽，开杏仁均用苦品，按《伤寒论》提示"喘家作桂枝汤加厚朴杏子佳"，发现其平喘功力不如润肺疗咳，将临床重点放在治嗽的药笼中。

1957年吾于长清灵岩寺诊一山民，因感冒并发支气管炎，低热、咳嗽、频吐痰涎。曾授予《伤寒论》麻杏石甘汤加茯苓、干姜、细辛、五味子，功力未

---

❶ 按：中央卫生部于1963年5月20日和10月20日，分别在江西庐山和安徽合肥召开了各为期一个月的全国中医学院统编教材第一批和第二批修订审查会。在卫生部郭子化副部长、吕炳奎司长主持下，邀请了各中医学院专家及特约中西医学者，第一批审修会以修订《内经》《伤寒论》《金匮要略》八门基础理论课程为主，第二批审修会以修订妇、儿、外、针灸等十门临床课程为主。审修的十八部教材于1964年由上海科学技术出版社正式出版，中医界习称"二版教材"，公认是继承中医传统且理论密切联系临床的典范中医教材。张老参加了合肥会议。

显；改为小青龙汤，亦无变化；乃将射干麻黄汤推上舞台，计麻黄6克、射干6克、细辛3克、紫菀10克、半夏10克、款冬花10克、五味子10克、生姜6片、大枣8枚（劈开），水煎分三次服。连啜五剂，证情锐减，又继续两帖而愈。紫菀、半夏、款冬花起了主脑作用❶。若株守咳嗽三仙干姜、细辛、五味子，则会延病伤财，给患者造成不应有的痛苦。及时转移阵地另施战术，就能体现活学活用古传圣法，通权达变，是最高的治疗手段。

143. 家传遣药规范

家父教导老朽：业医须广泛涉猎岐黄文献，亦应博览文、史、哲、宗教典籍，提供多学科知识，促进思维，丰富头脑，了解社会，熟悉人生，改变愚昧，认识大千世界，以苦作舟，坚持不懈，经过万水千山达到理想乐园。吾生平遵守庭训，从未自炫言及，现已虚度九十余岁，公开先人传授这一明哲自修、养身、处世的秘诀。且要求执刀圭术，精研药物，掌握武器，方可获得良好效果，如麻黄去节，避免影响发汗；五味子打碎，核内辛味溢出，酸、甜、苦、咸，方五味齐全；大枣劈破见瓤，调营养血；甘草蜜炙，去燥增润，补中益气；石膏包煎，不漫锅底，沸水翻滚，其药易于溶解；滑石水煮难溶，必须口服；柴胡均开北地所产，南方狭叶不宜入药；乌头去毒蜜煎，禁忌单纯水煮；吴茱萸驱浊气，冷水漂一次，勿用沸汤浸泡；旋覆花布包，蜜炙则否；露蜂房带幼虫，无子者疗效低下；瓜蒌先煮皮后入瓤，防止汤稠妨碍诸药水解；桂枝性温，含有木心，和肉桂不同，活血能投大量；龙骨、牡蛎，其质坚硬，应久煎一小时，不然汤中药力欠缺，等于乏效。

144. 双汇汤治咳嗽

民初鲁北杂方派一前辈，调理由痰饮所致慢性咳嗽，常投《金匮要略》橘皮枳实生姜汤与茯苓杏仁甘草汤二方合一，以行气利水为主，重点用枳壳、茯苓，物美价廉，俯拾皆是，很受欢迎，在专题研究呼吸系统疾患中独树一帜。治疗某些患者功力欠佳，则加入打碎的五味子20～45克。指出大量五味子和枳壳、橘皮、生姜祛滞宣散，杏仁开提肺气，茯苓镇静畅通尿道，共同组方，并

---

❶ 按：主脑作用：张老习惯用语，即核心作用。

不收敛恋邪，反能强化解除支气管炎的作用。将施治胸痹药物移植于疗肺，清理气郁痰结，曾轰动医林。

1956年吾于山东省中医院诊一金融界干部，素有支气管扩张史，肺纹体紊乱，痰多，咳嗽一月未停，吃药打针均无好转，要求改换中药。当时即取本汤与之，计枳壳30克、茯苓30克、杏仁20克、橘红15克、甘草6克、生姜10片，共六味，添了五味子30克，水煎分三次服。连饮六剂，症状大减。把量压缩一半，又啜七天而安。事实显示，够得上一首佳方，老朽命名"双汇汤"。既往人们认为枳壳祛痰似摧墙倒壁，临床观察，比较驯良，如非久用，不会产生异样损害。

145. 胃病考虑半夏泻心汤

《伤寒论》除误医所致坏病、其他杂症处方，如栀子豉汤、猪苓汤、茵陈蒿汤、桃花汤、白头翁汤、黄连阿胶汤、竹叶石膏汤、当归四逆汤、乌梅丸、牡蛎泽泻散，重点还有十二疗法：一是发汗解表，如麻黄汤、桂枝汤；二是清热降温，如白虎汤、葛根芩连汤；三是温里壮阳，如吴茱萸汤、四逆汤；四是和解少阳，如四逆散、小柴胡汤；五是泻火攻下，如麻子仁丸、三承气汤；六是活血逐瘀，如抵当汤、桃仁承气汤；七是利水消饮，如五苓散、十枣汤；八是宽胸开痞，如二陷胸汤（丸）、五泻心汤；九是宁心安神，如桂甘龙牡汤、炙甘草汤；十是补中养胃，如理中汤、小建中汤；十一是平喘止咳，如麻杏石甘汤、小青龙汤；十二是催吐，如瓜蒂散。

吾临床对胃炎、溃疡、神经官能症，喜投半夏泻心汤，可起降逆、宣散、健运、化积作用。1969年在博山诊一妇女，胸内硬满、恶心、呕吐则舒，腹胀、肠鸣，发生一年，痛苦难言，被认为胃神经官能症。地方同道邀老朽调治，就以此汤与之，计半夏15克、黄芩10克、干姜10克、黄连10克、党参10克、生姜10片、大枣6枚（劈开），因噫气不断，加入代赭石30克、旋覆花（布包）10克，每日一剂，水煎分三次服。连啜七天，稍有好转。嘱其坚持应用，凡二十八帖而愈，来信反馈，未再复发。经方之效，虽在今日，仍居上游。

146. 雪莲、冬虫夏草的作用

西域高原所产雪莲、冬虫夏草，被称"天山两宝"，青海、西藏之冬虫夏草个大体长，优于新疆，目前玉树、那曲货源较多。二者属保健品，功效相若。雪莲性温，补肾壮阳，宜于性功能低下阳痿、早泄，纪昀《阅微草堂笔记》谓之"娟药"。冬虫夏草性平，健脾益肺，止血疗咳，调理肾中平衡，改善阴阳亏虚，有提高免疫、修复力的作用。据说雪莲、冬虫夏草可以促进男性精子产生，增强活动力、上行子宫，妇女易于妊娠。事实告诉，虽然有此效果，如临床单独施用，疗效并不十分明显，和人参、黄芪、仙茅、巴戟天、韭子、肉苁蓉、仙灵脾、菟丝子、益智仁不同，非专科药物。将其奉之如神，就会陷入误区。或曰能延年增寿，亦乏大量资料统计。

1943年老朽见一商人腰缠万贯，为了能够享受松柏高龄，嗜食雪莲、冬虫夏草，制成水丸久服不停，但活到五十九岁即命归黄泉。放弃锻炼身躯，单纯迷信药物，不是养生正途。

147. 肉桂振起阳衰

肉桂辛甘大热，温里驱寒，补命门火衰，比含木心的桂枝气味雄厚，功力超出二倍，和附子配伍能提升退阴回阳作用。伤寒家囿于《伤寒论》未收本品，退阴回阳只将通脉四逆汤推为帮主，桂枝亦弃而不取，令人十分遗憾。杂方派师法桂、附联姻，同台献艺，却得到医林喝彩。因其活血通脉、鼓舞汗源，量不宜多，占附子三分之一较为合拍。大瓢先生说：可弥补伤寒家的漏洞与投药缺失。

1956年吾在山东省中医院诊一内蒙牧民，由于患布氏杆菌病求治相识，此次来济交流业务感受风寒，表解转成阳虚，舌苔白腻、手足厥冷、脉象沉微、腹痛便溏、蜷卧畏寒。曾忆及退阴回阳疗法，开了通脉四逆汤，计生附子45克（先煎两小时）、干姜30克、炙甘草10克，加入吴茱萸10克，水煎分三次服。连吃两剂，毫无改善，即添了肉桂12克（后入）。又饮三帖，效果出现，症状缓解，阴盛阳亏的情况转化消除。肉桂成绩昭然若揭，但要注意它的特点，引火归原、导龙入海，量大不易发生口渴；暗中伤阴，很难察觉，掌握适可而止，过则反为灾害。

148. 茯苓四逆汤双调阴阳

《伤寒论》太阳病汗、下后烦躁，投茯苓四逆汤，令人困惑；实际阴阳两虚，用四逆汤助阳，党参生津养阴，加茯苓镇静、化解烦躁。从处方测证，烦躁代表心悸不宁，和阳明高烧大异其趣，否则方证不易吻合，难以冰释。既往吾亦怀疑阴阳双亏，再增茯苓祛水等于火上泼油，经过临床始知此品利尿力弱，与猪苓、泽泻不同，有补益功力，给予小量并无大碍，莫要弃而避之，不超过30克仍宜；若取为君，以副充主，将会起相反作用，误伤病机，后果不良。

1956年吾在山东省中医院诊一赤脚医生，平素体弱气血均亏，因冒雨远行，感受外邪，吃发汗药表解，却便秘，改服番泻叶通肠，导致口干舌燥、肢冷畏寒、精神不振、心慌、身体震颤。劝其饮用本汤，开了生附子30克（先煎两小时）、干姜15克、党参30克、甘草10克、茯苓20克，水煎分三次啜下，收效颇佳，连喝三剂就化危转康，停药而愈。茯苓定心安神，属益气品，四君子汤同参、术、草组方，是明显例证。其中人参乃党参、非东北吉林人参，滋阴、养血、生津，不可当吉林人参遣用，从四逆加人参汤便洞晓这一内涵。若不进行考究，以吉林人参入方，助长阳旺、重创阴虚、走向单端，即失去了双调的意义，形成孤注一掷。

149. 附子祛寒止痛

附子温里壮阳、强心挽苏、补命门火，属退阴救急药，《伤寒论》《金匮要略》收入处方三十余首。凡回阳振衰投生品，祛寒止痛则加炮制，但不用蜂蜜合煮，与乌头去毒不同。因辛热且有毒性，时方派不太欣赏，温病学家敬而远之，不愿引"火神"进门，称"靠边站"，根据需要投水漂淡附子，实际已不起重大作用。在江苏武进时方派领域内出现了恽铁樵、祖籍浙江绍兴祝味菊等南派伤寒家，为了避过，晚年均开小量，步其后尘者，亦获效甚微。经验提醒，如久煎、砂炮，附子所含生物碱破坏，毒力大减，适于临床，可挽沉疴，广东陈伯坛、湖南萧琢如每剂开到60克，未见毫毛即乖，反得显功，被誉先声夺人。临床应用附子，"慎重"二字虽宜常萦脑中，但畏之似虎的思想，等于庸人自扰，也应解放。

1960年吾在济南诊一七十岁男翁，脉象沉迟、下肢发凉、全身酸痛、背部怕冷、舌体胖大、喜食热餐，曾啜益气养血、壮腰健肾剂，未见好转。老朽改授予四逆汤化裁，含炮附子45克（先煎一小时）、干姜15克、桂枝15克、吴茱萸10克、白术10克、人参10克、蜀椒6克、茯苓15克、甘草6克，日啜一帖，水煎分三次服。连饮九天，无不良反应，证情逐渐消除，感觉治愈。疗果之速，出乎预料。虽然方内尚有他药相辅，附子领先，仍应表扬。

150. 麻黄的分治

麻黄临床能发挥多向功能，与桂枝配伍辛温发汗；与石膏配伍辛凉解表；单投平喘，与杏仁、厚朴、葶苈子、旋覆花配伍甚好；虽可利尿，量少作用很小，不易独当一面。北派伤寒家将其列为平喘第一，开腠发汗第二，升提血压第三，宣肺治咳居末。老朽根据家传，外感哮喘，不论风寒、风热，再加臣、佐、使药，皆宜遣用，虚弱人不禁和人参、附子、阿胶、五味子结合，惟忌黄芪收敛、大黄泻下影响功力，不能同组一方。凡气阳两衰给予蜜炙，一般则投生麻黄，乃上世不传之秘，未有对外介绍。若病久、较重、大便偏溏，改为带叶、节、根的整株，习称"全麻黄"，避免汗出伤身、损害健康。

1955年吾于夏津诊一妇女，患慢性老年支气管炎卧床不起，哮喘、咳嗽并发，胸内气冲，痰涎上涌，脉滑，表现神疲力竭。书写了小青龙汤加减，含全麻黄10克、杏仁10克、葶苈子15克、人参10克、半夏10克、代赭石15克、茯苓15克、枳壳6克、五味子15克，水煎分三次服。连饮四天病情即消，又吃三帖咳止喘停。这个应用麻黄全株的例子，录出留作纪念。

151. 白虎汤加味内外双解

文林前辈谷云生，清末光绪时代倾向康梁变法，放弃会试、以经营商业为生，知识渊博，兼精岐黄。曾将《伤寒论》处方重新编次，组成草台班子，有利学习，便于掌握。认为白虎汤调治伤寒、温病、杂症高烧，势单力薄，提出加黄芩清热、柴胡开表，向外宣泄，大黄不越6克，引火下行、釜底抽薪，热邪随粪便从肠道排出，能提高效果。柴胡和解少阳，里外不忌；大黄虽走消化系统，不会引狼入室发生病邪内陷，因有柴胡透发可以避免。本说开始令人大跌眼镜，后来被称伤寒派活用经方大家。

1954年吾于天津诊一市民，因中暑体温上升，头痛、呕吐，颜面有汗、及颈而还，两天没有入厕，腹中胀满。同其叔父商议，即以此法疗之，开了石膏45克、知母15克、茯苓15克、柴胡15克、大黄6克、甘草10克、粳米60克，水煎，五小时一次、分三回服。连饮二剂，肠道已通，热退身凉，症消而愈。先生论点，值得探讨。

152. 名品五福同臻

西域地区少数民族蒙、回、藏、维吾尔、哈萨克，将沙棘果、雪莲、藏红花、冬虫夏草列为"四大金刚"，能起免疫作用，称保健圣药。民初贵宦、巨商、豪门亦随着效尤，并加吉林野生人参组成一方，呼"五福同臻"。以沙棘果、冬虫夏草为主，二分之一雪莲，少许藏红花，人参占总量一半，碾末水泛成丸，每回6～10克，日服2～3次，谓可保身壮阳，流通血脉，预防病邪，提高人体抵抗力。由于价格奇昂，中、下层家庭食者甚少。

1953年吾于德州诊一京剧老生，感觉乏力、精神不振、阳痿、记忆下降、四肢酸痛，要求给予名牌药物，就开了此方，计冬虫夏草80克、沙棘果100克、雪莲60克、藏红花30克、野生人参300克，炼蜂蜜合丸，一次10克，日啜三回。相隔半年反馈，收效良好，所有神经衰弱与不适症状，基本消失。"五福同臻"，功力可观。

153. 运用地道药材

中药产地由于气候、环境、土壤、采集时间不同，功力存在差异，强调名品，如广东化橘红、云南田三七、陕西秦当归、四川蜀椒、吉林长白人参、辽宁北五味子，都属地道药材，疗效有所保证。忽视这一方面，往往影响战局。以燮理营卫为例，投山东莱芜老姜、河北个大的圆枣列正品；若用他处的幼姜、肉少的小枣则疗能不足，只有加倍应用，才能得到弥补。

1965年吾在德州诊一学生感冒，适值春暖花开季节，身痛出汗，反而恶风，乃《伤寒论》中风证，即授予桂枝汤（桂枝、白芍、甘草、生姜、大枣），处方大枣十枚（劈开）。药店给了小枣，据量而言，相差一倍还多，患者服后仍有心慌、疲劳，遂速换成大枣，并增至十五个，又吃两剂转愈。似此情况应当注意检查，不能延误病机，拖长施治过程。少了"果子品"枣子，尚发生如是现象，若关键药品则损失更大。

154. 古今结合是灯塔

家父讲学深入浅出，强调艺术性，远避繁琐，一针见血，常语惊四座，令人茅塞顿开，很受欢迎。曾论及时方家现身说法：一是寒以治热、补以填虚，忽视古方寒热同用、攻补兼施，缺乏综合措施，在独木桥上行走；二是采取轻描淡写，强调清火解毒、疏肝行气、介类潜阳，将升提、风药看作蛇蝎，视野逊于杂方派，喜吃沉李弃掉浮瓜；三是虽言随机应变，既欠温古亦略统今，进步太慢。

抗战时期，吾遇一肝郁气滞证，表现嗳气、背胀、胁痛、纳呆、消化不良，医院诊断胃神经官能病。巧选古今结合，开了四逆散加减，含柴胡12克、白芍12克、香附10克、枳壳10克、青皮10克、代赭石20克、九香虫10克，促使诸品发挥动力作用，画龙点睛加了大黄3克，水煎分三次服。连饮八天，不适情况逐渐解除。上方是一首比较典型的处方，老朽临床七十余年，体会到岐黄流派无论哪个系统，都应突出"发展"，掌握今用，疗效第一，奉为允执厥中的约法三章。

155. 消夏民间经验

冬日可爱，夏日可畏，酷暑季节强光辐射，对人体产生损害，习称"伤暑"。民间经验重视清凉饮食，抗炎消暑，多吃绿豆清热解毒；晚稻粳米得金秋之气，富有寒性；黄瓜、冬瓜、丝瓜养阴利尿，苦瓜泻火，降血脂、血糖，谓之"四瓜"；山药健脾固肠，控制体重下降；扁豆预防恶心、便溏、厌食、消化不良；若因气候，影响妇女月经量多、提前来潮，用麻汁拌小蓟；头痛、发烧、小便减少，喝西瓜水，即曰"天然白虎汤"。冰箱贮存之物勿超过一星期，冰冻与耐冷菌可令鱼肉失去鲜味。室内空气要流通，早晨五点开窗，九点关闭。空调限于四小时，否则易染空调病，身体拘紧、酸痛、下肢寒凉、关节炎发作，出现类此情况，取藿香200克煮水洗澡出汗可解。

156. 催眠经方化裁例举

北派伤寒家调理习惯性失眠，除投酸枣仁汤、黄连阿胶汤，亦开桂甘龙牡汤加酸枣仁、茯苓，对心阳过扰、心悸多梦、睡中惊恐，以酸枣仁为主，龙、牡居副，桂枝活血通络，甘草宁心补虚，别有洞天，另辟新境。继承前贤经验，酸枣仁善养君主之官，保阴益血，突出镇定安神，根据需要达到30~50克，龙、牡、苓三佐也超过20克，能建奇功。民国时代，仲景先师山东传人曾用本方，因外界少知，逐渐湮没。

1967年吾在烟台遇一干部，神经衰弱，由于"文革"冲击，日夜恐惧，稍睡便醒，有时四肢颤动，似抽风状，吃西药未效，转诊中医。老朽考虑精神创伤所致，劝其啜此汤试之，计桂枝10克、炙甘草10克、酸枣仁45克、龙骨30克、茯苓30克、牡蛎30克，水煎分三次饮下。日服一剂，蝉联十天，告诉起了作用；凡二十五帖，症消而愈。桂甘龙牡汤加酸枣仁、茯苓治失眠，功力可估。

157. 大陷胸丸证用大陷胸汤

《伤寒论》大陷胸丸，是由大陷胸汤加杏仁、葶苈子、蜂蜜合成。因项强如柔痉状，且缓以图之，增杏仁、葶苈子，制作繁琐，用者极少。北派伤寒家将大陷胸汤减量，师法《金匮要略》添入葛根、天花粉。吾曾目睹数位高手医林论剑，提出柔痉投入瓜蒌根再加葛根，不仅无害反而力强。法古不泥书面文章，是传承南阳之道的正确途径。老朽临床发现，以大陷胸汤施治大陷胸丸证，同样能够取胜、鸣金收兵，方中甘遂起重要作用。

1965年在吴桥遇一火热、痰食结胸，从胃脘下到下腹部硬、满、胀、痛，按压则剧，呕恶、烦躁、脖子僵直、大便五天未解，小溲短少色黄似琥珀，自言上下不通有物堵塞。吃小陷胸汤、厚朴三物汤无效，其妻邀乡邻抬着来诊，鉴于情况严重，先请医院检查，值班主任劝吃中药。即开了大陷胸汤，含制甘遂粉1.5克（冲）、大黄6克、元明粉6克，加葛根20克，水煎分三次饮之。五小时后泻出秽物，患者感觉轻快，症状减退。把量压缩一半，又服一帖而愈。只要掌握甘遂小量，易得功力，比庞杂工序炮制的大陷胸丸，可拿头筹。

158. 小柴胡汤医阳明开始

老朽寝馈《伤寒论》《金匮要略》数十年，遵师命投原方不泥守条文与有疑论说，常以少阳药物调理阳明，以临床为依据，串联互用，实际是打破六经界限，辨证施治。客观告诉，若死搬硬套获益不佳，易生差错。如邪入阳明，口渴发烧、脉滑而数、汗出不多，在用白虎汤之前可先声夺人，吃小柴胡汤即能化解，对恐惧"石膏点豆腐"亦会伤人的病友，十分适宜。这一方法得到南阳系统前辈支持，是阻止外邪发展、始犯阳明的快速医疗，抓住前奏，代替了白虎汤。河北张锡纯先生因遣石膏，遭到匪夷所思批评，导致人们白虎汤的应用进退两难，以此汤作先趋就解除了困扰，一举双得。

1969年吾在兖州诊一中学教师，感冒四日，邪陷阳明、体温升高、口干而渴、身上无汗、不恶风寒，便写了小柴胡汤，计柴胡20克、黄芩20克、半夏10克、党参10克、甘草6克、生姜6片、大枣6枚（劈开），嘱咐水煎，六小时一次、分三回服。连饮二剂，溉溉出汗，逐渐热退症消，停药转安。

159. 临床用药重在辨证

岐黄界闻名人物，有的理论超群、口若悬河，笔下扫千人军，不能诊病，并不罕见，应列为知医学者，不属实践家。恽丈铁樵提出知医无实践者不宜担任教师或从事科研。此亦是民国时代医林前辈与执业后昆呼吁的诉求，吴七先生批评说：空言自鸣、纸上谈兵，最易害己误世。吾习刀圭多年，喜爱读书、涉猎文集，始终掌握这一律条：面向三折肱，未敢稍懈。邂近同道诸友，碰肩而过，也询问学其新鲜所得，充实腹笥。

1955年在德州遇一市民，患乙型肝炎，谷丙、谷草转氨酶过高。据文献报导给予龙胆草、蒲公英、五味子，从"炎"字入手，疏于辨证施治，对号入座，又加了大量黄芪，指标不仅未降反而上升。乃改弦更张，照肝郁、气机阻遏调理，开了小柴胡汤加味，连吃十剂，肝功恢复正常。表明脱离临床才有此失，盲信传说、心无底蕴，令病友延长了困扰疗程，也是医家不可回避的差错。

160. 当归四逆汤加味治手指发凉

手足发凉症，习称"厥寒"，脉细，大都属于血虚、运行不利，达不到四肢末梢；虽有热力不足因素，与亡阳所致之附子、干姜、葱白施治对象不同，《伤寒论》投当归四逆汤。老朽经验，血遇热则行，增强温性助火，再加吴茱黄、生姜，事半功倍，获效较好。以当归补血为君，白芍佐之；桂枝、细辛、通草温通经络；吴茱萸暖里驱寒，发挥综合作用；大枣入营养血，量不宜少，师原方意，不低于二十五枚。家父指出还应添入川芎，是无熟地黄的四物汤，在促进血运循环方面，步登云梯，更上一层楼。

1976年于蓬莱逢一干部，双手冰冷，医院诊为指端麻痹、末梢神经炎，打针、吃药未见改善，乃求中医。当时考虑无相应针对处方，即以上述当归四逆汤加生姜、川芎、吴茱萸授之，含当归18克、川芎15克、白芍15克、桂枝15克、细辛6克、吴茱萸10克、通草6克、甘草10克、生姜10片、大枣30枚（劈开），每日一剂，水煎分三次服。连饮两周，情况顺转，感觉良好。将量削减，继续没停，凡两个月四十余帖，彻底治愈了。方内十药组成，辨证选用，值得推广。

161. 姜芩连参汤治吐泻交作

饮食不节、寒热失宜，内伤脾胃，上吐下泻，导致胃肠炎，经方派常投《伤寒论》干姜黄芩黄连人参汤，取干姜、黄连镇呕，党参护阴生津，黄芩燥湿固肠，姜、连且亦能止泻，四药一体，共组调治。南地伤寒家开量不越10克，民国时期北方前辈则升至15克，在山东来说很有效果。老朽经验，应以姜、连为君，同工同量；芩、参相辅，二者也宜平分秋色。势均力敌，互为促进，生效较快，病友得益，皆大欢喜。

1957年春季，吾在山东省中医院诊一职工，因吃剩余冷食呕吐、腹泻，已卧床不起。除急救补液，就授与此方，计黄芩12克、党参12克、黄连15克、干姜15克，又加人参10克补中益气，炮附子10克助阳挽脱，水煎，六小时一次、分三回服。连饮三剂，吐泻停止，休息四天而愈。经方对证，功力之快，可称下咽如攫，于今思之，仍如目前。

162. 焦虑、轻度精神分裂用黄连阿胶汤

《伤寒论》黄连阿胶汤，原医"少阴病，心中烦，不得卧"，杂方派将其移植热性病善后，无论伤寒、温病、杂症都起作用，治阴虚液亏未有恢复、低烧尚存，称"灰中熄火药"，含清热养阴双重功能。以白芍、阿胶居主，黄芩、黄连相佐，鸡子黄为点缀品，亦可减去。家父恐鸡子黄生吃不洁，单

独打碎、煮汤喝下。同时，对邪退恢复期浅睡、易醒、噩梦，也出征报捷。吴门医家继承缪宜亭先贤心法，给予心阳过扰、思想分驰、烦躁、焦虑不宁，安神定志借道伐虢，可药到病除，引佛教语：疗精神疾患，涅槃❶芸芸众生。

1956年老朽于山东省中医院诊一媒体记者，性格内向，因工作紧张、环境不适，常彻夜失眠，烦躁、走出房间到郊外呼吸则快，时饥时饱，生活缺乏规律，不断掷壶摔碗与人斗殴，脉象弦数，更衣二三日一行，写文章不合逻辑，字句离谱。就以本汤授之，计黄芩15克、白芍15克、黄连15克、阿胶10克，没投鸡子黄，加入大黄6克、山栀子15克，每日一剂，水煎分三次服。连饮一周，神识、情绪逐步稳定，大便转溏已经通利；药、量均未损益，又啜六天，症状解除。尔后调至外省，失去联系。该方临床应当肯定。

163. 五苓散治暴泻

《伤寒论》所载方剂使用范围较广，能调理多种疾患，如小青龙汤治哮喘、咳嗽；十枣汤治痰饮、水肿；四逆汤治亡阳、腹泻；承气汤泻火、通便；抵当汤治闭经、发狂；桂枝汤治中风、腹痛；四逆散疏肝、发汗、和解少阳，具有多向性，伤寒家视为古方之宝。老朽临床常开五苓散，除疗水逆，尚治腹泻与水肿，且有降高血压作用。凡脾虚二阴分化不全，水走肠道影响米谷吸收，从肛门齐下，速饮本方，通过利尿止泻可以固肠。委茯苓、泽泻、猪苓为君；桂枝温中，促进膀胱气化，亦发挥行水功能；白术健脾益气，量不宜多，超过30克通常转向负面，令大便下行，这是前贤遗留的经验，绝不应忽视。吾实践发现，五味煎服，个别人有呕恶情况，添生姜6~9片和胃降逆，即可避免。

1962年于山东中医学院遇一市民，因急性肠炎腹泻不止住入医院，吃药、补液不见疗力，要求中医会诊。就用了此散，计白术15克、桂枝10克、猪苓15克、泽泻15克、茯苓30克、生姜6片，水煎分两次饮之。连啜三天，病消而安。得效之快，众皆愕然。

---

❶ 按：涅槃：原意指"佛教修证达到的清凉寂静、恼烦灭尽、众苦永寂的圆满圣果"。张老这里作使动用法、借喻修辞，黄连阿胶汤治疗精神疾患，使患者精神上获得安静、清凉、舒适。

164．四逆汤加味广疗杂症

民国时期，山东伤寒家火神派汪少元与家父同年，乡试落榜，攻研医术，读书极广，学识渊博，被誉"民间状元"。自言生平不登舞台，藏身观众，不当演员，号"无味南瓜"。老朽谒见两次，前后约八小时，谈笑风生，对《伤寒论》《金匮要略》内容分析剖解、药物应用，如瓶泻水，别开生面，深化程度几乎世间所无，令人叹为观止。善投辛热之品，重点附子、干姜、桂枝、吴茱萸，称"四大金钟"，叩之即响，谓能助阳促进人体运动，是增强活力、枢纽升降的源泉，可使生机盎然。滥开滋阴等于灭火，万物沉寂，李中梓曾说补阳益气居医疗之上，是独具只眼，火攻取胜如火牛阵、连营寨，尽管比喻不当，退邪扶正的含义则一。他应用四逆汤（附子、干姜、炙甘草）似车轮旋转，凡久泻加猪苓；哮喘加麻黄；腹痛加吴茱萸；手足发凉加桂枝；鹤膝风（关节炎）加独活；心力衰竭下肢水肿加大量茯苓；臌胀（肝硬化）腹水加椒目、泽泻、防己；记忆减退、智能下降压缩附子、干姜，加柴胡、龙骨、牡蛎，转化神经障碍……出奇获胜，乃一代名师。

165．附子汤愈腹泻

《伤寒论》少阴病"口中和，其背恶寒"，关节痛，投附子汤健脾温阳、保阴利水，原方应用不太多见。业师调理慢性肠炎，凡阳虚血亏兼有腹痛则嘱咐服之。以炮附子、白术壮阳促进运化，配合利水，是真武汤去生姜加党参组成，方小药少，切合实用，老朽临床亦喜开此汤。近贤四川刘民叔在上海执业，是火神派刀锋战士，对附子、白术同方，比较欣赏，认为助命门火、补中益气，给予寒湿腹泻非他莫属，应视为比目鱼药，进佛门求取串珠，十分适宜。若七剂收效不佳，可据《通俗伤寒论》俞根初先生按"漏底"施治，加固涩品，诃黎勒、赤石脂、禹余粮都可添入。

1963年吾于山东中医学院诊一妇女，经常腹内隐痛，完谷不化，随之下泻，曾授与理中丸加味、刘草窗痛泻药方，功力不显，乃由牟平转来就医。当时即以大剂附子汤试之，因四肢逆冷，把炮附子改成生附子，计白术20克、生附子30克（先煎90分钟）、党参10克、白芍15克、茯苓30克，水煎分三次饮下。连啜六帖，病情缓解；又继续一周，没再更易，症状逐渐消失，恢复了健康。

166. 读书必须研究

清末满族赵航舟先生，为古方家巨擘，出身白丁，却最有学问，写有《伤寒论记览》，提出处世师法仲景，激流勇退，黄昏卸妆。对《伤寒论》深入研究，追求实际，脱离临床者浅阅辄止。六经纲领属一般常见，不是该经处方包括的固定证候。欲解时乃抽象推测，与客观情况难以吻合，只可洞悉参考，无遵守价值。注意文里夹话、隔断、倒装，"阳明病，脉浮而紧，咽燥口苦，腹满而喘，发热汗出，不恶寒反恶热"，下接"心中懊恼"、舌上生苔，投栀子豉汤，当中发汗心愦谵语、温针怵惕不得眠、下之胃内空虚客气动膈的缀语，应当视为附言。谈大便初头硬后必溏，非规律性尽皆如此，要活看，切忌死于句下。投药须瞪眼细观，"麻黄汤主之"，指标准处方；"宜桂枝汤"是借用，乞诸西邻而与之；"急下之，宜大承气汤"，因乏标准药给予相应者，亦归主方。证后所附"或渴""或咳"，属于预言，不是肯定，可有可无，不作依据。"与之"二字，介于主、宾之间，类似首鼠两端，基本和"宜""与"雷同。

老朽经验，小柴胡汤施治不应局限、囿于四大症，"心烦喜呕""嘿嘿不欲饮食"不够重点，可列入次、副。1962年在济南遇一外感邪犯少阳，表现寒热往来，开了小柴胡汤很见功力；1967年诊一胸胁苦满，小柴胡汤也三剂而愈；1971年于泰安逢一心烦喜呕、默默不欲饮食，连吃五天小柴胡汤，虽含黄芩，不仅寡效，反而纳呆、血压升高。读书要掌握分析、鉴别、吸取精华、适合今用，被原文束缚、照本翻印则会失败；信古不泥，超以象外，才能得其环中。

167. 大柴胡汤注意运用

北派伤寒家，有的调理肝胆病除四逆散，不投小柴胡汤，喜开含大黄的大柴胡汤，认为大量柴胡配合枳壳、白芍，比应用黄芩、半夏、生姜、大枣去掉甘草，功力雄厚，且能通畅泄热，单刀直入，是临床优选。突出柴胡、枳壳、黄芩、白芍舒肝行气、养阴止痛。柴胡15克左右，否则宣散发汗易于竭阴伤津，虽有白芍酸敛，亦可导致火旺内风上扬，鉴于此点，杂方派增加龙骨、牡蛎镇摄潜阳。老朽经验，因有大黄清热降下，起抑制作用就会避免，画蛇添足没有必要。

1976年吾在山东医学院诊一甲型肝炎，黄疸已退，肝功尚未完全恢复，口苦、胸满、右胁胀痛、嗳气、大便不爽，与肝郁气滞有关，吃小柴胡汤以茵陈蒿作引无效。就给予本方，计柴胡15克、黄芩15克、白芍15克、枳壳15克、半夏10克、大黄6克、生姜6片、大枣6枚（劈开），每日一剂，水煎分三次服。连饮五天，病情缓解。大柴胡汤的作用，有独立性，非小柴胡汤所能代替，不考虑这一点，则走向错误，应防止发生。

168. 虚热懊侬竹叶石膏汤加栀子

吾少时曾见瞿云仙先生讲学，典故满口，妙语连珠，赶板夺字[1]，风趣横生，模仿左氏《春秋》，绕梁三匝，听者陶醉，似身入其境，家父誉为首席演说大师。精通《伤寒论》，喜投书内处方。认为阳明病下后余热未退，心中懊侬、头上出汗，不宜开栀子豉汤，应用竹叶石膏汤加大量山栀子，证、药比较对合。栀子善疗虚火，重点解除烦躁、心中懊侬，因在温热病恢复过程不宜啜白虎汤，由于山栀子和石膏配伍最佳，改用了竹叶石膏汤，姐妹易嫁，很有意义。

1970年老朽在新泰诊一外科同道，温邪感染十天，通过调治逐渐转向痊愈，惟仍低烧、纳呆、头上出汗。吃白虎汤、葛根芩连汤未得显效，即以本方与之，计竹叶30克、石膏20克、半夏6克、麦冬10克、党参15克、山栀子20克、甘草6克、粳米80克，日饮一剂，水煎分三次用。连服四天，诸症皆消。前辈的经验来自实践，要勇于继承，才可传世流芳。

169. 大青龙汤治哮喘

《伤寒论》汗出而喘投麻杏石甘汤，若无汗而喘加桂枝、生姜、大枣，解表其喘便止，这是业师开大青龙汤的经验之一。以麻桂发汗、石膏清热、麻杏平喘，用量不大很见效，代表伤寒家南派特色。指出感冒风寒兼有内火，宜

---

[1] 按：赶板夺字：又称"赶板垛字"，指"在原有的节拍速度基础上，将句子中的某些唱词加快一倍的速度唱出"。又："垛板是一种京剧唱腔，由流水紧缩派生而来，在唱词结构上运用垛句、垛字，常为三、四字不等，擅于加强气氛，字字如斩钉截铁、铿锵有力，表现激愤等情绪。"张老这里形容瞿云仙先生讲学感情投入，声调铿锵，极富感染力。

与大青龙汤，然汗闭肺气不得宣泄与伸展，引起痰鸣而喘，亦可借此东风。麻黄取生，蜜炙力小，影响腠理开放，降低疗能；石膏打碎布包，先煮一小时，块状难溶入水中，等于浪费药材；桂枝后入，不耐久煎，15分钟为度，否则气味挥发，治绩减去一半。老朽业医七十年，谨遵是法，获益良多。

1980年在菏泽牡丹园诊一干部，素有支气管炎，外感风寒口渴、流涕、脉紧、体温上升、无汗而喘。当时就以本方授之，计麻黄10克、桂枝10克、杏仁10克、石膏30克、甘草10克、生姜6片、大枣6枚（劈开），日饮一剂，水煎分三次啜下。连服两天，喘平而愈。七味小品，俯拾便得，应提倡普及临床，令患者广受遗惠。

170. 突出大量厚朴消胃胀

伤寒家临床，几乎皆以《伤寒论》《金匮要略》为依归，很少含有他派背景，不选用时方、杂方、民间验方，保持古色古香。由于笔下局限，往往亦捉襟见肘，沉思之后仍在三百余首处方内提取相应药物。民国时期，皖南旅鲁一道士，通晓内、外、儿科，喜投经方，大众欢迎，口碑甚佳。调理胃病呕吐、腹胀，不论炎变、溃疡、神经官能症，常开《伤寒论》厚朴生姜甘草人参汤，厚朴为君，每剂超过30克，次则半夏、生姜，党参同甘草相等，只写10克，特点是甘草都加大黄水炒，色暗为度，据云防止甘草守而不走，发生胸满壅气，在炮制学中十分罕闻。老朽拜访二三次，言属观内师传。一般三帖生效，无不良反应。

1957年在山东省中医进修学校遇一威海企业行管人员，医院诊断亚急性胃炎，恶心、厌食、腹胀如鼓、吃饭加剧，痛苦不堪，庆幸二便正常。吾猝然忆及此方，嘱其试之，计厚朴40克、半夏15克、生姜10片、党参10克、大黄3克泡水炒甘草6克，水煎分三次服。连饮三天，症状消失，基本治愈。

171. 二陈汤加味降嗝气

吾弱冠时在河北见一杂方派，处方遣药不拘一格，生龙活虎善于变化，类似夏季随时可以降雨，被称"六月天"。为人潇洒热情，勇于负责，读书不多，阅历丰富，好像玉田王清任秉性率真，开门见山，从不引经据典，自号"半个庸民"。生平喜投二陈汤，减去乌梅，除调理恶心、呕吐、胸膈胀满、食欲低下、咳嗽泛痰，尚用于逆气上冲、横膈膜痉挛频频打嗝，吸取《伤寒论》内涵加入旋覆花、代赭石，名"二陈合二郎汤"，患者饮后谓药力如神。老朽有时亦仿其技，学习先生妙招，反映较佳。

1954年在东光诊一更年期妇女，肝气过旺，素有痰饮，烦躁、纳呆、脘闷、日夜打嗝，每次连发数十声，气出则快，屡医不愈。即取上法治之，嘱咐坚持易于乐观，计半夏15克、橘红15克、茯苓15克、甘草3克、生姜10片，添入代赭石45克、旋覆花（布包）20克，水煎分三次服。连吃五天，病情立解。"二陈合二郎汤"疗力迅速，令人感到含"奇"。

172. 甘草入药生与炙

炙甘草在《伤寒论》应用很广，《金匮要略》大都投生甘草，不加炮制，无有"炙"字，这是一大区别，看来炙与生用非关大局，不宜在考证上钻牛角尖、大做文章，牵强附会陷入泥潭。事实告诉，生者解毒力强，炙后补中益气、改善口感，均有提升。除炙甘草汤、甘麦大枣汤占主要地位，若列为副品、不属重点，就无意义进行反复论究。

1986年吾赴西安参加药学会议，路过延安，诊一师范教师，慢性腹痛，医院检查神经性，未提及肠胃、淋巴结炎，大小便正常。患者要求给予易服小方，当时即授予芍药甘草汤，含白芍15克、炙甘草15克，添生姜3片，水煎分二次服。反馈良好，因缺乏炙者换了生甘草，继饮未停，同样见效，没发现不同。

173. 阴虚尿痛的调治

《伤寒论》："汗家重发汗，必恍惚心乱，小便已阴痛，与禹余粮丸。"《医宗金鉴》认为后五字是衍文，很有道理。临床所见确有该病，历代伤寒派给其补过多首处方，以壮水为主，增液生津，大都倾向六味地黄丸、猪苓汤，不投伪作禹余粮丸。与时俱进、顺应潮流的伤寒家将猪苓汤和《温病条辨》增液汤汇于一起，名"猪苓增液汤"，标出专疗此证，得到医林支持，尊称创新进步的伤寒家。另外，亦应考虑泌尿系统感染问题，是否存在尿道炎、膀胱炎、肾盂肾炎，若由其而致，要加清火解毒降下药，如萹蓄、瞿麦、穿心莲、蒲公英、海金沙、鸭跖草、少许大黄、大量白花蛇舌草，提高功效。

1954年，医友马晓池介绍一患者，夏季排汗过多，小溲短赤，量少热痛，无尿急、尿频、淋漓不断现象。老朽即授以猪苓汤，含猪苓10克、泽泻10克、茯苓10克、阿胶10克（烊化）、滑石粉6克（冲），添入麦冬15克、生地黄15克、五味子10克，每日一剂，水煎分三次服。连饮七天而愈。前人经验，符合实践，值得总结。

174. 病如疟状用小柴胡汤

《伤寒论》："得之八九日，如疟状，发热恶寒，热多寒少。"遇到该证，不宜单纯考虑桂枝麻黄各半汤，可把小柴胡汤推出应战，按邪入少阳施治。吾继承族伯父经验，如法治疗，不超四剂则愈；若株守桂枝麻黄各半汤，功力不佳，反而延长疗程。柴胡、黄芩和解表里，能消除寒热往来，凡"一日二三度发"，可说唯一针对，桂枝麻黄各半汤已失机会，望洋兴叹鞭长莫及。且柴胡能抑制疟原虫，治疗真正疟疾也起作用，并不逊于蜀漆（常山幼苗），投与医疗十分合拍。

1969年在济南遇一矿业职工，冬季感受风寒，认为疥癣小恙没有就治，一周后发生恶寒、高烧、出汗症状，好像疟阵❶，实际仍是寒热往来，并非传染性典型疟疾。厂方领导邀老朽会诊，嘱其吃小柴胡汤试之，计柴胡18克、黄芩15克、党参15克、半夏10克、甘草6克、生姜6片、大枣6枚（劈开），因口渴、烦躁加入石膏30克，水煎，六小时一次，分三回服，日夜不停。连吃四帖，病情即解。事隔二年，又逢类似一例，乃大学教师，由于身上无汗，开了桂枝麻黄各半汤，药后未效，却口苦、疟状频繁发作，体温上升39℃。迅速改为小柴胡汤，增了石膏45克，照时应用，亦四帖而愈。

175. 服桂枝汤汗出脉大不宜继用

《伤寒论》太阳病谓"服桂枝汤，汗出，脉洪大，与桂枝汤如前法"，有误，桂枝汤有白芍，难以身出大汗；汗后脉洪大，更不宜继续使用桂枝汤，若口渴、烦躁、体温上升，可吃白虎汤。似此情况比较少见，据万仙峙先生讲，民初医家曾师法本文，第二次服了桂枝汤恶心、呕吐，情况加剧，改为竹叶

---

❶ 按：疟阵：张老习惯用语，疟疾阵发的简称。

石膏汤才得缓解。按图索骥，放弃辨证施治，就会走向斜路、盲途，造成读书大忌。

1956年吾在山东省中医院诊一风邪外感，头痛、发热、出汗，展现"营弱卫强"，给予桂枝汤，饮后脉象滑数、口干舌红、烦躁不安。改用大剂白虎汤，服了无效，急转竹叶石膏汤，含石膏45克、竹叶30克、半夏12克、麦冬15克、党参15克、甘草6克、粳米60克，水煎、六小时一次、分三次饮下；连啜三天，方症消人安。家父经验，麦冬不要去心，有清火作用，对热邪伤阴，能发挥半臂之力。乾嘉时代朴学大师常言，学习先贤理、法、方、药，不为书缚，始可用书，否则便为书误。

176. 平喘麻黄细辛附子汤

山东北派伤寒家，调理暴发、习惯性哮喘，有的专投《伤寒论》麻黄细辛附子汤。麻黄宣肺平喘、细辛散寒通窍、温化水饮，附子益火之源、热消阴翳，对内在虚寒，阳气不足甚为适宜。举冷潭无鱼、日照易生作例，吃温热药物施治老年支气管哮喘，被称"一大发明"。麻黄用生、去掉根节，细辛量大、水煎后入，附子砂炮灭毒、降其烈性，小方三味功力较好，病友喜不自禁，一般不加辅助药物。

1954年吾于景县诊一七十岁农翁，每逢冬季不敢外出，稍遇风寒即发哮喘，因通医术，遍服汤液、膏、丹、丸、散，都乏显效。嘱试饮此方，开了麻黄6克、细辛6克、炮附子6克，三日一剂，蝉联勿停。服后病情表现缓解，在严冬期间已转为小发作，至少减去一半，再未张口抬肩、不能卧眠。

177. 黄土汤治崩漏

族伯父调理妇女月经崩漏，即子宫出血，凡暴崩大量溢血，强调凉血速止，投《伤寒论》黄连阿胶汤，以黄芩、白芍、黄连为主，阿胶、鸡子黄居次；久漏不停、淋漓而下，则开《金匮要略》黄土汤，以阿胶、生地黄、灶心土为主，白术、黄芩、炮附子、甘草相辅，列入坤科两首制血汤。二方皆含阿胶、黄芩，应属重点，但阿胶功力较慢，黄芩不利久漏身体已衰，应均予割爱。初期禁用附子，时间较长表现虚弱应当振阳，不归忌品，砂炮10～15克为限，否则血为热迫、易于反复。这是家传训语，外界很少知晓。灶心土又名伏龙肝，乃灶中火烧黄土超过五年，色红，性微温，兼疗呕吐、腹泻，尚为妊娠恶阻要药，能起特殊作用。

1959年吾在山东中医学院诊一学生之嫂，因崩漏两次住院，印象排卵型子宫出血，面容萎黄，消瘦、倦怠嗜睡、体温低下，例假淋漓两月未止，脉搏压之似无。老朽进退维谷，就写了黄土汤，告其效果如何不敢必也，计生地黄15克、白术15克、黄芩15克、炮附子10克、阿胶20克、甘草10克、灶心土60克，每日一剂，水煎分三次服。连饮十天，下血便止；将量减半，继续应用，尔后反馈，月经恢复，没再重发。

178. 山东伤寒家治水肿

清末民初伤寒家婺源汪莲石在上海业医，除弟子恽铁樵坚持走经方道路，丁甘仁、程门雪均转向时方派。北方伤寒家大都继承师门一线贯珠，很少雁落双湖。山东伤寒家调理外感风寒项背强直，表现几几然，投主药葛根则配合麻黄、桂枝、白芍、甘草缓解痉挛。施治头面水肿，开麻黄、桂枝、柴胡、白术；腹内积液、小腿压之凹陷、足如膨瓜，方加猪苓、泽泻、茯苓、椒目、防己、葶苈子，形成地方特色，被称"长沙本相"。老朽遇到肾炎脸肿、眼皮卧蚕状，常用大量麻黄，防止血压上升，添益母草利尿、降压，双箭一雕。肝硬化腹水，增相应药物，还可起用十枣汤（大戟、甘遂、芫花、大枣），功力甚捷；单纯五苓散、猪苓汤下通膀胱，不占上乘。

1961年吾在济南诊一急性肾炎，颜面浮肿、眼睑不能开张、小便短少、血压偏高、手足发凉。就授与《伤寒论》麻黄附子甘草汤，含麻黄15克、炮附子10克、甘草6克，加了桂枝10克、益母草20克、生姜3片，日饮一剂，水煎分三次服。连吃八天，水肿即消，血压随之而降。小案梗概，供作参考。

179. 白虎芩连栀子汤降温退烧

民国时期，伤寒家因著述、报刊传播、医事宣扬，闻名社会者只有百余人，实际千人还多。由于隐居乡镇、农村忙碌业务、缺乏作品，并不知名，宝贵经验埋诸地下。江一帆，号小舟，无门派背景，自称"杂货摊"，为摇铃杏林前辈，怕误导后世，很少著书立说显示锋芒。他调理流行热症，一般不追究伤寒、温病，只要出汗、体温不降，就投白虎汤加黄芩、黄连、山栀子，清热解毒能起退烧作用，是难得不倒翁方。家父赞扬"英雄开豪杰药"，功力超过白虎汤。据云先生同当代岐黄界高手论剑，大家均表示折服。

1972年吾在曲阜诊一流感，邪入阳明，同道强调病陷气分、口渴、身上有汗、便爽、持续高烧，打针、吃药仍未缓解。委老朽处方，即取此法治之，计石膏60克、知母20克、黄芩15克、黄连15克、山栀子15克、甘草10克、粳米100克，水煎，四小时一次、分四回服。连进三剂，症消转安，疗效之快，笔者咋舌。或言芩、连燥湿，影响肠道泻火，可导致秘结；殊不知内含滑性山栀子就能防止发生。药物之间的相互制约，乃组方配伍传承妙招。杏苑真才实学非文墨行云流水，而是体现在医术上，用山栀子之秘乃典型例子。

180. 桃仁承气汤治躁狂

《伤寒论》热结膀胱、其人如狂，投桃核承气汤，后世调理急性盆腔炎，亦医躁狂型精神分裂，取它开结、泻火、攻下，解除精神、行为异常，焦虑症也可应用。既往山东一位老临床家，将大黄升至60克、元明粉45克，使人骇走，却效果昂然，告诉病家驱热、活血、通便，祛瘀生新，是施治本症的唯一手段，舍此则属下策。登门求疗者甚多，敢于服用的仅占半数。据其弟子讲，药下如攫，能十日回春。开桃仁照《伤寒论》量每剂五十个，炮制去皮尖；大黄川产；不要芒硝，均用元明粉；桂枝三十克左右；甘草禁忌蜜炙。突出"术"字，保持祖传特色。

1955年吾在德州诊一五十岁男子，精神分裂发作，三次住院，近日又表现骂詈、打人、毁物、彻夜不眠、猛吃狂闹、便秘难下，脉象洪大，二目直视，如欲杀人凶手。老朽反复考虑，决定授与上法，写了桃仁20克、大黄30克、桂枝20克、元明粉20克、甘草10克，经论证，家属同意，为了安全，嘱咐水煎，五小时一次、分五回服。服药二十四小时，排出燥屎、恶臭、呈球状，情况缓解；把量减去二分之一，又继续三帖，疯狂之状尽皆消失。前辈经验遗留，应膜拜传承。

181. 大承气汤治胃炎

吾性孤僻，喜爱读书，疏于社交，有"独芳自赏"之号，遵照业师教诲研究学问，走淡泊名利的松峰曲径，今年逾九旬，当一岐黄小卒，深感心慰。虽经《伤寒论》《金匮要略》熏陶，愧为传人，常以杂方派面对大千世界，继续发扬南阳学说：一、纠正误认二书贵阳贱阴；二、《伤寒论》只治外感风寒，不疗他证；三、《金匮要略》庞杂无章，非内科读物；四、狐惑、阴阳毒脱离实际，难以核考，如同痧、瘴乃民间婆婆语。试举一例，便可回应上言失误。

1962年老朽在山东中医学院诊一学生家长，胃炎嘈杂、胀痛、大便干结、腹内灼热若焚，群众习称"火烧心""蜡烛证""灯笼病"。师法伤寒家族伯父经验，开了大承气汤，突出厚朴、枳壳，小量大黄、元明粉，加入制酸药，计厚朴20克、枳壳15克、大黄2克、元明粉2克、黄连10克、吴茱萸3克，水煎分三次饮下。连服六天，轻松入厕，病情锐减。南阳处方比较标准，非火神降临，可用于多门学科，辨证明确，仍居祛邪前茅。

182. 附子泻心汤的运用

《伤寒论》五泻心汤，都调理胃病心下痞满。附子泻心汤由黄芩、附子、黄连、大黄组成，医阳衰汗出恶寒，实中夹虚。大黄不宜多用，掌握2～5克，对嗝气、嘈杂、吐酸腐之气、消化不良比较适合。若灼心、泛酸，加吴茱萸10～15克，作用更好。大黄临床含有多向性，不属平沙落雁，而是一箭数雕，溢血症不忌，通过消炎可以制止出血，以不泻肠道、通利大便作标准。这是老朽家中内传经验，历世奉行。为了避免人们恐惧，添党参10～15克，保护中气，让本方发挥效能，先曾祖用心之苦，十足钦佩。

1964年吾在济南诊一市民，医院印象胃炎、十二指肠溃疡，舌苔白滑、酸水上泛、腹中胀痛、大便黑色、脉象沉迟。嘱其速服此汤，开了黄芩10克、大黄3克（先煎十分钟）、黄连6克、炮附子10克（先煎十分钟）、党参15克、吴茱萸10克，水煎两次，各10分钟，合于一起，分三回饮下。连吃十剂，病情减去大半。被认为偏僻罕投的冷方，却演了满堂彩戏。

183. 谈大黄

大黄因"黄"字属于商忌，药肆、医院将大黄改名"中吉"，医家处方写"将军""无声虎"，四川产者为上品，称"川锦纹"。少则活血通络、清热解毒、促进消化、开胃利肠，大量破血、降火、攻下，转成泻腹，应用得当祛疾健身，被呼良药，尚列入食品添加剂，富有多项功能，医吐、衄、咯血，吃粉末3克，十分钟便止；解除妇女月经延期、闭经、炎块，破积化癥亦占重要地位，和牡丹皮、三七参相似，活血兼可凉血止血，局外人视为"魔药"，将施治广泛命名"十面埋伏"，很有意义。家父对其评价：清热消炎第一，降火利肠、排出秘结居二，救急、缓治，可双轨并行。

1980年吾在山东医学院诊一干部，月经四月未见，乳房发胀、颜面色素沉着、少腹隐痛，要求调理内分泌，通畅冲脉。开始给予桃红四物汤，计当归10克、川芎10克、熟地黄10克、赤芍10克、红花10克、桃仁10克，加三棱10克、桂枝10克、莪术10克，水煎分三次服。连吃四周，无欲潮反应；乃增入大黄6克，继续饮用；又啜八天，阴道流血、月事来汛。大黄的疗力十分明显，前贤所说"破血行经"，信而有征。

184. 大量枳壳治气郁

因精神刺激气郁不伸，胸胁胀痛、脉象弦涩，应疏肝解困，投动力药。清末山东杂方派"神手"谢松涛，从来不开小柴胡汤、逍遥丸、柴胡疏肝散，专用《伤寒论》四逆散加薤白、香附、瓜蒌三味，将柴胡、枳壳、薤白、香附推到第一线，其次为白芍、瓜蒌，甘草不占地位。指出量小无功，延误病机，大刀阔斧方显伟力。据前辈追忆，枳壳打头阵、开路破节40克、瓜蒌30克、柴胡20克，白芍和香附、薤白相等，不低于20克，无不良反应。

1956年吾在山东省中医院门诊遇一中年男子，由于债务纠纷，胸内逆气积聚，感觉严重胀满、疼痛，影响呼吸，两天没有进食，大便未下。老朽就以此法与之，含瓜蒌30克、薤白20克、柴胡15克、白芍15克、香附15克、枳壳40克、甘草6克；药房见枳壳太多拒绝发药，乃减去10克，用了30克，水煎分三次饮之。孰料一剂即效，连吃两天，症消而愈。量的杠杆至关重要，不了解这个方面则会功亏一篑。

185. 葛根芩连汤加山楂降血压

家父属时方派，遵照《内经》理论，喜欢投金元明清所组处方，认为社会变迁，应随着发展与时俱进，强调"日日新"；但亦不放弃《伤寒论》《金匮要略》传世学说，对高血压、高脂血症，开葛根芩连汤加山楂，凡头昏、脑胀、恶心、厌食、颈部不舒，感觉上重下轻、走路如同踏棉，就可应用。以山楂片为主，每剂30～60克；其他次之，葛根15～30克、黄芩15～20克、黄连10～15克，水煎分三次服，日饮一帖，半月为期，均能获得改善。告诉患者葛根宣发出汗，芩、连燥湿固肠，易于大便干结，若遇到这种情况，加入大黄2～4克，即会解决。

1977年吾在济南诊一顽固性高血压，盘桓180/120毫米汞柱，持续不降，已失去信心。老朽就以此汤相授，计葛根30克、黄芩20克、山楂片45克、黄连10克。先后蝉联吃了三十余剂，血压缓慢落下，逐渐恢复正常。其中曾添过大黄2克，未越一周。录出供作参考，使沉睡近两千年的古葩重新开放。

186. 麻黄连轺赤小豆汤可医哮喘

北派伤寒家调理支气管哮喘，除了投麻杏石甘汤、小青龙汤、葶苈大枣泻肺汤，尚开麻黄连翘赤小豆汤，给予标准是素有痰饮、内蕴湿热、外感风邪、小便不利。该方辛凉解表，清火排尿，促使病机因素下行。方内麻黄、连轺（连翘根）、杏仁为君，赤小豆居次，梓白皮即楸木之皮，山东临床家则用桑白皮，二者相较轩轾类似，同样生效。吾派遣不多，缺乏例子统计，但该汤所起的辛凉平喘，可以说确有疗力，不仅发汗分化痰饮，通畅小溲也易降下水热二邪，双向调节，堪称妙法，值得深入研究。

1968年老朽在烟台诊一干部支气管哮喘，由伤风感染诱发，头上冒汗、躯干无有、及颈而还、呼吸急促、张口瞪眼、低烧、脉象滑数，痰鸣大作、吐出痰涎方快，不能卧床。考虑温性处方不宜上场，便选取了麻黄连轺赤小豆汤，含麻黄10克、杏仁10克、连轺15克、楸木白皮20克、赤小豆30克、甘草10克、生姜6片、大枣6枚（劈开），每日一剂，水煎分三次服。连饮六天，气降喘平。八味被忽略的鸡肋药物，却发挥了广谱功用。

187. 三环套月区别应用

《金匮要略》三环套月之小承气汤、厚朴三物汤、厚朴大黄汤，所含药物枳壳、厚朴、大黄相同，因投量不一，作用各异，对应三群证候。家父经验：小承气汤以枳壳三枚为主，医胸部发硬满闷，药量皆轻，重在行气利滞；厚朴三物汤以厚朴八两为主，医腹内膨胀，重在破气开结；厚朴大黄汤以厚朴一尺、大黄六两为主，重在畅通肠道，泻除痰、热、气、食郁积。三方都属攻下剂，随大黄而走肛门，内在机制异曲同工，瓦解病邪则分道扬镳❶。近代伤寒家用小承气汤，并不按照规律，枳壳第一，其次大黄、厚朴顺序，往往颠倒用量，实际已转为厚朴三物汤或厚朴大黄汤了。

1950年，老朽见一岐黄前辈，长袖善舞，以开经方闻名，调治结胸、便秘，未投大陷胸汤，授与小承气汤重点突出厚朴，获效很佳，毋庸讳言，实际是用了厚朴大黄汤。传承前人文献，要细观、熟读，防止金、玉混淆。

188. 芒硝不宜多用

晚清时代，北方伤寒派分为三系：一是善于发汗解表，称"开鬼门王"；二是喜投热药，谓之"火神"；三是巧用攻下，被呼"承气元帅"。举麻桂、姜附、硝黄三面旗帜执业行医，临床成绩，备受赞扬。其中若干名手投大承气、调胃承气不开芒硝，认为同大黄相配泻下力强，授与不当引起暴泻，摧残元气导致虚脱，把芒硝改成精制的元明粉可以避免。吾对外感风寒发现，单遣麻黄功力不佳，加入桂枝则易得汗，若再温覆、喝热粥，汗出淋漓易于亡阳；附子一味，性虽大热，壮阳力低，和干姜组方，则补命门确能助火。故汲取先贤实践，应用大承气汤、调胃承气汤，均给予元明粉，从来不投芒硝，防止量大踏入陷阱。

1963年在济南遇一大学教授，因习惯性便秘来诊，指明要求吃芒硝。老朽考虑非时令病肠内燥结，拒绝盲用，只写了大黄、麻子仁、肉苁蓉滑润通下；他自己加了15克芒硝，服后入厕六次，卧床不起，几乎危殆。芒硝量小，关系不大，反之难保安全。

189. 胃病应用吴茱萸汤

吴茱萸性味辛温，下气止痛、暖中祛寒，医恶心、呕哕、灼心、泛酸、吐涎沫、大便溏泻、手足厥冷、胃肠痉挛，因非壮阳热补，故与附子不同。缘于气味较烈，医家大都不敢多投，老朽临床体会，调理胃寒、抑制酸水宜大量应

---

❶ 按：分道扬镳：指三方瓦解病邪部位有别，小承气汤重在胸部行气，厚朴三物汤重在腹部开结，厚朴大黄汤重在畅通肠道。

用，每剂不越30克，很少不良反应。吾师法北派伤寒家起用《伤寒论》吴茱萸汤，施治消化道炎症、溃疡，无论胃或十二指肠均富效果。若服之过久，影响胃液分泌，能产生纳呆、厌食、胀满、脾胃运化欠佳，乃其弊端；所谓"吴萸瘦身"假说，这是主因，适可而止，则防此碍。

1958年在山东中医学院诊一工程师，胃溃疡已有十年，客观检查没见恶变，泛酸、疼痛，夜间转重，和空腹、乏食无关，脉象微弱、精神不振，二十四小时排便三次、不成形状。老朽即授与吴茱萸汤，将党参改为人参，计吴茱萸20克、人参15克、生姜6片、大枣10枚（劈开），加入小茴香3克，水煎分三次服。连饮一周，症状递减；嘱咐勿辍，共十九帖，停药，基本获愈。吴茱萸的作用，敬告同道，不要轻视。

190. 附子保健力雄

火神派依据《伤寒论》《金匮要略》投药，一附子、二乌头、三干姜、四吴茱萸、五细辛，以附子领先，运用最多，实际应称"附子派"或"附子专家"。附子正品色黑，处方均写"黑附子"，能温里祛寒、强心复脉、退阴回阳，促进新陈代谢、改善疲劳、补命门火衰，兼可镇痛、缓解手足拘挛、升发热力，挽救盛寒所致身体虚脱，是走而不守的动力药。因大热纯阳，易于损伤津液，温病学家畏之似虎、视如蛇蝎，大都敬而远之，非紧急关头不敢聘其出山，只用泡过口尝无味的漂淡附子，实践观察，已失去临床作用。

1957年吾在山东省中医进修学校门诊遇一形貌憔悴农民，畏寒怕冷，夏天犹穿棉衣，舌苔白腻，不愿活动，四肢不温，目呆无神，医院印象血压偏低，缺乏营养，若不速治预后不良。当时就授与四逆汤加人参、大枣、小量吴茱萸，计炮附子30克（先煎一小时）、干姜15克、甘草10克、人参15克、大枣30枚（劈开）、吴茱萸6克，水煎，日服一剂。共啜二十五帖，病情大转，逐渐恢复健康。益火之源的附子，起了嚆矢作用。

191. 椒目定喘

民初山东伤寒家调理头目眩晕，善投白术，用苓桂术甘汤；二是痰饮哮喘投椒目，用己椒苈黄丸，形成师法《金匮要略》的地区特色。虽然亦有加减，主攻方向不变。伤寒圈内人士都突出重点药物，以己椒苈黄丸为例，将椒目取出，同麻黄、葶苈子组成新方，仍在《金匮要略》寻找副品，不脱离学派篱笆。这一现象是近亲繁殖，利弊互存、各占一半。鲁北一马姓名手，为康、梁变法支持者，施治哮喘强调和痰饮有关，把下气利水的椒目推到第一线，委任先行官，百分之八十放于小青龙汤中，其量10克左右，谓能提高该汤的临床疗效，这在先贤应用经方范围，十分罕见。

1983年吾在山东医学院诊一营养医师，因支气管哮喘坐在椅子上代卧，痰白量多，伴有咳嗽，曾吃麻杏石甘汤、葶苈大枣泻肺汤功力不显，转来就医。老朽即授以小青龙汤加椒目试之，计麻黄10克、白芍6克、细辛6克、干姜10克、桂枝10克、半夏10克、五味子15克、椒目12克、甘草6克，每日一剂，水煎分三次服。连吃四天，感觉良好；药未更改，又饮一周便愈。患者欢喜不已，赞美"中医赐福"。

192. 临床必须有术

百工技艺均要有术，中医亦不例外。现在学校培养的后继人才，大都属"书本医"，所学知识，百分之八十是文献搬家，一缺乏与时俱进、和新的发明创造结合，二很少家传师授的绝招、经验，这些问题中医教育界从未提到议事日程上充分研究。失去了"匠人"应有的真才实学，最怕走向扬尘花落空谈。弥补的办法，虚心求道，拜前辈为师，以诚感化，请其传、帮、带，把"秘而不宣"的治疗术留在人间。

以投白虎汤为样板，凡时令病皆可应用，不局限热入阳明或温证邪陷气分，只要出汗、高烧不退、口渴、脉洪，就是适宜对象。因石膏难溶于水，除开量较大，还需再添清热泻火相应副品促使水解，石膏碾粉布包，不漫锅底，沸水易于翻滚，可令他药利用动力学原理提高溶解度。防止病情反弹，宜快战速决，每剂水煎，分四回服，四小时一次，日夜兼进，抛弃日饮一帖❶，改成按时吃法，效果最佳。此乃业师薪传，借此披露，供作参考。

193. 解表四将

所言"吉人天相，遇难呈祥"，应有解脱背景。人体遭受风、寒，谓之

---

❶ 按：一剂药分四次喝，四小时喝一次，日夜兼进，相当于日饮一帖半药。

"两感"，宜用桂枝麻黄各半汤，然不投此方亦可获愈，归于"机遇""巧合"，亦屡见不鲜。既往鲁北地区时方派仿照《伤寒论》治则，不开该方，同样生效。他们掌握十六个字："小汗解肌，宣发气机，轻以去实，开散怫郁"，许多医友走的这条道路。重点药物为苏叶、防风、藿香、荆芥，呼"稷门四将"。方义性味辛温，发越力不低于麻黄、桂枝，服后温覆、免喝热粥，就能得汗，临床作用仍属一流，和"果子品"生姜、葱白、淡豆豉、大豆黄卷大异其趣，但在患者心目中认为稳妥。

1981年吾于青岛诊一护士，双感二日，头痛、发热、鼻塞、流涕、恶寒、全身不适。即写以上四味授之，计藿香15克、防风10克、荆芥12克、苏叶15克，加入独活10克，水煎分三次饮下。连吃两剂而安，"稷门四将"功力之速，能与麻、桂平行。

194. 白虎汤加硝黄降高烧

吾少时见一伤寒派前辈，以善攻下闻名医林，调理热症不考虑温病或热陷阳明，凡表解高烧持续不降，投白虎汤加大黄、小量元明粉，谓白虎汤虽能清热，但无排泄途径，添大黄、少许元明粉可导邪下行从肛门逐出，且防止火灼大便秘结。三向同疗，堪称面面俱到，开辟了白虎与无枳、朴大承气汤合作的先河。尽管二方联手，仍以石膏为主，大黄所占比重不超过10克，需后入、水煎五分钟。实践观察功力明显，可缩短治程。个别同道受张锡纯先生影响，方内增入重楼（白蚤休、七叶一枝花）5～15克兼祛火毒，老朽观察，临床作用不大，强求提助药力，反而造成浪费、加重患者经济负担，可以割爱。

1964年吾在山东省中医院遇一流行性疾病，原因不明，上午热轻，下午烧重，自发出汗，汗过体温攀升，食欲低下，大便二三日一行，精神状况尚佳，无谵语、神昏、出血现象，已有半月史。当时诊断怀疑阳明坏证，不像温病嬗变，感觉无计易施，就以此汤试之，含石膏60克、知母20克、大黄6克、元明粉3克、甘草6克、粳米60克，煮好，六小时一次、分三回服。连吃三剂，热退即愈。白虎汤加大黄、小量元明粉退烧，确有效果。

195. 黄芪、山茱萸、山药益气挽脱

河北张锡纯先生，少时府考落第，未能入泮，出身童生，投笔从戎，于武

汉任军医正，后在天津创中西汇通医社，同张山雷、张生甫称"海内三张"；和陆晋笙、杨如侯、刘蔚楚号"全国四大名医"。提倡衷中参西、互取所长、二学汇通、逐渐融为一家。健脾固肠喜开山药、活血止痛用三七参、清热用石膏、补虚防脱用山茱萸、升提大气下陷用黄芪，杂方派推为"临证五绝"。吾当时年龄幼小，未能仰面晋谒，殊感遗憾。

1955年老朽在平原诊一干部，久病卧床，出汗、气短、呼吸困难，吃麻黄剂转重，每日更衣数次，表现气虚欲脱。仓促间即开了黄芪15克、山茱萸30克、山药30克，嘱其儿媳急取水煎，四小时一次、分三回服之。连吃两剂，就挽回危局。这些效果，都足以说明张锡纯先生的经验是可贵的，还应当继续传承。

196．五子衍宗汤加云母种子

民国时期，山东杂方派有一大家，调理男性精子缺乏、活力不足，常投五子衍宗丸（菟丝子、枸杞子、五味子、覆盆子、车前子）汤剂加云母；女子冲任二脉障碍，痛经、量少，开少腹逐瘀汤（元胡、干姜、没药、当归、小茴香、川芎、肉桂、赤芍、蒲黄、五灵脂），加盗沉香、紫石英，称出手好戏，求治者络绎于途。有人批评大言浮夸、欺世盗名。吾细心观察，是位三折肱的魁元，理、法、方、药步步为营。据其弟子讲，四分之一可以种子、怀孕，效果甚佳。

1956年老朽在山东省中医院遇一干部，阳痿、早泄、死精子多、半数以上不能上行子宫就地打转，未有提及液化时间。就给予加味五子衍宗丸，计枸杞子15克、五味子15克、菟丝子15克、车前子10克、覆盆子10克、云母15克，水煎分三次饮之。患者因工作忙碌，间断应用，未有日食一剂，先后共服五十帖，没再检查。事后得知其妻已经妊娠，翌年生下一女，起名"宗英"。

197．白芍的功能

《伤寒论》所用芍药为白芍，六朝之后始有赤芍之名。白芍酸凉滋阴养血、柔肝止痛、缓解痉挛、且利小便。赤芍野生，带有栓皮，作用不同。白芍入药较广，属于四物汤组成之一。在经方内重点收敛生津，如桂枝汤；缓解镇痛，如当归芍药散；活血祛瘀，如桂枝茯苓丸；解除肌肉痉挛，如芍药甘草汤；清热安神，如黄连阿胶汤；疏泄肝郁，如四逆散。杂方家取其抑制肝火过旺、肝阳上亢，增水熄焚，和介类组方，很富意义。叶桂学派比较欣赏，列入滋水涵木药。

1962年吾在山东中医学院诊一大学女生，性刚易怒、暴躁、稍有不悦就要发泄，此次因胸闷、胁痛、腹中胀满、大便干结求治。老朽即以四逆散大量白芍加大黄与之，计柴胡15克、枳壳15克、大黄6克、白芍30克、甘草6克，水煎分三次服，日饮一剂。连吃三天，更衣四回，病情大减。在祛痛方面，白芍也发挥了核心功力。令人遗憾的是，清末江苏治肝专家王旭高《西溪书屋夜话录》疗肝三十法，没有凸显白芍把它推到第一线，乃智者之失。扬州来鲁执业的王兰斋先生，洞晓这一问题，在笔下流露本味的作用，给予补充，点赞不已。

198. 麻子仁丸调顽固便秘

《伤寒论》麻子仁丸，原医脾约，乃习惯性便秘，由小承气汤加杏仁、白芍、麻子仁合成。从量上看，麻子仁、大黄、杏仁为君，枳壳、厚朴、白芍居次要地位，因无元明粉仍属缓泻剂。白芍滋阴亦能润下；杏仁滑利肠道尚开肺气，肺与大肠相表里，通过提壶揭盖，有通便作用。方义下病上治，急中寓缓，泻不伤阴。枳壳、厚朴蜜炙，增强润性，还可补益，防止年老、体弱者因下受损，考虑比较精巧。家父分析：麻子仁、蜂蜜温化补中，同破结降下药汇于一起，是攻补兼施、人病共调，发挥双向疗能，在民间术语中是"二燕并飞，齐吃昆虫"，先圣组方令人深思。

1964年吾客合肥，诊一同道，嗜茶如命、不食蔬菜、活动量少，发生顽固性便秘，空腹喝蜂蜜、牛奶均无效果，靠番泻叶泡水维持现状，四天入厕一次，困顿不堪。劝其专用麻子仁丸，按说明口服，增量半倍。凡三个月，停药之日即转正常，彻底治愈。实践告诉，麻子仁丸浅尝辄止难见功力，频啜5～10周，大都得安。

199. 经方含物理性综合

经方特点，随症投药，原则上不强调寒热、攻补分离，与后世单向应用不同。像附子泻心汤大黄和附子、崔氏八味丸地黄和泽泻、猪苓汤白术和阿胶、木防己汤石膏和桂枝、柏叶汤柏叶和干姜，均给予对立性药物，不受药性类别限制。时方派谓其庞杂，缺乏方向、门径，是忽视了物理综合，错判了非矛盾性广泛取材的认识。正因这样，《伤寒论》《金匮要略》具有自己的特色，孙思邈《千金》要、翼二方亦是如此。目前临床以凉泻火、以攻祛实，奉为传统法规，将经方的巧治降至似是而非，直接影响古为今用的发展。吾尊业师垂教，扎根《伤寒论》《金匮要略》二书，举其为济人华表，不会有所动摇，虽荣获"仲景之道旗手"，却以杂方派自居，未敢捧钵号称传人。由于热衷古方，运用较多，心得体会颇丰，若投之切合，能速战立决。

1965年在山东省中医学院诊一工厂领班，女性，四十余岁，外感风寒，吃桑叶、防风、羌活、紫苏未效，反而化热，表现脉数、口渴、肩胛疼痛、恶寒无汗。老朽仿大青龙汤意，开了麻黄汤加石膏，病家知医，提出桂枝、石膏寒热合方犯了禁忌，拒绝口服；乃改换他方，仍乏疗效，劝说试之，愿负误责。呷了一剂，邪无进退，也没不良现象；又饮一帖，全身见汗，体温下降，口渴停止，表证即解。类似情况，通过实践，才可阐明经方物理综合治法的优越性，并不逊于时方或者杂方。

200. 火神派已转为附子家

中医火神派，以善调阴证闻名，与元代王好古喜投热药有关，因对桂枝、乌头、干姜、天雄、细辛、吴茱萸、川椒不太欣赏，非导源《伤寒论》系统。清末、民初，此派比较"兴隆"，令人议论的是北地少见，大多崛起于炎热的南方，四川、广东屡见不鲜。认为人身最怕阴盛阳衰，投附子鼓舞阳气，振兴活力，提升免疫、修复、抗病功能，可促进健康。强调阳旺则兴，阴盛转颓，《伤寒论》大青龙汤附言有"亡阳"二字，无急救"亡阴"之说，不晓此理，反而生津护液，就误入"贵阴贱阳"的歧途，加重病情。人类吃烟火饭，为灭菌、消毒、免伤肠胃，亦含有补阳的意义。壮阳目的补命门火，根据赵献可学说，等于蜡烛推动方有走马灯物影的不停旋转，命门火旺，人体生机盎然；否则火熄出入废、升降停，即生命终了，达不到益寿延年。张景岳深知这一机制，但好用熟地黄不投附子，仍属背离养生之道，没掌握"正眼法藏"，谈者惋惜。

1952年吾于宁津遇一商贾，腰酸腿凉求诊，询诸所食药物，皆是续断、杜仲、木瓜、牛膝、狗脊、鹿角胶之类，收效不佳。老朽在其基础上以附子为主，拟一小方，计狗脊15克、杜仲15克、牛膝15克、炮附子30克（先煎一小时）、生姜6片，水煎分三次饮下，每日一剂。连服十天，证情大减。事实提示，附子温里驱寒，本质是助阳补火作用，他药难以代替。

201．甘麦大枣汤治怯人症

时方派随着历史发展诞生，是社会进化的产品，与时同步，吸收了新生理论、流行处方、民间药。宋代以来，似雨后春笋遍及各地，救死扶伤贡献卓然，到清末洋洋大观，已占据岐黄半壁江山。经方派逐渐少，真正伤寒家似有若无、廖如晨星。老朽乃经方出身，七十年来也几乎转成杂方派了。尽管这样，《伤寒论》《金匮要略》仍值得学习、研究，理、法、方、药适于临床，不应数典忘祖，放弃前人留下的经验、传统精华。

1957年吾执教山东省中医进修学校，诊一三十岁山民，夜眠多梦，常遇凶杀，从此心悸忐忑不宁，精神呆板，二目直视，见客人就跑，颠三倒四，记忆下降，医院印象神经变异、怯人症，吃药无效，约两年史。开始给予归脾汤、补心丹、朱砂安神丸，似水投石毫无反响；因频吐白痰，改为《金匮要略》甘麦大枣汤加茯苓，计炙甘草30克、冬小麦100克、大枣30枚（劈开）、茯苓20克，日饮一剂，水煎分两次服。连吃半个月，很有好转；嘱咐继续勿停，又啜五周，竟病去而安。经方的应用，不宜局限书本，可以扩大范围，甘草、大枣、小麦都属食物，能治上述怪证，说明实践价值。举其一例，认真分析，《伤寒论》《金匮要略》确是宝贵遗产。

202．缓泻防脱大承气汤加甘草

吾少时在家父指导下学习《内经》《难经》《神农本草经》。先读《素问》，后习《灵枢》，因含大量韵文，朗朗上口，很感兴趣。对《七篇大论》运气学说，痛下功夫，缘卢丈指出：中国地域广阔，气候、环境不一，不应被其束缚，了解便止，未再继续深究。对《六微旨》"亢则害、承乃制"，感染病邪会产生、激活抵抗能力，"相火之下水气承之"，制克生化，结合临床，体悟较多。如调理热病高烧，师法《至真要》"热淫所胜，平以咸寒，佐以苦甘"，投《伤寒论》大承气汤就掌握这一原则，加甘草3～6克缓之，改善口感，防止损气、伤阴，每每根据实际情况，并非普遍运用，获效甚佳。

1958年于山东中医学院诊一职工，病起伏暑晚发，汗多，高烧，大便燥结，开了大承气汤，患者怕下后导致暴泻虚脱，要求再添人参。人参大补影响降火，乃改为甘草，计枳壳15克、厚朴15克、大黄10克、元明粉10克、甘草10克，水煎分三次服。药后入厕两回，排出大量黑粪。将量减半，又吃一剂，休息二日而愈。此种疗法，值得探讨。

203. 当归芍药散治水肿

《金匮要略》当归芍药散，五苓散五分之三、四物汤四分之三合成，以白芍为君，专题调理妊娠腹痛。后世改作汤剂，用于孕妇水肿、营养不良性水肿，扩大范围，促进了该方的发展。民国时期，鲁北一名不见经传的高手崔渡僧先生，取其施治心力衰竭，加入人参、附子，在双补阴阳、气血基础上，通利小便，三剂肿消，一举夺魁，声震医林，开创了继承前人经验又有革新的样板，家父称赞"山左之绝"。

1960年吾在广饶带学生实习，遇一中年妇女，因生活困难挖野菜充饥，从头到足全身浮肿，压之凹陷。即取此方授之，含当归10克、白芍10克、川芎10克、白术15克、茯苓30克、人参15克、炮附子15克、泽泻15克，日进一剂，水煎分三次服。连吃一周，得效很捷，肿情几乎皆消。借此录出，权作提倡良方的钩沉。

204. 大黄甘草汤止呕最佳

家父与业师不主张著书立说，认为灾梨祸枣易于误导后昆倾向门派。传道、授业、解惑，岐黄薪传不可仅仅交予一二个弟子，最少十人，避免借花献佛走名利之路，猎取高官厚爵。解决衣、食、住、行，做民间济世医生十分优越，且能一尘不染、保身长全。注意为高必堕、凤凰变鸡，居观众中不当演员。吾谨守此言，如踏薄冰，沧海桑田，风风雨雨，度过了九十春秋，体会到这些教诲，属于颠扑不破的真理，还要继续履行。

二老生平对《金匮要略》大黄甘草汤推崇备至，凡严重恶心、呕吐，半夏、橘红、代赭石、生姜、灶心土下咽均乏效果，在相应处方内加入本汤，能立竿见影。大黄降下，功列第一，投量4～6克，多则通肠引起腹泻，要防止发生；甘草少用，保护胃气免受药伤，不宜删去。此方老朽临床应用较多，很见奇功，写出供作参考，使先人遗嘱得以流传。

205. 贫血速服胶艾汤

儿科病有惊、痘、疹、疳、动，妇科为经、带、胎、产、乳。《金匮要略》所列妊娠、产后、杂病三个方面，没有包括其他女性疾患。书中以胶艾汤治崩漏，即子宫出血，比较正宗，亦有疗效；但伤寒家常投予男、女多种贫血，突出芎、归、地、芍、阿胶五味，艾叶用生，不占臣、佐地位，视如点缀，同时尚加人参益气生血，促进血运循环，形成亮点。开量奉阿胶居主10～30克，当归在后，地黄均用生品，不模仿明、清以来酒拌蒸晒、盲目炮制变成熟地黄。因药不对证，《伤寒论》《金匮要略》处方无投熟地黄例子。凡吐血、咯血、衄血、尿血、便血、阴道流血，日久不愈出现贫血情况，胶艾汤都可派上用场，此乃近代山东伤寒家普遍存在的特色。就一般而论，他们不添圣书外的保健物，像紫河车（胎盘）、何首乌、女贞子、龙眼肉、旱莲草、枸杞子、黄精、冬虫夏草，不但紫石英、麦冬、胶饴、山药、大枣、蜂蜜不作为保健品，连党参也排除弗取。

1963年吾于山东中医学院诊一工友，医院印象怀疑血液再生障碍，面容苍白、消瘦，脉搏细弱，体重下降10kg，通过检查严重贫血。老朽以本汤授之，计生地黄15克、当归10克、川芎10克、白芍10克、艾叶3克、阿胶15克、人参10克，每日一剂，水煎分三次服。方未更改，连吃四十天，病情得到控制，客观指标迅速转化。将量稍减，又啜二十帖，竟恢复健康。胶艾汤临床功用应当青睐。

206. 木防己去石膏加茯苓芒硝汤治暑湿

《金匮要略》木防己汤（木防己、石膏、桂枝、人参），伤寒家对其应用甚少；木防己去石膏加茯苓芒硝汤的临床，曾目睹数例。投者并不按照书内提示、要求，而是移花接木，放到另外疾患中巧点鸳鸯谱，对象为风湿身痛、大便干燥下行困难，以木防己、桂枝当君，人参相辅，茯苓量小居三，元明粉溶结泻热，共奏通畅经络、利水止痛、解除便秘的综合作用。本汤长期冷藏，逐渐淹没，应拂尘再露庐山面目。

1966年夏季，吾于山东中医学院诊一同仁，因沐雨感受暑湿，身体沉重、酸痛，下肢浮肿，尿少色黄，脉沉无力，嗜睡，四日未有更衣，曾视为湿热下注，吃芩、连、滑、泽疲劳转甚。力劝改用此方，开了木防己15克、桂枝10克、党参15克、茯苓15克、元明粉4克，添入白术10克，水煎分两次服，日饮一剂。连吃一周，已现疗果，又继续七天，停药而愈。木防己去石膏加茯苓芒硝汤治暑湿，功效平妥，可以肯定。

207. 栀子大黄汤治嘈杂

《伤寒论》所言心下痞、结胸并不专指胃病，尚包括胸腔疾患；嘈杂症亦是如此，若单纯认为停食、胀满、胃酸刺激，则贻笑大方。伤寒家常将嘈杂和烦躁、懊忱同列，属于精神状态，颇有意义。栀子大黄汤《金匮要略》医酗酒黄疸，该方内大黄还调理食积。老朽家传：凡胸中灼热、烦躁、懊忱、嘈杂，皆可应用此方。投量必须考究，一般是突出山栀子15～20克，枳壳15～30克；副药淡豆豉15～30克，大黄3～6克、便秘难下升至10克，肠道干燥加元明粉3～6克。淡豆豉为大豆加工发酵品，清热和中保护胃气，亦起辅助作用。族伯父谓栀子大黄汤降火、破结、解郁、除烦，类似小承气汤，对肝阳亢盛坐卧不安也很适宜。

1982年吾于新泰诊一农家女子，婚后与丈夫争吵，发生精神变异，急躁、焦虑、打嗝、失眠、胸闷、嘈杂、数日入厕一次。老朽就开了本汤，计山栀子30克、枳壳30克、大黄10克、淡豆豉30克，每日一剂，水煎分三次服。连吃三天，大便下行，症状即减。把量压缩二分之一，又饮七天，彻底治愈。方简药廉，易见疗能，栀子大黄汤堪称不倒翁汤。可惜没有大量病例总结，证明有效率达到的数目。

208. 吐涎沫用五苓散

《伤寒论》《金匮要略》所言"吐涎沫"一症，从投药看来并非专指痰液，而是寒性水饮上泛，故开吴茱萸汤、五苓散、小青龙汤。杭派聚众讲学之张隐庵、高士宗数句掠过；科普作家、文注合一以联体闻名的陈修园亦语焉未详。临床观察，先贤没有考虑吴茱萸汤、小青龙汤都不十分理想，五苓散确易获效。明代方孝孺曾说，世间只有比较聪明，不存在天才，若不奋发攻读，则和常人无异，刻苦力学是猎取知识、经验的唯一途径。民初山东前辈对医圣仲景著作的研究，付出过昂贵代价，达到了炉火纯青的地步，"吐涎沫"的认识就属一例。老朽开始吴、小、五三方互用，最后集中五苓散。

1993年吾于山东中医学院门诊部遇一男性患者，从切除食管息肉，倾"吐涎沫"，气味无酸、苦、恶浊，医院诊为胆汁、胃液反流，多地寻治没见好转，乃来就医。饮食二便皆无变化，喜吃热物，当时授予吴茱萸汤，连服七剂，反馈欠佳。即改换五苓散，计桂枝10克、茯苓15克、泽泻15克、白术10克、猪苓15克，加了半夏10克、生姜6片，水煎分三次啜下。药下涎沫逐渐减少，四周而愈。

209．四肢逆冷有虚实之分

四肢厥逆，即手足冰凉，并非亡阳独有。阳虚应投附子，用通脉四逆汤；血虚亦能发生，开当归、白芍，用当归四逆汤。二者区别点是脉微、脉细。尚有肝郁气滞亦表现手足寒冷，则用四逆散，大都以脉弦为主。《伤寒论》没有提及病机，若混淆一起，会祸不旋踵。经验丰富的人物认为症有伪而脉无假，但"切"仅属四诊之一，谓之"巧"，不概括"望、闻、问"三面同观，单一的印象，不能计唯一依据；四者综合诊断，才可判定邪在人体之实情，确立治法。

1977年吾于兖州遇一老翁，身形瘦弱，胸中烦闷，四肢逆冷，其女儿从事临床工作，欲进四逆汤加鹿角胶，因脉弦有力，举棋未落。正在踌躇，咨询老朽，劝阻勿投，可以小量四逆散加桂枝活血通络试之，开了柴胡12克、白芍10克、枳壳10克、桂枝10克、甘草6克，水煎，日饮一剂分三次服。连吃四天，手足转温，情况缓解；将柴胡减去2克，继续未停，半月而愈。辨证的法则，不宜须臾离也。

210．四大奇观简化

《伤寒论》与《金匮要略》原为一书，名《伤寒杂病论》，却存在差异。《金匮要略》乌头与附子一根，二药合用，如乌头赤石脂丸（乌头、赤石脂、附子、干姜、蜀椒）；甘草生用，一般不炙，占据多数；心下不舒，投大柴胡汤均有大黄（柴胡、黄芩、白芍、半夏、枳壳、大黄、生姜、大枣）；药同量异，另立方名，如枳壳、厚朴、大黄，分别称小承气汤、厚朴三物汤、厚朴大黄汤。以上号"四大奇观"。民国时期，北派伤寒家将其淡化，投乌头赤石脂丸保留乌头减去附子；除炙甘草汤，经方一般均用生甘草；只要开大柴胡汤，都有大黄；厚朴三物汤、厚朴大黄汤纳入小承气汤名下，随需要定量，统写小承气汤。删繁就简，很富意义。《金匮要略》"四大奇观"改组后的小承气汤，把量减半，加入柴胡、白芍、青皮、香附，命名"开结汤"。疗途广阔，适于许多疾患，山东杂方派人士常给予妇女肝气郁结、情志不畅、烦躁、易怒、胸闷、胁痛、厌食、便秘，功力超过四逆散、大柴胡汤，患者戏呼"一线天"。

1958年夏季，吾在天津诊一技术员，因琐事烦恼、过度紧张气积成伤，感觉胸内痞满、肋间胀痛、嗳气、泛酸、月经延后、大便不干难下、脉象弦滑、头如物蒙。老朽就以此汤与之，计柴胡15克、厚朴15克、枳壳15克、香附10克、青皮10克、白芍15克、大黄6克，共七味，水煎分三次服。每日一剂，连啜一周，症状缓解；嘱其勿停，又吃四帖，病退而安。实践表明，以小承气汤作基础，融入行气、散滞、止痛药物，比较合拍，可使枳、朴提高功力、锦上添花。在处方学领域，此是合围取胜，韩信攻敌，兵不厌多。

211. 酸枣仁汤加味治盗汗

伤寒派投药较广，伤寒家局限《伤寒论》《金匮要略》，很少书外寻方。调理失眠开酸枣仁汤、黄连阿胶汤；若梦多纷纭，通宵不断，十分恼人，则用酸枣仁汤去知母加大量龙骨、牡蛎，酸枣仁不加火炒，均写生品，同样有效。笔者师法其意，给予夜间盗汗，亦能药到病减，改名"安神合剂"。根据实际情况，也可添入麻黄根、五味子、山茱萸、浮小麦、碧桃干（未熟干瘪的桃子）。

1976年吾在山东医学院诊一外科同道，久患神经衰弱，近来频发盗汗，湿透卧具，醒后即止，要求中药调理改善现状。老朽就以此方与之，计酸枣仁30克、川芎10克、茯苓15克、龙骨45克、牡蛎45克、甘草6克，水煎，下午五点、晚上睡前十点各一次，分两回服下。吃了七天，情况扭转；又啜一周，症消而愈。龙、牡二味，水陆潜阳，起明显镇静作用，应和酸枣仁相伴，列为主药。

212. 阿胶安神

阿胶在古方中属常用品，《伤寒论》《金匮要略》取其养阴，如猪苓汤、黄连阿胶汤；止血，如胶艾汤、黄土汤；强壮，如薯蓣丸、炙甘草汤。实际应称"驴皮胶"，因产东阿，以当地井水熬制，故名"阿胶"。据清代先贤讲，滋阴、止血、增肥为其专长，是保健药。由于黄连阿胶汤的临床证治，又发现能够安神，调理浅睡、失眠，被视为镇静品；但对解除痉挛则乏功力，同全蝎、蜈蚣、僵蚕配合方见效果。关于提高体重之说，长期内服见过数例，可改善羸弱，令面色红润、重量上升；瘦子变成胖子，乃空谈戏言。

1969年老朽在济宁诊一顽固性失眠，烦躁不宁，靠大量安定维持，已产生副作用，委吾援手。开了黄连阿胶汤，计黄芩15克、黄连15克、白芍15克、鸡子黄二枚（冲），添夜交藤30克，水煎，下午五点、晚上睡前十点分两回用。连啜八剂，依然如故，即增入阿胶20克，吸收绍兴赵晴初先生经验，烊化兑服，又吃半个月，逐渐转佳。嘱咐继续勿辍，凡四十帖，终于获愈。阿胶的安神作用值得注意。

213. 经、时方药物合用例举

民国时期，山东时方派学术思想倾向顾松园、林珮琴、王士雄者颇多，受孟河系统影响很小，和江苏毗邻不同。济南虽然信奉叶桂、吴瑭著作大有人在，但王士雄学说根深枝茂，对其医案医话、《归砚录》十分欣赏者不乏其人。伤寒派也认为王氏学有所本，能与经方应用共步，发展了《伤寒论》《金匮要略》的思维，移花接木变化方药。从他调理气机开窍利滞，突出小陷胸汤的应用范围，重视化浊，宜称"仲景功臣"。鲁北一位伤寒派前辈，施治结胸、脘胀、心下痞满，均授小陷胸汤加味，除半夏、瓜蒌、黄连、干姜，喜加枳壳行气、九节菖蒲宣通祛浊，别出机杼。据彼自言，是仿照孟英经验，能提高疗效。

1954年吾于德州诊一市民，因房产归属发生纠纷，气郁火结上中二焦，胸内胀满、灼热、疼痛、呼吸困难，老朽利用"开"字，即以上法授之，含瓜蒌45克、枳壳30克、半夏15克、干姜10克、黄连15克、九节菖蒲15克、郁金15克、柴胡10克，水煎分三次饮下。连吃三剂，更衣三回，邪去症消。经、时两家药物结合，是循古酌今可走的道路。

214. 弦脉不完全代表寒、痛、痰饮

《金匮要略》指出："寸口脉弦者，即胁下拘急而痛，其人啬啬恶寒"，少

阳病易于表现。临床所见寒邪侵犯不尽皆如此，脉反而沉迟或沉微，只有痛证才发生指下形若弓弦的脉搏。古人经验，痰饮病亦可出现手上单弦或双弦，实际案例不多。吾业医七十年，强调望、闻、问，避免隔皮猜瓜，常将切诊放在次要地位，不完全根据脉象处方遣药，防止临床差错。

　　1975年于山东医学院遇一干部寸关尺均弦，无寒邪、胁痛、痰饮，求治目的解除习惯性大便干结。另一患者乃矿山工程师，因脂溢性皮炎脱发来诊，也有典型的脉按如弓弦。前者嘱咐麻子仁丸，后者给与时方七宝美髯丹（何首乌、茯苓、当归、枸杞子、牛膝、菟丝子、破故纸，碾末，蜂蜜合丸）都得到改善，脉象均弦，但主证却和书内记载不同。所以说师古勿泥，应灵活掌握，看图索骥，就会陷入误区。

215. 调胃承气汤调治焦虑、精神分裂

　　对严重焦虑、轻度精神分裂症，山东杂方家一般不投《伤寒论》桃核承气汤、抵当汤，而用调胃承气汤。认为大承气汤枳壳、厚朴虽能利气行滞，有解郁、制狂作用，但持续时间短，大黄、元明粉泻火开结、扫庭犁穴可直捣病窖，通过肠道由大便排出邪浊，占绝对优势，因此不投枳、朴用调胃承气汤。曾说疏肝、潜阳时间已过，柴胡、白芍、龙骨、牡蛎、玳瑁、龟板失去作用。甘草扶正，缓慢驱邪，攻补兼施，还改变咸苦利于饮下，一药两疗。忽视这一特点，就丢掉了人、病双方同治的涵义。

　　1959年吾在德州遇一技术员，被诊为精神分裂，心猿意马、烦闷急躁、一夜数醒、炫耀自己、幻想联翩、三四日入厕一次。当时老朽就给予本汤，计大黄10克、元明粉10克、甘草10克，三味等量，每日一剂，水煎分三次服。七天泻出许多积粪，病况渐趋稳定；把量减半继啜未停，先后凡四十帖转向痊愈，且没复发。调胃承气汤调治焦虑、精神分裂确属良法。

216. 养生三光

　　老朽业医强调科学，去粗取精、弃伪存真，对食疗之品重视不够。北方伤寒派将经方所开阿胶、蜂蜜、胶饴（米、麦、玉蜀黍酵化酿制的软糖浆）称"健身上药"，配入膏、丹、丸、汤方剂内，能改善口感。三药性味甘温，益气生血、滋阴润肠，提高滋补的功力，据说有人写过一篇文章，誉为"养

生三光"。战云峰先生调理久病、大出血后形貌尪羸、严重消瘦，表现营养衰竭，就用水煎三味，煮沸三分钟，趁热啜下，两个月左右疲劳改善、体重增加。

1982年吾在山东医学院诊一工友，肺癌手术，大面积切除，已卧病不起，靠吃流质饭维持生命，要求给予清补易食中药挽救之，延长生存时间。即授予阿胶10克、胶饴15毫升、蜂蜜15毫升，每日一帖。按法应用，连服五十天，大见转机，体重上升、面容苍白消失，健康状况恢复大半。说明"养生三光"疗效适合临床。

217. 承气汤类主药

《伤寒论》小承气汤，从量上看以枳壳为主，调胃承气汤以芒硝为主，桃核承气汤以桃仁为主，大承气汤以枳壳、厚朴为主。后世授与大承气汤突出大黄、芒硝，将枳壳、厚朴放在次要地位，不开原量，重点祛热泻火，通肠排便第二，包括开结。老朽多年执行这一疗法，比较理想，个别病例几乎"覆杯立瘥"。大黄属救急良品，不宜因称"将军"畏其如虎，错过运用时间，贻误了病机。

1980年在山东医学院诊一邪陷阳明，高烧稽留，大便燥结，潮热谵语，医院注射大量抗生素、物理降温，建议配合中药。吾写了大承气汤，计枳壳30克、厚朴30克、大黄15克、元明粉（芒硝精制物）15克，水煎分三次服。饮后入厕一回，热度稍降，感觉胸闷、无力、精神不振，出现气虚症状。考虑和枳壳、厚朴有关，把量减去一半；又吃一剂，汗液减少，体温接近正常，未再服药，三日离院而愈。枳、朴辛温、燥烈，破气损正，量大伤身。《金匮要略》"三环套月"也是如此，小承气汤以枳壳为主，与《伤寒论》同，厚朴三物汤以厚朴为主，厚朴大黄汤以厚朴、大黄二味为主。其中枳壳、厚朴均要注意它的不利作用。

218. 枳壳生、炒不同

《伤寒论》《金匮要略》大承气汤、小承气汤、调胃承气汤所投大黄酒洗，枳壳、厚朴皆炙，其他厚朴三物汤、厚朴大黄汤、下瘀血汤、桃核承气汤，均无此举。后人很少按法炮制，枳、朴改成生品，功力未见降低。盐山前辈张锡纯号召：除特殊需要，反对盲目加工改变药物性能，影响疗效，得不偿失。老朽支持这个观点，亦尽量给予原始药物，原药含有多种成分，可发挥广谱作用，缩短治程，如佛家语有益芸芸众生。

1975年吾于山东医学院诊一职工，素有胃炎史，吃油炸食物发作，呕恶，腹胀，脐下左侧压痛，五日没有更衣，表现肠道秘结。就以小承气汤与之，计大黄6克、枳壳15克、厚朴15克，加了瓜蒌仁15克，水煎分两次服。因药房给与炒过的枳壳，攻坚锐性已减，反馈欠佳；嘱咐另购生者，又啜二剂，则症消而安。生、炒小事，却关大局。

219. 硝黄适于狂证

《伤寒论》四承气汤，为清热、破血、散结、通便、泻下剂，降上中下三焦之邪从肠道排出，应以大黄居主，扫荡怫郁内火，攻坚力强，超过他药。芒硝（晚清北方伤寒派习用元明粉）咸寒，软化硬结；桃仁活血，通利经络；枳壳、厚朴行气去滞，乃开路先锋，辅助硝、黄战斗成功。老朽应用四方，突出主力就是硝、黄，只有这样才能泻火、开结，邪气迅速土崩瓦解。根据病情所需，尚要注意投量，一般大黄挂帅，芒硝次之；若大便干燥难下，借风推舟，二味同等，或芒硝超过大黄。如畏惧硝、黄"凶猛"，视为虎狼，提升枳壳、厚朴、桃仁，反宾为主，则达不到目的、影响疗效。

1956年吾在山东省中医院诊一男子精神分裂，日夜狂闹，无有宁时，镇静后仍然复发，到街上骂詈毁物，四个壮汉方可将其缚住牵回家中。吾曾开了大承气汤加桃仁，计枳壳30克、厚朴30克、大黄20克、桃仁15克、元明粉20克，水煎分三次灌下。连吃三日，更衣两回，虽见好转，仍登垣上屋喊叫不已。把大黄升至45克、元明粉45克，越出了枳壳、厚朴；又服三帖，泻下稀水夹杂硬粪七次，症状很快冰释。善后减量，继饮未停，共四十天，逐渐痊愈，且没再发。不难看出，芒硝、大黄合起沉潜❶作用，堪称良品，迷信鬼怪带来的苦，白粉、黄根❷了却了是非。

---

❶ 按：沉潜：沉潜刚克的省略语，深沉不露，内蕴刚强，语出《尚书·洪范》："沉潜刚克，高明柔克。"形容大黄、芒硝推墙倒壁，荡涤脏实，廉价常药，疗效卓著。
❷ 按：骂詈毁物、登垣上屋、力大无穷、喊叫不已，患者似有鬼怪附体作祟。白粉，指芒硝；黄根，指大黄。

220. 附子回阳之例

百药之阳的附子，正宗为乌头黑附子，因产于四川，亦名川附子，为乌头旁生之根，大热纯阳，兼有辛味，居火药皇冠，别号黑王（皮黑），与白王（石膏）、绿王（麻黄）、黄王（大黄），共称"四大天王"。通行十二经络，壮阳补虚、温里驱寒、胜湿止痛，医四肢厥冷、腹内积寒、关节屈伸不利、脉微欲绝、命门火衰，可强心、促进代谢、兴奋全身功能，令阴退寒消。常和干姜、桂枝、白术配伍，同肉桂组方最佳，小量应用健康益寿。大病体衰首先回阳，附子当仁不让，非其莫属，同东北人参号"两大仙草"，为列入紫灵芝、冬虫夏草保健品中。火神派将它奉为增热、驱寒、补虚、救死扶伤唯一圣药。民国时代，巴蜀人士喜投本品，量常超标，南派伤寒家陈伯坛、萧琢如则开至每剂60～90克，占火神主位。先父指出，看来吓人，实际无妨。一是久煎2～3小时，或添蜂蜜拌煮，生物碱毒性破坏；二是在水少的情况下达到饱和度，不会全部溶解，多与少同，外界评估乃火神派守口如瓶的秘诀。

1955年吾在德州诊一老妇，感受风寒咳嗽，吃宣散解表药过多，遍身汗出淋漓，四肢发凉、怕冷、手足震颤，脉象沉微、按之似无，舌淡苔白，转向亡阳。老朽劝说住院，其子系中学教师，有岐黄知识，要求先用中药。当时就给予生附子45克、干姜30克、甘草10克，即四逆汤，又加吉林人参20克，先煎附子二小时，再入他药，六小时一次、分四回服。结果吃了两帖，汗止、体温上升，已能起床活动；把量减半，继饮三天即愈。生附子急救的疗效十足可观。

221. 麻黄的临床运用

麻黄入药分根、节、茎三部分，所含成分不同，作用各异。节、根含麻黄伪碱，其性收敛，禁固腠理，专于止汗，无论自汗、盗汗皆宜应用。麻黄茎辛温，含麻黄碱，与根、节相反，善开鬼门解肌透表、利水消肿、治咳平喘，别名汗王，同寒王（石膏）、火王（附子）、泻王（大黄）共称"四大天王"。宣散风寒、祛湿化饮，通过发汗、排尿消除头面四肢水肿，因发汗体温下降，驱逐病邪，被呼外感退烧药。由于利水，不仅祛湿亦能泄热，尚称尿路泻火剂。临床区别，凡利水放大投量，平喘6～15克，均用生品；润肺镇咳则开蜜炙6～10克，减弱发汗功力，避免汗多老年人发生虚脱。经验丰富的伤寒家调理哮喘、咳嗽，头面出汗，不开生品或加工蜜炙，喜用带节、根的麻黄全株，9~15克，据云是传承清代徐灵胎先贤的妙法。业师门训：为了防止发汗亡阴、亡阳，先将麻黄水泡一小时，取出和他药再煮。族伯父仿照小青龙汤，投生品配伍五味子或小量白芍，也可纠正过汗弊端。

1957年吾在山东省中医进修学校时，遇一花甲农民，有支气管扩张史，气候寒冷哮喘发作，痰涎甚多，呼吸困难，日夜坐着。开始给予紫苏子、白芥子、莱菔子三子养亲汤，饮后无效；即改授上方，开了水泡麻黄10克、白芥子10克、半夏10克、白芍6克、杏仁10克、厚朴6克、茯苓30克，水煎分三次服。连吃六天而愈。事实证明，药物的灵活运用至关重要，是战场取胜的先决条件。

222. 腰痛足冷宜补

风吹云散，物是人非，老朽束发习业，蒙百余位文林、医界前辈栽培，广受熏陶，滴水之恩未有结草、衔环、涌泉相报，他们现已魂归天国、身埋地下。每忆及此，愧疚难忍，辄放声大哭，如存在"涅槃❶"，就待诸来世了。

老朽调理肾虚腰痛、腿酸、下肢寒冷，常效法圣来禅师以温里壮阳为主兼通经络，投《伤寒论》当归四逆汤去白芍加狗脊、续断、杜仲、牛膝、鹿角胶，突出当归、狗脊、牛膝三味，患者反映功力良好。

1962年吾于山东中医学院诊一济南市民，月经延期、腰痛如折、行走乏力、双手冰冷，吃药年余，仍然不减。当时即授与本方，计当归15克、细辛6克、桂枝15克、通草6克、狗脊15克、牛膝20克、续断10克、杜仲10克、鹿角胶10克、甘草6克、大枣15枚（劈开），增入炮附子15克，水煎，分三次饮之。连服十八剂，痛止脚暖，诸证亦除，基本治愈。杂方一首，古今结合，立了战绩。

223.《伤寒论》含有杂证

《伤寒论》所列病患，由于失治、误疗出现汗多变异、坏证，一是阳转为

---

❶ 按：涅槃：佛教指修证达到的清凉寂静、恼烦不现、不生不灭、不垢不净、不增不减、脱离轮回的成佛境界。受凤凰涅槃典故的影响，中文世俗用语常常指：生命肉体死亡，灵魂获得永生或再生。

阴、阴化成阳、阴阳交互；二是蓄水、瘀血、懊恼、惊悸、发黄、痰饮、奔豚、风湿、便秘、热结旁流。因此，应打开六经界限，不要被其缚住，按杂病处理，掌握辨证施治。像肝乘脾、肝乘肺的纵、横刺期门，虽冠有"伤寒"二字，实际不属书中内容；风湿相搏，身体、骨节痛烦，给予桂枝附子汤、甘草附子汤，亦非《伤寒论》正宗范围，都应另立门户，以免鱼目混珠，被视圣书杂烩。老朽常敬而远之，用其方置于编外。

224. 驱寒镇痛勿忘附子

《伤寒论》对附子临床，凡回阳、补命门火用生，温里、祛寒、镇痛加工炮制，无熟附子之说。救急回阳重点掌握大病、汗下后手足厥逆、下利清谷、脉微欲绝三个症状，投大附子一枚，用四逆汤、白通汤、通脉四逆汤。风寒所致身痛则开三枚，如桂枝附子汤。生者回阳量小，炮过镇痛加大，是派遣附子的分水岭，后世忽视这一区别，丢掉特色，成了"附子盲"。附子大热纯阳，补命门火衰，能治阳脱、心力衰竭、振其生命活力，火神派誉为"药神"。业师指出：在同属三品（天雄、乌头、附子）当中，附子不占主要地位，真正的"药神"是天雄，功力超过附子，《金匮要略》载有天雄散（白术、天雄、桂枝、龙骨），可惜的是知者甚少，"错把儿子当乃翁"。久煎、蜜煮去毒，生物碱破坏，壮阳、补火并不减低，依然发挥作用；若炮制过当，成分就易丧失，不堪重任了。事实告诉，附子为动力药，通行十二经络，无燥性，大剂入腹亦不口渴，只有中毒兴奋迷走神经、中枢神经才会发生，故称"稳性毒草"。老朽执医多年，受先人教诲，南派伤寒家思想较浓，对其不太欣赏，除救急阳衰、风湿性关节炎，解去寒邪沉积，很少大量处方；未发现不良反应，按法应用，尚属温顺。

1980年在山东医学院诊一济南市民，阴寒体质，嗜食热物，大便偏溏、脉象沉迟、类风湿关节炎发作，双膝变形、疼痛难忍，已有三年。开始给予桂枝汤加乌头、细辛、吴茱萸，未见效果；改换了四逆汤，计炮附子60克、干姜20克、甘草15克，添入蜀椒10克、制乳香10克、炒没药10克，增了芳香化浊、行气开窍的白芷20克，水煎分三次服，每日一剂。连饮十天，疼痛逐渐停止；将量减半，继用未辍，共三个月，没再明显反弹。方内乳香、没药、蜀椒，起了一定作用；但60克炮附子，不言而喻，仍居魁首。

225. 阴阳双亡合补

前人曾言："大汗亡阳，大下亡阴。"实际汗多亦能亡阴，下多亦能亡阳，汗下过度则阴阳双亡，患者虚脱。临床所见，解表发汗超过正常，往往先亡阴而后亡阳，亡阳是由亡阴转来。忽视这个问题，走向片面，救阳放弃养阴，会导致阳起阴消；但在救急的情况下，仍要考虑扶阳领先，将四逆汤置于第一线，让附子挂帅，挽回危局。只有亡阳较轻，才可阴阳双补。南派伤寒家提出四逆汤加白芍、生地黄；杂方派四逆汤加生脉散（人参、麦冬、五味子）；北方张锡纯先生力主加山茱萸60～90克，收敛、滋水生津。老朽临床，不投生脉散，用山茱萸温润坚阴，效能居上，不影响附子作用，且易掌握，属理想药。

1971年吾在山东农学院讲学时诊一感冒，因发散解表频汗伤阳，嗜睡、呼之则醒、不愿说话，口干、小便极少，恶寒、手足厥冷、体温低下，脉搏微弱。就开了四逆汤，阴阳和调，含生附子45克（先煎二小时）、干姜15克、甘草10克，增入东北人参15克、山茱萸45克，水煎，六小时一次、分三回服，日夜不停。连吃四剂，峰回路转，休息两天即愈。亡阳兼有阴亏，二法可以同行，无投鼠忌器之大碍。

226. 缶陶汤治烦躁多梦

医界口头禅"肥胖挟有痰湿，瘦人阴虚多热"，火旺易伤元气，形成"壮火食气"，使体内热邪上升，烦躁、发怒、感觉疲劳，俗称闪电、龙雷之火。道家打坐、佛门面壁，怀抱太极图、舌抵上腭、足登八卦、意存丹田、呼吸吐纳、升华津液、促进新陈代谢，静以养生，就是制止此火妄动。民初夏缶陶先生信奉丹溪学说，强调滋水保阴，以擅用六味地黄丸闻名。因文学根底深厚，对《伤寒论》有惊人的分析研究，指出圣书非贵阳贱阴，处方遣药寒、热各占一半，附子、吴茱萸为数很少，从其护阴能体现"生津液"三字。虽然桂枝汤开篇，但内含白芍；三十余方均有桂枝，因属桂树嫩枝，外皮薄、性温，和肉桂不同，所含木心居三分之二是平性的，焉可诬为"热药"？后世误称"尊阳之首"，乃曲解了仲景先师之意，毫无疑问，读书浮光掠影、缺乏深入，留此杜撰。他的思考、言论，令人大开眼界。对黄连阿胶汤的临床，有独到经验，调理阴虚阳盛烦躁、懊恼，重用黄芩、黄连、白芍，去掉鸡子黄，加山栀子泄上中下三焦曲曲之火，阿胶改为龟板胶，被点赞"夏氏名方"。

1964年吾在合肥诊一干部，长期失眠，稍睡即梦，肝火偏旺，舌红如镜，手足心灼热，脉细而数。当时就以该方授之，计黄连15克、黄芩15克、白芍20克、龟板胶15克、山栀子15克，水煎分三次饮下。事后来信告知，连吃二十剂停止，症状解除，恢复健康，且没再发。此方老朽命曰"缶陶汤"。

227．不要轻视热药

《伤寒论》存有两大商榷：一是六经提纲，并不包括处方对象均含此证；二是六经病欲解时，亦非尽皆吻合。如太阳头项强痛而恶寒，温病却发热口渴不恶寒，虽戴着"太阳"帽子，不在其例；阳明转好从申至戌上，在天人感应经旺期间，不宜延长到20点戌时。充作参考，要灵活对待，紧抓实质，防被文字束缚，失去应用意义。民初火神医家强调三点：第一，书内温病不言治法，没有提及白虎汤、葛根芩连汤、竹叶石膏汤，说明不一定专吃凉药；第二，九十余味药物，除甘草、以桂枝投用领先，取热药开路；第三，阳明晚上得阴则解，乃阳见阴消。人体若不振兴阳气，则浊阴弥漫，功能大衰，生命终了，主张贵阳贱阴速退邪气。火神派看来起源于《伤寒论》，观其广泛、大量应用附子，次则干姜，很少给予乌头、吴茱萸，理应归档杂方范围，或更名"附子派"，同张锡纯、孔伯华先生的"石膏派"划入相等类型，无有贬义。

1963年吾在山东中医学院遇一学生家长，经常腹中隐痛，大便偏溏，日行两次，医院诊断胃炎、慢性肠炎。老朽嘱咐购炮附子15克、干姜10克、吴茱萸6克，每日水煎一剂，分三次饮之，坚持勿懈。凡一个月，证情消失。火药热疗，也占重要地位，须报以青睐。

228．薤白的应用

薤白民间谓之小蒜，性味辛温，通滞散结、行气止痛，对内停痰饮、阳气被郁、胸胁胀痛、背部发紧，很起作用，同瓜蒌组方，为调理胸痹名药。伤寒家将其和四逆散去白芍加半夏，施治痰邪、气结所致胸闷、痞塞、背胀、胁痛，与柴胡并列，称解郁药。因知者较少，若无《金匮要略》瓜蒌薤白白酒汤这首处方，就已经湮没了。吾从友人所藏抄本《对坐夜谈》了解到薤白量小无功，常开至20～30克，如影随形，确能发挥良效，列为药囊重点，屡获战绩。

1959年于山东中医学院诊一大学女生，性格内向，思想狭窄，易生闷气，感觉胸满、背胀、肋间阵发性疼痛，大便不爽，两日一行，医院印象胆囊炎、忧郁症、肋间神经痛，曾授予逍遥丸、小柴胡汤加减，均未反响。乃转投本方，计柴胡15克、枳壳20克、薤白30克、半夏10克、瓜蒌30克、甘草6克，添入郁金15克，水煎分三次服，每日一剂。连饮十天，症状减退。薤白的临床疗力，值得留意探讨。

229. 慢性炎症可服热药

现代医学之所谓炎症，除急性发作，转入慢性时与中医热邪稽留并不相同，有不少患者属于寒证，如慢性肾炎、胃炎、肠炎、肝炎、胆囊炎、关节炎、盆腔炎、副睾炎、前列腺炎、肩胛周围炎、末梢神经炎、血栓性脉管炎、支气管炎，等等，往往抛开"炎"字，投与温热、通络、健运、胜湿、行气、活血药，突出岐黄特色，打开了火热圈子。若不洞晓这一机制，仍以寒凉从事，则会导致阳虚、气亏，体力衰竭，卧床不起。切勿受"上下二火"影响，应遵照固有的传统辨证方法，独立施治，临床才有广阔前途。

1970年吾在新泰遇一生育期女子，因流产发生慢性盆腔炎，输卵管阻塞呈凸凹状，少腹部坠胀、隐痛，三年未孕，要求解除不适再次妊娠，由于吃消炎药、注射抗生素过多，全身乏力、食欲低下、精神倦怠、疲惫不堪、身体消瘦，其夫陪同来诊。鉴于以上情况，老朽开了参芪四物汤，计当归10克、川芎10克、白芍10克、熟地黄10克、黄芪30克、吉林人参15克，加入桂枝10克、炮附子10克、吴茱萸6克、干姜6克、细辛6克，每日一剂，水煎分三次服。连啜两周，病情转化；减量继续，又饮十五帖，B超、造影检查已愈；第二年冬天生下男儿。通过本例足以说明，脱却"炎"字框框，走中医自己的路，是正确方向。

230. 喘咳齐发，双雁飞天一路汤

北派伤寒家调理痰饮所致支气管炎咳嗽、哮喘，常投《金匮要略》二方，谓之"双雁飞天"。以平喘为主，开厚朴麻黄汤（麻黄、厚朴、石膏、杏仁、半夏、干姜、细辛、五味子、小麦），突出麻黄、厚朴、杏仁；以止咳为主，用射干麻黄汤（麻黄、射干、细辛、紫菀、款冬花、半夏、五味子、生姜、大枣），突出紫菀、款冬花、五味子，与书内记载稍有不同。特点是哮喘、咳嗽一齐发作，二方辨证使用；只咳不喘、只喘不咳者，均不应用，保持门派色彩。如单发哮喘，投麻杏石膏汤（麻黄、杏仁、石膏、甘草）；单发咳嗽，开苓甘姜味辛夏仁汤（茯苓、甘草、干姜、五味子、细辛、半夏、杏仁），仍沿用传统疗法。吾继承先师经验，喜将厚朴麻黄汤、射干麻黄汤二方合在一起，给予哮喘、咳嗽轻重难分并肩发作，收效很佳，命名"双雁飞天一路汤"。

1968年在莱芜诊一同道之父，支气管哮喘，伴有严重咳嗽，时值隆冬，低烧、痰多、无汗、喉鸣，已有二周，吃药、打针皆乏动力，告急求援。就以此汤授之，计厚朴10克、石膏30克、麻黄10克、杏仁10克、半夏10克、生姜6片、细辛6克、五味子15克、浮小麦30克、射干10克、紫菀12克、款冬花12克、大枣10枚（劈开），加入茯苓15克，每日一剂，水煎分三次服。连饮六天，症状大减；嘱其坚持，又吃五帖，停药而愈。录出该案，供医林研究。

231．桃核承气汤治脑震荡

《伤寒论》虽以伤寒命名，调理外感疾患，实际方药亦治内在杂证，六经处方适于多个领域，如小陷胸汤、五泻心汤之投予消化系统；四逆汤用诸心力衰竭、体弱虚脱；其他炙甘草汤、抵当汤兼医心律不齐、妇科月经停潮，就是例子。若把《伤寒论》视为流行病学，则十分片面，非临床家的经验之言。

1993年吾在山东中医学院门诊部遇一邮电职工，被轻骑撞伤，手术后遗有脑震荡，头昏、嗜睡、烦躁、大便干结数日一行，亲友建议转服中药，遂来求疗。反复考虑，先吃活血化瘀类，开了桃红四物汤加柴胡、大黄，并不理想；乃改为桃核承气汤，计桃仁10克、桂枝10克、大黄10克、元明粉10克、甘草6克，水煎分三次用。连吃五天，更衣四回，情况缓解。将量去掉一半，又啜十帖，症状削减百分之八十。只要掌握方的性能，可起广谱作用。

232．亡阴用麦门冬汤

《伤寒论》大青龙汤提出汗多亡阳，霍乱腹泻停止、脉微恶寒用四逆加人参汤，标明亡血，无亡阴学说。过度汗、下亡阴并不罕见，夏日炎火流行季节屡有发生。杂方派常投生脉散（人参、麦冬、五味子），伤寒家强调给予《金匮要略》麦门冬汤（半夏、麦冬、党参、甘草、粳米、大枣）加五味子，养阴敛汗，若无余热、灰中有火，竹叶石膏汤不能登台露演，乃老朽传承前贤的经验。认为麦门冬汤加味比较合拍，其中甘草、粳米、大枣益气生津、滋阴增液，都起作用，与跑龙套点缀之品不同，属治疗药。生地黄应加入，滋腻、滑肠，对纳呆、阴虚阳衰者不利，生津不如麦冬，放去而割爱，是伤寒家不言之秘。

1980年吾在山东医学院诊一教授，因从事体育活动汗后阴亏，口渴、舌红、尿少、大便干燥、体温偏低，尚无亡阳现象。即以上方与之，计麦冬30克、半夏6克、党参20克、甘草10克、五味子20克、大枣20枚（劈开）、粳米100克，水煎分三次服。连吃七剂，大便下行，症状陆续解除，竹报平安。

233. 茯苓涤饮

《伤寒论》《金匮要略》以附子领衔名方的有附子汤、附子粳米汤、附子泻心汤。附子汤原医少阴病身体、关节疼痛、奉口中和、背恶寒、手足凉为重点，投炮附子、白术，加茯苓祛湿，党参、白芍益气、补血、养阴，能调理风、寒、湿痹，壮阳而不伤阴，利水同时护正，攻补双向合疗。伤寒家重订剂量，移植施治痰饮，独具特色，突出附子、白术、茯苓、白芍，外添小量麻黄，普遍有效。将经常不被重视的冷落方重振雄威，功莫大焉。

1980年吾在山东医学院遇一市民，全身酸痛、四肢痿软、行动困难，除此着眼症，就是"背寒冷如掌大"，医院诊断原因不明、神经官能病，饮食、睡眠、二便均无变化，约六个月史。老朽根据圣书开了黄芪桂枝五物汤加减，似水掷石未见效果；乃改用本汤，计炮附子45克（先煎一小时）、白术30克、党参15克、茯苓30克、白芍20克，未有损益，水煎分三次啜下，每日一剂。凡三周，情况好转；继续没停，又服十天而愈。临床所睹痰饮，亦是积水为患，虽无浮肿现象，也要清除湿邪，"背寒冷如掌大"，应瞩目寒饮凝结。离了茯苓伴奏演唱，难以曲终落幕，也宜归入主药。

234. 竹叶石膏汤养阴退烧

民初北方伤寒家除火神派尚有龙王派，即寒凉派，为数不多，盐山张锡纯先生不在其内。他们临床虽然掌握白虎汤、葛根芩连汤、竹叶石膏汤，重点应用竹叶石膏汤。认为石膏清热，属于打击性抑制药，侧重治标，加入滋阴生津、沃焦救焚才能灭火，白虎汤内知母就起这一作用；由于石膏孤军作战，不易克敌制胜，转投竹叶石膏汤加黄芩、知母便可解决，凡伤寒邪传阳明或温病热入气分都宜帅军出征；陆九芝先贤局限白虎汤、葛根芩连汤的范围，难以令人满意。家父说《伤寒论》四逆汤、白通汤、通脉四逆汤为"三大火神"，清代末年又将白虎汤、葛根芩连汤、竹叶石膏汤推出，命名"三大龙王"，提供后学重视水火医疗，十分有利。应把石膏放在首位，黄芩与黄连相同，因燥湿伤阴且伐人体生生之气，勿要多用，以免影响壮水制火的全局。

　　1957年七月气候炎热，吾在山东省中医进修学校诊一暑温，口渴、厌食、烦躁、脉数、体温升高、身上汗出不断、夜间谵语、大便没有燥结。曾给予白虎汤加黄芩，反映不佳，尿转短赤，表示津液亏耗；乃开了竹叶石膏汤，计竹叶30克、石膏60克、半夏6克、麦冬30克、党参15克、甘草10克、粳米60克，增入知母15克，水煎，六小时一次、分三回服，昼夜兼进。连吃三剂，就烧退症消。虽然例子较少，竹叶石膏汤的疗力，相对而言，已超过白虎汤。

235．六火汤的选用

　　北方伤寒派东土梵音，将《伤寒论》桂枝、附子、细辛、干姜、蜀椒、吴茱萸摘出，辛热助阳广泛应用，列为"六火"，和石膏、黄芩、知母、黄连、山栀子、大黄、芒硝七寒放在同一位置，称为起死回生药。吾师其法，将"六火"组成一方，专题调理上下三焦虚寒，通过热化用于多种疾患，很富实践价值。常举附子当君15～45克，干姜、桂枝、吴茱萸居次，细辛、蜀椒有麻醉作用，投量最小，温里、散邪、止痛，发挥三项功能，命名"六火汤"。

　　1980年在山东医学院遇一干部，肩胛、腰腿阵发性疼痛，四肢冰凉、得熨则舒、出汗转重，大便偏溏、久不成形，医院诊断风湿、尿酸性关节炎。老朽开始授予桂枝去芍药加附子汤，未见效果；遂改为本方，计炮附子45克、桂枝15克、干姜20克、细辛6克、蜀椒10克、吴茱萸15克，水煎分三次服，每日一剂。约二十天，症状逐渐解除；又啜两周停药，来函告诉已愈。临床观察，对胃肠虚寒沉积，无论胃炎日夜疼痛或肠炎腹痛即泻均可借力选用。

236．驱热良方七仙降火汤

医林前辈大瓢提出《伤寒论》"六大火神"（桂枝、附子、干姜、细辛、蜀椒、吴茱萸）、"七大寒仙"（石膏、黄芩、知母、黄连、山栀子、大黄、芒硝），为六益七损。临床荟萃一方者比较少见，吾师法民初山东稷门医家调理湿热、温邪、流行性疾患发烧久而不退，将"七大寒仙"组在一起，若肠道阻塞、大便秘结就可投用。以黄芩、黄连清热燥湿，石膏、知母、山栀子泻火保阴，大黄导邪下行，芒硝破滞开通魄门，共奏功效。虽然"攻"字当头，须要掌握大黄、芒硝量不宜多，3～6克即达标准，超过此限则犯了湿热急下、大寒伤正的禁忌。老朽经验，大黄、山栀子有利尿作用，不必再加滑石、海金沙，乃命名"七寒汤"，因不断给予患者，疗力显著，又改称"七仙降火汤"。

1956年吾于山东省中医院诊一大学男生，感染温邪，尚未进入营血，习谓气分、阳明温病，午后潮热、出汗、谵语、屎干未结、高热持续不降，无头痛、呕吐、抽搐现象，发作十日，吃药、打针没有好转，医院怀疑夏季热、病毒流感、乙型脑炎，嘱其改就中医施治。当时曾授与此方，计石膏60克、黄芩15克、山栀子15克、黄连15克、知母15克、大黄3克、元明粉3克，水煎，六小时一次、分三回服，日夜不停。连饮四剂，竟症消而安。"七仙降火汤"得到如鼓应桴的美誉。

237．《伤寒论》四大门卫

《伤寒论》麻黄、桂枝、葛根、柴胡，均有开腠理、解肌、发汗功能，挂帅出征，为重点药物。麻黄宣发、桂枝活络，性味辛温；葛根解凝、柴胡疏散，宜于风热外袭，历代将其归入辛凉行列中，共称"四大金刚"。根据仲师综合利用规律，亦可合作演唱，如葛根汤（葛根、麻黄、桂枝、白芍、甘草、生姜、大枣）、柴胡桂枝汤（柴胡、半夏、黄芩、党参、桂枝、白芍、甘草、生姜、大枣）。民国时期，鲁北地区从外省来一高手，不悉姓名，善理时令疾患，凡春季感受外邪，不问风寒、风热，若头痛、发烧、恶寒无汗，开"四大金刚"，有时加入相应之品，都属温性，如荆芥、防风、苏叶、藿香充作陪衬，然为数很少。特点是柴胡第一、葛根第二、麻黄第三、桂枝第四，以柴胡、葛根领先，居于君位，添生姜六片、橘皮一个为引，临床效果令人满意。

1970年吾在淄博诊一同道，时值深秋，因感凉邪，项背强直、恶寒无汗、大便鹜溏日下数次，已卧床不起，要求给予发汗止泻逆流挽舟法，吃"《活人》败毒散"类。老朽劝他试用本汤，方小药少，十分灵巧，权作试验，表示同意，乐观其成，就投与麻黄10克、桂枝10克、柴胡15克、葛根30克、生姜9片、陈皮10克，水煎分两次服，盖被温覆、啜热粥一碗，促使得汗。连饮二剂即愈。录出此案，提供医林参考。

238．三味大众汤发小汗解表

家父欣赏时方，对《伤寒论》《金匮要略》亦背诵如流，因客观需要，倾向轻描淡写，喜开与时俱进之方，认为《千金》二书、《外台秘要》庞杂，缺乏规律性，不易掌握，常放弃弗用。曾将《金匮要略》所载苏叶、防风、独活录出，组成三味辛温解表汤，以苏叶宣散止呕、防风疏通腠理、独活搜风镇痛，共同驱邪，三足战车投量一致，不分君、臣、佐、使，集体出征，临床效果十分理想。药价低廉，沧海普度，称大众方。对春、夏、秋季节普通风寒感冒，往往得汗便愈。且稳妥驯良，凡恐麻黄汤辛热伤阴亡阳者，最为适宜。

1957年吾在山东省中医进修学校执教时诊一农村妇女，分娩七日，感受风寒，恶寒无汗，脉搏弦紧，恶心厌食，全身肌肉、关节疼痛，阖家惊慌失措，误为产后风（破伤风），准备后事。老朽告其是外邪感冒，先吃疏风散寒小药试之，即授予此汤，计苏叶10克、防风10克、独活10克，加生姜6片，水煎分二次饮下，并啜热粥一碗、盖棉被温覆取汗，不可令如水流漓，防止虚脱。功效很好，一帖而安。这首小方，同门诸兄施治白领阶层信手用之，大都反馈药下能见小汗，三天获痊，乃命名"三味大众汤"。

239．药随病变举例

《伤寒论》诊疗法则，先解表、后攻里，急治标、缓治本，救阳第一、养阴居次。阴阳双亏，在助阳基础上补益阴血，开四逆加人参汤，属规律性，是后世贵阳贱阴的又一依据。若脱离这个路线，被认为"误医"。老朽观点，虽然亦有特殊情况出墙施治，未列入正常范围，须灵活对待，最典型的就是少阴热化证，"心中烦、不得卧"，投黄连阿胶汤；口干燥、腹中痛、下利清水、热结旁流，用大承气汤。所以有经验的学者，能通权达变、量体裁衣，不株守阴中无阳、阳内乏阴的套子，传承古圣先贤遗产，突出目的要求、辨证准确、处方灵活，才可学以致用、药下如攫。坚持上述，方称走向正途。

1986年吾在济南遇一矿山工程师，因秋燥头痛、咳嗽、便秘、无有鼻涕、皮肤表现干劲皴揭，而体温正常，曾服养阴清肺汤、大定风珠，逐渐转为虚弱、疲劳、纳呆、便溏、怕冷、蜷卧，一派寒象。承邀会诊，从发病过程推断，乃屡吃凉药，阳随阴化，已转成寒证，应开温热急救其变，否则会发生亡阳危局。劝说悬崖勒马，写了四逆加人参汤，同意后把量定为炮附子30克（先煎一小时）、干姜15克、甘草10克、党参30克，添入黄芪30克、当归10克、神曲10克，水煎分三次用，日饮一帖。连啜五天，即起来活动。将量稍减，又购数剂，告诉已愈。"活"字当头，是临床必须掌握的重要手段。

240．贵阳贱阴不宜盲从

火神派学术思想的形成，来自多个方面，尚有论及《伤寒论》处方，能"存津液"与事实不符，如黄连阿胶汤内黄芩、黄连燥湿耗液，抵消白芍、阿胶养阴作用；大承气汤医热结旁流，目的泻火排毒，并非滋阴，枳壳、厚朴香窜行气，亦与壮水生津无关；凡阴阳双亏，投四逆加人参汤施治亡血，是在助阳的前提下促进生阴，足以说明壮阳在补阴之上，仲景贵阳贱阴的济世格调已成定局。此言有其值得研究一面，但理由不够充分：黄芩、黄连含燥湿之性，但没有考虑清热就能保阴；枳壳、厚朴辛烈，但同大黄、芒硝组方，属一过性，开积破结后香窜伤阴之性会随着大黄、芒硝泻下由肠道排出，非久留体中，损害阴液的负效应很快消失。基于上述，不难显示《伤寒论》的护阴疗法客观存在，谓之单纯贵阳，缺少可靠依据。

1966年吾于山东省中医院诊一中年农家女子，感觉身弱乏力，到田间劳动辄汗流疲惫。曾给予黄芪建中汤加炮附子、干姜、吴茱萸，没见改善，反而口干、烦躁、精神亢奋、入夜难眠，表现阳旺阴衰；药不对证，即转开了《金匮要略》加减麦门冬汤，计麦冬15克、党参15克、竹叶30克、石膏15克、阿胶10克、甘草10克、大枣15枚（劈开）、粳米60克，日进一剂，水煎分三次饮下。连吃四天，病情趋向稳定；把量压缩三分之一，又啜六帖，来人告知已安。经验提醒，抓住正邪变化，是临床关键；贵阳贱阴乃偏颇杂论，切勿盲从。

241. 葛根的应用

葛根性味甘平，属豆科植物，古代取其纤维织布，与麻并用，号曰葛麻；花名葛花，解饮酒中毒。入药用根，解肌透表、生津止渴，可疗急性肠炎、红白痢疾，重点治外感时邪项背强直、肩胛拘紧，俯仰、屈伸困难，表现几几然。《伤寒论》常同麻黄、桂枝配伍，如葛根汤；清热止泻和黄芩、黄连组方，如葛根芩连汤。因含大量淀粉，民间度荒充饥，被列入药食两用、退烧解痉药。北派伤寒家把它与麻黄、桂枝平分秋色，共称"仲景发汗三仙"。老朽经验，葛根解痉有明显作用，发汗功力不及麻黄，生津止泻为一大优点，通过表里双疗可视为逆流挽舟的首选。既往叶桂医系坚持"耗胃汁"说，子虚乌有，不可盲目遵循，应以临床实践为据。

1982年吾在山东中医学院诊一秋季伤寒，腹泻、发烧、恶寒、身上无汗、大便日下四五次皆呈水状、口干不渴。当时就授予"三仙"加甘草、生姜汤，以葛根为君30克、麻黄10克、桂枝10克、甘草10克、生姜6片，水煎，六小时一次、分三回服，温覆催汗。连吃两剂，表解泻停，病家欢喜不已。

242. 沈氏运用六火神治痛痹

干姜为生姜暴晒去掉水分，健胃止呕、温里驱寒，助附子壮阳，炒黑名炮姜，功能止血；细辛疏散风寒，通络止痛，调理鼻炎，与五味子配伍疗哮喘咳嗽；蜀椒有麻醉性，长于温里，缓解腹痛，抑制蛔虫，多则发汗；吴茱萸热化寒饮，下气散寒，治胃酸上泛、手足发凉、暖里镇痛，同干姜结合改善口吐涎沫。以上四味习称"四火"，即"四味火神"，融入一方者比较少见。北派伤寒家将其和附子、桂枝并列，命名"六味火神"，专题授予阴盛阳衰多种寒证，可获明显效果。

1950年老朽遇一沈氏医林前辈，操河北口音，据云知识渊博、经验丰富，常大胆遣药应对疑难顽疾。曾接诊一位中年妇女，痛痹缠身，医院印象原因不明怪症，遍体疼痛，四肢关节既不粗大、亦未变形，约有三年史，要求解决剧痛如撕裂，药后能起床。他三思而后处方，开了生附子30克（先煎一小时）、桂枝30克、干姜20克、细辛15克、蜀椒20克、吴茱萸30克，水煎分四次服，嘱咐不要更改，以愈为止，蜀椒用生，不炒去汗。大概连吃十剂，感觉痛减，继续未停。事过数年，遇其家人乃询问之，竟然获得生活自理，除阴雨天气，基本很少不舒。藉此写出，供作借鉴。

243. 百岁丹治疗虚弱

民国时代山东杂方派调理人体虚弱、气血亏损，赢瘦、疲劳、易于感冒，为了提高免疫、抵抗、修复力，常将《金匮要略》薯蓣丸减去白蔹、防风、桔梗、柴胡，以阿胶为主，山药、党参、白术、当归相辅，碾末，制成水丸，长期应用，收效甚佳，更名"百岁丹"。突出补气养血、滋阴开路，在保健方面独树一帜，比人参养荣丸、十全大补汤功高一筹。投量阿胶200克、山药100克、党参100克、白术100克、当归100克、生地黄50克、桂枝30克、神曲30克、大豆黄卷30克、川芎30克、白芍30克、麦冬30克、杏仁30克、茯苓30克、甘草30克、干姜20克、大枣100枚（去皮、核）。及门弟子实践，认为精简后适用广泛，可列入一级平补方，给予脑力劳动者白领阶层，最有价值。

1970年吾在新泰遇一干部，神经衰弱休息数月，曾按"劳则温之"吃归脾汤，开始见功，继用反弹，且食欲降低，每天喝稀粥、麦片流质软食，体重下落十五千克，医院怀疑隐形糖尿病、恶性肿瘤，客观检查以亚健康结论。由儿子陪同来诊，要求用丸剂缓疗，于是就写了此方，每次10克，日三服。约半年时间，逐渐好转；劝其减量，继续勿辍；凡九个月，症状消除，基本治愈。

244. 痰食气血凝胸的治疗

《金匮要略》谓"脉紧如转索"停有宿食；肝着"常欲蹈其胸上"，二者同时发生，十分罕见。

1968年吾于济南遇一更年期丧偶女子，精神抑郁、心烦易怒、嗳气、厌与人言、噩梦频仍、脉象搏动如绳旋转、喜欢小儿坐其胸上。开始按自主神经功能紊乱处理，药后无功，乃延中医，曾吃逍遥散、柴胡疏肝汤，依然如故；改为瘀血论治，投予《医林改错》通窍活血汤、血府逐瘀汤，亦乏效果。由其弟陪同来诊，因大便困难，给与小量桃核承气汤，稍有缓解，数日又行发作；当此情况下忆及"宿食""肝着"二证，但苦无良方，随开了旋覆花代赭石汤加山楂、半夏曲、藏红花、少许大黄，计代赭石30克、半夏曲15克、旋覆花30克（布包）、党参10克、藏红花3克、山楂15克、大黄3克、甘草6克、生姜10片、大枣6枚（劈开），每日一剂，水煎分三次服。连饮七天，已露转机；嘱咐勿停，凡二十帖渐趋稳定。将量减半，七周左右病去而安。这一治疗是受旋覆花汤启示，遗憾的是没有应用大葱和新绛，录出作为个案，提供医林参考。

245．陷胸、承气二"小"，同方有利无弊

山左杂方医家喜开经方者颇不乏人，曾仿照清代王孟英调理三焦气郁、食积、痰结，将小陷胸汤、小承气汤合在一起，名"陷胸承气汤"。其中药物随病情轮流坐帐，除闷消满以瓜蒌、枳壳、厚朴为主；恶心呕吐以半夏、黄连挂帅；胃肠停热、大便难解以大黄领先冲锋陷阵。被称活学《伤寒论》的样板，一则药物有选择性，二是投量顺势加减，和日本汉医联合死套完全不同，从实际应用讲，有发展前途。伤寒派医家对比不加可否，认为陷胸治上、承气疗下，混合组方会因承气汤坠降影响横扫胸膈，令瓜蒌、半夏、黄连走向肠道，清上不足，通下有余，非正确门径。这一论点虽有道理，缺乏考虑厚朴、枳壳、大黄下行，也把上中二焦病邪趋之于下随其势排出，有利无弊；若大黄量小，尚可在上中部位发挥推荡作用，反而得助。

1979年吾在山东医学院遇一铁厂工人，胸腔积液，胀满疼痛，仰卧则甚，饭后转重，小溲短少，大便二日一行，无干结现象。医院建议配合中药，老朽即开本汤与之，含半夏10克、黄连15克、瓜蒌30克、枳壳15克、厚朴15克、大黄3克，加入茯苓30克蠲饮行水，日进一剂，水煎分三次用。连吃一周，病情转佳；又啜八天，症状减去大半；善后兼予健脾益气，月余获愈。说明应对病机，二方合组，未见障碍。

246．龙骨、牡蛎有大用

龙骨镇静安神，牡蛎软坚散结，皆能平肝潜阳、收敛固涩、压惊制恐，凡头目眩晕、烦躁不宁、汗出过多、失眠易梦、四肢抽搐、崩漏下血、腹泻遗精，常同时联用，被视为比目鱼药，如《伤寒论》桂枝甘草龙骨牡蛎汤、柴胡加龙骨牡蛎汤。老朽临床调理阴虚阳亢所致心悸、自汗、盗汗、头痛、浅睡、噩梦纷纭、卧起不安，习呼"水陆降魔二杵"，和酸枣仁组方最为合拍，突破

了伤寒家单纯施治惊、悸的范围。目前仲景传人用于浅睡、多梦、夜间失眠，在酸枣仁汤或黄连阿胶汤内添入本味，已逐步形成规律性；但在山东地区应用仍然甚少，表现寡未敌众，大概受到杂方派的影响，还把酸枣仁、夜交藤推为"灵药"。

1982年吾在山东医学院诊一神经衰弱，类似《周易》所言水火不济、心肾交接失调，噩梦不断，恐惧万分，大呼狂叫，已经三个月，几乎没有鼾睡过，坐着休息，不敢卧榻。当时即选了《金匮要略》桂枝加龙骨牡蛎汤，计桂枝10克、白芍15克、甘草10克、生姜6片、大枣20枚（劈开），增了百合30克，将龙骨开到60克、牡蛎60克，水煎分三次服，日饮一剂。连吃十天，证情递减；嘱咐勿辍，共十八帖，来人转告恢复平安。

247. 小柴胡汤加麻黄的应用

北方名家圣来禅师，调理风寒感冒运用《伤寒论》方，与众不同。认为所遇病例大都已有二日，不宜投麻黄汤，为了防止邪入少阳或处于太阳、少阳之间，可给予小柴胡汤加麻黄，能一举双得。配合温覆、吃热粥发汗，往往一剂便愈，受到了医林赞扬。老朽传承这一理念，确有功效。

1956年冬，吾在山东省中医院诊一伤寒，发病三天，头痛、鼻塞、流涕，表现骨楚、恶寒无汗，就开了上方。计柴胡15克、麻黄10克、黄芩10克、党参10克、半夏6克、甘草6克、生姜10片、大枣6枚（劈开），水煎分两次服下，啜粥、盖被取汗。只饮一剂，即表解而愈。本法富有科学性，值得研究。

248. 胃热宜服黄连汤

《伤寒论》黄连汤附注"疑非仲景方"。老朽将桂枝减去、加二冬，调理胃阴不足、热邪内扰、逆气上冲，症见口渴、胸闷、恶心、呕吐，清火、生津、增液，很起作用，命名"二冬黄连汤"。以麦冬、黄连为君10～15克，大便干燥把天冬升至30克；干姜辛热不应混迹其间，健胃止呕尚可保留，注意切勿超过10克，不然反宾为主，功效则变；党参护阴养血、兼能益气，量取中等，10克比较合拍；为了胃气免受伤损，弟子华君建议大枣提到30枚，此说允执厥中。

1980年吾于山东医学院遇一机师，因消化系统溃疡休息半年，近来饮酒、吃红尖辣椒反复发作，干呕、腹内灼热、口渴、喝水方舒、肠道功能无规律性，二三日入厕一次，溏、硬不一。当时就开了本汤，计半夏12克、黄连15克、干姜10克、天冬10克、党参15克、麦冬15克、甘草6克、大枣30枚（劈开），日进一剂，水煎分三回饮下。连服九天，症消而愈。

249. 南、北柴胡各异

自从南产狭叶柴胡偏于升阳，引起头眩耳鸣、面红目赤、恶心呕吐，导致湿热上腾，叶桂学派怕"劫肝阴"，将柴胡入药打入冷宫，视如牛鬼蛇神，亦把北方生长的大柴胡（俗名黑柴胡）席卷其中。实际黄淮地区采集的野生柴胡很少副作用，疏肝解郁，调理伤寒邪入少阳胸胁苦满、往来寒热、口苦头痛，宣散外邪，降温退烧，首屈一指，与黄芩配伍功效比较明显。同《伤寒论》所言上焦得通、津液随下、外开皮毛、汗出而解，论述一致。山东伤寒家除泻肝利胆用于精神抑郁，重点投向流行性热证发烧无汗，不论伤寒、温病，都可应用，列入辛凉解表、推陈致新、促进代谢、广谱退热药，常与麻黄、葛根、石膏、黄芩、竹叶、知母组方。杂方派则和金银花、连翘、大青叶、青蒿、板蓝根结合，抗菌、消炎、抑制病毒，易见疗效。老朽观察，狭叶柴胡速予淘汰，统一标准均开北方产者，能广泛应用，不存在功过问题。

1968年吾于博山诊一乡镇干部外感发烧，出汗体温下降，过后又升，接近一周持续不退，注射抗生素、补液未获功力，乃转求中医。因伴有胸胁苦满，宜吃柴胡剂，写了柴胡20克、黄芩18克、党参15克、半夏10克、石膏30克、知母10克、甘草6克，即小柴胡、白虎汤的联方，水煎，五小时一次、分四回服，日夜不休。连饮三帖，身上小汗溱溱未断，逐渐热去而愈。通过本案可以看出，北产大柴胡要视为良药，与狭叶者临床事故频发完全不同。

250. 派别殊途同归

抗战时期，北方医界对晚清、民初岐黄前辈思想、学说研究评论，认为温病体系王孟英倾向驱邪，宜列攻实队伍；张锡纯善用石膏，非寒凉派，从所投药物小结，属补益家。因此，对历代先贤的传世主张要窥其全貌，避免断章取义，以偏概全，漏掉成就。

再则，上海张山雷科甲出身，巨龙猛虎、行云流水勤于写作，乃时方名手，与伤寒派无缘，但对经方的曲水流觞亦发表继承倡议，崇尚灵活运用传统特色。吾少时见一铃医，遍走集市，因杆挑葫芦、年七十余，人称"尤老葫芦"，言其为黉门秀士学涧溪折肱卖药者，知识之博几无匹敌。他批判师法《伤寒论》只学皮毛，未有掌握精髓，如四逆汤与通脉四逆汤本为一方，投量不一才一分成二，附注标明，无必要分作两条；《金匮要略》小承气、厚朴三物汤、厚朴大黄汤三环套月，同样如此；白通汤即四逆汤去甘草加葱白，也可仿照组为一汤，四逆汤加葱白，驱寒温里、止泻、镇痛、回阳补命门火，能提高功效，比单开四逆汤、白通汤、通脉四逆汤可拔头筹，受到杏林赞扬。

1982年吾在曹县遇一慢性肠炎，十天前虚汗频仍、怕冷、足下似踏冰块，纳呆，气喘、乏力、直到卧床不起，脉象间歇，吃药没有好转，要求授予新方。就开了尤老医家的三合一汤，含生附子45克（先煎一小时）、干姜30克、甘草15克、葱白五段，日进一剂，水煎分三次服。六天后，感觉体内温暖，倦怠、出汗、便溏均有改善。葱白通阳，尚可解肌，不宜多用，否则影响壮阳药物发挥作用，将它减掉又吃一周，病情基本消除。把量压缩一半，继续巩固。准斯以观，杂方派巧妙运用经方，门户、学术倾向会逐步殊途同归。

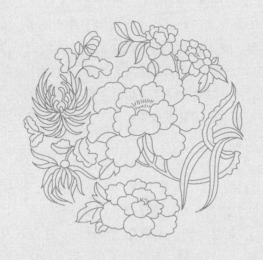

第三编

251 ~ 375小节

251. 炙甘草汤医月经先期量多

《伤寒论》炙甘草汤医"脉结代、心动悸"，《金匮要略》用以治肺痿、虚劳、身体亏损。伤寒家调理妇科，该方移用于月经先期、量多，重任生地黄凉血滋阴、兼通便秘，减去桂枝。根据四逆汤加人参的例子，给予党参补血，仍名"复脉汤"。刷新定量，甘草降级列为佐药，阿胶升至臣的位置，严格不加黄酒，很有巧思，改称"调经方"。吾由卢氏手中获得这一疗法，赠与行经时间延长、排卵型大量出血，易见成果；对子宫内膜增生、功能性子宫收缩不良所致崩漏，大都无效。

1980年在济宁遇一中学教师，内分泌失调，月经按时来潮，流血十日不止、颜面姜黄、脉搏细数、体重下降，已有二年史。嘱咐专啜本汤，投党参30克、阿胶20克、生地黄30克、麦冬15克、麻子仁10克、甘草10克、生姜6片、大枣30枚（劈开），每日一剂，水煎分三次饮之。连服五天，崩漏即止；第二个月来潮三日吃药，又进四帖，就转归正常，后未再反复发作。炙甘草汤医月经先期量多，洵属佳方。

252. 小柴胡汤善疗风热

医界元戎大瓢先生除伤寒少阳投小柴胡汤，风热感冒头痛、发烧、口渴、无汗亦用此方，不以"往来寒热、胸胁苦满"八字为依据，打破半表半里的传统范畴。将柴胡开到30克、黄芩20克，按时间饮药，功力迅速，往往二剂便愈。提出因热邪伤阴，津液亏耗，要多加党参；防止呕恶、纳呆，半夏也属重点；生姜解表有助发汗，鲜者莫低30克，其块大小不一，反对切片计算；甘草生品矫味、解毒，炙后转补，易恋外邪，起负面作用。临床观察，比大青龙汤小量应战，疗能居上。老朽不断验证，果如所言。

1961年吾于武城遇一航运工人，暮春三月感受风热，口渴喜饮、体温升高、项背强直、肩胛疼痛、全身骨楚、脉象变紧、恶寒无汗。蓦然忆及本汤，即写出与之，含柴胡30克、党参20克、黄芩25克、半夏10克、甘草6克、生姜30克、大枣10枚（劈开），另添葛根20克，水煎，六小时一次、分三回服。啜后卧床温覆，汗出病去，竟一帖而安。

253．杂方应与经方相辅而行

自明代以来，社会上流行一种陋习，投大黄泻邪，稍有不适归咎医生；吃补药病危，则言人参汤尚未救活，是寿限已到。故温补派占据上风，执了业务牛耳。就山东而论，亦是如此，奉行张景岳先贤学说者，大多成了寨主，并不锐意熟地黄，被列入杂方派。补益家虽有偏颇一面，仍要看到他与众不同的优势，否则便无法承认客观现实。老朽有一挚友，善开参、芪、归、芍，且加砂仁、神曲，突出健胃，很少倡议升阳散火，却戴着金元时代东垣传人帽子，求诊者络绎于途，极受欢迎。

1952年秋天，曾在吴桥遇一"内伤脾胃百病由生"，患者男性，四十余岁，消化不良、厌食、感觉腹内膨满，每日更衣一次、下后即舒，口中无嗝气、嗳腐现象。初给予保和丸、理中汤加减，反馈未见效果；嘱转纪君调治，开了东北人参、黄芪、白术、木香、砂仁、紫豆蔻，竟七剂而愈。吾思想比较保守，在《伤寒论》《金匮要略》二书左右盘旋，吸取时方、杂方的新知识少，放弃多家门派的特殊技艺，步入晚年追悔莫及。

1975年于山东医学院遇一巾帼空飞演员，离婚气郁胸廓，烦躁、痞硬、疼痛，由单位抬来寻治。乃写了纪君的处方，增入甘松、柴胡、枳壳、延胡索，每日一剂。连服五天，电告已安。杂方的运用，也是一支不可缺少的力量，过度迷信经典，忽视与世同进的发展，难以应付千变万化的临床任务。

254．旋覆花消痞开结

旋覆花属菊科植物，又名全福花，整株称金沸草，性味辛温，生于盐碱地，咸者为正品，降逆疗呕、涤饮祛痰，乃《伤寒论》旋覆代赭汤的主药。民初山东伤寒家将其用途列归三种：一是散结开痞；二是下消噫气；三是平喘止咳。投生品不加蜜炙，遵照仲景先师意，强调量大，布包15～30克，少则寡效。打嗝、呃逆、嗳气上冲，与代赭石同量；镇咳、定喘要开3：1，即旋覆花30克、代赭石10克，或减去代赭石以半夏代之。业师调理结胸、心下痞证，常于小陷胸汤、半夏泻心汤内添入本味，约30克左右，能提高功力。张简斋先生旋覆花不越15克说，适于岭南、香港，在华北地区并不适宜。

1957年吾执教山东省中医进修学校，诊一返俗务农老僧，痰涎壅盛、日夜咳嗽、痰中夹血，鼻衄，胸痞，呼吸困难，曾言病危，口诵佛号，等待寿终。当时就授予旋覆花30克、半夏10克、代赭石15克、茯苓30克、紫菀15克、款冬花15克、五味子20克、桑白皮30克，水煎分三次服。连饮五剂，症状递减，惟咯血依然，即把代赭石增至40克；又吃八天，血止遂安。事实提醒，在疗血方面，代赭石降冲起了理想作用，曹颖甫、丁甘仁、谢利恒前辈所谓"下气可以制火"，信而有征。

255. 玉竹润燥小补

玉竹原名葳蕤，甘平，养阴润燥、清化虚热、生津止渴、益血补中，医胃液不足、肺火干咳、颜无光泽、肌肉萎缩，有培气强心作用，《伤寒论》麻黄升麻汤含有本味。性质醇厚、得力较慢，朱肱《南阳活人书》谓："代参、芪，不寒不燥，大有殊功。"叶派从天士翁开始，传承人大都欣赏，养胃增液，与山药、扁豆、麦冬、天花粉、石斛、西洋参并行，视为健胃要药。家父经验，脾气应升、胃热宜降，它能双向调节，以润下为主。因偏于静，和强劲动力者不同，量要放大，须20～40克，否则功薄难显，类似喝大枣水，稍甜而还。同门兄孙步野开到60克，无异常反应。消除肺、胃燥邪干咳无痰、消化液匮乏，最易获效。

1973年吾在山东医学院诊一技师，既往有结核病史，已经钙化，胃热灼心、大便干结、喜饮冷水、频频咳嗽、不吐痰涎，身体消瘦不足五十千克，表现气液两亏。即开了《金匮要略》麦门冬汤，去掉半夏加入石膏、玉竹，计麦冬30克、党参30克、甘草10克、大枣15枚（劈开）、粳米100克、石膏30克、玉竹45克，每日一剂，水煎分三次饮之。方没更改，连啜十五天，入厕通利，症状全解，基本治愈。此药平易，无人光顾，应让其粉墨登场，为慢性疾患服务。

256. 驱寒三火同灯

调理寒邪入腹呕吐、疼痛，《金匮要略》投附子粳米汤，后世因半夏与附子相反，不宜同方，吾师法民初北方伤寒家删去半夏加入干姜、吴茱萸。凡胃炎、溃疡或肠系膜淋巴结炎，只要表现虚寒上腹、肚脐部阵发和持续性疼痛，就可投用。取黑皮附子砂炮15～30克、干姜炒黄15～20克、甘草蜜炙10～15

克、吴茱萸生品10～15克，添入黄酒30毫升，水煎分三次饮之。兼有肠炎雷鸣、泻下不止者，亦能获效。其中附子驱寒虽属君药，在镇痛方面适于四肢关节，对腹腔疗力不大，和吴茱萸相比不占优势，处于次要地位；但吴茱萸气味浓烈，量重难服，25克就达顶峰，不然影响战局。

1962年老朽于山东中医学院诊一学生家长，从烟台来济，乘车震荡一路风尘，头昏、恶心，感觉绕脐绞痛，泻下两次皆为稀水，身出冷汗，疲劳不堪。即授予此方，含炮附子30克、吴茱萸20克、炒干姜20克、炙甘草10克、大枣15枚（劈开）、粳米100克，水煎分三次用。吃了两剂，症状逐渐消失；又啜一帖理中汤化裁，彻底治愈。方内药物应归功炮附子、炒干姜、吴茱萸，门生誉为"三火同灯"。

257. 防己黄芪汤治寒湿身痛

北派伤寒家调理寒湿身体沉重、酸痛、行走无力，投《金匮要略》防己黄芪汤加桂枝，百分之八十反馈有效，其量巨大，耐人寻味，计汉防己30克、白术45克、黄芪75克、桂枝20克、甘草6克、生姜6片、大枣10枚（劈开），水煎分三次饮之。特点是啜热粥一碗，盖被取汗，与服桂枝汤法相同。一般认为黄芪封闭腠理，药后不会得汗，事实告诉却可透表，令病情瓦解。机理有二：一是补气托里，强化汗源；另外通过喝粥增液，热啜、温覆利于毛孔开张，亦起催汗作用。但黄芪不宜和麻黄组方。老朽经验，黄芪性虽收敛，仅占龙骨、牡蛎、山茱萸、五味子之半；扩张血管、改善循环、促进血流量，才显示其重要功能，看不到这一特点，就等于解除了它的武装。

1965年吾在山东省中医院诊一护士，两月前沐浴感受寒湿之邪，沉重懒动、浑身肌肉酸痛，走路表现老态龙钟，吃活络丹、身痛逐瘀汤未见转机，乃来求治。根据当时情况即写了上方，嘱咐坚持应用，每日一剂。连服两周，症状大减。把量压缩二分之一，又饮七天，基本治愈。

258. 败酱草治口腔溃疡

败酱草应用蕲蒉，北方则投野生的苦菜，作用相似，清热解毒、消痈排脓、化腐生肌，能治丹毒、阑尾炎、蜂窝织炎、毛囊炎诸症。《金匮要略》有薏苡附子败酱散，为外科要药。朱成麟先生《温病集腋》调理慢性咽炎，将败酱草制成蜜丸，长期大量服用。民间施于口腔炎、复发性口腔溃疡，坚持汤剂饮之，都有明显效果。吴七前辈指出，正品为荠薴，苦菜属冒牌货，但积重难返无法纠偏，从疗力观察可以鱼目混珠。荠薴其根很苦，色白似绿豆芽状，与酱同食开胃泻火，俗名玉杆菜。

1954年吾在河北遇一复发性口腔溃疡、宫颈糜烂，已有两年史，发作时唇、舌、两腮灼热，布满白腐凹窠、疼痛，阴道溢出大量白带，医院怀疑白塞氏病。老朽嘱其吃玉杆菜蘸豆酱。先后啜了二十斤❶，症状解除。虽只一例，宜资研究。

259．四条水龙的应用

《伤寒论》所载甘遂、大戟、芫花、商陆，含有剧毒，通利大小便，峻泻立竿见影，非大黄、芒硝可比，称"四条水龙"。目前封闭，列为半禁品，只有炮制加工、特殊需要，才可启用。甘遂性寒，名"猫儿眼"；大戟名"九头狮子"；芫花性温，名"毒鱼草"；商陆性平，名"下山虎"，皆以排尿居主，兼通肠道。能破痰饮、水邪停聚、癥瘕炎肿，对痰涎壅盛、胸腔积液、肝脾肿大、严重腹水、恶性癌块都有作用。大陷胸丸、十枣汤、牡蛎泽泻散就取其组方。商陆投白色者，毒性小，量稍大，煎剂7克左右，甘遂、大戟、芫花则切勿超过3克；粉末吃汤剂的五分之一量，是安全范围。尽管属于猛药，尚须了解它的临床，不然会在《本草》中消失。老朽意见："四条水龙"功力应当肯定，避免发生事故，获效即止；因噎废食，有欠公允。

1954年吾于河北省诊一农民肝硬化腹水，放水三次，仍旧积聚，肚子隆起、脐眼外翻、皮薄发亮、压之坚硬、脚面如瓜，要求结束生命，去掉痛苦，经家人同意开了"四条水龙"，计制甘遂3克、制大戟3克、制芫花3克、制商陆6克，加入补气护正的人参15克、白术30克、黄芪30克，预防呕恶添了生姜6片、陈皮15克，水煎，四小时一次、分七回饮下。服后五小时，肠鸣，开始大便，小溲已通，更衣三次，泻出大量腹水，能够进食。尔后由地方医友接手，两月函告，基本治愈。先父经验，若积水难消，配合吃阿胶，提升蛋白，极有帮助。

260．葛根汤与肩周炎

《伤寒论》麻黄汤、桂枝汤、葛根汤为三大解表方，麻黄汤与桂枝汤组成

---

❶ 按：非法定计量单位，为维持原貌计，予以保留。

不同，葛根汤是混血儿，乃桂枝汤加麻黄、葛根，属桂枝汤加味方，所治对象因无汗添麻黄，项背强直几几添葛根，实际调理中风无汗证。若烦躁则加石膏，要开大青龙汤了。伤寒家认为无论伤寒或中风，皆可应用，将麻黄汤、桂枝汤与葛根汤平列，开鬼门三足鼎立，驱逐风寒，称"三张汗网"。《金匮要略》尚以葛根汤兼疗刚痉，亦是外感所致，和角弓反张的内风发作不同，切勿混为一谈；若误把脑炎、高烧四肢痉挛归于一起，会铸成大错。老朽受师门熏陶，喜爱葛根汤，常给与寒湿腹泻，如急性肠炎，通过发汗令水分由体表排泄，即逆流挽舟法，也医颈椎病、肩胛周围炎，凡头眩、手麻、肩凝、背部板硬、脖子活动障碍、疼痛，就可披挂上阵，君药葛根须达到30～50克，少则难见功力。

1980年吾在青岛诊一肩胛关节周围炎，右侧剧痛，不敢抬手，热敷稍舒，俗呼为"五十肩"，已有两个月，乃求中药。随取葛根汤授之，计麻黄12克、桂枝12克、白芍15克、葛根40克、甘草10克、生姜6片、大枣10枚（劈开），增入炮附子30克（先煎一小时），日服一剂，水煎分三次用。共十五天，证情减去大半，把量压缩少许，继进未辍，终于邪消而安。

261．酒的入药

酒类入药，分酒浸、酒炒、酒洗、酒煎、酒拌、酒蒸。《伤寒论》《金匮要略》所用之酒，由白粳米酿制，俗名白酒。北方因无水稻，而用黄色黏性小米，则称黄酒。到了金元时代，才采取复杂工艺用高粱造酒，即今日的烧酒。投予规律：凡须上行、宣散、提升、助热、通利经络、活血行滞，皆开烧酒；补养、温里、驱寒、调治月经，均与黄酒。如升阳散火、收提大气下陷，以烧酒加工升麻、柴胡、黄芪；腹痛、溏泻、气血亏损、月经延后量少，都用黄酒和药同煎，二者疗途各一，有严格界限。在妇产科约百分之八十都用黄酒。无故酒制改变药性，会起不良作用，甚至等于饮鸩止渴。

262．《伤寒论》火神的应用

业师属南派伤寒家，对《大论》的寒热药物有独到研究，认为附子、干姜、细辛、蜀椒、吴茱萸列五味火神，无有异议；桂枝辛温且含平性木心，并非热药，不宜入选，实际五个祝融，应称"五味火神"。干姜乃生姜的干燥品，除健运止呕、促进食欲，能温中祛寒、助阳收泻，守而不走，非动力类，和附子配伍可壮阳救逆，振起人体功能衰竭，挽回出入废、升降息危重的虚脱状态。吴茱萸降气制酸，主吐涎沫、腹内冷痛、手足厥逆、胃肠痉挛，散邪为重点。细辛驱寒、消痰、开窍，医外感鼻塞、流涕、头痛，有特殊作用，与干姜、五味子结合，号"止咳三仙"；施于风、寒、湿痹，四肢关节屈伸不利、沉重疼痛，同桂枝、附子、乌头、独活组方，功力甚佳；因受"细辛不过钱"说，临床局限3克，然经验突破10克亦乏变化，老朽执业七十年，尚未发现10克左右导致不良反应。蜀椒含麻醉性，开腠透表、抑制蛔虫活动，解除呕恶、溏泻、寒积腹痛，内外双向调理，从升麻鳖甲汤、大建中汤剖析，就可洞晓。

1965年吾在山东省中医院诊一肥胖男子，四十余岁，体质虚弱，停有寒湿，怕冷，喜吃热食，手足冰凉，大便日行二三次，不成形状，夏天汗多，感觉精疲力竭，倒下即睡，鼾声大作，脉象沉微、重按亦不鼓指，全身处于无火状态，且痛风发作，膝关节外展困难。当时曾考虑给予四逆汤，因患者舅父为张锡纯先生弟子，恐起阻拦，投了理中汤加小量肉桂，饮后未见进退；其子要求补火助阳，表示扫去障碍，即开了五味火神汤，计生附子45克（先煎二小时）、干姜30克、细辛10克、蜀椒10克、吴茱萸20克，水煎分三次用。连啜六天，情况良好；继续没停，凡两周诸证递减，逐渐转向健康。五药同方，有利无弊，值得深入探讨。

263．七星汤的应用

《伤寒论》干姜、细辛、五味子为"止咳三仙"；《金匮要略》桔梗、旋覆花、紫菀、款冬花、贝母、白前、露蜂房则称"治嗽七星"，内伤、外感均宜选用。"七星"中的桔梗宽胸、开提肺气、祛痰排脓，医咽痛音哑；旋覆花降气散结、涤饮化痰，除噫气连声；紫菀利肺通肠、润泽咽喉；款冬花化饮平喘，下气逆上冲；贝母分两种，新感用浙贝，久病投川贝，清热领先；白前疗上焦胸闷、痰涎壅盛、欲咳不畅；露蜂房清解火毒、内消炎肿，疗长嗽不停，要取大黄马蜂窝，又名蜂巢。上述七品，不仅适于咳嗽，对哮喘也起作用，伤寒家将其同三仙合方，获效更佳，命名"皆大欢喜汤"。凡支气管炎、支气管扩张、支气管痉挛，根据病情需要，都可登台出场。老朽实践，七星汤疗途较广，功力超过三仙，给予肺气肿、间质性肺炎、老年慢性支气管炎，以解除咳嗽为主，能推向第一线，充当核心。

1968年吾在莱芜遇一乡镇干部，既往有肺结核史，事隔二十年，感冒后咳嗽不已、胸闷、痰涎上涌，冬天不敢出门，医院诊断肺纤维化、肺气肿、占位变待查。即以七星汤与之，计紫菀20克、桔梗10克、旋覆花10克、白前10克、款冬花10克、川贝母10克、露蜂房10克，加入半夏10克、生姜6片，每日一剂，水煎分三次饮下。连吃七天，病况转向稳定；方未更改，又服一周而安。以北斗七枸照明，很富意义。

264．三环套月加瓜蒌治气屎互结

《金匮要略》三环套月，又名"攻邪破釜沉舟"，因非调理伤寒阳明腑证、泻下肠中燥结，和大承气汤不同，适应范围广泛，称消导处方。凡胸闷痞满以枳壳为君，20～40克；腹内鼓胀以厚朴为君，20～40克；烦躁、大便数日一行以大黄为君，6～15克。三味鼎立，不株守小承气汤、厚朴三物汤、厚朴大黄汤静止的先后主次，杂方派改革创新了自己的经验，是一大发展。民初茅山溪先生把它回归旧名"小承气三变汤"，并加瓜蒌30～60克，专题施治上中下三焦气、食、痰、热聚结，号攻坚、润下疗法，给予胃中停滞、胸腔积液、肠道不通、肝气横逆、气体充塞、粪块梗阻，都有效果，民间医家戏言"开门见山"。

1956年在山东省中医院吾遇一山区药农，胸闷、腹胀、习惯性便秘，饭后转剧，肛门溢出恶臭黑水，客观检查无出血现象。老朽怀疑"热结旁流"，但不属少阴热化急下存阴大承气汤证，即开了"三环套月"加瓜蒌的小方，突出枳壳40克、厚朴40克、大黄10克、瓜蒌50克代替芒硝，水煎分三回服。吃了一剂，入厕两次，解下硬屎多枚，症状尽消。功力之速，令人愕然。

265．止血用鬼见愁

北方伤寒家将竹叶、艾叶、侧柏叶、灶心土（伏龙肝），三叶一土组成一方，清热、止血并用，调理多种出血疾患，尤对肺、胃、鼻腔衄血针对性较强，次则肠道、尿路、妇女崩漏溢血，亦有明显作用。三叶一土，投量很大，皆开生品，从不火煅乱用黑烧，认为炭类止血是一过性抗药，缺乏巩固疗能。据吾所知，临床医友常忽视此方，看作卑不足道，实际这首"鬼见愁"，在止血药笼中不低于开庞杂大方。

1960年在山东中医学院诊一男生，习惯性鼻衄已有二年，吃红辣角、饮酒鼻黏膜破裂，血即溢出不止，经过治疗仍然复发。老朽就以三叶一土汤与之，计艾叶15克、竹叶30克、侧柏叶30克、灶心土100克，水煎分三次服。每五日一剂，坚持未停，共三个月，反馈有效，没再重复发作。三叶一土汤，止血鬼见愁，药少价廉，可以普及试用。

266．睡乡汤催眠的应用

山左杂方派调理老人夜间失眠，"枕上待鸡鸣"，常将《伤寒论》黄连阿胶鸡子黄汤与《金匮要略》酸枣仁汤主药组成一方，含酸枣仁30克、茯苓10克、黄连10克、阿胶20克，加龙骨20克、牡蛎20克、莲子心10克，名"睡乡汤"。突出酸枣仁、阿胶二味，将黄连置于次要地位。认为交通心肾，按《周易》水火相济，固然有充足理由，但移植到岐黄领域，并不切合实际需要；只有照阴虚火旺、补血潜阳才可纠正，这是随着年龄的保健特色，所以吃交泰丸、枕中丹无功而还。张锡纯先生告诉，酸枣仁火炒芳香醒脾；家父经验，炒后濡润性能降低，亦有弊端；潘士茂前辈主张给予生品，打碎入煎，和炒过无异——坚持繁琐工艺，未见明显优势。阿胶不一定都取驴皮，马、骡也可应用，广开药源，压低售价，群众受惠，给患者带来福音。因此不泥守旧章，考虑改革发展。

1954年吾在德州诊一老妇，神经衰弱，卧床合眼思绪万千，彻夜不眠，头昏健忘，精神崩溃，苦不堪言。就以上方授之，投生酸枣仁，水煎，下午5点、晚上10点各饮一次，分两回啜下。连服十剂，逐渐好转；继饮未停，共三十余天，基本治愈。酸枣仁炮制问题，值得重新研究。

267．白头翁汤加味治功能性子宫出血

身体出血，包括多种，分上下部位，重点七窍。妇女月经周期改变流血不止，大量名崩、淋漓而下曰漏，属于血热妄行的规律疗法，投芩连四物汤、艾胶四物汤，严重者加黑烧炭化物。民初北派伤寒家与众不同，喜用《金匮要略》白头翁汤加甘草阿胶汤，清热凉血、滋阴扶正。指出白头翁、秦皮医传染性痢疾，亦能促进子宫回缩，发挥止血作用，与其收敛有关；血遇寒则止，黄

连、黄柏泻火坚阴，列为副药；甘草益气，阿胶补虚，生亏损之血。综合调理，比单纯施治冲任、改善内分泌处方，高于一筹，双向调节，补不恋邪、攻不伤正，乃妇科优选不倒翁汤。

1970年吾在新泰遇一护士，因功能性子宫出血，月经失去规律，数月一潮，外溢不止。开始内崩，尔后转漏，通过清宫仍然反复，准备用雄激素对抗阻断月经，要求改诊中医。当时就开了此方，计秦皮15克、白头翁30克、黄连10克、黄柏10克、阿胶20克、甘草10克，水煎分三次服，日进一剂。连吃八天，崩漏即止；乃换成四物汤加阿胶，继续饮之，半年后归于正常，按月下行，不及一周便停。

268．桃花汤加味疗长期腹泻

《金匮要略》紫参，又名草河车、红蚤休、拳参，和诃黎勒相似，有固肠止泻作用。鲁北伤寒家常在桃花汤（赤石脂、干姜、粳米）内加入紫参、诃黎勒，调理慢性肠炎、休息痢、久泻不止，因诃黎勒属于禅门译者，习惯称"罗汉汤"。由于赤石脂为矿物高岭土，应用时均取水煎，不吃粉末，修正了《伤寒论》学说。在君、臣、佐、使排列上，虽以赤石脂居首，却重用诃黎勒，次则紫参，干姜与粳米处于辅助地位，据吴七先生讲，是摇旗呐喊的卒子。老朽业医七十年，对"罗汉汤"实践较少、缺乏体会、功力统计，但可以肯定，非吹竽南郭。

1965年吾在山东省中医院遇一长期腹泻，医院诊为过敏性肠炎、肠易激综合征，且怀疑阿米巴痢疾。当时就授与此方，开了赤石脂30克、紫参15克、诃黎勒20克、干姜15克、粳米80克，每日一剂，水煎分三次服，嘱咐蝉联饮之，回归榆林不要中断。相隔二年，患者之女来济，表示感谢，已经治愈。

269．外感疗嗽九味汤

《伤寒论》调理咳嗽，投干姜、细辛、五味子，在外感疾患中加入易得其力，堪称规律；若单独应用则难以立竿见影，虽有"三仙"之名，并非掷地有声的灵药。民国时代，伤寒派前辈提示老朽，要参考《金匮要略》处方，将有关药物纳入行囊，共同面向临床，不宜过信"三仙"。曾现身说法，如风寒感冒咳嗽，仍以细辛、干姜、五味子为核心，可在麻黄汤内给予患者，再增《金匮要略》对药，即比目鱼药紫菀、款冬花，往往数剂便愈。泽漆因名猫眼草，属大戟科，能和甘遂相混，切勿轻开，痰涎极多，以大量茯苓代之。论点很有价值，富实践意义。

1956年吾在山东省中医院诊一工厂行管人员，隆冬感受风寒，头痛、流涕、咳嗽、无汗，痰白量多，随口而出，频吐不绝。就写了上述九味，计麻黄12克、桂枝12克、杏仁10克、干姜12克、细辛6克、五味子15克、紫菀10克、款冬花10克、甘草6克，日服一剂，水煎分三次饮下，啜热粥、温覆发汗。连用三天，表解症消，成绩甚佳。

270.风寒湿痹重用麻黄、细辛、炮附子

《金匮要略》调理风湿身体沉重、疼痛，以祛风胜湿为主，推举麻黄加术汤（麻黄、桂枝、杏仁、白术、甘草）、麻杏薏甘汤（麻黄、杏仁、薏苡仁、甘草）、防己黄芪汤（黄芪、白术、防己、甘草、生姜、大枣），世称"三镖"。寒邪较重，肌肉、关节剧痛，不能屈伸、转侧，则以大量炮附子出征，通行经络、壮阳退阴，投桂枝附子汤（桂枝、炮附子、甘草、生姜、大枣）、白术附子汤（白术、炮附子、甘草、生姜、大枣）、甘草附子汤（桂枝、白术、炮附子、甘草）温化止痛，吴七先生谓之"火灭三潭"。老朽继承业师衣钵，治风、寒、湿所致关节红肿、久痛不已，常投麻黄、炮附子合剂，比单开麻黄或炮附子处方功力超群，最好以麻黄附子细辛汤为基础加相应之品，获效可提升一倍。通过麻黄发汗解除风湿，炮附子温里振兴元阳、补命门火增强修复疗能，就会缩短病程、早日恢复健康，起用麻黄、炮附子二味既属目的，亦是优越条件。加入细辛宣散寒邪、畅利络脉，乃锦上添花，促进麻黄、炮附子充分发挥作用，事半功倍、最为有益。

1954年吾在德州诊一类风湿关节炎，局部变形，吃药、打针痛仍不休。老朽当时苦无良法，即书上方与之，计麻黄15克、炮附子45克（先煎一小时）、细辛10克，加了白术20克、汉防己15克，每日一剂，水煎分三次服。连饮八天，减不足言；将炮附子改成60克，专买黑皮者。又啜一周，情况顺传；两月后来人相告，共用三十余帖，症消大半，外出活动下肢屈伸自如，而且没有发生任何不适、附子中毒的反应。

《菊园留笔》说：目前附子反复炮制，性味淡薄，失去作用，非量大难睹其效，因此没有不良反应，但救死扶伤的伟力也随着流失。回忆1956年我患慢

性腹痛，肠道滑泻，先后吃了炮附子五斤，从未出现蓄毒现象，效果之慢和过度加工有关，令人感慨。建议遵古、按法炮制，切忌化良药为无用的废渣。

271. 师古化新一案

吾曾随着先父批评火神派贵阳贱阴，依据《伤寒论》大青龙汤附言有"亡阳"二字，无"亡阴"之说。四逆加人参汤调理"亡血"，是在壮阳基础上补阴的，反之，白虎加桂枝汤在清除里热基础上通络，亦可头戴贵阴贱阳的帽子。况且《伤寒论》所投"六味火神"桂枝、干姜、细辛、附子、蜀椒、吴茱萸，比寒凉药物石膏、知母、黄芩、山栀子、黄连、茵陈蒿、瓜蒌、白头翁、黄柏、秦皮、白芍、竹叶、甘遂、连翘、滑石、大黄、芒硝还少，仲景先师重在清热、泻火、消炎，贵阴贱阳的含义也十分明显。临床家应掌握辨证论治，不要在阴阳高低方面纠缠或兜圈子，不然以偏概全会陷入无底的泥潭。老朽处理妇女贫血，常以《金匮要略》胶艾汤为核心，加黄芪、党参，获效甚佳，改名"参芪胶艾四物汤"。

1964年吾在山东中医学院诊一大学讲师，月经下血形成崩漏，久出不止，身体疲惫，面黄肌瘦、精神不振、脉象沉细，红细胞、血红蛋白骤降，严重贫血。即以上方与之，计黄芪30克、党参20克、当归15克、白芍10克、川芎10克、生地黄15克、艾叶10克、阿胶20克，水煎分三次饮之，日服一剂。连啜十天，情况好转；将量稍减，继续未停，一个月后症状逐渐消失。充分说明无阳欲脱，不以四逆汤做靠山，放在益气补血上，同样可以治愈。不固守邯郸学步，灵活抓住因人、因病制宜，就易药到恙除。

272. 调胃承气汤非缓泻方

《伤寒论》四承气汤攻下开结为主，应用不同：小承气汤枳壳、厚朴行气，大黄泻火，宜于轻度实热积聚；调胃承气汤无枳壳、厚朴，突出芒硝，化燥解凝，虽有大黄，因有甘草，目的缓泻；桃核承气汤芒硝、大黄推陈致新，含桃仁、桂枝、甘草，重在活血祛瘀，消除"热结膀胱，其人如狂"；大承气汤即小承气汤枳壳、厚朴增量，加入芒硝，配合大黄，大破怫郁，火邪秘结从肠道逐出。世称"四首霹雳"。虽临床各异，均通过大便驱逐内邪。调胃承气汤众皆认为推动力小，甘草起牵拉障碍，但投大黄四两与大承气汤相同，芒硝半斤也够巨量，泻下的作用并不低下。老朽经验，化燥降火的速度仅次于大承气汤，定名慢功缓下，殊欠客观，和实践不符。

1958年吾于山东中医学院诊一学生家长，由烟台来济，因气候炎热、干燥，不能适应，身上蒸蒸发热、渴欲饮水，腹内胀满、四天没有更衣，体质较好，脉象滑大。即授与调胃承气汤，计大黄10克、元明粉10克、甘草10克，水煎分三次服。投量一般，却起了异常作用，如厕三回，排下稀水、粪便瓦缶半盆；感觉疲劳，卧床二日，尽管病去，正气大受伤损。事实告诉，该方功力列入缓泻剂易误人。

273. 经方表里合治

《伤寒论》《金匮要略》解表方中加石膏有三大名方：一是大青龙汤，为麻黄汤加石膏、生姜、大枣，兼治烦躁，投石膏鸡子大一枚；二是麻杏石甘汤，治低烧、哮喘，投石膏半斤；三是越婢汤，治风水身肿，开腠散湿，且疗内热，亦投石膏半斤。石膏伴麻黄，内外两解，世称"龙虎同方"，虽以开鬼门、驱逐风寒为主，亦可清里、消除传入化热之邪或素积火邪。金元刘河间力挺打开"怫郁"，此乃最早"表里同治"先声处方，它的特点：打破先表后里的束缚，阻止病情发展，缩短疗程，患者提前得愈。家父赞扬双规合一，应继承光大。

1953年吾在德州遇一中学教师，喜吃胡椒辣汤、嗜饮烈性白酒，冬季感冒恶寒战栗、体温上升、咳嗽、痰中带血。由于其父为已故名医，富有岐黄知识，相信经典著作，要求启用《伤寒论》方。即以麻杏石甘汤添止嗽对药与之，计麻黄10克、杏仁10克、石膏45克、紫菀15克、款冬花15克、甘草10克，水煎分三次服，啜热粥一碗、温覆以助药力。连饮二剂，汗出热解，医院诊断的所谓肺炎症状也随着消退。表里共治的优越性十分可取。

274. 大建中汤治阴寒腹痛

《金匮要略》小建中汤、黄芪建中汤、大建中汤，称"三建夺魁"。小建中汤、黄芪建中汤功能相似，药物雷同，大建中汤则临床大异。小建中汤由桂枝汤（桂枝、白芍、甘草、生姜、大枣）加胶饴（软糊麦芽糖）组成，医虚劳惊悸、腹痛、手足酸楚，甘以缓急；加黄芪为黄芪建中汤，转向升阳益气，起温补作用，宜于身弱亏损、消瘦乏力、气血两虚；大建中汤乃党参、干姜、蜀椒合剂，驱除寒邪，抑制蛔虫在胃肠窜动，疗"呕不能食""腹内剧痛""不可触近""皮起出见有头足"，属驱虫镇静方。三汤都含建中意义。老朽对大建中汤的实践，如阴寒腹痛难忍，非蛔虫所致，患者喜热，按之则舒，加入炮附子、吴茱萸功效更好。

1959年吾在山东中医学院诊一干部，房事后少腹部绞痛，医院怀疑阑尾炎、肠梗阻、肠道痉挛，原因没敢确定，嘱吃中药。吾按照虚寒处理，投予大建中汤，即蜀椒20克、干姜20克、党参15克、胶饴30毫升，添炮附子15克、吴茱萸15克，水煎，五小时一次、分四回服。出乎意料，饮了一帖便痛止而安。蜀椒配合吴茱萸的助力，大概占了上风。

275．竹叶石膏汤退低烧

《伤寒论》重点处方有三补：一是平补，用炙甘草汤（炙甘草、生地黄、桂枝、党参、阿胶、麦冬、麻子仁、生姜、大枣），调理气血虚弱；二是热补，用通脉四逆汤（生附子、干姜、甘草）温里壮阳；三是凉补，用竹叶石膏汤（竹叶、石膏、半夏、麦冬、党参、甘草、粳米）清热养阴。老朽遵照师门传承系统，施治流行性热证余火未尽或杂病低烧，常投竹叶石膏汤，药力平妥，俯拾即得，很见功效。方中竹叶、党参、麦冬、石膏，属关键品，补阴生津、下降体温起综合作用，勿要分离，石膏30～40克比较标准，少则影响战局。《伤寒论》应用人参，乃上党所产，非东北吉林人参，仍取原药为宜。

1963年4月，吾在山东中医学院遇一春温，吃辛凉解表、清化透气均乏效果，口干、大便二三日一行，发烧、体温较既往升高一度、昼夜无变化，精神不振、感觉疲劳，脉象频数。诊后开始给予葛根芩连汤加生脉散，依然如故，经过反复考虑，即开了竹叶石膏汤，计石膏45克、半夏6克、竹叶30克、麦冬15克、党参15克、甘草10克、粳米100克，水煎分三次饮之。连服五天，体温下降；又继啜三帖，病消转安。

276．大承气汤治火旺发狂

《伤寒论》核心方剂有"三泻"，不专指宽胸、开结、攻下大便，而是言破血、通经、制狂之抵当汤（水蛭、虻虫、大黄、桃仁），行水、涤饮、祛痰之十枣汤（大戟、芫花、甘遂、大枣），清热、降火、推荡积聚之大承气汤（枳壳、厚朴、大黄、芒硝），家父称"镇邪三刹"。大承气汤调理阳明腑证，潮热、谵语、汗出高烧、肠道燥结，为第一适应对象；其次用于温病邪陷气分。老朽受伤寒家影响，施治男女躁狂，即兴奋性精神分裂，抑阳保阴，通过武力疗法，不加龙骨、牡蛎、紫贝齿、玳瑁、龟板、石决明镇潜药物，获效甚佳。

1953年吾在德州诊一市民，因商业纠纷怒气未消，彻夜不眠、奔走街衢、指天画地、诉说家事，大便干结、数日一行，从其力大无穷、欲动刀斧观察，应大泻内火。与患者之弟研究，征得同意，开了大承气汤，计厚朴30克、枳壳30克、大黄20克、元明粉20克，水煎分三次服；饮后更衣一次，疯闹没减，乃将大黄增至30克、元明粉30克。继进未停，凡五剂，泻下九回，感到乏力，能卧床沉睡；压缩投量，又啜七帖而愈。本方的功用，被推为手到擒来。

277. 温经汤治不孕、月经先后无定期

《金匮要略》妇科三方，指胶艾汤（生地黄、当归、川芎、白芍、艾叶、阿胶、甘草）治子宫出血、崩漏不止；桂枝茯苓丸（桃仁、白芍、桂枝、牡丹皮、茯苓）治癥瘕肿块、盆腔炎、子宫肌瘤、卵巢囊肿；温经汤（桂枝、党参、阿胶、半夏、麦冬、当归、白芍、川芎、牡丹皮、吴茱萸、甘草、生姜）治月经先后无定期、更年期五心烦热，分别用于补养止血、活血化瘀，调理冲任二脉、内分泌紊乱，世称"三宝"。民国时期，卢丈紫函告诉老朽，温经汤组成复杂，令人生疑，投予较少，大都加减，若全方临床亦有作用，主要针对月经周期，纠正不规律性；其次身体虚弱、婚后不孕，无论原发或继发皆可服之，虽含麦冬、党参、牡丹皮阴性药物，因其量少，无关大局，总体仍能发挥温里功力，仲师的寒热合用，富特殊构思，和时方门派的温、凉两分有本质的区别；且麦冬、白芍、党参护阴，助益冲任、防止血亏，高明处在这些方面。学者不解，误认庞杂、相互掣肘，提出难释，则无意义。

1969年吾在招远诊一少妇，结婚三年未孕，子宫、卵巢、输卵管均属正常，腹内不断隐痛，白带稍多。开始给予少腹逐瘀汤、四物汤加罗勒、沉香、紫石英，反馈乏效；乃改本方，计川芎10克、当归10克、吴茱萸10克、桂枝10克、半夏6克、白芍6克、牡丹皮6克、党参10克、阿胶10克、甘草10克、生姜6片、麦冬6克，加黄酒15毫升，水煎分三次服，嘱咐蝉联勿辍。凡三个月，

吃了约六十剂，便身怀六甲，生下一个健壮男儿。温经汤催孕，确有实际功能，如单纯从配伍上讲，责诸道不同不宜为谋，就放弃应用了。类似情况，要纳入继承经验范围，最怕忽视效果、背离科学的观念。

278．大黄甘遂汤的应用

《金匮要略》调理妇女"少腹满如敦状"，小便困难，水血结于血室，投大黄甘遂汤，后世运用很少。杂方派取其给予妇科盆腔积液、肝硬化腹水，能药到病除，特点是大黄、甘遂量小，阿胶量大，与书内不同，而且甘遂炮制去毒、改吃粉末，不入水煎。认为大黄、甘遂攻破力强，属峻泻剂，易伤人体，摧残气血，令肝功失常、白蛋白下降；强调以阿胶为君，超过大黄的多倍，突出保护，改变这一弊端，转化成稳妥的处方。对此老朽深有体会，是丰富经验。

1965年在济南诊一乙型肝炎，转肝硬化腹水，脾大、呕血，吃利尿药无效，腹内胀满十分严重，要求结束生命，以死了之。和家属商议，可否试服《伤寒论》十枣汤？因大戟、芫花、甘遂同用，毒性巨大，子女害怕人随药亡，乃转为本汤，大黄3克，先煎5分钟，去渣，将阿胶45克放入溶化，送服制甘遂粉1克，分三次饮下。吃了一帖，已见小便，然量少力不足言，第二剂把甘遂增至2克，尿路开始畅通，排出积水甚多，感觉轻松，已可进食；五天返回家乡，由地方同道接治，仍照此意化裁；两月后遣人相告，证情解除，准备半日上班。

279．亡阳非皆四逆汤证

《伤寒论》"亡阳"一词，除大青龙汤所言汗多亡阳，发生厥逆、筋惕肉瞤，乱用温针、烧炙、火疗受到惊吓精神不安，亦称亡阳。后者与前说不同，以镇静为主，重点投龙骨牡蛎救逆汤，就是例子，和开启生附子、干姜处方各异，属于倾向养阴在内施治方法，显示安神，否则患者转向发狂。不了解这个问题，被"亡阳"二字套住，专指火衰无有阴虚，便等于皆是寒证。虽有时火衰阴虚，两恙交织，观察模糊，无所适从，只要掌握辨证论治，即可迎刃而解，纵然乌云笼罩，也能看到庐山面目。

1980年吾在山东医学院诊一女生，神经血管性头痛，同学帮助针刺前额、巅顶，配合艾灸，火邪入内，烦躁、坐立不安，逐渐形成惊狂现象。其父知医，定为火逆亡阳，建议给予龙、牡、硝、黄；因其肠道没有燥结，乃开了桂枝甘草龙骨牡蛎汤，含桂枝10克、甘草10克、龙骨50克、牡蛎50克，加入山栀子15克、大黄3克，日进一剂，分三次啜下。连饮三天，更衣五回，病况锐减；将量压缩一半，又增阿胶10克，滋阴养血弥补亏损，继服七帖而安。通过此案，足以充分说明《伤寒论》亡阳的概念，并非一个类型。

280．小柴胡汤的两面作用

小柴胡汤的适应对象，不限于往来寒热、胸胁苦满、心烦喜呕、嘿嘿不欲饮食四症，头汗出、颈项强直、日晡潮热亦可应用，超过传入少阳时间也无妨碍。老朽临床授予重点，其一，感冒不受少阳界别束缚，凡邪客体表头痛、发烧、无汗就能服之；温覆、啜热粥以助药力，三小时便津津得汗，病邪迅速解除；柴胡量大，达到20余克，两剂则愈，比麻黄汤毫无逊色。其二，肝气横逆，呕恶、烦躁、胸闷、胁痛、背胀、嗳气方舒，加入代赭石、旋覆花，大都饮下如攫，七天转安。和四逆散、逍遥丸相较，功力均强，升降分化气机，被誉"七星揽月解郁良方"。

1967年吾在淄博遇一半百妇女，因婆媳矛盾、家庭纠纷，恼怒不已，胸内痞塞、肋间胀满、厌食、多梦、暗自哭泣、血压升高，医院诊为神经官能症，嘱转中医。当时即授予小柴胡汤，含黄芩15克、党参10克、半夏10克、柴胡18克、甘草6克、生姜10片、大枣6枚（劈开），并添瓜蒌30克、代赭石30克、旋覆花15克，每日一剂，水煎分三次用。连服一周，大便日下两回，症状逐渐消失。方中瓜蒌、旋覆花开结，代赭石降逆，起了相当作用，但舒发、宣散、清火主力，仍是小柴胡汤。

281．经、时方的疗力现象

时方派个别医家遵照王叔和《伤寒例》："桂枝下咽，阳盛即毙；承气入胃，阴盛以亡。"强调处理流行性热证，要轻以去实、允执厥中，凡温性、苦寒、泻下药物，均要远之，不宜盲投；清凉、宣散，拨转气机便可驱邪，割鸡而用牛刀，小题大做，能伤人体。认为叶香岩、费伯雄二家，就是表率。社会上若干学者支持此说，是脱旧创新与时俱进；实际背离辨证施治，放弃因病、因人而异。桂枝汤含白芍，承气汤含枳壳、厚朴，焉会阳盛以毙、阴盛则亡？过度夸大，降低科学依据，陷入偏颇，助长了开果子药的风气。既然这样，《伤寒论》白虎汤、四逆汤即应锁到高阁里，也无出头之日了。由此想起医案一则，录之于下。

1965年吾在平原遇一产妇，分娩十天，口干、头痛、鼻鸣、发烧、出汗、脉搏浮数，表现中风现象。因受温病学家影响，给予桑叶、白芷、藿香、菊花、连翘，连吃两剂未见效验。同其丈夫研究，改用桂枝汤，计桂枝10克、白芍15克、甘草10克、生姜6片、大枣10枚（劈开），脖子不舒，加入葛根15克，水煎分三次服。又饮二帖，竟然表解而愈。不难看出，桂枝汤的运用，仍居首位。

282. 夺命汤治痰饮哮喘

《伤寒论》大陷胸丸因有毒性，临床罕见。《开福寺梵天录》认为制作复杂，将其改成汤剂，便于应用，推出葶苈子、甘遂当君；大黄次之；芒硝量小，居陪衬地位；去掉蜂蜜；杏仁开上润下、利肺通肠，不宜缺少。调理结胸，若硬满、疼痛、便秘，服之辄效，号"夺命汤"。老朽给予胸腔积液、痰饮哮喘、胃中停食、大腹水肿、肠道梗阻、躁狂型精神分裂，掌握循序渐进，逐步加量，功力持续、亦防不良反应，成绩很佳。甘遂经过麦煨、醋炒，减去毒性，可发挥覆杯立疗作用，更名"夺命丹"，切合实际。

1973年吾在山东医学院诊一顽固性哮喘，伴有咳嗽，胸闷，呼吸困难，痰涎上涌、咯吐极多，医院印象肺气肿、异常性支气管扩张，建议中药施治。开始授与小青龙汤、泽漆汤、三子养亲汤，似水掷石，没有反响；于黔驴技穷情况下开了本方，计甘遂0.5克（冲）、大黄2克、葶苈子30克、杏仁10克、元明粉2克，水煎分三次服。吃了一剂，更衣一回，症状消失约半；又饮一帖，小便如注，停药而安。

283. 失眠良药六合回春

《伤寒论》《金匮要略》调理虚热、烦躁，夜难入睡，有三首处方，指栀子豉汤（山栀子、淡豆豉）、酸枣仁汤（知母、茯苓、川芎、酸枣仁、甘草）、黄连阿胶汤（黄连、黄芩、白芍、阿胶、鸡子黄），称"催睡三砣"。

后世化裁所用药物，大都不离黄连、山栀子、阿胶、酸枣仁四味。临床作用，受《周易》影响，师法坎离二卦，令上下相济、水升火降、交通心肾，能镇静安神。大瓢先生将其和百合、夜交藤组于一起，专题调理神经衰弱，夜间精神兴奋心猿意马、浅睡、梦多、反复颠倒、不易成眠，命名"六合回春"。老朽实践，功力颇好，属不倒翁方，同栀子豉汤、酸枣仁汤、黄连阿胶汤比较，位列上乘。

1992年吾在山东中医学院门诊部遇一大学教师，严重失眠，久医不愈，靠吃大量安定维持，头昏、记忆大减、似身居云雾中，已无法工作，要求稍得改善即心满意足，达到目的。当时就开了上药与之，计黄连12克、酸枣仁30克、山栀子18克、阿胶15克、百合20克、夜交藤30克，防止呕恶，加入半夏10克，日饮一剂，水煎分三次服。方未更改，两周后明显转变，自言病去百分之八十。

284. 麻黄、石膏存在误说

麻黄同石膏配伍，《伤寒论》《金匮要略》重点四方，有越婢汤（麻黄、石膏、甘草、生姜、大枣）、麻杏石甘汤（麻黄、杏仁、石膏、甘草）、文蛤汤（文蛤、麻黄、石膏、杏仁、甘草、生姜、大枣）、大青龙汤（麻黄、杏仁、桂枝、石膏、甘草、生姜、大枣），为内清外表双解方。除大青龙，其他三汤投石膏均不以"烦躁"为依据，杂方派强调"烦躁"必加石膏说，比较片面，木防己汤、竹叶石膏汤之含石膏，可说明这一问题。如阴极似阳、躁动不宁，则用大量生附子、干姜，更与临床风马牛不相及了。故真正的伤寒家指出：取石膏清热降温，相应处方皆宜遣用，不受"烦躁"二字限制；和大黄、芒硝攻下不同，是广泛抗烧药，非"烦躁"专利品，很有道理。华北张锡纯、孔伯华前辈喜开石膏，不言"烦躁"，亦属例证。况且《大论》名药白虎汤以之当君，也没标出"烦躁"，吴七先生批评为庸人自扰，的确如此。习惯性传说，石膏性凉味涩，影响麻黄发汗，二者不可并组，只有"烦躁"才能结合，如小青龙加石膏汤，杞人忧天，更是无稽之谈。

1970年吾在兖州治一风寒感冒，身热无汗、口渴舌红、小便短赤、脉象滑数，即写了白虎汤加麻黄，计麻黄12克、石膏45克、知母20克、甘草10克、粳米60克，水煎分两次饮之，卧床温覆。服后一小时，就体温下降、汗出表解。上述空论，急须纠正。

285．石膏、附子合用一案

《陈氏医门札记》谓《伤寒论》大黄、附子合用，众皆熟悉；石膏、附子组方，从药物加减窥见，并非忌药。石膏、附子，寒热两重天，医家不敢冒投，然热证发展过程中气阳衰竭，则离开附子莫属，外界认为破天荒，实际介入是正常遣药，伤寒家未予评论，大多持肯定态度。回阳附子方如四逆汤无给予石膏机会，而白虎汤证病久出现类似虚脱状况需要附子，却值得考虑。

仲师传人纪祥云先生留有一则医案，言伤寒阳明病，身体较弱转入太阴，心慌、发烧、汗出不断、脉象沉微、精神不振、大便溏泄，表现寒化凶兆，随即修改施治方案。为了慎重，将附子炮制，降低毒性，开了白虎汤加味，含石膏20克、知母10克、炮附子15克、干姜10克、东北人参15克、甘草10克、粳米100克，水煎，六小时一次、分四回服。连饮两剂，汗减泻止，体温亦降；又吃一帖，已可下床入厕；善后加强护理，十天而愈。石膏、附子二味同用，老朽缺乏经验，录出备作参考。

286．吐涎沫不属奇证

《伤寒论》《金匮要略》调理水液上泛、口吐涎沫，有吴茱萸汤（党参、吴茱萸、生姜、大枣）、半夏干姜散（半夏、干姜）、五苓散（桂枝、白术、茯苓、泽泻、猪苓）、小青龙汤（麻黄、桂枝、半夏、干姜、细辛、五味子、白芍、甘草），为常用四方。由于痰饮、口水上涌，则以降逆、温化、利尿为主，习称"祛邪三招"，临床将其综合运用，功力明显提高。吾薪传家父经验，将半夏、干姜、猪苓、泽泻、吴茱萸组于一起，更上一层楼。此证虽不多见，在杂病范围目睹不鲜，约百分之七十与饮邪有关，因涎沫无黏稠性，和痰液易于区别，且少酸、苦味，和食管反流也不相同，能涎长二年❶，感觉苦不堪言。

1958年吾在山东省中医进修学校遇一男子，每天口中频吐大量白色涎水，呈泡沫状，没有异味，小便较少，脉象似滑，其弟陪着求诊。当时感到棘手，先取五苓散试之，反馈有效而不理想；乃加了半夏、吴茱萸、干姜，计桂枝

❶ 按：原稿写作"能延长二年"，或指流涎病程迁延二年不愈。据上下文义，似当为"能涎长二年"笔误，指夜间流涎不止的婉辞。除夕夜流口水，今年流到明年。

10克、白术10克、半夏10克、干姜10克、茯苓15克、泽泻10克、吴茱萸15克、猪苓10克，水煎分三次服。连吃一周，情况转化，症状大减；继饮未辍，凡二十五日即报平安。医圣所留遗产，应予以发扬。

287. 附子泻心汤的运用

胸胁闷胀、心下痞满、大便不爽，常投小陷胸汤和半夏泻心汤，以瓜蒌、干姜、黄连辛开苦降、利膈破结。若热邪聚积有汗恶寒、四肢发冷、心慌，兼现阳衰，调理比较困难，民国时代北派伤寒家提出寒泻、热补，双管齐下，给予《伤寒论》附子泻心汤，应用简化，和书内所言不同。突出生附子，黄芩、黄连次之，大黄量少、不越3克，表现活用特色，丰富了前人经验。老朽临床效颦，很见硕果。

1981年吾在济南山东中医学院诊一股商，因工作繁忙、事务蝟集，胸膈胀满，动辄冒汗，感觉心慌、忐忑震颤，烦躁，脉微无力，手足冰凉，医院印象神经官能症，劝转中药施治，情况复杂。起初授与平胃散、理中汤加味，反而增重。乃改为本方，计生附子30克，先煎两小时；放入黄芩10克、黄连18克，煮15分钟；最后再加大黄3克，不超过3分钟，分三次饮之。连吃三剂，即见好转；把量减去一半，又啜五天，电告已愈。

288. 竹皮大丸降低烧

《金匮要略》竹皮大丸，原医妇女哺乳期"烦乱、呕逆"，重用甘草益气，防止发生体虚。后人去掉桂枝，移治功能性低热；以白薇清火凉血为主，配合小量石膏，对热性病恢复过程清除余火亦有作用。这是杂方派掌握的一枚金牌，比竹叶石膏汤（半夏、竹叶、石膏、麦冬、党参、甘草、粳米）滋阴之力差，而降胃镇吐独树一帜，药少、易觅、价廉则占优势。但肺结核潮热、盗汗，属胡黄连、银柴胡证，此方无效。

1982年吾在重庆开会遇一同道，低烧已有四个月，客观检查未发现异常变化，开始怀疑夏季热，尔后定名"伏邪温病"，吃药没有反响。承邀会诊，即以竹皮大丸减桂枝加二皮与之，权做探路石子，计石膏20克、竹茹15克、白薇18克、牡丹皮10克、地骨皮10克、甘草15克，每日一剂。连服十天，体温下降；继饮一周，来信示知，热退病消。本案曾写入经验集中。

289. 葛根汤治腹泻

　　家父曾言：民初一伤寒家遣方用药与众不同，师法《伤寒论》《金匮要略》不固守条文，能使古树另开新花。举葛根汤为例，凡春、秋、冬季节发生腹泻，即急性肠炎，不采取利尿、固涩法，很少应用五苓散、桃花汤，专门发汗、使水液分流由体表溢出，达到止泻目的，不名"逆流挽舟"，而称"开表护肠、东吴暗袭荆州"，喜投本方。特色是不加他药，和原汤有别、饮后均喝热粥以助功力，有效率可抵百分之八十。因含麻黄、桂枝、生姜、大枣，属于温里，白芍除利小便、缓解疼痛也发挥特殊作用，岐黄界赞扬是高屋建瓴，扩大了经方临床。

　　1954年吾在德州诊一农民，赴婚宴过食酒肉，入厕数次感受风寒，头痛、恶寒、无汗，泻下不止、尽夜十余次，时值秋季，卧床不起。当时就写此汤授之，计葛根30克、麻黄15克、桂枝15克、白芍15克、甘草10克、生姜10片、大枣15枚（劈开），水煎分两次服，盖被、吃粥以增热源。结果一剂，即汗出病解、肠炎随停。宜深入学习，强化研究。

290. 木防己汤疗热痹

　　北派伤寒家调理湿热所致痹证，身热、沉重、四肢肌肉关节疼痛，喜投《金匮要略》施治水饮的木防己汤。因木防己偏于止痛、兼通二便，未用长于利尿的汉防己；将原方石膏"鸡子大十二枚"认为误写，改作20～45克；突出党参保阴；降温减去桂枝量，仍用其宣开水道、促进膀胱气化；另加椒目利湿，提升功效，椒目不仅行水，尚可化浊祛痛，和防己作用不相上下，实际是临床发现，补充了木防己汤的运用。大瓢先生谓之创新奇观。

　　老朽仿照实践，在1952年，从外地来一患者，感冒全身灼热，关节屈伸困难、红肿、疼痛，舌苔黄腻，小溲色赤而少，要求先吃凉药解除火邪。当时吾阅历贫乏、功底薄弱，从笔记本找到此汤的应用，即开了木防己15克、石膏30克、党参15克、桂枝6克、椒目10克，又增入白芷15克芳香透窍，嘱咐日进一剂，蝉联勿辍。半月后复诊，病消十之七八，基本治愈。虽多年没再把它粉墨登场，但木防己加椒目汤治湿热痹疗力确切。

291．白术为首医眩

晚清民国年间，江阴前辈曹颖甫调理眩晕证，经验丰富，大都在《伤寒论》苓桂术甘汤基础上加天麻，获效较佳。同北方伤寒家有一定出入，一是量小，二是没有投入大量龙骨、牡蛎，乃主要区别。民初山东先贤常把茯苓、白术置于第一线，用到40克，桂枝次之，龙骨、牡蛎超过50克，很少给予天麻。有时根据《金匮要略》添入泽泻，量小，局限15克；若便秘难下，则弃而不取，认为非至关重要。强调此病属虚阳上浮，痰水停留，以涤痰领先，潜镇配合。介贝吸纳易于反复，不属治本大法——费伯雄医家欣赏，功见一时——善后还须他药，所以见将龟板、玳瑁、石决明、鳖甲、紫贝齿束诸高阁。补虚健脾转向白术、茯苓，治疗眩晕承担三分之二任务，尽管利水不够凸显，然疗能非点缀作用，化饮亦起巨大辅助，与潜镇共同组方，才可集中攻关。如此比目鱼，并肩而行。

1977年吾在济南遇一中学教师，头眩眼黑，身体阵发性摇晃，脑血管无异常变化，医院诊断神经性。就授予上方，含白术30克、茯苓30克、半夏10克、龙骨30克、牡蛎30克、泽泻15克，水煎分三次服。开始功力表现较小，提升白术至40克，日进一剂；又饮十天，结果迅速而愈。

292．化痹汤宜于类风湿关节炎

《金匮要略》调理风寒湿所致痛痹，重点处方：一是乌头汤（麻黄、桂枝、乌头、黄芪、甘草、蜂蜜），二是桂枝芍药知母汤（麻黄、桂枝、附子、白术、白芍、知母、防风、甘草、生姜）。老朽遥承伤寒家经验，将桂枝芍药知母汤附子减去，加入乌头汤内乌头、黄芪、蜂蜜，二汤合成一方，用于风湿、类风湿、尿酸性关节炎，命名"化痹汤"。凡关节剧痛不得屈伸、转侧、脚肿如脱，均可与之。乌头毒性较大，先用蜂蜜加水少许同煮，然后汇入药中，与白芍为君；麻黄、桂枝、白术、知母则居臣位；因不强调解表，添黄芪升阳益气，有利宣发，可和防风列在一起搜风祛湿，发挥辅助作用。北方同道尚有把黄芪增量超过主药，畅言通行全身，比拟《医林改错》补阳还五汤之治偏瘫，亦宜商榷研究，开到百克左右，并非妙招。临床观察，附子镇痛与乌头相比，功力逊色，故走马换将改投它的母根。人们怀疑白芍性凉，阴能损阳，殊不对证，而其止痛却是关键，且有乌头、桂枝相伴，就会制约。知母生津、润肠、消肿，富护阴作用，开量要少，否则影响温热驱寒化湿、留下风邪，从集体疗能讲，独当一面，也属旗手。

1963年吾在合肥参加修审全国中医高校教材会议，诊一类风湿关节炎，长期休养，无法工作，双手腕关节剧痛，且已变形，要求迅速止痛，勿再考虑善后。由于久医未愈，病情周折，非一般方药所能解决，当时授予此汤，计乌头30克（先同蜂蜜60ml加水同煎两小时）、白芍30克、麻黄10克、桂枝30克、黄芪30克、白术20克、防风15克、知母10克、甘草10克、生姜10片，共十一味，加白芷20克，芳香辟秽化浊，每日一剂，水煎分三次服。连饮八天，病情大见转机；继续没停，约三十帖便痛止而安。化痹汤的疗效，堪推上游。

293．枳实薤白桂枝汤用于胸胁病

民国时代，山东杂方家调理胸闷、痞满、堵塞，不投《伤寒论》小陷胸汤、半夏泻心汤，认为功力低下，不易速战立决，推出《金匮要略》枳实薤白桂枝汤加半夏，视为首选。含有小承气汤、小陷胸汤、瓜蒌薤白白酒汤成分，是三合一方，宜于痰饮、停食、气郁、热结、积液。其中桂枝通阳、降冲、利尿，起辅助作用，非点缀品，因此扩大了应用范围，称富有前瞻性的处方。老朽临床师法较多，对胃炎、食管反流、胸腔积水、妇女肝气横逆胸胁胀满、痞痛，效果显著。个别同道尚加郁金、柴胡，能锦上添花。

1963年在济南诊一市民，因小事烦恼，精神抑郁，思想过度纠结，胸痛、似物阻塞，厌食，呐喊则快。吾即取上药与之，计瓜蒌50克、枳壳30克、厚朴30克、薤白20克、桂枝10克，每日一剂，水煎分三次服。连饮五天，自言良好，病消而愈。写出以彰其效。

294．文蛤汤治春温

吴七先生处方遣药，怀有与众不同的特殊性，非平中见奇，而是奇内寓平。以调理春季温病为例，在卫分阶段，投《金匮要略》文蛤汤，内清外表，以无汗、口渴、体温升高为依据，恶寒与否不作标准，于伤寒派名家行列十分罕见。优势比较明显，一是表里双解；二是不以党参治口渴，突出文蛤功能；

三是吃热粥助药力，往往得汗便安，疗效超过浮萍、桑叶、蝉蜕、连翘、黄芩、麦冬、牛蒡子。

1955年吾在衡水治一外感温病，舌红、口渴、发烧、无汗、尿黄、身热灼手、大便软溏日行二次。因父老子幼家庭困难，乃开了此方，含麻黄12克、石膏60克、杏仁10克、文蛤（花蛤）30克、甘草10克、生姜6片、大枣6枚（劈开），水煎分两次服，喝热粥一碗。结果一帖而愈。

295．产后虚弱感冒宜用竹叶汤

外感风寒项背强直儿儿然，《伤寒论》投葛根；《金匮要略》尚开天花粉，在竹叶汤加减中还用"大附子一枚"，说明三药物有针对性。竹叶汤内有葛根、含附子，说明调理此证助力较强，既往轻视该方附子存在的合法问题，通过研究，才认为不是多余。因治妇女产后中风头痛、哮喘、发热、面赤，该方临床不广，伤寒家几乎无人扣门，被打入冷宫。实际给予虚弱患者感受风寒，低烧、无汗，需要解表，服之很宜。竹叶清热、党参护阴、附子强心振衰，最有意义，发汗而不伤正，属缓和剂，是麻黄汤的第二梯队。

1952年吾于吴桥诊一女子，感冒发热、项强、心慌、身痛、头上湿润、颈下无汗、脉浮重按沉微。当时就以本汤与之，计竹叶20克、葛根20克、防风10克、党参15克、桔梗6克、桂枝6克、炮附子10克、甘草10克、生姜6片、大枣15枚（劈开），水煎分三次饮下，日进一剂，不啜热粥。连吃两天，遍体见汗，停药即愈。

296．实践注意方证统一

《伤寒论》处方加减、变化多，如桂枝加附子汤、桂枝去芍药汤、桂枝人参汤；《金匮要略》独立者多，如防己地黄汤、乌头汤、酸枣仁汤，是流行病学与内科杂病的区别。历代医家倾心《伤寒论》研究，对《金匮要略》致力探讨比较冷落，这和六经学说复杂、杂病自成体系、疾患易于掌握，如痰饮、百合、肺痈、咳嗽、胸痹、寒疝、消渴、黄疸、水气、宿食，有莫大关系。应分开学习，不要一揽子运用。实则《金匮要略》亦含有模糊内容，一则像阳毒面赤斑斑如锦纹、咽喉痛、唾脓血，投升麻鳖甲汤；阴毒面目青、身痛如被杖，给予升麻鳖甲汤去雄黄、蜀椒主之，结合临床不合逻辑，属于误书。其二，病人脉数、无热、出汗、默默欲卧、四眦黑、目赤如鸠眼，投赤小豆当归散，也不标明是狐惑还是阴阳毒，反而成了无头案。遇到类此情况，可从药中寻证，最好不要滥用该方。

297. 外感解表发汗都宜温覆、啜热粥

《伤寒论》投桂枝汤驱逐外邪，强调卧床温覆、啜热粥以利发汗；麻黄汤、葛根汤不取此法，属规律性特色。验诸临床，应予修正。麻黄汤、葛根汤亦应温覆、啜热粥以助药力，坐待汗则不易出。唯妇女产后体虚，可以免用。这是老朽家传心法，非个人狭隘之见。对温病邪在卫分给予辛凉药物，也要温覆、吃热粥解表，而是蒸发小汗。重大关键，无论饮用何方，防止亡阴、亡阳，都不能如水流漓。

回忆1949年吾在德州诊一老翁，冒风雪探亲感受外邪，头痛项强、肩凝、恶寒、无汗。授予葛根汤，嘱咐饮后卧床盖被温覆、再喝热粥一碗，促使腠理开放，发汗泄邪。不想因汗出过多，"筋惕肉𥆧"，幸由附子挽回险情，否则后果不堪设想。

298. 烦躁与石膏

学习《伤寒论》，大都抓住烦躁加石膏，如有大青龙汤、小青龙加石膏汤；很少考虑少阴、厥阴经阳虚阴盛亦能发生，茯苓四逆汤（党参、茯苓、干姜、附子、甘草）应用生附子就是例子，且大便秘结引起的烦躁，则是大承气汤证，均非石膏对象。因此勿要将石膏视为烦躁的专利品，而属清热退烧药。石膏稍有涩味，对内火、外感热邪皆可发挥作用，无不良影响，麻杏石甘汤调理太阳伤寒、卫分温病，白虎汤施治热入阳明、气分之当仁不让，被称"最佳两感药"。老朽遥承这一经验，广泛临床，得心应手，水煎投到60克，从未发现毒副反应。然量小难见功力，张锡纯先生认为百克大效，确属经验体会。火神、温补学家由白虎汤命名，畏之如虎，民间尚取其点豆腐，个别同道拒绝入方，令人十分遗憾。

1956年吾在山东省中医院诊一冬温，高烧、口渴、脉滑、无汗。授以麻杏石甘汤加味，计石膏60克、麻黄15克、连翘15克、青蒿15克、杏仁10克、板蓝根20克、甘草10克，水煎，六小时一次、分三回服下，盖被温覆，啜热粥一碗

增强药力。通过清火解毒，吃了两剂，体温下降，汗出而愈，没有反潮。不依据"烦躁"投与石膏，同样获效。或云《大论》白虎汤条应添"烦躁"二字，实际多余。

299．升麻量大清火解毒

《金匮要略》升麻鳖甲汤去雄黄、蜀椒，原医阴毒，杂方派人士在此基础上加柴胡、牛蒡子，调理颈部淋巴结肿大兼咽喉疼痛，更名"升麻牛蒡汤"。其中升麻清火、解毒、宣散，并非发汗品，后世取它提陷，误为升阳，同临床不太吻合；从施治瘟疫，本汤居主剖析，功在消炎止痛，重点发挥解毒作用。当归养血润燥，鳖甲散结消肿、祛瘀生新，共起综合疗效。

1953年吾在陵县遇一脖子粗大，牵及腮下，按之坚硬，伴有咽喉红肿、疼痛，坐卧不宁，医院诊为淋巴结炎、口腔溃疡，打针未愈，转求中药。当时就以上方授之，开了升麻30克、鳖甲20克、当归10克、生甘草15克，又加金荞麦30克、山豆根10克，每日一剂，水煎分三次服。连饮六天，病去即安。升麻的临床，应要认真评估。

300．葛根芩连汤重用葛根

《伤寒论》葛根芩连汤，清热解表、固肠止泻，属内外双疗剂。若以辛凉发汗为主，突出野生葛根，30～40克、最多60克，少则其力不显；黄芩、黄连居三分之一。伤寒邪入阳明、温病气分阶段，大便尚未燥结皆宜应用，打破叶派所言葛根耗胃汁说，举以为君，屡建奇功。同时对于湿热痢疾、夏季暑泻、溃疡型结肠炎都有临床效果，是一首不倒翁方。老朽上承家传经验，调理风热外邪，重用葛根开表；化解内火瞩目黄芩、黄连，投量均低于葛根，否则作用转移影响发挥，掌握尺寸才能恰到好处。

1980年吾于山东医学院诊一传染性赤痢，兼受风热侵袭，感觉全身拘紧、口苦、发烧、无汗、更衣里急后重。当时就以此汤与之，计葛根30克、黄芩15克、黄连15克，加了白头翁15克，每日一剂，水煎分三回服；共吃三天，脓血消失，入厕次数没减，体温仍高，无汗。乃把葛根提至50克，嘱咐啜热粥以助药力；又饮两帖，汗出而愈。万勿忽视，量的杠杆，至关重要。

301. 脉结代用桂枝去芍药加附子汤

学习《伤寒论》注意灵活运用四大内容：一是六经含义，包括经络、界线、阶段、证候群；二是三阳有阴证、三阴含阳证，寒化、热化错综复杂；三是失治、误疗、坏病多，如惊狂、积水、蓄血、发黄、痰饮、痞气、结胸、腹泻、燥屎、亡阳；四是常用重点处方损益，如桂枝汤、麻黄汤、四逆汤、小柴胡汤、大承气汤等加减方。要了解实质、分析研究，忽视这些情况，就难以取精用宏面向临床。民国初期，伤寒家在约二十首桂枝汤加减方剂中，将桂枝去芍药加附子汤抽出，专题调理阳虚易汗、怔忡不安。给予患者，对心律不齐、期前收缩、脉搏间歇，以桂枝、炙甘草、炮附子为主，很起作用，一般十剂见效，实践功力不低于炙甘草汤，堪称第二首治"心动悸，脉结代"的良方。

1957年吾在山东省中医进修学校诊一林业干部，胸闷，心动过缓，四五跳一停，饭后加剧，频发不止，已有九个月史，要求中药解除。开始给予炙甘草汤，疗力尚可，半年又行发作；即改为本汤，计桂枝15克、炙甘草18克、炮附子10克、生姜6片、大枣10枚（劈开），每日一剂，水煎分三次饮之。连吃两周，脉象间歇消失；把量减半，继服一个月巩固，没再复发。

302. 二桂合一汤调少腹隐痛

《伤寒论》桂枝加桂汤、桂枝加芍药汤，汇成一方，调理腹内络脉郁阻、经常隐痛，以大量桂枝、白芍领先，温通、养血，攻补兼施，富有针对性。清末，山东伤寒派用于久医不愈的少腹坠胀、疼痛，习加白芷、延胡索，给予妇女慢性盆腔炎，颇见功力。老朽曾师此法，改治肠系膜淋巴结炎，亦有较好的作用。投量儿童减半，或占三分之一，四周为期，很有效果。这是家父挚友乜丈留下的经验。二汤均由原药组成，只添加了桂枝、白芍之量，也可称"桂枝加重桂枝、芍药汤"，扩大应用，转变了《伤寒论》的另一疗途。

吾于1981年在山东医学院诊一十五岁少年，下腹部隐痛，吃药数月仍然不止，推拿、热敷如故，医院印象慢性肠道痉挛，肠系膜淋巴结炎症。考虑本方有出手之机，即开了桂枝15克、白芍15克、甘草15克、生姜10片、大枣20枚（劈开），推举甘草缓急，大枣补养气血，日进一剂，水煎分三次服。连啜一周，情况转佳；又饮十天，感觉已愈；事过三月，未再复发。命名"二桂合一汤"。二年后新的阅历，若祛痛不够理想，增入白芷15克，便可药到病除，属备用小法。

303. 十窍止血汤的运用

人身七窍指七孔，包括眼、耳、鼻、口、阴道、尿管、肛门；实际应为十窍，即眼二、耳二、鼻二、口一、阴道一、尿管一、肛门一，向外溢血，则称"十窍出血"。《金匮要略》调理血证，有柏叶汤（艾叶、干姜、侧柏叶）、黄土汤（黄芩、附子、阿胶、白术、生地黄、灶心土、甘草）、胶艾汤（生地黄、白芍、当归、川芎、艾叶、阿胶、甘草），杂方派将其合一，减去干姜、川芎、附子、白术，组成新方，名"十窍止血汤"。重点补血、养血，以生地黄、阿胶为主；当归、白芍、黄芩、侧柏叶清热，纠正冲脉失调；艾叶、灶心土固涩止血。通过精化，提高疗力。因血遇寒则停，凉血居于首位，除救急强阻断流，他药均列第二，治本属唯一方案，否则病情易于反弹，延长时间得不偿失。炭类黑烧只可治标，取效一时，无寻源性科学含义，最好少用为佳。这些客观经验应当借鉴。

1964年老朽在济南诊一暴发型胃内出血，由口鼻上涌，医院感到棘手。吾提议先吃大黄粉3克降下逆气，10分钟便止；就开了本方，计生地黄20克、阿胶15克、当归10克、白芍10克、艾叶6克、灶心土60克、侧柏叶15克、黄芩15克、甘草6克，每日一剂，水煎分三次服。连饮一周，未再发作；把量压缩一半，继续十五天，彻底获愈。十窍止血汤临床推广，大有裨益。

304. 临床慎用大热药物

晚清以来，真正火神派在山东并不多见，喜投热药的小火神家则各地都有，列入温补队伍中，很少独树一帜、大露头角，未称"祝融传人"。吾少时于鲁北目睹七十岁左右老医，精通《内经》《伤寒杂病论》，爱投大热之方，患者登门呼"火神爷"，辄笑不自禁。认为温补与火神派非一路福星，不可划等号，地道的火神家要调理身体升降出入、鼓舞气机，大热壮阳补命门火，能预防疾病、促进健康、益寿延年；寒凉之品摧残气机、抑制元阳，令神机渐灭、气消孤危。通过药物扶持，提高动力作用，就可达到目的，离此难觅另途。干姜、附子、肉桂、吴茱萸、鹿茸、肉苁蓉、胡桃、补骨脂、巴戟天、仙茅、益智仁、仙灵脾、骨碎补、狗脊、杜仲、葫芦巴，根据需要，选优而用，是标准良法。只吃附子或者乌头，不属燃薪助火名家，虽论点明确，有代表性，但缺乏整体观念，倾向偏颇，不宜盲从。

1955年吾在夏津诊一肺结核，虚弱乏力、精神不振、感觉疲倦，与专服抗结核药有关，要求给予温补缓解现状。由脉沉而迟判断，开了《伤寒论》四逆加人参汤，计炮附子10克、干姜6克、党参10克、甘草6克，添入鹿角胶10克，每日一剂，水煎分三次用。连啜八天，病情逐渐好转过程中，竟鼻衄两回。考虑附子、干姜、鹿角胶问题，乃改为四君子汤（党参、茯苓、白术、甘草）加当归、白芍、仙鹤草，遂血止而安。类似情形，凡吃阳热处方时，常数度发生。慎用大热，应以此为戒。

305．药物传说之讹

既往药学界曾言：本草中凡参皆补、黄则泻。存在语病，人参、大黄如此，而苦参、玄参不补，黄芪、黄精不泻，岐黄达人不应受到该说影响。丹参活血化瘀、兼能镇静，不属补品，传统的"一字丹参散、功顶四物汤"，不仅夸大，且脱离事实。民国时期，张锡纯先生喜投本味，制有活络效灵丹，专题调理血行不畅为患，取其通则不痛，就是临床例子。家父常开黄金石斛，即金黄草，刺激口腔唾液分泌，可滋阴补虚，解除津液亏乏口干舌燥，更不是利大小二便的泻药。"凡参皆补，凡黄则泻"，要彻底纠正！防止一讹再讹，留下误根。

306．粳米入药作用

粳米味甘洁白，属天冷收获之晚稻，得金秋之气，补中养胃、镇呕利水、润肺生津、厚肠止泻，与药同煮，保护胃黏膜免受刺激；辛热、苦寒、酸咸处方中，除矫味易服，尚缓和其烈性，如《伤寒论》《金匮要略》白虎汤、麦门冬汤、竹叶石膏汤、附子粳米汤、桃花汤、猪肤汤；且在吃解表药后，啜热粳米粥一碗可助疗力。籼米质劣、糯稻黏稠，皆不能代替。投量40～100克，不宜太多，否则影响药物有效成分在水内溶解。山东伤寒家建议清热用北地所产，如黑龙江、天津小站米性凉，皆为晚稻，有利保阴泄火；寒证转开岭南夏季早收者，随疾病需要而定，提高处方作用。

1959年吾于山东中医学院诊一少年，夏季口渴，发烧，汗出、体温下降，汗止复升，脉滑而数。曾写了白虎加人参汤，计石膏30克、知母10克、党参15克、甘草6克，添入黄芩15克、竹叶20克，水煎分三次服。饮了二剂，成绩不显；乃将粳米由20克增至60克，又啜两帖即愈。虽无大量资料，但从临床结果看，粳米给予较少，也会关系全局，难以实现预期的理想。

307．刚柔药物小评

岐黄评论家认为仲景先师喜投刚性处方，如麻黄汤、桂枝汤、大承气汤，实际是由纵的方面看。从横向观察，则违此说，麻黄汤有杏仁、桂枝汤有白芍、大承气汤有芒硝，皆属柔品。以四逆汤为例，附子阳性大热亦非燥药，和干姜、白术、蜀椒、柴胡、黄连、薏苡仁不同。《伤寒论》《金匮要略》收入的白虎汤、胶艾汤、崔氏八味丸、麦门冬汤、百合地黄汤、竹叶石膏汤，都归滋润剂。而且刚方加柔性、柔方加刚性药物数见不鲜，乃临床所需、配伍技巧、防止矫枉过正，比秋水共长天一色作用优越，为特殊表现，非其缺点。若按时方派要求，寒热分离、润燥各开，就失去经方的风格。后世受门派影响，往往以庸俗思想批判前人、否定先贤遗产，走入历史无源的道路，谈不到继承创新。

1970年吾在枣庄诊一商场职员，头眩、身体沉重、腿足水肿，医院检查心、肝、肾无异常变化。表现湿邪下注，曾开了苓桂术甘汤，计白术20克、茯苓30克、桂枝15克、甘草6克，添猪苓15克、泽泻15克，每日一剂，水煎分三次服；连吃五天，病情转佳，感觉口干欲饮。遵照业师经验，加入麦冬10克、天花粉10克；继续未停，凡十二帖，渴止肿也消退。说明刚性方内含柔药，没有妨碍行水利尿，这在调理肝硬化腹水治疗过程足资借鉴，增投小量养阴生津保护唾液分泌，解除口渴症状，一脉相承，反而双举多得。

308．四大要方切合实用

伤寒家族伯父将《伤寒论》麻黄汤、白虎汤、四逆汤、大承气汤，列为经方四大栋梁。麻黄汤解表发汗，麻黄、桂枝通经络，开鬼门，疏散初感外在风寒之邪，投量同等10~15克；杏仁宣开肺气，止咳平喘；加生姜、大枣调和营卫、护胃防呕。白虎汤清热降温，石膏、知母滋阴，退阳明高烧。四逆汤壮阳、补命门振起火衰，附子、干姜辛热改变阴盛，兴奋动力功能，纠正虚弱状态。大承气汤利肠泻实、导火下行，枳壳、厚朴破滞，芒硝软坚，大黄扫荡积热由大便排出。把其重大引擎能治病回春，称"四大要方"。时方派除对麻黄汤、四逆汤不太欣赏，白虎汤、大承气汤则经常应用，确认力挽狂澜，是调理流行性热证的济世观音。

1953年吾在景县遇一中暑烟商，低烧、出汗、尔后口渴、烦躁、体温上升，吃白虎汤两剂，合石膏60克，仍然高热不退，还尿赤、谵语，四日没有更衣、腹内胀痛，下午转重。同道怂恿老朽破釜沉舟，给予大承气汤，计枳壳15克、厚朴15克、大黄6克，因无元明粉仍用芒硝6克，加石膏60克，水煎，六小时一次、分三回服；连进二帖，依然如故，毫无佳象。乃增大黄至15克、芒硝15克，饮了一剂，入厕两次，小便似血；泻下许多溏粪，七小时后即烧去身凉。疗效之快令人惊叹，所谓要方之名，于此可见。

309. 口渴考虑阴虚液亏

口渴于唾液分泌减少有关，尚有其他原因，常见于热性病火邪内炽，或慢性疾患消渴、尿崩证，阴虚、津液匮乏，供不应求。解除这一现象，要滋水养阴，促进津液化生，方属根本之治。《伤寒论》《金匮要略》重点药物有麦冬、大麦、文蛤、党参、天冬。此外，白芍、生地黄、瓜蒌、知母、胶饴、苇茎、山茱萸、百合、小麦、薯蓣、五味子、乌梅、天花粉均起作用，没有列入名单，应扩大范围，物尽其用，勿再局限，临床囿于数种。纯正的伤寒家亦有发展，巧加石斛就是明显事例。

1955年吾于高唐诊一男子，口渴、尿少、腹内不舒、大便日行一次，要求吃药。当时误为以水引水的五苓散证，饮了二剂，小溲畅通，渴反转重。乃改用瓜蒌15克、知母10克、生地黄10克、白芍10克、阿胶10克，又服两帖，感觉病去而愈。

310. 龙骨、牡蛎上乘良药

龙骨、牡蛎在《伤寒论》属比目鱼，将其列入镇静品，很有意义。二者所医并不完全相同，临床观察，龙骨性平固涩，偏于平肝安神，收敛性强，能纠正心悸、健忘、怔忡；牡蛎咸寒，软坚散结、封表止汗、消除瘿瘤。联合应用，调理肝阳上亢头痛、眩晕、带下、遗精、失眠多梦、肠道滑泻、汗下暴脱、内风萌动发狂；外敷疮疡，化腐生肌，预防感染。业师以大剂施治思想焦虑、卧起不安、神经官能症，或长期咳嗽日久不愈，都有效果。曾说这是时方派出手的大招，起源于《伤寒论》火疗，并非取法孟河费氏。凡精神过度兴奋夜睡易醒，给予酸枣仁汤（茯苓、知母、酸枣仁、川芎、甘草）、黄连阿胶汤（黄芩、白芍、黄连、阿胶、鸡子黄）时，均加龙骨15～30克、牡蛎15～30克，提升药力，缩短病程。

1968年吾在莱芜诊一患者，更年期丧偶女子，由于自主神经功能紊乱，烦躁、易怒、晚上恐惧、噩梦不断，且有幻觉、怀疑鬼怪降临，吃药未愈。老朽就开了黄连阿胶汤加酸枣仁、龙骨、牡蛎，计黄连15克、阿胶10克、黄芩15克、白芍15克、酸枣仁30克、龙骨30克、牡蛎30克、鸡子黄一枚（冲），日进一剂，分两次服。连饮三天，减不足言，乃把龙骨增至60克、牡蛎60克。又啜三帖，逐渐转好；嘱咐继用，半个月停药而安。吴七先生呼龙骨、牡蛎为双合门，视其作用位居上乘。

311. 桂枝去芍药加麻黄细辛附子汤治风水

麻黄、桂枝配伍，不只解表，尚祛饮、利尿，《金匮要略》有桂枝去芍药加麻黄细辛附子汤，助阳温里下通小便，将水邪逐出，和越婢汤之用麻黄、石膏、生姜、甘草、大枣不同，伤寒派常丢掉该方，令人殊感遗憾。民国时期，白衣庙老尼用以调理水气病，颜面、下肢浮肿，主张麻黄、桂枝开鬼门、洁净府发汗、利尿表里双治，以附子、细辛热力散寒、促进气化代谢、外排病理产物，是多途合一疗法。麻黄、桂枝、附子均属亮点；细辛量大亦可行水，起催化作用；甘草切勿多投，守而不走反成障碍。老朽曾师此法，给予肾炎、轻度心力衰竭、肝硬化腹水所致上下积水，注意掌握分寸，都有功效。一般开炮附子，亡阳用生品；细辛超过6克比较标准，依据需要而定；若蛋白缺乏，表现营养不良，加入阿胶10～30克，雪里送炭更佳。

1958年吾在济南遇一市民患寒性风水，头面、四肢、几乎全身皆肿，阴囊水肿大如苹果，手足发凉，小溲极少，恶寒无汗，脉搏沉不鼓指。准备授予茯苓四逆汤加麻黄，恐药力薄弱，就开了本汤，含麻黄15克、桂枝15克、细辛10

克、炮附子30克（先煎一小时）、甘草6克、生姜6片、大枣10枚（劈开），日进一剂，水煎分三次饮之，吃热粥一碗增强疗能。服后冒出小汗，蝉联四天，没再加减，尿液特多，水肿尽消，阖家欢喜不已。

312. 枳壳、厚朴的作用

枳壳为枸橘成熟之果，《伤寒论》名枳实，味苦性平，破气消痞，行痰散结；厚朴辛温，芳香化湿，利气平喘，开窍祛浊。二者均能清除胸腹闷满、胀痛、食积停留、痰饮郁结。枳壳尚可增强平滑肌紧张力，改善胃、子宫、肛门下垂；厚朴花功力较弱，为妇科疏肝良品，用于背胀、胁痛、频吐噫气。两药经常同伍，称"比目鱼"；和大黄组方，就是小承气汤。老朽依据家庭传统，在施治止咳平喘剂内加枳壳、厚朴出镜，位列副药，纠正支气管炎变，使气逆降之、湿浊化之，来提高功效，每次各15～30克，获益很佳，属数代不言之秘。另一疗途，若气、食、痰、热凝聚，导致心下痞、结胸，于半夏泻心汤（半夏、黄芩、干姜、黄连、党参、甘草、大枣）、小陷胸汤（瓜蒌、半夏、黄连）中添入二味，见效最快，往往三帖便愈。

1958年春季，吾在山东省中医进修学校遇一乡镇干部，外感咳嗽，因吃黄米黏糕滞留胃内，胸膈膨胀、疼痛、呼吸短促，要求以大黄泻之。劝其体质虚弱不宜攻下，即开了小陷胸汤与枳壳、厚朴，计瓜蒌45克、黄连15克、半夏10克、枳壳20克、厚朴20克，日饮一剂，水煎分三回服。连吃两天，入厕一次，排出大量溏粪，闷满消失，咳嗽也随着而止。

313. 大黄与元明粉的运用

芒硝是朴硝煮炼而成的结晶体，咸苦泄热、润燥软坚，医火邪内炽、大便干结，从肠道排下粪水，伤寒家与时方派常用纯净者，名元明粉，谓能推陈致新。《伤寒论》《金匮要略》应用方剂：大黄牡丹汤、鳖甲煎丸、大陷胸汤、硝石矾石散、大黄硝石汤、木防己去石膏加茯苓芒硝汤、三承气汤（大承气、调胃承气、桃核承气）。重点和大黄配伍，峻泻炽热、燥火，攻积、破结，属比目鱼并行对药。大黄功力与芒硝相似，无润燥疗能，可健胃化食、消积降气、活血祛瘀、通畅月经，医高烧、谵语、阳黄、发狂，兼利小便；外敷汤火灼伤。仲师比较欣赏，二书收入含有本品方剂约三十首，获"将军"称号，喜同他药共组，单方一味投向临床几乎没有。老朽实践，大黄、元明粉合用，给予伤寒热入阳明转为腑证，高烧、便秘、数日不得更衣，避免伤正，不依赖枳壳、厚朴，开此两味，同样有力；移植温病邪陷气分，增添石膏30～60克，很易提高疗效，这是传承大瓢先生的心法，宜继续发扬。大黄、元明粉小方，被呼降温退热、大小二阴驱邪独一无二的"神药"，芩、连、膏、栀均居下游。

1959年吾在山东中医学院诊一学生家长，由鲁南来济感染秋燥，口渴、面红、目赤、体温持续不降、烦躁不安、腹胀、肠内秘结。当时就授与上言小方，计大黄10克、元明粉10克，水煎分两回饮之。仅服一帖，入厕两次，即病去热消而愈。写出报导，权做留念，供同道参考。

314. 救阳护阴双理

《伤寒论》四逆汤为温里驱寒壮阳代表方，将量增加提升功力，用于救急回苏，转成通脉四逆汤，轻重不同，实际一方两用；若腹泻兼有阴虚血亏，则加党参滋补，阴阳双调。既往强言大热振衰剂不能加入阴性药物，影响回阳，十分片面，真武汤含白芍、黄土汤含黄芩，起物理综合作用，而非医疗障碍。四逆汤以附子挂帅，目的有三：补命门益火之源；破阴温里、壮阳救逆；通行经络、祛寒止痛。重点是强心振衰，力挽虚脱。凡身体疲惫、心力衰竭、精神萎靡、四肢厥冷、汗出不停、呼吸困难、唇青囊缩、小便失禁、脉搏沉微、蜷卧畏寒，都属适应对象。其中干姜助火，健胃镇呕，促使附子发挥兴奋、振颓功能，如同点燃礼花起催化作用。甘草补中益气、矫味、解毒，亦有疗途。方虽三味，却可救死扶伤，令危局回春。

1970年初夏，吾在宁阳遇一工会干部，形状羸弱，感受风寒吃解表药过多，遍体冒汗、大便偏溏、二目闭合、不愿说话、手足发凉，三日未进食物，双层棉被裹身仍然恶寒，曾遗尿一次。承医院相邀会诊，老朽即开了四逆汤加人参、山茱萸，计生附子45克（先煎90分钟）、干姜20克、东北人参20克、山茱萸45克、甘草10克。山茱萸与附子同量，护阴收敛预防发生暴脱，水煎，四小时一次、分五回服。连啜两帖，汗出大减、精神转佳、感觉良好，亡阳现象渐消；嘱咐继续饮之，改成六小时一次、分四回用；十天后遣人汇报，已进食、起床，化凶为安。了解这个事例，四逆汤添入山茱萸表明合拍，阴阳双向调节毫无矛盾，反具重要意义。

315. 麻杏石甘汤治咳嗽

《伤寒论》麻杏石甘汤对肺热哮喘，在经方中独一无二；调理流行性热证，不论伤寒、温病，初起无汗发烧，亦宜应用，但不广泛。民国时期，山东医家有一名手喜投此方，加全蝎镇痉，露蜂房、白屈菜、佛耳草消除支气管炎，称"平喘止嗽汤"。提出一般药物产生抗药性，另立新方能获战绩。麻黄仍居君主；石膏随体温升降，若高烧盘桓持续不下，将其增至40～90克，伴麻黄发汗，反弹力低；倘效不明显，添青蒿15～30克，便可解决。并说白屈菜含有小毒，勿要超过10克，功力同罂粟壳不分上下，属立竿见影之品；佛耳草长于祛痰，量小寡效，须15～30克；露蜂房施治范围包括鼻炎、咽炎、扁桃体炎、间质性肺炎、关节炎，在支气管炎绰号"魁英"，10克左右较为适当。老朽经验，全蝎投量10克，三剂未得理想，改换蜈蚣2～4条，驱邪作用令人满意。

1964年吾在青岛遇一老年慢性支气管炎患者，入冬后咳嗽、胸闷，舌红，吐黄色黏痰，日夜发作，呼吸困难。即以上方与之，计麻黄10克、杏仁12克、石膏30克、全蝎10克、露蜂房10克、白屈菜10克、佛耳草30克、甘草10克，逆气上冲加入半夏10克，每日一帖，水煎分三次啜下。连饮一周，病情递减；又服十天，症状尽解。麻杏石甘汤加味也疗咳嗽，登上了大雅之堂。

316. 理中汤治顽固性腹泻

《伤寒论》五大法宝，一解表发汗麻黄汤（麻黄、桂枝、杏仁、甘草）、二寒热往来小柴胡汤（柴胡、黄芩、党参、半夏、甘草、生姜、大枣）、三高烧清热白虎汤（石膏、知母、甘草、粳米）、四温里回阳四逆汤（附子、干姜、甘草）、五泻火攻下大承气汤（枳壳、厚朴、大黄、芒硝）。尚有七个小招，一痰鸣哮喘小青龙汤（麻黄、桂枝、白芍、半夏、干姜、细辛、五味子、甘草）、二赤白痢疾白头翁汤（秦皮、黄柏、白头翁、黄连）、三湿热黄疸茵陈蒿汤（大黄、山栀子、茵陈蒿）、四蓄水浮肿十枣汤（芫花、大戟、甘遂、大枣）、五心脏早搏炙甘草汤（桂枝、党参、阿胶、麦冬、麻子仁、炙甘草、生地黄、生姜、大枣、米酒）、六腹痛吐涎沫吴茱萸汤（党参、吴茱萸、生姜、大枣）、七活血通脉当归四逆汤（当归、桂枝、白芍、细辛、通草、大枣、甘草）。《南阳杂议》强调"提囊落物"，投向临床捉邪，能啜之便撄。老朽意见，理中汤健脾养胃、促进运化，亦应列入小招，成为第八，对补土派来说，丰富了需求，该方对心下痞，"喜唾、久不了了"，慢性腹痛、肠道滑泻，加茯苓、泽泻兼利小便，很起作用。山东名贤黄元御推称首选之方。

1980年吾在山东医学院诊一铁路职工，患慢性肠炎完谷不化，每日入厕四五次，体重下降十千克，休病两年，近来呕恶，症状转重。当时考虑多种药物，恐投鼠忌器，最后决定以大剂量理中汤与之，把党参改为东北人参，计白术30克、干姜30克、吉林人参15克、甘草10克，外添茯苓30克、泽泻10克，水煎分三次服。连饮一周，更衣减少，因血压偏高，将泽泻升至20克。继续未停，凡三十帖，水粪已成形状；投量压缩一半，又吃四十余天，基本治愈。

317. 桂甘龙牡汤临床对象

老朽上承师门衣钵，喜投《伤寒论》小方调理内科杂症，药简易得，颇受欢迎，如四逆散、理中汤、小陷胸汤、桂甘龙牡汤。举桂甘龙牡汤为例，可解除许多需要镇静的慢性疾患，其安神、疗恐、定悸居古方之冠。凡浅睡、失眠、心慌、夜惊、噩梦纷纭，甚至抽搐、发狂，都有抑制作用。临床实践，一应掌握桂枝升降之量；二是龙骨、牡蛎均宜超30克范围；三要加入他药提高功效。经验告诉，若心律不齐、跳动过缓、早期搏动、怔忡频发，以桂枝领先15～30克；肝阳亢盛、风邪内煽、高热痉挛，减去桂枝，重用龙骨、牡蛎，突出沉坠潜阳，时方派誉为"水陆二仙"。常加入龟板、鳖甲、石决明、紫贝齿增强疗力，清贤吴鞠通、久客兰溪的张山雷前辈取之熄风，极有卓见。桂甘龙牡汤在临床过程中是一首亮丽的风景线，属平民方，运用之广，仅次于小柴胡汤。

1968年吾在蓬莱诊一未婚男子，睡后梦一少女同衾，随即遗精，三五日一至，身体虚弱、头目眩晕、精神恍惚、龟头变凉。开始给予桂枝加龙骨牡蛎汤，反馈腹内寒冷，怀疑白芍所致；乃改用此方，计桂枝15克、龙骨45克、牡蛎45克、甘草10克，日饮一剂，水煎分三回服。连啜两周，据云梦遗只发生二次，表明已效；嘱咐蝉联下去，共四十余天，竟然治愈。奇案一则，供大雅探讨。

318. 止血用晨钟报晓

《寿安堂纪事》石印传本，载有许多名人言行，列入业医宝筏。认为要有耐心、毅力，读破万卷书才可济世，稍有所获便目中无人、老气横秋，会走向误区，等于举刀自刎，很具警醒意义。书内收有一位良医，与王孟英、费伯雄同时，治学观点各异，经验独怀特色。凡吐衄、崩漏、二便下血，给予山药健脾养胃、补中益气，灶心土镇呕，和阿胶滋阴合力止血，三味共组一汤，取其综合作用；置于相应处方中，视为辅助药，号"晨钟报晓"。老朽比较欣赏，单用亦见效果，白领阶层活动量少，身形虚弱，不断口服，可以保健；若发生出血疾患，及时加水煎之而饮，以三周为期，功力颇佳，坚持应用，重点治血，并不低于洋洋大方；且对呕恶、失眠、肠道滑泻也甚理想；妇女妊娠恶阻、习惯性流产，还有预防作用。

1965年吾在山东省中医院诊一市民，患胃溃疡久医不愈，经常吐血，腹痛、大便色黑如漆。当时就授与此方，计山药30克，阿胶20克，灶心土60克，每日一剂。连啜二周，血止转安；将量减半，善后继续未停，追踪一年未再复发。据前辈推测，晨钟报晓，是由《金匮要略》化裁而来。

319. 七味汤的应用

研习中医，要强调读书、临床、师法前人，汲取多方面经验。先贤徐灵胎为扩大知识领域，夜间"读到鸡鸣三唱"，通过学海无涯苦作舟、自强不息来培养自己。这是北方名家大瓢老人选择的道路，追求真才实学。正因如此，头脑灵活，善于化裁《伤寒论》《金匮要略》处方。对腹痛胃肠虚寒，常以桂枝汤为基础，重用白芍，加香附行气散滞、吴茱萸温里驱寒，组成七味汤，含桂枝、白芍、香附、甘草、吴茱萸、生姜、大枣。老朽将其投量根据需要，重新厘订，给予胃炎、食管炎、十二指肠炎与溃疡，几乎啜下便效。

1962年吾在临沂诊一初中学生，腹内隐痛持续不止，医院检查怀疑蛔虫，粪块未见虫卵，且考虑胆结石、慢性阑尾炎，久医不愈，转服中药。从面色萎黄、唇淡少华推断，已有贫血现象，腹痛症状、部位和肠系膜淋巴结炎有关，嘱吃本方十剂，开了桂枝10克、白芍15克、香附10克、吴茱萸10克、甘草10克、大枣10枚（劈开），读书无暇，水煎分两次饮之，因怕生姜辛辣引起不舒，减去没用。结果感觉良好，又吃七帖即疗；三月后来济，告诉未再发作。

320. 石膏非重用不易见功

岐黄界在处方遣药上，分攻下派、寒凉派、火神派，实际皆脱胎于《伤寒论》。攻下以硝黄为主、寒凉以膏知为主、火神以姜附为主。攻下与寒凉二派逐渐应用其他大量药物，已转向时方。火神派则江山依旧，仍局限仲景先师经方范围，没能破笼放飞，除附子、干姜，尚用细辛、蜀椒、乌头、桂枝、薤白、云母、天雄、吴茱萸，加上温性的当归、阿胶、胶饴、米酒，笔下不超过三十种，突出温里驱寒、补火回阳，以保健居先，祛邪第二。把平淡视为"果子药"，取名"几上花瓶"。对用石膏持有异议，指责摧残正气、压抑心力，不易解除危急、救死扶伤，和附子、乌头、吴茱萸相比，只可位屈末座。临床应用，实际未必。

1965年吾在济南遇一高烧男子，医院诊称暑温，开始打针专用西药，功效不显，委老朽改换中法，谵语、身上有汗、尿赤、大便二日未行、舌苔黄厚、渴欲饮水、下午转重。当时开了白虎汤加西洋参、石斛，连吃两剂，也无佳象。随即更方，加大投量，计石膏60克、知母20克、石斛15克、西洋参15克、黄芩15克、柴胡10克、连翘15克、青蒿15克，水煎，六小时一次、分三回服；又啜二帖，竟体温下降热退而愈。事后总结，石膏之量起重要作用，添入他药促其充分溶解，共同发挥综合疗能，都是内在因素。

321. 越婢汤加味调风热外感

《金匮要略》越婢汤，由麻黄、石膏、甘草、生姜、大枣组成，发汗、利尿，医风水体肿。北方伤寒派取其施治外感风热，辛凉解表，比麻杏石甘汤更上一层楼，方内含有妙义，均加大量板蓝根，乃不传之秘。指出金银花、连翘虽能解毒，清火降温通过汗、尿驱邪不居优势，特别是板蓝根一味抗菌、抑制病毒的作用就目前而言，首屈一指，无可代替。并说麻黄并非热药，开腠理有石膏相伴，不会汗出淋漓，发生亡阳或风热火上浇油。民国时期追随者多，打破了经方家不开时方的屏障，古今结合为一，是推陈出新的典型。老朽被列入仲景先师门墙，亦支持这一举措，付诸临床，反馈很佳。

1980年吾在山东医学院诊一教授，春季探亲感受风热，头痛、口渴、发烧、无汗、脉数、微有恶寒现象。曾考虑中风给予桂枝汤，因来自福建，怕桂枝辛温要求改用他方，就开了上述药物，计麻黄6克、石膏30克、板蓝根30克、甘草6克、生姜6片、大枣10枚（劈开），水煎分三次服，吃热粥一碗强化功力。结果两帖而愈，患者称颂不已。

322．小青龙汤治吐涎沫

《伤寒论》小青龙汤，调理外感风寒哮喘属常规方，实际支气管炎、支气管扩张、支气管哮喘、间质性肺炎都宜应用。功力不佳，往往为技巧问题，重点在投量上，除麻黄需要升至10克，尚须考虑细辛、少则10克，五味子20克，方可达标；水煎分三次饮下，不会发生毫芒即怪现象；五味子打碎，使仁的辛味释出，否则影响药效。对咳嗽亦有作用，是伤寒家一张王牌，与大青龙汤共称"二龙夺珠"，疗途之广超过大青龙的十倍。它的另一特色，医"心下有水气"，据《金匮要略》所记止"吐涎沫"，指寒饮上泛，桂枝加大剂量就能温化，半夏降逆便可解除，与五苓散专治蓄水机制不一，却异病同归，家父谓之貌合神离，并非兄弟一家。

1966年春季，吾在山东省中医院诊一科研人员，伤风后感觉胸内有水上升，恶心欲吐，遂呕出白色涎沫，每日二三次、量不多，无哮喘、咳嗽、噫气、呃逆症状，脉搏稍带弦滑，发作停止即呼吸畅通、转向正常。疏肝、平胃、祛痰均不理想，乃以本汤授之，计麻黄10克、桂枝15克、半夏10克、干姜10克、细辛10克、五味子10克、白芍10克、甘草6克，加了泽泻15克，日啜一帖。连吃七天，涎沫大减；嘱咐继续，将量压缩三分之一，又服十剂而愈。小青龙汤的作用，值得肯定。

323．白虎、葛根芩连汤合一应用

《伤寒论》白虎汤清表里之热、葛根芩连汤泻火解毒，二方应用合于一起比较少见。个别伤寒家认为葛根辛凉开腠，推热随汗外出，石膏泄内在之热邪，芩、连苦寒且能固肠，防止大便滑溏，共组一方，调理伤寒热入阳明，比单投白虎汤或葛根芩连汤施治全面、功力优越。对许多流行性热证，包括温病，能沃焦救焚下降体温，只要肠道没有燥结，饮后可防其热邪入腑，发展成大承气汤证，含有预防意义。老朽临床把知母养阴生津、壮水熄火放在首位，葛根宣散透汗至于末尾，打破以往排列，收效甚佳。因芩、连燥湿，易引起大便干结，用量减少。如此结合，避免投鼠忌器，有利无弊，反会提升作用。

1992年吾在山东中医学院门诊部遇一市民，开始无汗发烧，口渴、舌红、呼吸急促、尿液黄赤。曾按冬温处理，给予时方，反馈不良；此时身上出汗，大便二日未行，体温居高不下，尚有谵语，忆及本法，即授与石膏45克、知母30克、黄芩15克、黄连10克、葛根10克、甘草6克，加入白蚤休10克、大青叶20克，水煎，五小时一次、分三回服。连吃二剂，热度下降；药未更改，又啜两帖，烧退而愈。白虎汤和葛根芩连汤混一应用，是值得研究的有利课题。

324. 鳖甲煎丸消癥瘕

《金匮要略》鳖甲煎丸原医疟母，调治癥瘕亦有功效。通过加减将药物精化，用于脾大、肝硬化、前列腺肥大、子宫肌瘤、慢性盆腔炎、乳腺小叶增生、甲状腺结节，对肉瘤、多种囊肿亦可试服。能行气散结、活血祛瘀、破聚消积，起攻坚作用。老朽家传重组如下：醋制鳖甲300克、乌扇（射干）50克、柴胡100克、鼠妇50克、大黄50克、桂枝100克、厚朴100克、牡丹皮50克、白芍50克、紫葳（凌霄花）50克、䗪虫50克、桃仁100克、露蜂房100克、蛴螂100克、瞿麦50克、阿胶100克、干姜50克、三棱50克、莪术50克、丹参100克、制乳香50克、炒没药50克、蛴螬50克，碾末，水泛成丸，每回10克，日服2～3次，长时应用，不要中辍，三个月为期检查，再考虑减量或停止。息肉、恶性癌肿，大都无明显改变，少数患者告诉症状减轻。族伯父经验，若缺鳖甲，牡蛎也能代替。

1980年吾在山东医学院诊一市民乳房纤维瘤，因惧手术，冀专吃中药，两侧一大一小，按之柔软、没有触痛，且伴乳腺小叶增生，已有二年史。即取上方与之，日食30克，分三次吞下。先后约四个月，纤维瘤逐渐消失，乳腺的小叶增生，也随着而愈。

325. 小柴胡汤不治全部少阳病

老朽家传投小柴胡汤的经验：若往来寒热、胸胁苦满，随时运用；心烦喜呕、嘿嘿不欲饮食，他病亦易出现，非该汤必备适应证；头痛发热属少阳，常和太阳病混淆，也不是小柴胡汤独家施治对象。药物配伍技巧，表现热多寒少重用黄芩，寒多热少则柴胡加量，一般是突出柴胡；半夏、党参、甘草属于辅品，即佐药，不占杠杆地位。小柴胡汤可视为少阳主方、核心，但不能包揽所有的少阳疾患，缺乏了解这个问题，就会把少阳病都放在小柴胡汤的肩上，发生医疗不宜有的错误。

326．炙甘草用于心脏早搏

凡外感无汗项背强直，属于刚痉，投葛根；有汗者列入柔痉，《金匮要略》用瓜蒌根（天花粉），二者不同，说明调理几几然非葛根一药的专利。另外，《伤寒论》处方开甘草均用火炙，《金匮要略》除所收《伤寒论》方取炙，其他杂症处方甘草大都是生品，无有炙字，由此可见，谓仲景先师甘草必炙的论点毫无根据。老朽临床发现，伤寒无汗项背强直易于发生，有汗的中风证很少见到这一情况，瓜蒌根的应用难以粉墨登场。甘草蜜炙，增强补中益气、改善口感、解毒作用，能在温补剂中大显身手，一般处方给予生者，也可发挥同样功效，不会影响组方的药力价值。经验告诉，如炙甘草汤（炙甘草、生地黄、麻子仁、桂枝、麦冬、阿胶、生姜、大枣、党参）改为生甘草，疗果不佳，生、炙实践，确有区别。

1961年吾在山东中医学院诊一大学教师，心脏期前收缩，表现胸闷、感觉动悸，脉搏间歇、三五跳一停，病家恐惧，认为不祥，邀老朽诊之。处方炙甘草汤，开始给予生甘草15克，没见改善；乃换了炙甘草，把量升至20克，每日一剂。连服十天，症状逐步消失。尔后遇到此类之心律不齐，皆开炙甘草，药下即解。

327．小柴胡汤重点治二症

《金匮要略》阳毒"面赤斑斑如锦纹，咽喉痛，唾脓血"，投升麻鳖甲汤（当归、升麻、鳖甲、雄黄、蜀椒、甘草），当去雄黄、蜀椒；阴毒"面目青、身痛如被杖"，方可吃原药。书内疗阴毒却把雄黄、蜀椒删掉，治阳毒用原方，是错简，应当反过来应用。《伤寒论》大柴胡汤无大黄，《金匮要略》有大黄，须以含有大黄者为准，无者属于漏写。二书小柴胡汤所疗往来寒热、胸胁苦满、心烦喜呕、嘿嘿不欲饮食四症，要以往来寒热、胸胁苦满归首选；其他杂病也可出现心烦喜呕、嘿嘿不欲饮食，带有普遍性，不属少阳独有，纳入小柴胡汤重点施治，非常失宜。老朽调理少阳或他类疾患，据往来寒热、胸胁苦满二症，不包括少阳提纲口苦、咽干、目眩，都起功效，被送绰号"小柴胡家"。从《伤寒论》将柴胡开到半斤、黄芩三两，就能推断仍以柴胡疏散泄邪领先，黄芩清化里热居次，因而有的伤寒家指出：小柴胡汤还是地道的外解方。

1980年吾在山东医学院遇一高中女生，初夏蒙受风邪，头上出汗，胸闷胁痛，先恶寒而后体温上升，转为发烧，医院怀疑疟原虫所致，饮药没见改善，遂来求诊。适值欲赴南京开会，仓促间即以本汤与之，计党参10克、半夏10克、柴胡20克、黄芩15克、甘草6克、生姜9片、大枣10枚（劈开），水煎，日饮一剂。连啜三天，便津津出汗而愈。毋庸讳言，小柴胡汤适应对象，是化解寒热往来的第一选择。

328. 古方释义

《伤寒论》麻黄汤内桂枝，释者谓温里驱寒，实际通过活血、畅利经络，提供汗源，助麻黄解表，不晓得这一蕴涵，往往视为无关紧要，改成干姜，误了大局。治咳嗽三仙的细辛，专于催化，量小不易达标，则难以促使干姜宣散、五味子缓解支气管痉挛，发挥特殊作用，这是经方家大瓢先生留下的经验。老朽邯郸学步，常把投量稳定在干姜15克、细辛10克、五味子15～20克，反馈很好，加入相应处方中，有明显医疗价值。

1976年吾在济南诊一老人急性支气管炎，由风寒外感诱发，咳嗽日夜不停、吐白色稀痰，舌苔厚腻，呼吸短促，脉象弦滑。就以小青龙汤与之，计麻黄10克、桂枝10克、半夏10克、白芍6克、干姜10克、细辛12克、五味子20克、甘草6克，添入茯苓30克，每日一剂，水煎分三次饮下。连服六天，即嗽止转安。患者称奇。

329. 学习注意死书活读

《伤寒论》三阳、三阴的含义，岐黄家分称经络、纲领、界别、气化、症候群学说，实际并非单一概念，包括多种内涵。因阳经有阴证，阴经有阳证，学者应掌握辨证论治，不宜在每个"经"内死守篇章，当追求研究致用，打进去、跳出来，才是最好的巧妙师法。如太阳病提纲"头项强痛而恶寒"，温病一条也有"太阳病"三字帽子，和内容顶牛，不可能"发热而渴不恶寒"尚有"头项强痛而恶寒"的症状，二者无法同时存在；因此，太阳病的提纲证还含有其他，否则不合逻辑，是多余的话，以致人们怀疑乃附会误入正文。

1953年吾于德州遇一农民，头痛、口渴、面红、发烧，其父知医，诊断引用太阳病提纲施治温病，给予麻黄汤，饮后汗出体温不降，反发生鼻衄、尿道涩痛，邀老朽援手。开了《伤寒论》竹叶石膏汤，计石膏60克、竹叶30克、半夏10克、麦冬15克、党参15克、甘草6克、粳米80克，水煎，六小时一次、分三回服。连吃四剂，即热退身凉、症去而安。说明因为按图索骥太阳病提纲，误啜了发汗解表药，导致不良后果，所以要了解书中错讹，增强辨识能力，活用文献，方会步入正途。

330.《伤寒论》大承气汤的救急

《伤寒论》麻黄汤的临床，麻黄均投生品，禁忌蜜炙，避免影响宣散；桂枝活血通络，辅助发汗；肺与大肠相表里，杏仁开提肺气、润肠，防止汗多水分外泄大便干燥。白虎汤石膏清热降温，知母滋阴生津，粳米健身保护胃气。四逆汤附子温里驱寒、壮阳救脱；干姜镇呕，辅助发挥热力。大承气汤枳壳、厚朴行气开结；大黄苦寒攻坚，导火下行；芒硝润燥、破积、软化燥屎。都属驱邪重点方，伤寒家谓之"四大轴心"。其中甘草补中益气、解毒、矫味改善口感，非南郭先生滥竽充数，亦不可缺。老朽比较欣赏，运用得当，能立竿见影、立起沉疴。

1972年吾在山东农学院诊一少妇，夏季外出感受炎暑，习称"喝病"，出汗、发烧、谵语、尿赤如血，两手撮空、摸床，表现异常动作，下午转重，数日没有更衣，情况十分严重，医院要求配合中药救之。当时就开了大承气汤，计枳壳15克、厚朴15克、大黄10克、元明粉10克，加入石膏45克、西洋参15克，水煎一勺勺灌下。仅吃一剂，排出稀便内夹硬粪二次，体温迅速下降，危笃症状逐渐解除；此方减量，又服一帖，即停止而愈。轴心代表名方，起了一剑封喉作用。

331. 小陷胸汤加味医神经衰弱

学习中医应强调专业，旁及多学科知识，在独立思考、刻苦钻研过程，大量读书，向他人谦虚请教，戒焦忌躁，自强不息，牢记逆水行舟，不进则退。每天除饮食、睡眠、更衣占用十小时，要将全部光阴放在阅读、临床、研究上，才能发展古圣先贤遗留济世事业，力求古为今用，提倡继承、创新，丰富世界医学内容。

1958年春季，吾在山东省中医进修学校诊一中年男子，久患神经衰弱，近来烦躁、失眠、思想分驰、记忆力减退，突出症状心中懊侬，有悲观、严重厌世情绪。开始给予归脾汤、黄连阿胶汤，饮后乏效，改投《金匮要略》酸枣仁汤加山栀子亦无功力；从胸闷、舌苔黄厚转开了小陷胸汤，添入石菖蒲、盔沉香芳香透窍、醒脾、化浊药，计瓜蒌30克、半夏10克、黄连15克、石菖蒲20克、盔沉香10克，日进一剂，水煎分三次服。连饮一周，病情变佳；减量继续，月余即安。通过辨证，该方治好了神经衰弱，老朽也甚惊奇。实践告诉，给予经方同现代常用之品结合，有利无弊，一肩双挑，公认适宜。

332. 调理饮邪经验

痰饮病《金匮要略》记述较详，由于水液聚结转为病理状态，表现多种症状，如气短、心悸、呕恶、咳嗽、哮喘、脉弦、胁胀、肠鸣、水肿、吐涎沫、背寒冷如掌大、胸内坚硬大如盘、头目眩晕、脐下动、腹中隐隐作痛；甚至表现奇异的怪证，对人体产生蓄积性损害。以祛痰、行水、通畅气机为主，应用药物有桂枝、白术、茯苓、泽泻、半夏、甘遂、芫花、椒目、商陆、牵牛子、葶苈子、大戟、细辛、巴豆、防己、枳壳、陈皮、猪苓、滑石。邪在胸腔，还可取瓜蒂催吐，不宜发汗宣散外出。北派伤寒家重视祛痰，往往轻于涤饮，常被时方名手夺走施治权。黏稠为痰，稀水流溢属饮，乃其区别。就一般而言，经验丰富的临床者处理饮邪，喜加辛热之品，将干姜、炮附子放在重要地位，把握转化机制，体现寒则用热、燃火燥湿，以"温药和之"；单纯利水，是貌合神离同床异梦，非疗本大法。老朽遥承这一准则，以《伤寒论》真武汤、茯苓四逆汤授予患者，很见效果；五苓散、苓桂术甘汤化裁，差满人意。

1965年吾在山东省中医院遇一邮电职员，五十岁左右，长期胸痞咳嗽、吐痰似水，双腿至足浮肿、按之凹陷，久治未愈，医院诊为老年慢性支气管炎、肺积液、心力衰竭，预后不良，委吾接过调之。因情况严重，投与剧方怕人随药亡，普通草根、树皮又无济于事，十分踌躇，起初开了小青龙汤去白芍加茯苓，如水掷石；乃改用己椒苈黄丸煮汤，仍然无功，最后考虑决定试服小量十枣汤，写了煨甘遂1克（冲）、制大戟3克、炒芫花1克、大枣20枚（劈开），添入白商陆4克、干姜15克，水煎，六小时一次、分四回饮下。吉人天相，疗力很好，入厕两次，小便增多，呼吸通畅，已能进食；把量减去一半，继啜三帖而安。治饮剂加温热品可提高药力，干姜的催化会发挥速度作用。

333．半夏泻心汤治胃病

半夏泻心汤调理胃肠道疾患、胸膈痞满、恶心呕吐、食而不化、水液停留、肠鸣幽幽，在《伤寒论》甘草泻心汤、生姜泻心汤、附子泻心汤、大黄黄连泻心汤五泻心汤中应用较广。通过半夏降逆下气，干姜、黄芩、黄连辛散苦消，解除气、水、痰、食、热邪聚积，党参、甘草、大枣平补，保护气血，药虽七味，配伍严谨，恰到好处。适宜对象多种胃炎、胃溃疡、胃潴留、胃神经官能症，兼疗肠道功能紊乱大便偏溏，日行二三次。杂方派将它同平胃散（厚朴、陈皮、苍术、甘草、生姜、大枣）合于一起，称"平胃泻心汤"。嗳气加代赭石、旋覆花；腹胀加木香、大腹皮；泛酸加小茴香、吴茱萸；纳呆加山楂、神曲；疼痛加香附、九香虫、荔枝核、川楝子，增强行气、利水、消结、镇痛综合作用。近代医家欣赏这一共组，扩大施治范围。老朽遣用半夏泻心汤，除辨证灵活加减，常添枳壳、厚朴，推动胸、腹滞气从肛门排出，超过槟榔，独具特色。

1971年吾在肥城遇一男性教师因食管反流、浅表性胃炎不断发作，恶心吐酸、胸中闷满、消化不良、腹内胀痛求诊，医院怀疑癌前期病变，劝其手术切去病灶，由于恐惧开刀，转吃中药。当时就给予半夏泻心汤，计半夏10克、干姜10克、黄芩10克、黄连10克、党参10克、甘草6克、大枣10枚（劈开），加入枳壳10克、厚朴10克、大腹皮10克、吴茱萸6克、荔枝核30克，每日一剂，水煎分三次服。连啜一周，症状即减；凡二十余帖，反馈已愈。

334．简易方三星催眠汤

民国时期，伤寒派对失眠证的研究，认为《伤寒论》黄连阿胶汤、《金匮要略》酸枣仁汤，虽有镇静功能，药物真实之力，则在阿胶与酸枣仁上，其他只起辅助作用，乃跑龙套者。若加入何首乌，称"福、寿、禄"三星，另组处方，名"三星汤"，药只三味，疗效并不低于上述二汤。酸枣仁宁心、安神、疗悸、定惊，炒过芳香醒脾；阿胶补虚、养阴、生血；何首乌益肝肾、抗苍老、润肠濡枯、改善早衰，配伍一起，能营养神经、滋阴涵阳，发挥抑制兴奋现象，落实《素问·五常政大论》之说"阴精所奉其人寿"，资其化源。家父持"三星剑"为炒酸枣仁30克、阿胶15克、何首乌20克，水煎分两回用，下午5点、晚上10点各一次。连饮两周，噩梦较多，增半倍量，勠力坚持，亦收效果。

1965年吾于山东省中医院遇一女大学生，神经衰弱，思绪万千，大便干燥，二目难闭，彻夜难眠，十分痛苦。即以此方与之，含炒酸枣仁35克、阿胶20克、何首乌30克，水煎按法服下。连饮十二天，即可入睡，梦也减少。三星催眠，值得临床推广选用。

335. 纠正附子无寒热说

《伤寒论》《金匮要略》所用附子，以温里、祛寒、壮阳、镇痛为主，常与干姜、细辛、桂枝、葱白相配，很少同蜀椒、当归、吴茱萸为伍，却和苦寒之品黄芩、黄连、大黄组方。人们怀疑仲景先师投予附子，无严格寒热界限，而是以症状作为目标，如汗多加附子、身痛加附子、下利完谷加附子、四肢厥逆加附子——实际都是阴寒之证，把附子应用视为脱离热以驱寒，盲无准则，就陷入错误境地。引据白虎汤"表有热、里有寒"，授与石膏，否定药石寒热学说，更属无稽。以火神派"贵阳贱阴"大开附子为例，足以倡明它乃阳性兴奋药物，有强壮健身功能；另外尚有现实可证，若大汗、暴泻阳气下降，吃附子水煎30~60克，会促使体温上升。

1955年吾于德州诊一市民，因急性肠炎吐泻过久，身出冷汗，手足发凉，发生虚脱，医院打针急救，委老朽再给中药。当时便开了生附子45克（先蜜煎然后水煮90分钟）、干姜30克、吉林人参30克、炙甘草15克，水煎，六小时一次、分三回服。吃了即体温上升至正常36.5℃。初习岐黄术，不要受外界杂谈影响，把附子看成不分寒热、无有虚实之物。

336. 酸枣仁收敛止汗

酸枣仁入药，《金匮要略》取其宁心安神主治失眠，实际养血作用亦占优势，收敛止汗居重要地位。性平味酸，无有毒性，大剂投用30~45克，很少发生不适反应。业师常和龙骨、牡蛎组方，调理心慌、惊悸、怔忡、浅睡易醒、合眠即梦；其次，凡自汗、盗汗、稍动便汗，湿透衣衫，以之挂帅，配合黄芪、麻黄根、五味子、浮小麦、山茱萸、乌梅、碧桃干，加入少量泽泻利尿，降低体表水分外泄，很起作用。指出除催眠给予炒香者，止汗均开生品，否则影响收敛效能。

1956年吾在山东省中医院遇一盗汗青年，久治未瘥，由武汉来济南求诊，夜间睡时身上冒汗，好似水流汩汩，醒后辄止，被褥尽湿，已发生七个月，体形消瘦，属神经质。开始授与防风、白芍，大量黄芪、五味子，毫无功力；遂改开上方，以酸枣仁当开路先锋45克，山茱萸30克、浮小麦60克、麻黄根15克、泽泻10克，添了龙骨30克、牡蛎30克，水煎，日饮一剂，分三次服。连吃七天，病情递减；嘱咐勿辍，来信告知，一月后把量压缩过半；又继续四周，已经痊愈。

337．灵活运用大柴胡汤

民初不悉撰人袖珍本《世观梁梦记》，对《伤寒论》大柴胡汤无大黄、《金匮要略》有大黄，提出独特见解，认为二书虽属一分为二，因随疾病需要，可有可无，不是印板死方，"切勿移动"。如《伤寒论》甘草用炙，《金匮要略》杂证皆没"炙"字，不应强求一致。如《金匮要略》小承气汤、厚朴三物汤、厚朴大黄汤都由枳壳、厚朴、大黄三味组成，习称"三环套月"，放在临床上，则各主春秋。强调运用"依我化裁"，刻舟求剑会走向失败。家父曾说：准古酌今，属于上手；守株待兔，易生差错。

1970年吾在新泰诊一农村妇女，感冒发烧，寒热往来，胸内硬满，胁下疼痛，脉搏弦数，大便二日未行。开始给予小柴胡汤，连吃两剂，功力不显；乃改投大柴胡汤，突出枳壳，没加大黄，计黄芩15克、柴胡20克、枳壳30克、半夏10克、生姜6片、大枣5枚（劈开），水煎分三次饮之。吃了一帖，入厕一次，体温下降，症状解除，未再服药而愈。告诉人们，是否应含大黄，事在人用，不宜浪费笔墨再进行无休止的争论。

338．石膏的运用

火神派导源《伤寒论》，喜投附子；然寒凉之龙王派善开石膏，并非均系来自白虎汤，如缪仲淳、王孟英、张锡纯、孔伯华，属时方医家。张锡纯先生衷中参西，尚有创新，应列入改革派，开辟中西医药结合的先声；由于时代局限，未能大展宏图，但其进步思想，发扬祖国传统遗产，令人起敬。老朽应用石膏，除外科火煅化腐生肌，都用生品煎服，从来不吃粉末，避免重坠对肠胃增排泄负担，发生胃和肠曲下垂，此乃家传保守之秘。凡流行性热证，开到60

克，纱布包之，皆配入他药，提高溶解度——没有用过单方一味，搞孤雁出群——是柴门特色，效果观察，可拔头筹。

1962年吾于山东中医学院遇一工厂干部，冬季暴暖，感受温邪，口渴、烦躁、脉象滑数、高烧持续不退。承邀会诊，开始给予白虎汤与大青叶、板蓝根，未见功效；乃改为多味方，计石膏60克、知母20克、甘草10克、粳米80克，添了柴胡20克、青蒿15克、连翘15克、黄芩15克，水煎，六小时一次、分三回服。连吃两剂，体温下降，即病消转安。

339. 哮喘、咳嗽用麻黄不宜啜粥、热覆

老朽家传：投麻黄或麻黄汤，因麻黄为植物之茎，非贝壳、矿石类，均不先煎，亦不去上沫，未发现影响药力。没见到漂浮物不洁、呕恶、心烦不良现象，解表、平喘、利水、脱敏仍能发挥较好的作用，无掣肘障碍，不必照搬旧说，繁琐地葫芦画瓢。且啜热粥、温覆取汗，按着服桂枝汤法，已延及数世，离开寒门的授业者，师古而不泥古，也遵循之。惟对哮喘、咳嗽给予小青龙汤时，则不强调吃粥、温覆，防止虚弱人汗多发生亡阳。

1965年吾在山东省中医院遇一支气管扩张、支气管炎，咳嗽、哮喘、低烧、痰涎甚多。授以麻杏石甘汤，计石膏20克、麻黄10克、杏仁10克、甘草6克，添了厚朴10克、紫菀10克、款冬花10克，水煎分两次用，喝小米稀饭一碗，卧床盖被休息；结果药后全身冒汗，手足发凉，感觉怕冷，曲腿蜷而不伸，表现阳虚症状。遂改开生附子30克（先煎90分钟）、干姜20克、东北人参15克、炙甘草10克，即四逆汤加人参，急火煮服；连饮两帖，转凶化吉。举此一例，引以为戒。

340. 桂枝汤的发汗

《伤寒论》桂枝汤调治中风，不属发汗药，含白芍反不易启腠理使鬼门开放。桂枝活血通络，与麻黄配伍，能增强麻黄解表，故服桂枝汤需要发汗，必须啜热粥、卧床温覆才可实现，这是和麻黄汤治伤寒的区别点。事实告诉，麻黄汤虽为典型解表剂，若饮后不吃热粥、温覆，很难汗出病消。《伤寒论》所言中风有汗，乃外邪刺激所致，常见于春季伤风，通过桂枝汤调和营卫，借啜粥、盖被助一臂之力。得汗即止，不可如水流漓，也是驱邪大法，这样获到症去人安。冬天严寒，中风少见；春夏之交，屡睹不鲜。指伤寒为阴邪、中风归

阳邪，根源在此。

1956年吾于山东省中医院遇一产业工友，谷雨期间感受时邪，鼻鸣、发烧、恶风、头面出汗、关节疼痛，有中风现象。曾用防风、苏叶、葱白、生姜汤无效，乃来就诊。老朽即以桂枝汤与之，计桂枝15克、白芍15克、甘草10克、生姜8片、大枣10枚（劈开），嘱水煎分两次服下，并加暖和胡椒辣汤一碗催汗。饮了一剂，便汗出而疗。经方的应用，值得继承，深入探讨。

341. 胸痹的治疗

《金匮要略》胸痹，感觉胸中阻塞、心痛彻背、气短、喘息咳唾，有的与现在所见冠心病、胸膜炎、胸腔积液并不相同，常被认为神经官能症。投与瓜蒌、薤白、桂枝、半夏、枳壳、厚朴、陈皮、白酒（今用米酿黄酒），都有疗效，因此"胸痹"二字不宜改换名称，仍用原说定位为佳。病理机制和气滞、痰积、血瘀、热聚停于上、中二焦有关，同小结胸汤证有类似的内在联系。民初先贤断为气、热合病，很有卓识。因不通而痛，故突出薤白、瓜蒌、桂枝、半夏，着重"开"散；虽然亦投附子、乌头破阴摧结，应用甚少，不成比例。

1958年春季，吾于山东省中医进修学校诊一学员，胸内痞塞、钝痛，牵及肩、背，呼吸困难，厌食，脉象间歇，心电图期前收缩无其他变化，吃健胃、止痛药未能缓解。老朽即以上法治之，授予瓜蒌50克、薤白20克、桂枝15克、盆沉香10克、枳壳20克、黄酒60毫升，水煎分三回饮下。连吃两剂，更衣三次，即痛止症除。录出此例，权作参考。

342. 药量大可以速决

药物投量，能决定战功，量大易险，小则难起作用。近代不少名家爱惜羽毛，方小量少，躲避纠纷，等于贻误病机、摆脱责任，并非好事。真正《伤寒论》传承者，大都师法医圣仲景大刀阔斧遣用药物，仿照白虎汤石膏开至一斤、大承气汤枳壳五枚、小陷胸汤大瓜蒌一个、厚朴大黄汤大黄六两的表率，转向临床，下咽病已，很受欢迎。畏首畏尾，蜻蜓点水，拖延疗程，应属过失。太师杜公乃南派伤寒家，但对疑难之证大显援手，治结胸开瓜蒌90克、回阳救脱附子60克、躁狂型精神分裂大黄45克，尽管分三次服，亦很惊世骇俗；追踪效果，覆杯则瘳。所以老朽实践，十分注意这一方面，不使疾病久缠，令患者遭受长时的痛苦。

　　1966年吾在山东省中医院遇一男子，由于闲事委屈精神不安，烦躁、焦虑，夜间失眠、噩梦纷至沓来，愁眉苦脸、无有宁日。吃清热养神、轻泄内火，未见功力；最后以肠道燥结为据，给与大承气汤，计枳壳15克、厚朴15克、大黄10克、元明粉10克，添入山栀子30克、牡蛎60克、龙骨30克，镇静潜阳、大泻三焦火邪，水煎分四回服，日进一剂。连饮两天，五次排出黑粪半桶，情绪转稳，病况基本解除，逐渐平安；善后减量，予以损益，终于治愈。此例着重说明，放大药量才能速战而决。

343. 几种药物的煎法

　　老朽执行师门经验，麻黄属发汗解表之品，不宜照《伤寒论》所言先煎，应和薄荷、荆芥、苏叶、浮萍同样后入，以免有效成分大量挥发。石膏布包、久煎，达到一小时。干姜与附子组方，干姜不宜久煎，超过一小时功能降低，影响附子壮阳催化作用。厚朴和桂枝相同，煮沸局限15分钟，否则疗效损失大半。《伤寒论》小承气、大承气、调胃承气汤大黄酒洗，以米酒（北方用黄酒）浸泡10分钟即可，目的不为缓下，而是兼清上部热邪，尚能改变大黄苦涩之味，不要久煎；取大黄破血通经，不在此例。

344. 家门点滴经验

　　老朽家传，解表投麻黄汤，皆用生品，利尿、皮肤脱敏亦是如此；平喘、止咳不宜解表，都加蜜炙。白虎汤石膏取洁白质软者，打之即碎，寒水石与其功力相若，水中溶解度低，很少以之代替；知母清热壮水、滋阴生津，和石膏为伍，根据实际情况，个别患者二药开到同等。提升补中益气、解毒作用，四逆汤炙甘草能占附子一半。大承气汤胸腹胀满严重，常把枳壳、厚朴增多，与大黄齐量，强化行气开结，利于泻下；芒硝不完全师法《伤寒论》，非肠道燥火聚积较久，不可超过大黄二分之一，躁狂型精神分裂症例外。

345. 化裁古方以为今用

　　《金匮要略》载有"邪哭"，表现"合目欲眠，梦远行而精神离散"，发生

"魂魄妄行"，实际为意识障碍，与百合病异曲同工。应疏理气机，补虚养血，育阴潜阳。前贤称《伤寒论》黄连阿胶汤可治，通过临床，该方不及酸枣仁汤。老朽师法桂甘龙牡汤加酸枣仁、阿胶、茯苓以镇静、宁心、安神，突出大量龙、牡，功力较好，等于大牌上镜、一方总揽全局。神经衰弱、焦虑症、轻度精神分裂，皆有用武之地，属不倒翁汤。

1980年吾在山东医学院遇一妇产科名家，因家庭问题遭受特殊刺激，精神抑郁，烦躁不宁，夜卧梦游，好似灵魂出窍、魔鬼缠身，看到凶杀大案，醒后恐惧万分，臆测邪祟作怪，饮药三月无效，转叩岐黄之门。邀老朽会诊，曾给与四逆散、百合知母汤、防己地黄汤加减，均乏疗力；乃重整旗鼓投了此方，计桂枝10克、甘草10克、龙骨45克、牡蛎45克、阿胶15克、茯苓20克、酸枣仁30克，水煎，下午6点、晚上10点各一次，分两回服。连啜一周，反馈颇佳；嘱其继续勿停，药未更易，约三十剂，基本痊愈。事实告诉，准古酌今，化裁经方为现代服务，最有意义。

346．三白绕日与胸痹

薤白为野生小蒜，性味辛温，暖中通阳，行气散滞，善调阳气郁阻，胸停痰饮、胁下硬胀、痢疾里急后重，经方以疗胸痹气喘、咳唾、胸背疼痛为主。《金匮要略》有瓜蒌薤白半夏汤、枳实薤白桂枝汤、瓜蒌薤白白酒汤，世称"三白通结"，和小陷胸汤不同，是开痹的习用方。清末伤寒派行气、祛瘀、豁痰将三汤合一组成一体，命名"三白绕日"，对胸腔疾患包括胸膜炎、积液、冠状动脉粥样硬化心绞痛、心肌梗死，都有医疗作用。薤白投15～25克，大量45克，很少异常反应。

1970年吾在山东大学生物系诊一干部，心脏素有供血不足，突然胸闷、痞塞、彻痛，旁及左侧肩背，医院介绍配合中药。老朽即授与"三白绕日"，含瓜蒌45克、薤白30克、桂枝15克、枳壳15克、厚朴15克、半夏10克、黄酒60毫升，加入丹参15克活血利络，日进一剂，水煎分三次饮之。连吃三天，证情递解；减半又服七帖，没再复发。胸痹虽和现代所见病名不能对号，心电图无特殊变化，实则病因病机客观存在，切勿小觑。岐黄遗产的可贵，补充了国际医学的漏、缺。

347．细辛的妙用

细辛属辛温解表药，开窍通络，宣散风寒，且有镇痛、行水、祛痰、化饮之力，对头痛、鼻塞、流涕、咳嗽、哮喘、嗅觉不灵、吐痰量多、关节屈伸障碍、项背强直、肌肉疼痛皆起作用。全草入药，东北所产为佳。投量要打破不过钱说，开到10克左右，能提高处方功效。《伤寒论》与干姜、五味子相伍，止咳、平喘位列上品。经方家将其纳入麻黄汤内，取它激发性催化出汗、止痛作用。杂方派和辛夷、藿香、白芷、麻黄、苍耳子组方，调理鼻炎、鼻窦炎改善症状已成惯例，被推首选。山东民间医家欣赏本品，除疗脑漏、鼻渊投放大量，用于风湿、类风湿、尿酸性关节炎超过15克，功力显现，未见发生因走窜而致的不良反应。

1971年吾在山东大学执教时，诊一行管人员，痛风数年，时发时止，从来不吃海鲜、刺激性食物，四肢关节剧痛难忍，甚至卧床呼号。老朽授予《金匮要略》桂枝芍药知母汤，计桂枝15克、麻黄10克、白芍15克、白术10克、知母10克、防风15克、炮附子20克、甘草10克、生姜10片，每日一剂，水煎分三次饮下。连服一周，功力不佳，乃添入细辛15克；继用未辍，凡二十剂，情况转变，逐渐痛减；共四十天，症消而愈，追访二年，没有复发。

348．小柴胡汤清表里之热

《伤寒论》载有一百一十二方，常用的约七十首，桂枝汤加减者最多，适合临床的只占半数。伤寒派谓之"三与二"，指常用方占全书三分之二，桂枝汤类适合临床者居常用方二分之一。《苍生客话》将"四大轴心"白虎汤减去、加入小柴胡汤，言其功力欠缺，令人感到遗憾。民国时期，北派伤寒家又恢复了原来"四大轴心"，且把绰号"童子拜佛"少阳方小柴胡汤一并纳之，改称《伤寒论》"五大法宝"。小柴胡汤除调理少阳往来寒热、胸胁苦满，在施治流行性感冒方面，亦是猛虎下山药，辛凉清热开表，能发小汗，排泄外邪，好似破茧化蝶。老朽家传经验，饮后也要仿照吃桂枝汤法，喝热粥一碗、盖被温覆以助药力，1～2剂汗出辄愈。重点掌握柴胡之量，投至25克，副手黄芩18克，才可恰到好处。

1965年吾在山东省中医院诊一大学男生，因患伤寒，恶寒现象已过，头上出汗、发烧、肌肉拘紧、关节疼痛、脉弦而滑。开始给予麻杏石甘汤、口渴转开白虎汤加味，获效不佳；乃改为小柴胡汤，计黄芩20克、柴胡20克、党参15克、半夏10克、甘草6克、生姜6片、大枣10枚（劈开），水煎，六小时一次、分三回用，吃热甜沫一碗，没有温覆。结果功力很好，过了一小时全身湿润冒汗，体温下降，症状消退，未再饮药即愈。小柴胡汤透表、清里退热作用十分明显，应当推广实践，为大众服务。

349. 石膏、附子同方

《金匮要略》越婢汤，为《伤寒论》麻杏石甘汤去杏仁加生姜、大枣，治疗有所不同，伤寒家取其代替麻黄汤调理太阳伤寒内热无汗，有清里解表作用；发散风寒虽比应含桂枝较差，如温覆兼吃热粥以助药力，仍可发汗。它治风水消除浮肿，投大量麻黄，能汗、尿齐下。时方派指出：仲景先师二书，石膏与附子寒热两分，没有合方之例，水火各异，是临床表率，尊称"鼻祖"。孰知在越婢汤后加减中，却提到"恶风者加炮附子一枚"，说明二药可以配伍，并非禁忌，纠正了叶桂先贤系统古今无有石膏、附子比翼同飞共组一方的论点，是恢复经方属于物理性综合特色的经典依据。由于习惯成自然，老朽从事医疗工作七十年，也倾向寒者热之、热者寒之，奉行一边倒的治法，随波逐流，缺乏精研深入，放弃了这一特殊汇合，歉仄良以。

1950年吾在鲁北药店见一石膏、附子处方，据云乃一老医所拟，其后不明。1986年又于济宁转来一首，乃大青龙汤加附子15克，众皆视为出自铃医之手；患者服了三剂，无不良反应，却告身汗、体温下降、心慌现象解除，已获得效果。藉此录出，供道友深化研究。既往大瓢先生曾说，若打破禁区，石膏、附子可以同方，是开辟了一条古花新放的途径，丰富临床内容。

350. 学习仲师二书注意方后附言

学习《金匮要略》和《伤寒论》一样，亦应注意处方加减，往往正文没有阐明，附言中指出拓展作用，如防己黄芪汤治风湿，有陈寒加细辛；竹叶汤治产后中风，颈项强直投大附子一枚；哺乳期开竹皮大丸，烦喘加柏子仁，身热倍用白薇；所收《千金》三黄汤治关节炎，心热加大黄、气逆加党参，都要掌握——为何《伤寒论》半夏泻心汤、生姜泻心汤皆含党参三两取其消痞？在三黄汤可以得到引用的答案❶。

博儒赵君实先生，精通仲师学说，对老朽讲：娴熟经方，还须从无字处着

---

❶ 按：《金匮要略·中风历节病脉证并治第五》：附方《千金》三黄汤方后注曰："气逆，加人参三分。"

眼，才可汲取真髓。如桂枝芍药知母汤的主药，知母不占首位，不能和桂枝、白芍同功；从方中投量与实际观察，白术、防风也应属帝君，缺乏该品，则"肢节疼痛""脚肿如脱"，不易解除。老朽得此教谕，读书、临床密切结合，以疗效为据，获益良多，写出以资纪念。

351. 护命汤治虚衰

《金匮要略》薯蓣丸，由八珍汤加味合成，可大补气血提高免疫、抵抗、修复三力，改善体质亏损、羸弱、乏力、精神不振、面黄肌瘦、身体功能低下，预防疾病发生，富有保健意义。由于药味庞杂，北派伤寒家将其化裁，只含生地黄10克、川芎10克、白芍10克、当归10克、人参（原书使用上党人参）10克、白术10克、茯苓10克、麦冬10克、阿胶10克、大枣10枚（劈开），减去杏仁、柴胡、桔梗、干姜、白敛、防风、大豆黄卷，进一步精化，水煎服之，名"护命汤"。老朽常给予先天不足、营养状况较差，被认为亚健康、长期处于类似病态者。一般患者连饮四十剂，均有明显改善，体重增加，精神面貌得到转化。

1959年吾在山东中医学院诊一学生之父，因患消耗性疾病肺结核，形体消瘦，拍片虽已钙化，体质没有恢复原状，下肢酸软、行走无力、脉搏沉细、不断感冒，每况愈下，表现气血双亏。嘱咐吃护命汤，连饮勿辍；凡六个月，用了七十帖，食欲转强，体重上升，多种虚衰现象逐渐消失。歌颂该方为典型济世良方。

352. 大建中汤

金元东垣老人甘温除热法，既师承《伤寒论》，亦胎息《金匮要略》治"虚劳里急"、手足烦热、咽干口燥小建中汤，然其重视升阳气、降阴火，有所突破。小建中汤由桂枝、白芍、胶饴、甘草、生姜、大枣组成，尚有保阴镇痛作用，乃最大不同点。温热医家指出，此方是桂枝汤加胶饴，还治虚弱人中风，温覆、吃热粥能以发汗，内外双解，比单投桂枝汤疗力优越。李氏创诸方又添黄芪，类似黄芪建中汤，因喜用升麻、柴胡宣散的风药，实际脱离小建中汤的身影，另立门户。吾认为《金匮要略》小建中、大建中、黄芪建中三汤，小建中、黄芪建中汤属于一个系统，大建中之开蜀椒、干姜、党参、胶饴治胸腹寒痛、"上冲皮起出见有头足"，应列归腹满寒疝，红杏出墙，应黑白两分，尽管含有胶饴，并非太极图两仪同体，强行撮合一起，就会乱点鸳鸯，令人贻笑大方。清代先贤讲学，习标三建中课题，但内容均分别各居西东。

1958年吾在山东省中医院遇一铁路员工，发病二日，腹中绞痛，脐部见到凸凹起伏的症状，既往无疝气史，医院怀疑肠道蛔虫，吃驱蛔药未效，委托辨证处方。当时就授予大建中汤，计干姜15克、党参15克、蜀椒15克（未炒去汗）、胶饴30毫升，因其平素便秘、畏寒怕冷，加了吴茱萸15克、元明粉6克，水煎分三次饮下。服后口麻，身上出汗，更衣两回、皆为溏便，病情迅速消除，腹痛缓解，没有发现蛔虫。说明与气体充积、肠道功能紊乱异常蠕动有关，所以大建中汤不宜列入驱虫范围。

353．乌头亦是壮阳药

乌头乃毛茛科植物，乌头为其主根，附子为侧根，天雄为长形独根。所含乌头碱有较大毒性，必须炮制入药。天雄少见，一般均投乌头、附子。能温里祛寒、补火助阳。从《伤寒论》《金匮要略》临床，大都倾向以乌头解除风寒湿，重点镇痛；附子调理冷汗、完谷不化、手足厥逆，退阴复阳，逐渐将乌头的大热功能与振发阳气作用淡化，疗途变窄。江阴前辈曹颖甫说："乌头麻醉甚于附子，服后遍身麻木，欲言不得，欲坐不得，胸中跳荡不宁，神智沉冥，如中酒状。"和吃生附子基本相同。家父提示，由于毒性超过附子，民国时代火神派喜开附子，冷落乌头，事实告诉，若加工减弱生物碱毒性，仍可上阵出征发挥伟力，与附子并行，《金匮要略》"寒气厥逆"给予赤丸，就是明显例子。

1955年吾在武城诊一老年慢性支气管炎，体质虚弱，营养状况欠佳，冬季不敢出门，近来心慌、气短、易汗、下肢水肿，医院印象心力衰竭，介绍中药施治。开始老朽给予真武汤、茯苓四逆汤，均用炮附子，反馈乏效；转开了桂枝10克、茯苓30克、乌头30克（先取蜂蜜煮一小时，再加水煎一小时，然后与诸药汇合同煲）、干姜20克、细辛10克、泽泻15克、甘草10克，水煎，分三次啜下。无不良反应，嘱咐继用；七天症状大减，腿、足之肿尽消。不言而喻，乌头的壮阳功力，超过了附子。

354．附子、元明粉同用

《伤寒论》《金匮要略》处方，运用综合措施，不泥守单纯的寒以治热、补以疗虚，如白虎加桂枝汤、大黄附子细辛汤、乌梅丸、鳖甲煎丸。这一特色直到唐代《千金》《外台秘要》、北宋《和剂局方》仍然沿用，金元刘河间继续传承。明人逐渐演化为双项疗法，强调淘汰药杂，转向同类、规律性写方。虽有的伤寒家临床坚持本色，但除干姜、黄连并蒂合用，很少见到大黄与附子、石膏与桂枝、升麻与蜀椒、细辛与黄柏、附子与石膏、竹叶与附子、泽漆与党参、甘遂与甘草、白薇与桂枝、知母与附子的组方，上述配伍几乎已近绝迹。似此对立性药物，甘遂与甘草被列为十八反，敬而远之；其他不属禁忌，由于恐产生化学的毒性化合或抵消疗力，将其分离。乍看科学，实际是陷入误区。家父主张攻强护弱，扶正可缓，被湮没的先圣遗产宜东山再起，给予小量，而后放大，免遭物议，比较安全。

1964年吾在合肥诊一公司职员，习惯性便秘，入厕两小时才能排出，约有一年史，痛苦难言。开始给予麻子仁丸，干结如羊屎，继服失效；阳虚易汗、恶风畏冷，改为四逆汤降干姜之量，添入少许元明粉，含炮附子20克、干姜10克、元明粉3克、炙甘草10克，水煎日饮一剂，分二次啜下，嘱咐观察。道友表示附子和元明粉（芒硝精制品，软坚泻力较小）无同开事例，勿投为佳，经解说得到支持。连吃三帖，诸症俱减；善后转了三日一剂，凡五周彻底获愈，且未复发。

355．四逆加辛萸治阳虚身痛

《伤寒论》四逆汤壮阳补火、吴茱萸汤温里止呕，都属驱寒药，各异其趣。将吴茱萸置于四逆汤，能增强热力；把附子放入吴茱萸汤中，不一定获得助益。吴茱萸辛热和干姜相似，催化附子提高作用逊于干姜，故民初伤寒家不丢干姜而投吴茱萸，业师曾说乃一大窍门。凡腹痛便溏开吴茱萸；下利清谷、手足厥冷、汗出恶寒则非附子莫属，均是火神药，不殊途同归。稷门有一伤寒派，思维独具一格，抗战时期他投四逆汤、吴茱萸汤常加细辛，利用辛散升发附子、吴茱萸的壮阳、驱寒、温里、止痛作用，取量不大，局限6克左右，指出超过10克过度宣散，反会冲击主攻方向，极富卓见。

1979年吾在山东医学院执教时诊一市民，阳虚体弱，素有风湿性关节炎。此次发作，不仅四肢剧痛，且手足逆冷、大便溏泄、出汗、精神萎靡。老朽即授予上述四逆汤加味方，计炮附子60克（先煎两小时）、干姜30克、细辛6克、吴茱萸20克，日饮一剂，水煎分三次用。连服六天，病情缓解；稍减药量，继续未辍，四周后已外出打工，基本治愈。随命名"四逆加细辛吴茱萸汤"。

356. 伤寒家药名古称

古人所用橘皮，乃后世之陈皮，仿照枳果以熟者名枳壳、嫩者为枳实，把橘的幼果切片称青皮，和《伤寒论》《金匮要略》并不相同。因此北方伤寒家均写橘皮、枳壳，无陈皮、枳实之名，恐怕混淆。其他玉竹仍开萎蕤、芦根开苇茎、射干开乌扇、山药开薯蓣、软糖开胶饴、白芍开芍药、凌霄花开紫葳，沿用东汉时代旧称。

357. 瓜蒌、黄连陷胸

鲁北伤寒家处方，天花粉写瓜蒌根，取其养阴止渴生津，呼为"水葫芦"。开瓜蒌用全果，谓皮破结、瓤润燥、仁滑肠通便，三者一方功力全面，从仲师所投瓜蒌实一枚考究，和后世分别选药大相径庭，失去多向施治意义，走入单打独斗的漩涡。凡胸闷、痞满、阻塞，给予瓤瓜蒌（黄瓤多），便秘燥屎聚结则用含种子多的仁瓜蒌，均开一个，约60克。老朽继承先辈经验，疗力颇佳。与黄连相配清热、豁痰、泻心，最易获效。医友秦公渡精于临床，以善投瓜蒌、黄连闻名，称伤寒派小陷胸汤专家。

1972年吾在曲阜遇一胸痹，疼痛如堵，呼吸不畅，医院检查心律不齐、食管反流、胸腔积液，无低烧、结核病史，打针、吃药未见作用，劝就中医。当时认为吻合结胸证，即以全瓜蒌居君60克、黄连15克、半夏10克、枳壳15克、桔梗15克，水煎分三次饮之。连服两剂，痛、胀、痞、塞转消，症状解除，患者道谢，对速度也感到愕然。

358. 戏医病

凡重证、久病进入恶化期，能出现"戏医"现象，北方民间谓之"龙吸水"，含义不明。饮药二三剂好转，继用无功，改变处方又佳，再服仍然失效，和"除中""回光返照"不同，往往在五六周内死亡。老朽从事临床七十年，遇到十余例，都预后不良。

1955年吾在河北诊一老妇，医院印象间质性肺炎、肺气肿，咳嗽、哮喘、大量咳痰，适值冬天，屡治不愈。开始曾给予《金匮要略》泽漆汤加减，感觉邪气内消；吃了四剂又行发作，乃改为苓甘姜味辛夏仁汤；服药病情大减，三帖过后，仍恢复原态；劝其转院治疗，事隔一个月，患者在天津逝世。书此一例，供道友参考。

359. 防己地黄汤治痛痹

《金匮要略》防己地黄汤，由防己、桂枝、防风、生地黄、甘草组成，医"狂状妄行、独语不休"。民初山东伤寒派将其移植调理身体、四肢、关节疼痛，无论风湿或气血运行障碍，皆可应用；但不师法酒泡、蒸制取汁的繁琐工艺，改用水煎。目的祛风、通络、化湿、利水，药味简单，和桂枝芍药知母汤配伍不同，未列攻战先锋，对慢性久疗不愈的患者易起作用。常以防风驱外邪为君，开至30克，次则桂枝20克、汉防己20克、甘草10克，仿照《伤寒论》炙甘草汤例，给予大量生地黄60克养阴活血辅助。实践发现防风、桂枝、防己量小乏效，生地黄多开则能提升功力。虽有太阳表证，不会产生障碍；膝关节肿大的鹤膝风，长期勿辍，也可内消。

1966年吾在山东省中医院诊一产业工人，因类风湿关节炎来求治，全身疼痛，手指关节变形，依靠止痛药物维持现状，时间日久效果降低，希望专开中药。老朽就以此方原量与之，每日一剂，分三次饮下，喝热粥一碗、卧床温覆发出小汗。连服十天，疼痛即解；把量压缩三分之一，又吃了一个月，症状消除，恢复工作。

360. 皂荚治吐水饮、涎沫

《金匮要略》除内、妇科，尚包括其他疾患，所附九痛丸、崔氏八味丸、侯氏黑散、走马汤、续命汤、麻黄醇酒汤，则是编次者增入，亦属靶向方。被收《千金》桂枝去芍药加皂荚汤，含桂枝、皂荚、甘草、生姜、大枣五味，治肺痿、吐涎沫，《迎春堂古方传录》取它调理大吐涎沫、量多骇人，并加泽泻利尿分化水分。皂荚辛温开窍、涤饮祛痰，应照原法炮制，去掉皮、子，火上烤焦，很富作用，兼有哮鸣、呼吸困难者，最为适宜。此方临床报导极少，几乎已经绝版。

1965年吾于山东省中医院遇一七旬老翁，支气管扩张，不仅吐大量痰液，且夹许多白色涎沫。起初给予五苓散、泽漆汤、小青龙汤加减，反馈未见疗力，乃改投本方，计桂枝15克、皂荚10克、甘草6克、生姜15片、大枣10枚（劈开）、泽泻15克，每日一剂，水煎分三次服。连吃七天，吐量减半，又继续一周，没再来诊，其孙电告已转平安。无疑，皂荚发挥了核心作用。

361. 阳虚发汗用桂枝去芍药加细附汤

民国时期，北派伤寒家对身体亏损，阳虚人风寒感冒，脉弱、手足发凉、大便溏泄、恶寒无汗，常投《金匮要略》桂枝去芍药加麻黄细辛附子汤，减少细辛、增炮附子之量，以桂枝挂帅，麻黄居次要地位，独出心裁。认为只有在保本助阳基础上发汗，内外双解，病去而不伤身；若单纯开腠祛邪，则人随疾亡，得不偿失，是颠顶无知疗法，经验丰富之家均弃而远之，共称误治。从学术价值讲，体现了尊古又有所创新。本汤的组成，尚有人言及将细辛删去，改生姜为干姜，升高热性壮阳能力，强化含金量。亦需要斟酌研究，防止画蛇添足、浪费药源；道友殷品之告诉老朽，师法仲圣，不宜随意修正，否则牵一发影响全体，也应注意。

1965年吾于山东省中医院诊一命门火衰花甲男子，夜间天冷入厕遭受外邪，头痛、鼻塞、流涕、腹泻、四肢厥逆、恶寒无汗，表现阳虚症状。即以此方授之，计桂枝15克、麻黄9克、炮附子30克（先煎一小时）、细辛3克、干姜15克、炙甘草10克、大枣15枚（劈开），水煎分两次饮下，啜热粥一碗、温覆取汗。结果吃了一剂，便表解而愈，未发生亡阳现象，临床遭用没有后患。

362. 经方重点治疗药物

学习《伤寒论》《金匮要略》注意掌握重点处方、主要药物，含金量高的内容，即精华部分，如发汗的麻黄、桂枝，治项背强直的葛根，清热的竹叶、石膏，寒热往来的黄芩、柴胡，壮阳的干姜、附子，温里的当归、吴茱萸，镇静的龙骨、牡蛎，催眠的酸枣仁、阿胶，泄火的黄连、山栀子，消胀的枳壳、厚朴，攻下的大黄、芒硝，活血的桃仁、红花，破瘀的水蛭、蛮虫、紫葳、虻虫，化癥的鳖甲、蜂窠，疗嗽的紫菀、款冬花、五味子，祛痰饮的茯苓、泽漆、葶苈子，利水的猪苓、椒目、泽泻、甘遂、大戟、芫花、商陆，降呕的半夏、生姜、橘皮、竹茹，止血的艾叶、灶心土、侧柏叶，开胸散痞的干姜、黄连、瓜蒌、枳壳，育阴抑渴的党参、麦冬、文蛤、瓜蒌根，扶正养胃的胶饴、山药、粳米、大枣、羊肉，补中益气的黄芪、白术、炙甘草，退黄的茵陈，除疟的蜀漆，解痛的白芍、薤白、细辛、川芎、乌头、米酒，下痢里急后重的秦皮、白头翁，都归这一范围。

363. 泽泻汤平定眩晕

《金匮要略》泽泻汤，原为泽泻五两、白术二两，治水饮上泛头目眩晕。虽泽泻能降血压，由于超量易引起大便干燥、排出困难，将其减至和白术同等，或低于白术，此弊即免。尽管白术通肠，量小功力不显。老朽经验，调理神经性眩晕，疗效较好；次则高血压、梅尼埃症，感觉头重脚轻、如坐舟船，亦有成果。对伴有耳鸣似蝉叫声，大都无效。若饮后功力不佳，加入茯苓20～50克，眩晕现象可迅速停止。实践得知，每剂添生姜平逆去呕6～15片，令佛头放光。

1992年吾在山东中医学院门诊部遇一大学教授，阵发性头眩眼黑，走路足下无根，发病二年，医院诊为脑梗阻、缺血，类梅尼埃症，给予镇静、降血脂、扩张血管剂，未见转化，乃寄希望改换中药。当时就开了上方，计白术20克、泽泻20克、茯苓20克、生姜10片，水煎分三次服。连吃六帖，没再发作；把量减半，又用三周而安；追踪四个月，反馈正常。说明泽泻汤平定眩晕具有较强的针对性。

364. 灵活运用古方

《伤寒论》和《金匮要略》在同名处方领域有不同运用，除药物相同，施治对象各异，且炮制存在差别。小柴胡汤用于产后大便坚、呕不能食；小青龙汤疗吐涎沫，《伤寒论》皆无此言。《金匮要略》医杂证所投甘草很少加"炙"字；对关节痛突出乌头，附子不占主要地位，亦是与《伤寒论》的不同。老朽调理支气管咳嗽一证，汲取二书经验，投苓甘姜味辛夏仁汤加麻黄，小青龙汤加紫菀、款冬花，可提升药效、比原方增强百分之三十到五十。《伤寒论》和《金匮要略》处方相互结合，乃较好的课题研究，也是发扬先人遗产的传承途径。

1963年吾在山东省中医院遇一老妇，既往有支气管炎史，入冬后久嗽不停，医院诊断肺纤维化、间质性肺炎、肺积水，打针吃药疗力不显，改为中医施治。即给予苓甘姜味辛夏仁汤加麻黄，含细辛6克、干姜10克、茯苓15克、五味子15克（打碎）、半夏10克、杏仁10克、甘草10克、蜜炙麻黄10克，日进一剂，水煎分三次服。连饮四天，频咳便止，已能下床活动；减量，又吃七帖而愈。灵活运用古方，张简斋前辈谓之临床妙法。

365．重证慎泻

《金匮要略》言面目肿大，眼睑如卧蚕，谓之"风水"。强调腰以上肿发汗；若肚大似扣釜，小便不利，形成腹水，是腰以下肿，当利小便，虽云下之，并非通肠。老朽实践观察，发汗宜于急性肾炎，利尿用于肝硬化腹水，心力衰竭的下肢水肿可给予后者；大忌刺激肠道促粪便下行，否则病情加重、危及患者生命。为了驱逐水分，恐肠内燥结，须加麻子仁、肉苁蓉，吃蜂蜜、喝鲜牛奶帮助解决。大黄、芒硝峻泻，属绝对禁忌，最易大伤元阳正气，发生人随药亡。

1955年吾在德州遇一七十岁老人下肢浮肿，压之陷下不起，呼吸困难，医院检查右心衰竭。其子得一民间单方，以二丑（牵牛子）煎服，开大、小便；饮后更衣两次，情况笃变，幸由迅速急救，才得以挽回险情。岐黄临床传统，重病剧泻，丧失营养、走元气之说，应当牢记，防止祸不旋踵。

366．芍甘附汤加味缓解虚寒腹痛

《伤寒论》芍药甘草附子汤，曾有附注"疑非仲景方"，然《玉函经》《千金翼方》无有此语。若提高白芍之量、加吴茱萸，调理虚寒所致腹内隐痛，能温里壮阳获得缓解。《伤寒论评释》运用陆渊雷君之笔分析陈修园先贤学说，对此没做犀烛缀言。老朽遇到胃炎、胃溃疡、肠道蠕动频繁、肠系膜淋巴结炎引起的多种腹中疼痛，凡喜热恶寒按之则止，无胀满、便秘现象，即可聘其歌唱出场，优势不在他药之下，甚至效果立见。

1966年吾在山东省中医院诊治一纺织工人，由青岛来济探亲，因吃冷食，下车后腹部阵阵隐痛，不敢伸腰，医院检查排除阑尾炎、胃穿孔、肠道梗阻，委托中药试治。当时亦感踌躇，就取此汤与之，计炮附子30克（先煎一小时）、白芍30克、吴茱萸15克，利用白芍、甘草解除痉挛，添入当归15克、鲜羊肉100克，水煎三次饮下。吃了一剂，便痛止而安。特予写出，提供参考，勿使良方沉没。

367. 麻辛附汤治哮喘

麻黄细辛附子汤，为壮阳、解表、驱寒、祛饮剂，内外合用有双向功能。北方伤寒家将其调节虚弱人痰饮哮喘，可以提高抵抗力、温化内在环境、促进自身修复，根据需要拟具不同投量，一般是麻黄6～10克、细辛3～10克、炮附子15～30克，突出麻黄、附子，细辛作陪衬，不会因为发汗平喘导致人体大衰。民国时期，个别先辈把附子升至60克，实际无此必要——业师属医圣南派传人，只开15克左右，老朽侍诊，往往药到病除，所以掌握用量应因需制宜。实践观察，比小青龙汤的功力并不低下，健身保健则称一流。

1959年吾在山东中医学院遇一企业干部，严冬支气管哮喘，发作月余，吃药不少，迄未好转，其弟扶持来诊，白天轻夜间加剧，头上出汗、及颈而止，舌苔白厚，手足厥冷，大便不成形状，精神尚可，行走乏力，感觉异常疲劳。当时即授予本方，计麻黄10克、细辛6克、炮附子30克，嘱咐附子先用蜂蜜加少量白水煮半小时，再和他药同煲，水煎，分三次服，联饮勿停。每日一剂，共十三天，辍药而愈。麻黄细辛附子汤的临床值得信赖。

368. 呕吐、排气治例

《金匮要略·呕吐哕下利病脉证治第十七》所载"胃反"，朝食暮吐、暮食朝吐，宿谷不化，常见于幽门、十二指肠疾患，且与狭窄、炎块、息肉、肿瘤堵塞有关。若非器质性病变，易接受医疗，否则如书中断言"难治"。病例虽少，客观存在。尚有下利排气，"当利其小便"，令人困惑，实际乃肠内气体充积，停有燥屎——通畅水道减去膀胱尿液，免其挤压直肠，消除影响，大便顺利下行，矢气即止，很富科学内涵。学习《金匮要略》研究病理机制，就须考虑这些复杂问题，才能获得满意的答案。

1957年吾在山东省中医进修学校遇一四十岁左右农民，病起三周，饭后数小时恶心、呕吐，皆未消化之物，三四天入厕一次，医院检查认为胃神经官能症；近日转剧，肠中向外排气很多，七日没有更衣，有肠道梗阻现象。老朽建议仿照圣书泻下大小二便，同道诸君表示支持，开了大黄3克、东北人参10克、元明粉3克、麻子仁20克、泽泻10克、滑石3克（冲），水煎，六小时一次、分三回饮之。吃了一剂，大解一次，小便色赤如血，进食没吐，矢气减少；将大黄、元明粉降至2克、泽泻3克，又服两帖，未药而愈。

369．瓜蒂散的用法

《伤寒论》受《内经》影响较小，但辨证施治则一脉相承，高者越之、下者举之、开鬼门、洁净府，均能在书中体现。以瓜蒂散（瓜蒂、赤小豆、淡豆豉）为例，既催吐"高者越之"，亦由于催吐而发汗解除表邪，形成特殊的双向疗法。民间常运用调理内停饮食，外感风寒往往一吐汗出得愈。

1952年吾在河北诊一中专学生，因参加邻居婚礼，吃酒肉过饱，胸膈胀满、腹内疼痛，叫号不已。老朽嘱其父速购瓜蒂30克，取三分之一碾末吞下，因无赤小豆、淡豆豉，改为小米汤送服，卧床低头，以大葱白二株轮流刺探咽喉，产生恶心引发呕吐。约10分钟，吐出大量酒食，酸味胃液，有半痰盂，感觉轻快，疼痛逐渐消失。一剂即病去，未饮他药。吐法十分简易，目前已近绝迹，应提倡出山，重登舞台。

370．业医要有联想

读书、临床、师法前人经验，要有联想，通过反复思维才可明确客观事物，拘于一隅难以发展，造成墨守成规长坐罗网。若投《伤寒论》桂枝汤，须考虑发烧有汗外邪不解，恶风症状和《金匮要略》风水初起的区别。既自发出汗，再开药物发汗，在理论上缺乏逻辑，要从病理学说研究，自汗为邪气刺激所致，药物发汗乃驱逐外邪存在的手段。桂枝汤并非开鬼门者，重点是服后温覆、啜热粥助药力方会得汗，防止发生阳虚，不能如水流滴。

1954年吾在吴桥诊一市民，春季感冒，低热、出汗、恶风、头痛、鼻鸣、眼睑浮肿，无咳嗽、骨楚现象。当时没有想到风水，曾开了桂枝汤，饮后温覆、吃粥无效；经同道提醒与风水束表有关，遂改投越婢汤加术，计麻黄10克、石膏30克、甘草10克、生姜10片、大枣15枚（劈开），加入白术15克，水煎分三次用。连进两剂，症状减退；把石膏去掉，又服三帖痊愈。缺乏联想，辨病模糊，给患者增了不应有的痛苦，执业医师要深刻认真检讨，老朽就属此例。

371.《金匮要略》麻黄三汤

　　《金匮要略》调理咳嗽、哮喘，将甘草麻黄汤（麻黄、甘草）、射干麻黄汤（麻黄、射干、细辛、紫菀、半夏、款冬花、五味子、生姜、大枣）、厚朴麻黄汤（麻黄、石膏、厚朴、半夏、杏仁、干姜、细辛、小麦、五味子），谓之"麻黄三汤"。宣发肺气、开表取汗，解除支气管炎、扩张、痉挛、痰喘、呼吸困难，凡属实证，就可应用，称止咳、平喘三首要方。除甘草麻黄汤小，射干、厚朴二汤药物组成较多，临床广泛，有代表性，被呼"相傅之官的柱石"。证诸实践，定喘麻黄领先，厚朴、细辛、杏仁副之；宁嗽五味子（打碎）领先，紫菀、款冬花、甘草副之。不需要透表，麻黄蜜炙，若兼发汗则投生品。体温正常、无舌红内热，则把石膏减去。半夏祛痰涤饮，且有降逆作用，在方中如同杠杆，喘、嗽二证均不可离。射干清火利咽、下气散结，联合配伍能起沉疴。后世运用虽非照抄原汤，若核心未移，效果仍然。

　　1957年吾在山东省中医进修学校诊一学员，支气管炎发作，咳嗽不停，伴有喉痛、哮喘。即集三方为一授之，含麻黄10克、射干10克、细辛3克、厚朴10克、杏仁10克、半夏10克、紫菀10克、五味子15克、款冬花10克、甘草6克、生姜6片，没加石膏、干姜、大枣、小麦，每日一剂，水煎分三次饮下。连吃八天，邪退而疗，于冬季期间未再反弹。《金匮要略》麻黄三汤，法门渡舟，功占上游。

372. 乌头汤乌头量大分析

　　《金匮要略》乌头汤，含乌头五枚，学者惊讶不敢效颦，认为文有错简须要纠正。实际不易中毒，其中奥妙是将乌头放蜂蜜内加煮，煎取一半蜜液，把乌头扔掉，再和麻黄、白芍、黄芪、甘草加水汇入一起，继续合煲，然后分两次服——生物碱已被破坏，只喝蜜液药汁不吃乌头，投量虽大却很安全，值得仿照而用。北派伤寒家族伯父曾按法临床，调治风湿性关节炎、痛风症，颇收疗果，告诉老朽只宜于附子母根同种的乌头，别名断肠草的草乌，绝对不可应用，否则中毒难以解救。吾比较慎重，开乌头购黑色者，量少、蜜、水双重共煎，时间达两小时，未有发现不良反应；但对草乌敬而远之，几乎谢绝组方，不走险路。

373. 白虎、承气综合退烧

《伤寒论》《金匮要略》二方同用，调理双向之病，如麻黄桂枝各半汤、桂枝二越婢一汤，不是一帖洗牌，而是连用二三剂，症消停止，说明处方的灵活性。日本汉医重点继承合方，颇有成就，但墨守成规存在局限，乃不足之处。如果通过"方"的加减，用于其他适应疾患，则会突破上述圈子，扩大施治范围，如麻黄加术汤、桂枝去芍药加附子汤，体现全方位、整体性，和现代医学的碎身分割疗法，具有天壤之别，堪称岐黄艺术的最大特色。

1948年吾曾遇到外地伤寒家，真才实学位居一流。端午节前诊一伤寒邪入阳明，舌苔黄厚、肠道燥结、小便色黄似柏汁、高烧一周不退，医林认为大承气汤对象。先生指出：单纯攻下降温缓慢，为了防止该青年热极生风，发生惊厥，应投白虎汤加少许大黄、大量芒硝，经腑双疗，打破白虎、承气各据一方的模式，采取综合用药十分有益。开了石膏60克（打碎，布包）、知母20克、大黄6克、芒硝10克、粳米100克，无有枳壳、厚朴、甘草，水煎、六小时一次、分三回服。连啜两剂，泻出燥屎、稀粪，热度下降，口渴、厌食、腹胀、出汗、烦躁等症消失。这一病例虽非特殊典型，却于遣药上量体裁衣、独树旗帜，值得借鉴、师法研究。

374. 止痛药乌头赤石脂丸

《金匮要略》乌头赤石脂丸，由附子、赤石脂、干姜、蜀椒、乌头组成，因乌头、附子合方，人们怀疑二者非同科植物，不敢贸然投用。民初山东伤寒家将附子、赤石脂减去，加吴茱萸，乌头火炮无毒，碾末，炼蜜为丸，其量干姜100克、蜀椒100克（炒去汗）、炮乌头100克、吴茱萸100克，每次5～7克，日服2～3回，调治胸痹、腹内阴寒疼痛，颇见效果，无不良反应。老朽临床改成汤剂，给予胃炎、肠系膜淋巴结膜炎，温里、壮阳、暖中、止痛，很起作用，泛酸、灼心、胀满，功力欠佳。

1957年吾在山东省中医进修学校遇一林业干部，医院检查胃炎、十二指肠溃疡，肚脐以上疼痛，依靠吃镇痛片缓解，已有二年史，体型瘦弱、面色黧黑、大便偏溏日行二三次。嘱咐试饮此汤，开了炮乌头20克（先煮一小时）、吴茱萸15克、干姜15克、蜀椒10克、赤石脂15克，水煎分三回啜下。日服一剂，连吃五天即痛消而安；善后转用他药，逐渐恢复健康。书中所言乌头赤石脂丸能疗"心痛彻背、背痛彻心"，还须进一步总结。

375. 白带用当归芍药散

《金匮要略》当归芍药散，原医妇女怀孕期间腹内绞痛，突出白芍为君，后世临床并不倾向此方，将其调理营养不足、蛋白缺乏、贫血性水肿。近代妇科学者用于阴道分泌物过多，溢出大量白带，以白术挂帅，加白果相辅，给予阴道炎、子宫颈糜烂，功力较佳。方义是在保护女性生理特点防止月经失血伤阴，取归、芎、芍作基础，添入术、苓、泽行水、渗湿药，比单纯祛邪照顾全面。这是伤寒家对老朽介绍的主导思想，强调它的功能乃攻补双行，祛邪而不伤正，较一般清热化湿法，富有优越性，应推为妇女之友、带下证的福星。

1963年夏季，吾在烟台诊一少妇，婚后房事频繁，大量白带不止，分泌物检查，无滴虫、真菌，地方谚语谓之"白淫"。从体形肥胖、素积寒湿辨证，就开了本方，改成汤剂，计当归10克、白芍10克、川芎10克、白术30克、茯苓20克、泽泻15克、白果20克，日进一剂，水煎分三次饮之。连吃十天，带下大减；把量削半，继服未停，凡二十七帖，彻底治愈。患者喜不自禁，赞为良品。

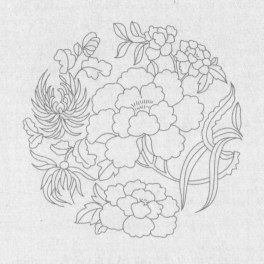

第四编

376～500小节

376. 乌头水蜜制法

中药水煮，亦称"煎"，社会传言来自明末先贤张景岳，如举元煎；实际《金匮要略》"大乌头煎"就已有此称。因乌头毒性很大，必须破坏其生物碱方能入药，否则中毒、严重者导致死亡。除高热水煮两小时减弱乌头毒性，取蜂蜜同煎亦可灭毒，二者皆属有效方法。大乌头煎的处理，先用水三碗煲五枚乌头，煮剩一碗，把药抛掉，加入蜂蜜约300毫升再煮，令水分蒸发，余下300毫升。吃三分之一，不瘥，继服三分之一；腹痛、寒疝、手足逆冷缓解停用，效果不佳，续啜所余。本法师者极少，已近失传。吾曾目睹族伯父演绎这一工序，最后将炮制乌头之蜜同其他药物汇集一起，给予类风湿关节炎病人服下，确有治绩。由于操作繁杂，老朽没能经常启用，写出供饷道友，以便考虑钩沉。

377. 传承黄氏医案一则

中医学派亦称流派，从选方遣药划分，有古方派、时方派、杂方派；疾病划分，有伤寒派、温病派；临床倾向划分，有攻邪派、温补派、散火派、养阴派；地域划分，有河间派、易水派、新安派、岭南派、姑苏派、孟河派、龙砂派、绍兴派；门户划分，有叶派、王派、费派、丁派等。清末民初，山东昌邑先贤黄元御的学说风行湖南，黄派广泛传播，不仅师法其医术，亦学习他的流水文笔、宏丽华章——在山东没有此举，外界同道言之顿足。学派虽含偏颇性，但百花齐放、艺术争鸣，能与时俱进，促使岐黄大业改革、发展、推陈、创新，走向繁荣。老朽对黄氏著作十二种（包括《周易悬解》），在家父督导下曾经通读，发现重阳轻阴与客观情况有关，贵脾论点上承东垣，非空穴来风，强调输送营养，很富实践价值。

1965年吾于山东省中医院诊一工厂管理人员，形貌瘦小，身体虚弱，纳呆，乏力，脉象沉迟、按之如雨打残荷有间歇现象。开始给予炙甘草汤、补中益气汤加减，反馈不佳；乃改为理中汤增健脾、壮阳运化药，计东北人参10克、白术10克、砂仁10克、黄芪30克、神曲10克、干姜10克、炮附子10克，添入行气动力品陈皮10克，每日一剂，水煎分三次服。连饮七天，感觉良好；继啜未停，共二十五帖，症状消除。这是运用黄氏大师理论、经验治疗的一则医案，可造福人间。元御翁治学思想，虽然胎息《内经》，却摆脱了《素问》"阳精所降其人夭"的观点，开辟了自己的学术天地，为杏林树立典范。

378. 水气三神的化裁

《金匮要略》越婢汤、防己茯苓汤、枳术汤，伤寒家谓"治水三神"。越婢汤（麻黄、石膏、甘草、生姜、大枣）麻黄六两，以发汗为主，利尿次之；防己茯苓汤（防己、黄芪、茯苓、桂枝、甘草）茯苓六两，以利尿为主，防己副之，桂枝气化、通导膀胱易于排邪；枳术汤（枳壳、白术）枳壳七枚，以行气散结为主，白术祛湿佐之，兼开肠道，解除胸腹积水如盘。三方消肿，存在很大区别。若各减一药，越婢去石膏，防己茯苓去黄芪，枳术去枳壳，合于一起，《东轩笔记》命名"三神驱水汤"，给予急性肾炎头面浮肿、肝硬化腹水，都有作用；唯对心力衰竭脚肿如脱，或营养不良性水肿，不宜内服，否则会加重病情，此乃老朽多年的经验。

1956年吾在山东省中医院诊一肾炎急性发作，从头至足全身水肿，眼睑肥厚不能睁张，尿中潜血，排出蛋白，表现风水。即授与本方，计麻黄15克、白术30克、汉防己15克、桂枝10克、茯苓30克、甘草6克、生姜10片、大枣15枚（劈开），日饮一剂，水煎分三次服，啜热粥一碗强化药力。饮后身见微汗、小便增多，三帖水肿消退，其效可观。汤中麻黄、白术、茯苓量大领先，起了主导作用。尔后不断面向临床，患者反馈感到满意，"三神驱水汤"应列入不倒翁方。

379. 条文派宜应变占优势

在岐黄学派中，伤寒派的特色以运用经典处方、精益求精见长，但因用药范围狭窄，不能集思广益，发展创新缓慢，成为进步的严重障碍。以《伤寒论》群方之首桂枝汤来说，虽有加减化裁，实际应用很少，且坚持书内习投之药，新的良品皆未入选，处于保守状态。杂方医家却打破陈规戒律，无任何束缚，大开觉路，寻取名花异草，手握利剑驱逐病邪，占领高位，摆脱了古道、瘦马，点亮航塔。

1948年吾于鲁北遇一老医，由伤寒家转向杂方派，处方灵活、不拘一格——缘是清末庠生下海，知识渊博。他强调执业日日迎新，遍觅仙丹妙药，才可解除大众疾苦、济世人间。曾诊治一伤风患者，头痛、出汗、流涕、恶风，认为桂枝汤属补方，不宜盲用，将白芍减去，只写了桂枝10克、藿香15克、苍耳子10克、甘草10克、生姜6片、大枣10枚（劈开），水煎分二次饮下。日进一剂，两天即愈。效果之佳，同道叹服。杂方派人士要受到尊重，切勿在"杂"字上随意贬低，汇聚良方提高疗力，白衣战线还宜提倡。

380. 桂枝汤去白芍治伤风

吾执业时见一逄姓杂方家，年约七十余，娴熟诸子百家、三教九流，有真才实学，推崇《伤寒论》《金匮要略》二书。且分析提出批评，认为桂枝汤由桂枝、白芍、甘草、生姜、大枣组成，专题于中风，称辛温解表剂，通过临床于客观需求不符，许多学者敬而不取。实际属于补药，对外风侵入人体，和麻黄汤作用迥异，不易发汗驱逐风邪，白芍酸寒收敛是大的障碍，故久束尘封，只投桂枝、甘草、生姜、大枣反会获效。学者失考，随众附言，贻误了病机，个别服后症状缓解，乃自卫战胜，或吃桂枝、甘草、生姜之功，未必来于桂枝汤原方。应揭开这个灯谜，启发深思，特别是服后温覆、啜热粥以助药力，充分说明无发汗疗能，应当破译、打开黑箱、显示大白，和麻黄汤不吃热粥形成鲜明的对照。老朽调理春季伤风，喜用桂枝汤，温覆、喝热粥，大都汗出而愈，知其非开启鬼门方，但从事教学、科研均划入解表行列，忽视了前辈的先见之明，甚感惭愧。

1987年在济南一环卫工人感冒求医，表现《伤寒论》中风症状，伴有身痛。就以桂枝汤去掉白芍授之，计桂枝15克、甘草10克、生姜10片、大枣10枚（劈开），添入独活15克、徐长卿15克，药后喝热大米稀饭一碗，蒙被卧床。二小时便汗解转安。

381. 炙甘草汤生地黄功用不大

《伤寒论》炙甘草汤，由党参、桂枝、麦冬、生地黄、阿胶、麻子仁、炙甘草、生姜、大枣九味组成，为调理心脏期前收缩的名方。生地黄一斤养阴活血，看似主药，实际功力并不明显。验诸临床，炙甘草、桂枝、大枣，能起杠杆作用，命名炙甘草汤，应以甘草称君，桂枝相辅，大枣益气生津居末，共同纠正心律不齐"脉结代，心动悸"。既往伤寒派将生地黄、炙甘草列为两大元戎，通过观察才产生质疑：一是大量生地黄未见到特殊功力；二是减去生地黄，效果仍存。取得相应疗效，擎天的柱石全在炙甘草上。因此，富有经验的医家把生地黄删掉，亦不加酒煎，同样发挥疗能，指生地黄似南郭混入乐队"滥竽充数"。老朽执业数十年，很少重用生地黄，还未发现影响大局，降低施治价值。

1975年吾在山东医学院诊一干部，胸闷、心慌、脉象三五停跳，已有半年。即以炙甘草汤去生地黄与之，计炙甘草15克、党参10克、桂枝12克、阿胶10克、麦冬10克、麻子仁10克、生姜6片、大枣40枚（劈开），每日一剂，水煎分三次服。吃了十天，大见改善；又继饮四周，恢复正常；追访八个月，没再重发。

382.《伤寒论》三疑记

老朽1961年在山东中医学院西医学习中医班讲授《伤寒论》，曾提到业师所言《伤寒论》三疑记：指桂枝汤发汗、炙甘草汤生地黄调心脏期前收缩、当归四逆汤白芍酸寒伤阳。当归四逆汤通利经脉、温里补血，医手足厥冷、脉细欲绝，含桂枝、通草、细辛、当归、白芍、甘草、大枣，为桂枝汤去生姜加当归、细辛、通草合成，宜于冻疮、脉管炎、四肢麻木。当归、细辛、桂枝三味居主，通草利阻、畅行气血，无有疑义；白芍收敛，不应添入，能损阳气，雪上加霜，是大煞风景、背道而驰——时方派所持观点引起争议。老朽拙见，白芍虽养阴益血、同当归改善脉细欲绝，但对阳衰毫无帮助，而且内有久寒尚加吴茱萸，要着重增热温里驱逐冷邪，炮附子也可投用。若当归四逆汤存在白芍的身影，益少害多，严重地讲，防止祸藏于里、开门揖盗、功败垂成！该方白芍取舍问题看似不属关键，但不利病情则须深入探讨。

1971年吾于山东农学院诊一泰安市民，形体羸弱、恶寒怕冷、脉象沉细、手足发凉，常生冻疮。适值秋季，开始给予当归四逆汤，反馈不佳；乃把白芍减去，加了附子，计桂枝15克、当归15克、细辛10克、通草10克、炮附子15克、甘草10克、大枣15枚（劈开），水煎，日饮一剂。蝉联十天，甚有效果，手足转暖，症状陆续消除；继服未辍，终于病退得安。白芍的割爱，起了好的作用。

383. 白芍临床勿泥"痛"字

古方由于当时药物发现较少，受到限制，往往一药多治。像《伤寒论》《金匮要略》治身痛、腹痛、缓解痉挛，常投白芍，无论寒、热所致，善加该药，如真武汤、芍药甘草汤、当归芍药散。均能发挥"安息香酸"的作用，在二书中得到体现，外界抓住这一特点，强调白芍主攻方向属于镇痛。脱离实践，将它的柔肝降火、养阴凉血一笔抹掉，是以偏概全；所含成分代替临床辨证，不禁令人大笑，四逆散、逍遥丸之用白芍，就为非专门止痛例子。既然突出定痛，桂枝汤、黄连阿胶汤、土瓜根散、甘遂半夏汤也有白芍，将怎样解释？中医疗效应以实际运用为依归，"成分医疗"只可参考，不是依据。

1956年吾在山东省中医院遇一妇女，患更年期综合征，自主神经功能紊乱，烦躁、焦虑、失眠、坐卧不安，脉象弦数，大便二日一行，表现轻度精神分裂，天津医院印象脏躁、神经官能症。老朽开了四逆散，以白芍挂帅，枳壳、柴胡居次，加入香附、山栀子、郁金、小量大黄，减去甘草，含白芍30克、柴胡15克、枳壳15克、香附10克、山栀子15克、郁金15克、大黄6克，每日一剂，水煎分两次饮下。连服十天，病情逐渐稳定；把白芍降至15克，又显示反弹，乃放手提到40克，共18帖，症状消失，基本治愈。从头至尾，白芍的应用，没有涉及"痛"字。南方友人介绍经验，寒邪疼痛，且勿滥用，尽管有桂枝加芍药汤例，不足为法；与炮附子、吴茱萸相伴，才可组方；盲目投之，加重病情，影响阴转阳化，延长疗程。张锡纯先生喜开本品滋肠利尿❶，师之者少。

384. 论止痛药

腹痛证，寒邪为患较多，宜温里和之。而伤寒家重用炮附子、薤白、蜀椒、吴茱萸，实际白芍止腹痛不占主位。杂方派指出，岐黄疗法无止痛药，大都通过行气、活血、解郁、通络、消食、驱寒、利滞、祛湿、开阳、散结、搜

---

❶ 按：《神农本草经》曰："芍药，味苦，平。主邪气腹痛，除血痹，破坚积、寒热、疝瘕，止痛，利小便，益气。"

风予以消除，常投香附、延胡索、甘松、乌药、川楝子、神曲、佛手、乌头、鬼箭羽、白芷、九香虫、高良姜、苏合香、枳壳、石菖蒲、麝香、独活、五灵脂、木香、郁金、三七参、乳香、没药、川芎、当归、山楂、柴胡、细辛、丁香、牛膝、小茴香，均有效果。单独依靠白芍，一木不能支厦，业师曾讲：认为白芍包治所有腹痛，等于痴人说梦。

1957年吾在山东省中医进修学校诊一林业干部，外出感受风冷，腹部绕脐疼痛，不能伸腰，按之则舒。从《伤寒论》太阴施治，开了桂枝加芍药汤，投与白芍30克，未见好转；乃转为时方，含吴茱萸15克、小茴香6克、干姜15克、炮附子15克、细辛10克、当归15克、制乳香10克、炒没药10克，水煎，六小时一次、分三回服。连吃两剂，完全获愈。因此，师法经典也要考虑配合随时代进化的药物，加速饮下得瘳。

385．牡蛎泽泻散治肝硬化腹水

处方由药物同组，无药则无处方，既往视为连轴戏，实际非然。《伤寒论》所载之方含有九十余种药物，常用者七十多，伤寒派对牡蛎泽泻散提出成分庞杂，应吐故纳新，加减应用，颇具卓见。该方由牡蛎、蜀漆、泽泻、海藻、瓜蒌根、葶苈子、商陆根七味合成，原医"大病瘥后，从腰以下有水气"，吾师法前人把蜀漆减去，给予肝硬化脾大、水肿，凡腹部隆起、下肢浮肿按之便凹、脚膨胀如瓜，强调早期只要尚能耐受药力，就可试用。若肝功能严重异常、蛋白倒置、出现过肝性脑病，禁止内服。和十枣汤相比，较为驯良，但利水的速度低下，达不到立竿显影，特色是牡蛎对脾大、肝硬消聚、软坚、散结；商陆取白色，功力逊于甘遂、大戟、芫花，毒性小，不会导致危险损害，乃一大优势。

1985年赴杭州开会，诊一工作人员之妻，乙肝转肝硬化腹水，厌食、肚胀、脐眼凸出，日夜叫号、痛苦难言，希望安乐死。老朽即以此散改汤试与之，如乏效继续治标手术放水，计牡蛎45克、泽泻20克、商陆根10克、葶苈子20克、海藻20克、瓜蒌根20克，加了东北人参15克、椒目10克，日饮一剂，水煎分三回服。连吃七天，尿液增多，大便日行二次；将量压缩三分之一，继续未辍，水肿消退，基本治愈。被冷落的牡蛎泽泻散，治肝硬化腹水却发挥了重要作用。

386. 二方合一加泽漆汤的运用

岐黄前辈大瓢先生乃家父良友，二老论医时说：伤寒家调理咳嗽，大都喜投干姜、半夏、细辛、紫菀、款冬花、五味子，形成连环套，行气、利肺、涤饮功力欠缺。妄加罂粟壳镇静，虽见小效，因属毒物反而饮鸩止渴。认为《金匮要略》茯苓杏仁甘草汤、橘皮枳实生姜汤二方合一加泽漆（又名猫眼草，与甘遂不同），以茯苓、枳壳为君，放大其量，20～50克，祛水开结；杏仁、橘皮、生姜宣通肺气；泽漆消除痰饮；甘草缓解痉挛，小品七位，能疗果丰收，比苓甘姜味辛夏仁汤有过之而无不及。近代不悉它的作用，造成沧海遗珠，人们感到叹息。

1975年吾在山东医学院诊一教辅职工，素有支气管炎史，由于饮邪上泛，咳嗽发作，痰鸣出声，呼吸困难，打针、吃西药未得好转，遂求中医。即开了此汤，计杏仁15克、茯苓50克、枳壳50克、橘皮15克、甘草15克、生姜10克、泽漆15克，日进一剂，水煎分三次服下。连啜一周，获益很佳，症状大减，病去而安。二方合一加泽漆汤应推向临床，广开治路。

387. 芒硝攻下观察

《伤寒论》芒硝、大黄为比目鱼药，由于大黄疗途较广，芒硝赶不上大黄三分之一，硝、黄并称，《大论》内尚可，在杂方中不宜。且柴胡加芒硝汤、硝石矾石散、木防己去石膏加茯苓芒硝汤，芒硝也不同大黄配伍，发挥自主临床。为了缓解苦寒、峻泻，谨慎医家改投精制品，名元明粉。功能软坚散结，稀释肠道硬屎化为溏便，和大黄一样促进肠体蠕动，利于热邪秽物下行，属清火急泻药，性慢、少毒，毒性低于甘遂，无利尿作用，非消除水肿之品。凡大便燥结，必须应用，大黄虽呼将军，给予阳明腑证，通下积聚、秽物，若不加入芒硝，单独对敌，则乏战功。所以攻下派告诫后人，大黄、芒硝泻下有手足关系，"不可离分"。

1956年，吾在山东省中医院遇一温病，叶派系统别称"邪入气分"，口渴、壮热、汗出体温不降、烦躁、舌现黄厚干苔、小溲短赤、脉搏洪滑，腹内胀痛、六日没有更衣。老朽与患者商榷，授予大承气汤，其叔父乃当时名医，提出少开芒硝，防止大破元气，造成人随药亡，即写了大黄20克、枳壳15克、厚朴15克、元明粉6克，另添石膏60克（包煎）。饮后没有如厕，身热未退；力主把元明粉升至15克，得到同意，去急火煎服，六小时一次，一剂分三回啜之。结果吃了一帖，泻出粪、尿半盆，温度下降；减量又进一帖，感觉已愈。芒硝的祛邪，起了重点作用。

388．经典有误亦要纠正

岐黄道上中医后起乏术，随着药物上涨、伪品充斥市场，影响发展、开创光明前途。文献中亦要纠错，如《金匮要略》：其一，治肺痛投紫参半斤，究诸实际，紫参无此功力。紫参又名草河车、红蚤休，缺乏止痛作用，和重楼（七叶一枝花）不同，虽与甘草配伍，治肺痛不易产生明显效果，二者不宜混为一谈，故前贤怀疑是紫菀的误书。其二，泽漆汤每剂开泽漆三斤，量大惊人，不可师法，若误猫眼草为甘遂，就会断送生命。

1963年吾在山东中医学院诊一腹痛便溏者，夹有未消化的食物，无阳虚现象。即开了紫参15克、甘草10克、白术15克、猪苓10克、泽泻10克、吴茱萸10克，水煎分三次服。连吃三剂而愈。该生知道紫参又名拳参，含固肠功能，因肺与大肠相表里，联想到《金匮要略》医"下利、肺痛"，给其父亲调治"胸痹"用了本药，结果发生闷满、呼吸不利，由当地医家改换他方才转安回春。似此经验，注意记取，不然加剧病情误伤人命，看来小事牵及大局。

389．五苓散治腹泻

《伤寒论》五苓散，除医口干烦渴、水入则吐、小便不利、名曰"水逆"的蓄水，尚疗头眩、吐涎沫，以利尿为主，然临床照图发药者不多，谓之一谜。近贤陈伯坛、萧琢如无典型医案，曹颖甫先辈亦对其治水语焉不详。后人传承这一方药，将重点转移调理急性腹泻或慢性肠炎，皆见效果。所以，管贵安《登门问药》，列为刘草窗之前的第一首痛泻要方。北地南阳派改作汤剂，曾推白术健脾挂帅，20～45克；桂枝促使膀胱气化为臣，10～20克；行水三将居臣，茯苓20～45克，泽泻10～15克，猪苓10～15克，用于大便不实、暴泻、鹜溏、更衣次数过多，都获良好反馈，比投予"水逆""吐涎沫"，能迅速而疗。老朽实践，功力确优，和一般杂方相较，高屋建瓴占绝对优势。

1978年吾在博山诊一中学教师，患慢性肠炎，每日入厕三四次，久而不止，已有二年，屡医频发。就授与该方，计白术30克、茯苓30克、桂枝15克、猪苓15克、泽泻15克，加入东北人参10克，水煎分三次饮下。日啜一剂，共两周，停药得安；瘥后信告，衷心鸣谢，健康恢复，没再重发。

390.葛根芩连汤降血压

《伤寒论》《金匮要略》处方，除所言适应证，尚有其他作用，能扩大临床范围，如麻黄汤治哮喘、栀子豉汤治失眠、桂甘龙牡汤治恐惧、旋覆代赭汤治食管反流、茵陈蒿汤治温病高烧、姜芩连参汤治赤痢、当归四逆汤治四肢麻木、酸枣仁汤治怔忡、葛根芩连汤治高血压、抵当汤治精神分裂、猪苓汤治尿路感染出血、四逆散治肝气胁痛背胀，以及麦门冬汤治口、眼、皮肤、大便四干。葛根芩连汤原医下利不止、喘而汗出，由大量葛根与黄芩、黄连、甘草组成，外宣兼治内热，表里双解。民国时代，伤寒家转为调理高血压头痛、口苦、眩晕、舌红、苔黄、便溏，均起作用，甚至无此症状亦可服之，称高血压天敌、不倒翁方。因芩、连二味燥湿，对便秘不宜，则列为禁忌，但降低血压的功能却都十分明显。

1956年吾于山东省中医院诊一矿工，高血压已有四年，持续在180/110毫米汞柱，久而不降，精神易惹、烦躁、厌倦人生。就给予本方，计葛根30克、黄芩18克、黄连15克、甘草6克，每日一剂，水煎分三次饮下。连吃十天，症状递减；继啜未停，共三周，血压转向正常。葛根芩连汤降血压，值得试点启用。

391.黄连阿胶汤巧治崩漏

民初有一仲师传人，临床精细，投药特殊，属饱学鸿儒，坐诊处称"钱大胡子药铺"。善用《伤寒论》黄连阿胶汤，除调理虚热失眠，尚给予其他疾患，认为阴亏火旺所致鼻衄、吐血、妇女崩漏，都是适应对象，区别点上部溢血加少许大黄；下部流血不止加伏龙肝（灶心土）。方内以阿胶、白芍当君；芩、连次之；鸡子黄无使用价值，可减去，淘汰充数噱头，标名推陈出新。就诊者奉为"胡仙"。吾年幼未得晋谒，甚感遗憾。

1986年外地开会，在厦门遇一女大学生，医院介绍非排卵型功能性子宫出血，月经停潮三、四月一至，来后淋漓不尽，面色苍白，呈贫血貌。老朽仿照化裁与之，计黄芩15克、黄连12克、白芍15克、阿胶20克、伏龙肝100克，添入小蓟30克，水煎分三次服。日进一帖，嘱咐随症损益；共五十余剂，未再复发，转归正常。黄连阿胶汤应深化研究，加减运用继续传承。

392．名家钱胡子清火方

民国时代钱氏"胡仙"，原籍江西，在山东执业数年，据云殁于东南亚岛国。调理阳明腑证或热入气分高烧稽留、肠道干枯，口渴、烦躁、腹内胀满、频出矢气、大便不行，强调火邪弥漫三焦，主张清上、攻下、宣发怫郁、釜底抽薪。认为三承气汤偏于疗下，短于治上，敬而不投；指出石膏难溶于水，功力有限，不宜委任。喜开《伤寒论》茵陈蒿汤加柴胡、芒硝，重点启用茵陈蒿、大黄、山栀子，号"秦国三帅"，济河焚舟一战则成。谓茵陈蒿乃白蒿嫩草，同柴胡相配发越郁火，比单纯导热降下专通魄门，其效占优。凡火聚下焦，特别在肠道，不应忘记芒硝，破积解结作用超过大黄，硝、黄汇集一起，扫庭犁穴攻邪第一。双向疗法，能事半功倍。很有道理。

1959年夏季，吾在武城诊一大学男生，因中暑，冷水洗浴汗出停止，转头痛、发烧、体温升高持续不降，数日没有更衣、腹中坚硬，尿赤，无恶寒现象。老朽即书此方与之，计茵陈蒿30克、山栀子20克、柴胡15克、大黄10克、元明粉10克，水煎，七小时一次、分三回服。连吃两剂，身上见汗，入厕排下许多粪水，感觉病去大半，热消体凉。内外双解，洵属良方。

393．家传身痛驱风汤

老朽家传：调理外感风寒身痛，包括肌肉、关节，常投桂枝汤加味，突出防风、独活、秦艽，量大，功力不低于桂枝芍药知母汤。认为桂枝温通经络应位列首矛，然搜风、祛湿、止痛作用甘拜下风，非理想之品。由于不属阳虚，一般拒加附子、乌头，对普通患者而言，无毒、有效，属大众验方。除秦艽一味，都来自仲圣二书。根据病情需要定量，以防风领头30～45克，秦艽20～30克，独活25～45克，白芍30～45克，桂枝15～20克，虽似超量，却少异常反应。因不须要明显发汗，故令麻黄缺如。

1962年吾在广饶诊一中学教师，夜起入厕，遭冷风侵袭，全身疼痛好似鞭打，肌肉拘紧，脉象稍弦。开始给予麻黄汤类，没见效果；乃改本方，含桂枝20克、白芍45克、秦艽30克、防风30克、独活30克、甘草10克、生姜10片、大枣10枚（劈开），水煎分三次饮之，配合吃热粥增强药力。服了一剂，竟得小汗，疼痛化解，起床而愈。闻者表示惊奇，实际量大发挥伟力。命名"身痛驱风汤"。

394．临床疗效为谴药标准

《伤寒论》《金匮要略》调理身痛、关节痛，能打破虚实界限，以寒热药物组方，如附子汤、桂枝芍药知母汤，附子与白芍、桂枝与知母同用，是古方一大特点，和后世时方医家临床大异其趣。温热门派对此持否定态度，常指《千金》《外台》所选方杂乱无章——实际亦合仲师二书——叶翁系统评论较多，个别人士树立高墙列寒热共方为禁忌，使药物的综合、广泛应用，受到制约，给岐黄事业的发展设置路障，沿习日久，积重难返，逐渐形成用寒远热、纯补勿攻单一疗法的规律。伤寒家从清代中叶屡遭质难，都在寒热、攻补、阴阳同方共用上蒙受屈责，与时方相比，处于冷落状态。

1950年吾在鲁北遇一南阳传人，因属过往客，不悉姓名，为肺结核患者开了《金匮要略》麦门冬汤（半夏、党参、麦冬、甘草、粳米、大枣）加黄芩、炮附子——谓投药离谱，群起大哗，该老人拂袖而去。类似情况，还屡有发生。应呼吁纠正，丢掉偏见，以疗效为遵循；否则继承先圣经验，就成了空话。

395．半夏、生姜、甘草泻心汤合一方

读《伤寒论》应注意文句倒装、先后互见、一法二方、药有加减，并非流水账同条共贯与外无关，娴熟三阳、三阴全篇，才可了如指掌不漏涵义，此乃业师家传学习心法。同时亦标有差异，将太阳温病排除于外，因和提纲相悖，另立户头单项探讨。半夏泻心汤有干姜、黄芩、黄连、半夏、党参、甘草、大枣，生姜泻心汤多生姜，甘草泻心汤少党参❶，三方投量不一，药物只差一二味，宜汇入一起化为一方出入运用，归档半夏泻心汤加减方，简易有利，信手

---

❶ 按：《金匮要略》治疗狐惑病，甘草泻心汤内有"人参三两"。

拈来，比三汤分立能淘汰繁琐，十分有益。吾临床带门人实习，凡胸痞、胀满，着重开结，用半夏泻心汤，食气上泛、雷鸣便溏加生姜；呕恶、胃虚、消化不良、米谷随粪而下加甘草。此即汇入生姜泻心汤、甘草泻心汤，剂量据需要而定，这是老朽整理文献的又一设想。

1969年在莱芜诊一农翁，约七十岁，感觉膈间堵闷，肚子也胀，嗳气不停，呈酸腐味，每日入厕两次，家境贫困，要求给予廉价小方。当时就开了半夏泻心汤，含党参10克、半夏10克、生姜30克、黄芩10克、黄连10克、甘草6克、大枣10枚（劈开），以生姜代干姜，添入代赭石20克、旋覆花10克（布包），水煎每日一帖。连饮五天，症状锐减；药未更改，继续一周，彻底治愈，老丈欢喜不已。

396．黄连的动静观察

江尧卿《往事陈言》谈及《伤寒论》济世，谓黄连之性守而不走，从固肠止泻观察，属于静药。实际不然，服之过多能发生心悸、胸内空空感，小陷胸汤、五泻心汤均含黄连，取其苦降、散聚、开结，并非专意清热泻火，和大黄通阻不同，但是消除"怫郁"之邪则殊途同归；虽与干姜、半夏、瓜蒌配伍，仍可发挥独立作用。假若列入静品，它的降、散、清化、解毒便难以释义，事实告诉，是动力药。老朽所知：某药"静"的论点，不等于该药疗能皆守而不走，黄连制泻可以应对"守"，但在泻心、陷胸汤中却占动力地位。另以大黄为例，便秘开始投用立竿见影，久服反而加剧难下，说明存在双向问题，不完全出自抗药性，好似麻黄发汗，根、节止汗，含两种生物碱，乃大自然赋予的奥秘，还不易破译。

1957年吾在山东省中医进修学校诊一乡镇干部，患急性腹泻，日夜排下稀粪十余次，委顿不堪。认为黄连素治疗肠炎，由其弟开了大量黄连，啜后不仅乏效，且增加腹内持续疼痛。吾嘱咐改弦更张，转成理中汤，计干姜15克、白术15克、东北人参15克、甘草10克，添入吴茱萸10克、诃黎勒10克、猪苓10克、泽泻10克、茯苓15克，水煎分三次饮之。连吃三帖就病去而安。明眼即窥黄连的实践，不是"静"态不变的。

397．师法前人贵在灵活技巧

前人足迹，为后人道路，进德修业，免入迷津，是引导航行的灯塔，应感谢古圣先贤提供方向，循此传承岐黄遗产。家父指出：师法南阳学说，要探讨精华，由于时代局限、整理水平、校勘疏失，存在若干误写，可舍而不论；重点汲取符合临床的内容，达到学以致用，不作无谓考据，浪费时间，深陷泥潭。如白虎汤"表有热、里有寒"，明显之错；白通汤加猪胆汁、人尿，就目前来说，比较原始，已难发挥救急价值。因此书海泛舟，须强调实际，落脚点凸出"用"字。其次，处方服法，亦应注意，桂枝汤温覆、吃热粥以助药力，麻黄汤否则，证诸实践也须此举，不然影响汗解。

1970年吾于新泰诊一商店员工，风水浮肿，体温升高，尿少，无汗，开了《金匮要略》越婢汤，含麻黄15克、石膏30克、甘草10克、生姜10片、大枣15枚（劈开），增入白术15克，水煎分两次饮下。反馈没效，嘱咐第二剂配合啜小米热粥一碗、盖被卧床加温，切勿移动；一小时即遍身得汗，恶风现象消失，水肿减去过半。所以读书贵活，运用灵巧，至关重要。

398. 小柴胡汤治伤风感冒

《伤寒论》《金匮要略》，合称《伤寒杂病论》，济世活人，厚德载物，源远流长，已传播海外，日本汉医奉为圭臬；异国他乡马来西亚、新加坡、新西兰、澳大利亚、泰国等地时方派占主要市场，叶、吴温病寒凉学说则执牛耳。福建吴锡璜先生以孝廉业医，抗战爆发远渡南洋，喜投桑、菊、银、翘、膏、黄（连），对大黄运用较少，罕开破釜沉舟之品，皆谓白玉有瑕，实际服务多系白领、知识阶层。忙于工作，没有在新加坡留下完整医案。吾少时从旧书摊见到一册石印本，收入其数首处方，打破闽南习俗，用小柴胡汤施治普通感冒，没提心烦喜呕、胸胁苦满、往来寒热、嘿嘿不欲饮食四大症状，只写了头痛、恶风、身紧、无汗，即授予该方。因属残卷，未见下文，说明所开经方不墨守少阳界线，而按外感伤风调理。老朽临床数十年，亦常摆脱六经桎梏，遇到此等症给与小柴胡汤，突出柴胡、黄芩、副药半夏，也能入咽病除；若拘泥半表半里，作茧自缚，太不适宜。

399. 炙甘草汤加减用于干燥症

民国时代，杂方派调理老年人阴虚，水津亏乏，口干、唾液减少、大便下行困难，严重时夜间起床饮水，习称干燥症。常与《伤寒论》炙甘草汤去桂枝、生姜加白芍、瓜蒌根（天花粉），更名"蒌芍复脉汤"。以大量生地黄、麦冬、白芍为君，阿胶、瓜蒌根居次，清凉滋补、润肺滑肠，能改善身体枯燥现象；党参虽可止渴，原方没有列入重点，老朽将其推到主位，和生地黄、麦冬、白芍平分秋色；甘草不宜多投，易发生中满、小便短少、颜面浮肿，影响病情转化。均用水煎，不加米酒，功力颇佳。

1969年吾在齐河诊一干部，年老体弱，肝阳偏旺，肾水内损，口干、眼痒、唇裂、舌红无苔、皮肤抓之片片脱屑、大便二三日一解。即取上药授之，计生地黄30克、麦冬20克、白芍20克、党参20克、麻子仁10克、阿胶15克、瓜蒌根15克、炙甘草10克、大枣15枚（劈开），日饮一剂，分三次饮。连吃十五天，坚持未更，症状明显消退，效果可观。

400. 百合养生

既往山东书香门第、知识家庭，提倡胸无城府、腹藏万卷、不计名利、豁达处世、舍身助人。为了心平气和、摆脱苦恼、延长寿命，主张多餐百合。百合性味甘平，能清心养阴、祛痰定喘、润肺止咳、安神宁悸、通利二便。《金匮要略》调理精神恍惚，"如有神灵"支配，载有百合地黄汤、百合知母汤、百合鸡子黄汤。临床应用，含有多种生物活性成分，以野生为佳，属药、食两用品。可降血糖、抑制肿瘤、化解忧郁、消除浅睡易梦，对调节神经衰弱、官能症，很起作用。清末官宦人家，文人士大夫比较嗜食，不仅养生疗病，也取"百合"二字免于树敌，得到人间平安，吃百合粉、百合杏仁茶、百合山药粥、百合栗子羹。

1972年吾在兖州遇一中年教师，经常烦躁、心绪不宁、疑神怕鬼、夜间恐惧，发作严重则入厕大便，医院诊断癔病、自主神经功能紊乱，日久未见好转，已失去信心。老朽就授与百合30克、龙骨15克、牡蛎15克，嘱咐水煎，每日分两次，坚持口服。过了年余，来济公办，言连饮五十剂，彻底治愈，没再回潮。大量百合起了核心安神作用。

401. 临床注意主证

读书激励人生，业医济世活人，先读书而后业医，成就较好，富有真才实学者，大都以此为指针对社会做出贡献。清末民初，鲁北地区伤寒家重视理论联系实际，通过辨证、常变思维运用《伤寒论》《金匮要略》理、法、方、药，恰到好处。超以象外、得其环中，举麻黄汤为例，适应患者以恶寒无汗为主，不在头痛、怕风、脉浮上推敲；白虎汤抛开四大（大汗、大热、大渴、大脉），抓住汗出高烧不退就能口服，属传承秘诀。老朽受此影响，亦奉若准则。大青龙汤乃表里双解剂，桂枝与石膏配伍，或言有一误入，实际不然，白虎加桂枝汤、小青龙加石膏汤，均有桂枝、石膏，绝非错写，是正常的组合，不存在寒热质难。

　　1954年吾在德州诊一太阳伤寒者，口干、喘促、体温升高、恶寒无汗，开了大青龙汤，计桂枝10克、麻黄10克、石膏45克、杏仁12克、甘草6克、生姜6片、大枣10枚（劈开）。医友手指无烦躁不可投石膏，从鼻鸣、脉浮缓应按中风治，吃桂枝二麻黄一汤。病家希望尽快解表退烧，坚持用大青龙汤，吃了一帖，温覆，啜热粥一碗增强功力，很快遍体得汗；减量，又饮一剂即愈。结论告诉，临床不宜按图索骥，也不背离原方化裁，才可允执厥中、效果满意。

402. 遵家教应用小方

　　家父所写《浮生琐记》，认为业医应具备数事：一、心境善良；二、热情接诊；三、不耻求教同道；四、先贫后富，冷眼治官；五、牢记《伤寒论》序言，不"竞逐荣势、企踵权豪"，远避名利，终身为民。吾遵循此语，要求尽力实现，对贫困患者常投小方，约百分之五十来自《伤寒论》《金匮要略》二书，虽药少价廉，临床功效并不低下，如支气管哮喘用麻杏石甘汤、风寒咳嗽用小青龙汤、急性肠炎用五苓汤[1]、胃内胀满用枳实薤白桂枝汤、肝硬化腹水用十枣汤、躁狂型精神分裂用桃核承气汤。

　　1954年在德州诊一孤寡老人，以卖香烟为生，因摆摊与人口角，胸闷、背胀、纳呆、胁下疼痛、不愿进食，委吾施治。根据情况和气郁有关，即开了四逆散，改作汤剂，计柴胡15克、白芍10克、枳壳15克、甘草6克，加入香附10克、神曲10克，水煎，每日一剂，分二次服。结果吃了两帖，症状消失而愈。圣书小方起了验、便、廉的作用。

---

❶ 按：五苓汤：张老习惯用法，即五苓散改作汤剂。

403. 热入血室用桃核承气汤

抄本《烛光杂谈》，谓《伤寒论》"纵""横"学说非原有内容；太阳温病一条，亦是编次者所加，最好移出书外另行研究，防鱼目混珠或成害群之马。为此，曾将戴着太阳提纲帽子的温病、风温录出，单立户头，和其他诸证分开。热入血室刺期门，属于杂症，应划归妇科范围，小柴胡汤功力很不明显，老朽经验，若投予小量桃核承气汤活血逐瘀，则有效果。

1956年吾在山东省中医院诊一大学讲师，月经期间感受热邪，体温升高，腹内硬满、胀痛，来潮中断，类似热结膀胱，医院排除急性盆腔炎，大便三日未解，烦躁不宁。患者通晓岐黄术，怀疑"热入血室"，刺期门未见改观，要求吃小柴胡汤；因身上有汗，无往来寒热现象，告诉药不对证，勿滥口服，即开了桃核承气汤，计桂枝10克、桃仁15克、大黄6克、元明粉6克、甘草6克，加枳壳15克，水煎分三次饮之。连啜三剂，病情减去大半；把大黄、元明粉压缩二分之一，又继续两帖，停药而愈。热入血室，桃核承气汤发挥了真正作用。

404. 薏苡附子败酱散的应用

《金匮要略》薏苡附子败酱散，原医肠痈，即阑尾炎化脓，能排腐生肌。薏苡仁消疣、疗痹、祛湿、利尿，败酱草消肿、活血、行瘀，均属清热药。巧妙处以大剂薏苡仁为君，附子量小起催化托脓外出作用，是寒热、攻补并用的综合性处方。伤寒家将其改成汤药，提高功效，亦易口服，颇受欢迎。由于急性肠痈大都采取手术，很少饮用此汤，几乎已被尘封；但转治搭背疮，仍不断启用。

1957年吾在山东省中医进修学校门诊，遇一农民后背凸出疮疖，逐渐扩大，已经化脓，表现"中搭手"，医院印象蜂窝织炎，调理半月未愈，乃转中医。老朽就授予薏苡附子败酱汤，含薏苡仁60克、败酱草30克、炮附子10克，水煎分三次啜下。日进一帖，过了三日，脓头溃破；冲洗疮口，外敷海浮散（制乳香、没药粉），十天脓尽，收口而愈。薏苡附子败酱散的临床速度可观！

405．麻黄汤治面肿

《伤寒论》麻黄汤为调理外感风寒的名方，书中排列第二。吾传承北派伤寒家施治感冒引发哮喘、咳嗽、头面浮肿，不加他药亦有功力。如眼睑肿胀如卧蚕状，目张似一条缝，乃积水所致，客观检查与肾炎无关，添入细辛6～10克宣散水邪，获效较佳——民间谓之风水证，禁忌石膏，不投越婢汤，而开本方。有的同道建议，为了升华疗能，增入风药羌活、荆芥、防风，强化发越；实则不必，不仅难见优势，反会影响麻黄的利尿，等于画蛇添足，毫无助益。

1959年吾在山东中医学院诊一市民，自言遭受风邪，头痛，身上拘紧、无汗，体温正常，颜面水肿、膨胀发亮，二目难睁，小便短少。老朽即授予此汤，计麻黄15克、桂枝15克、杏仁10克、甘草6克，加了生姜10片，水煎分两回服，嘱咐饮后吃红糖热粥一碗，盖被卧床取汗。结果啜了一剂，就表解肿消。门生苗香圃叹称妙法。

406．小柴胡汤有广阔用途

《伤寒论》桂枝汤虽为群方之首，有大量加减者，实际临床应用并不广泛，主要派遣的则为麻黄汤、小柴胡汤、五苓散、白虎汤、四逆汤、猪苓汤、苓桂术甘汤、小青龙汤、炙甘草汤、大承气汤、黄连阿胶汤、茵陈蒿汤、白头翁汤、小陷胸汤、半夏泻心汤、旋覆代赭汤、理中汤、十枣汤、乌梅丸、当归四逆汤、吴茱萸汤、桂甘龙牡汤、竹叶石膏汤。上述处方中，小柴胡汤占优势，经方、时方、杂方派，均喜其化裁给予患者，应用往往位居第一，但叶、吴、王、费系统划在圈外。有的绰号"小柴胡家"，他们的组方特点，柴胡领先，外感解表15～25克，黄芩居次10～18克；杂证疏肝理气10～15克，加白芍10～15克，以不发汗为投量标准，逐渐形成巧用秘诀。老朽亦身体力行，确是上乘经验，值得继承流芳。

1970年吾在新汶诊一矿长，感染太阳伤寒，脉紧、身痛、恶寒、无汗，还未传入少阳。因来自福建，拒绝吃麻黄剂，对柴胡不甚介意，能听候遣药；即开了小柴胡汤，计柴胡20克、党参10克、黄芩15克、半夏10克、甘草6克、生姜6片、大枣10枚（劈开），水煎分两次饮下，告诉温覆、喝热粥发汗。结果用了一半，便身上湿润，病状瓦解，余药未服而愈。事实说明，小柴胡汤也适用于太阳，通过温覆、啜热粥，同样可以出汗宣散风寒之邪。往来寒热非铁板依据，《金匮要略》明确挑出"诸黄，腹痛而呕者，宜柴胡汤"，就是例子。

407. 泻心汤山东医家的应用

大黄黄连泻心汤医无形热邪抟结胸中，表现心下痞，和半夏、生姜、甘草、附子四泻心汤比较，应含黄芩。清代山东伤寒家将其制法改变，不取开水而用水煮沸5分钟，空腹饮下。调理闷满、堵塞，投量很小，一般是黄芩、黄连各6克、大黄3克，主攻对象以胸内灼热有"怫郁"感为适应证。目的清化上中二焦火邪，不通大便；大黄开结，引热下行，而非釜底抽薪。若兼懊侬，加山栀子6克。患者虚弱出汗恶寒，则加炮附子15克，即附子泻心汤。鲁北传承人强调行气散邪，添入枳壳6克、厚朴6克，提高药力，匠心独运，很见效果。

1956年秋季，吾在山东省中医院诊一济南市民，年近花甲，喜热怕冷，属寒性体质，因精神不舒，忧郁、焦虑，胸腔聚结内火，烦闷、气促、似物横阻，二便正常，希望给予泻剂，打通障碍。当时就开了附子泻心汤，计大黄3克、黄芩6克、炮附子15克（先煎半小时）、黄连6克，水煎分三次服。日进一帖，连吃三天，症状递减；由于厌恶三黄之味，停药一周而愈。

408. 越婢汤治温病

《伤寒论》麻杏石甘汤与《金匮要略》越婢汤，看来沆瀣一气，但麻杏石甘汤有杏仁，越婢汤含生姜、大枣，存在差异，不能划一个等号。虽然杏仁非重点，生姜、大枣为辅品，亦不能混淆弗论。杂方医家忽视此事，以越婢汤调理哮喘，因无杏仁功力欠佳，尽管获得小效，实乃麻黄的作用，比麻杏石甘汤低三分之一，是临床统计的数字。越婢汤所治除风水，尚医外寒内热的感冒，表里双向调节。伤寒家还用该方于辛凉两解，给予温病邪居卫、气之间，往往二剂便愈。仲师传人不言叶氏卫、气、营、血，然小启鬼门、清化内火，却掌握表里同医，速战立决这一法门。不提少阳、躲开柴胡，驱逐半表半里之邪，即在其中。

1958年吾在山东省中医院诊一护士，温病开始邪停卫分、舌红少苔、口渴喜饮、脉象浮数、体温升高、恶寒无汗、身上酸痛。就授予越婢汤，突出石膏，计麻黄10克、石膏60克、甘草6克、生姜10片、大枣10枚（劈开），水煎分两次服之，啜热粥一碗发汗。时值六月，吃了半剂，汗出烧退，告诉已安。《金匮要略》不只局限杂证，越婢汤中的麻黄，也可解决温病的困扰。伤寒、温病投药各异的争论，应当休止。

409. 大黄酒洗已近失传

大黄苦寒，泻火破积、活血通经、清扫胃肠、热淋灼痛、疮疡红肿。配枳壳、厚朴，消胸腹胀满；和瓜蒌、黄连，医心下痞结；同䗪虫、水蛭、虻虫、桃仁，治瘀血为患闭经、易忘、发狂；常与芒硝合用，推陈致新、促进代谢、利大小二便，称驱邪圣品。《伤寒论》《金匮要略》著名方剂有大承气汤、抵当汤、下瘀血汤、大黄牡丹汤、大黄甘遂汤、大黄䗪虫丸、大黄附子细辛汤。大承气汤内大黄，先用米酒浸洗，不伤胃气，缓慢下行，将火邪大量泻出，防止余热后患，且改变猛烈之性，以免因药损人。家父尚有质疑：南派伤寒家还强调酒洗与降低、减少枳壳、厚朴、芒硝苦、辛、咸存在密切关系，利于口服。但厚朴三物汤、厚朴大黄汤、大陷胸汤、大黄牡丹汤，皆无"酒洗"二字。认为该说难以成立。藉此写出，备作参考。大黄酒洗入药，仅限于大承气、小承气、调胃承气汤，其他所含大黄的处方，大都未写，就连桃核承气汤亦没言及，这一炮制应用，至今未见破译，仍是小谜。据云民初有的同道咨询过南海"康圣人"，在青岛客居康有为公对"酒洗"也没留下研究分解。现代临床，只用酒炒，治上去掉寒性，大黄"酒洗"的工艺已近失传。经验提示，本味不宜久煎，煮沸5分钟即可，否则影响通肠泻下；活血逐瘀延长时间，勿超过30分钟。凡开厚朴三物汤、厚朴大黄汤、小承气汤、大承气汤、调胃承气汤、桃核承气汤，都要后下，注意标准、掌握规范。

410. 柴胡加龙牡汤清风火脏躁

《伤寒论》属流行性时令病学，主要记述外感风寒与发展变化，所收处方亦可施治多种内科杂证，非专发汗解表、清热退烧、温里散寒、泻火攻下。吴茱萸汤之疗胃酸、十枣汤之降痰饮、乌梅丸之驱蛔虫、当归四逆汤之通络活血就是例子。伤寒家将其应用扩大，视为百病灵方，固然偏颇，但给予范围广泛，众皆周知，则饮誉古今。老朽师法先贤投石问路，把柴胡加龙骨牡蛎汤移植调理肝郁内风萌动，很见效果，是温热学派认为不能御敌的有力对照。

1970年吾在新泰诊一中年商场营业员，贵耳贱目，肝阳偏旺，听到批评之语，便怒发冲冠，火邪燃烧，夜间难眠，起床游荡，医院印象自主神经功能紊乱、精神分裂，嘱吃中药。即开了上述之方，减去铅丹，加入金礞石，含柴胡15克、龙骨20克、黄芩15克、党参10克、茯苓15克、桂枝10克、半夏10克、大黄10克、牡蛎20克、金礞石30克、生姜6片、大枣6枚（劈开），水煎分三回用。每日一剂，连服四天，身上出汗，排泄大便七八次，病状缓解；改成二日一帖，又啜一周，已可上班工作，基本治愈。

411. 保健药玉竹

玉竹原名葳蕤，根茎入药，养阴润燥、生津止渴、滋润肺胃，疗风温咳嗽。久服美容洁面，令人强壮，健康耐老。《南阳活人书》之言以"代参、芪，不寒不燥，大有殊功"，实际难及此力。调理肌肉萎缩，有小的强心作用，重点保肺养胃、补中益气。伤寒家放入麦门冬汤医肺阴亏损、唾液分泌不足、鼻内无涕、浓痰带血，转化燥邪。张简斋先生善于轻描淡写，对其情有独钟，认为静心应用，能解除大证，非一般果子药。老朽实践投麦门冬汤加玉竹病例不多，积有点滴心得体会，且比较深刻。

1980年在山东中医学院诊一干部支气管炎，因吃麻辣食物过久，伤及肺胃，口渴、咳嗽、纳呆、消化不良，产生负面表现，大便二三日一行，小溲短少。开始给予时方川贝母、鸡内金、沙参、谷芽、神曲"白领用品"，没见功力；乃转为麦门冬汤加玉竹，计麦冬15克、党参15克、半夏6克、甘草6克、大枣10枚（劈开）、粳米60克、玉竹15克，水煎分三次饮下。连啜四剂，毫无改观；乃将玉竹升至50克，又吃七天，反馈良好。事实告诉，麦冬止嗽不能代替玉竹；另外玉竹量小、杯水车薪，达不到目的也是枉然。玉竹佳药，超量无异常反应，委以重任，即得效果。

412. 南产狭叶柴胡不宜入药

小柴胡汤适应对象往来寒热、胸胁苦满、心烦喜呕、嘿嘿不欲饮食，谓之小柴胡四症。《伤寒论》尚推出"但见一症便是，不必悉具"，实际是指往来寒热、胸胁苦满，不应包括心烦喜呕、嘿嘿不欲饮食，其他呕而发热、腹中急痛、头痛发热属少阳，则不宜盲目充数。虽然小柴胡汤应用颇广，亦有条件限制，漫无边际给予患者，同样导致医疗差错。老朽属小柴胡汤阵营，皆在"四症"框架下出入加减，很少破笼而飞。因受叶派柴胡"劫肝阴"影响，仅投北地所产，习称大柴胡、黑柴胡，南方运来的狭叶品种概不取用。柴胡富于宣散、升发，能产生副作用，防止上行均配伍半夏、生姜。使用小柴胡汤，曾遇到过因服南柴胡头眩、耳鸣、呕恶、血压升高不良现象，转向损人的倾向，特别是白领阶层更要慎重——缺乏分析者给柴胡贴上标签"劫肝阴"。

　　1975年吾在菏泽遇一干部，缘乙型肝炎吃小柴胡汤感觉头重脚轻、温温欲吐、血压上升，住院一周始解。1981年又于山东医学院诊一教师，神经衰弱、脉搏弦紧、背胀、厌食、右胁隐痛，也开了此方，计柴胡15克、党参10克、半夏10克、黄芩10克、甘草6克、生姜6片、大枣10枚（劈开），水煎分三次饮下。连吃两剂，感觉头痛、面红耳赤、出汗、心跳不宁，发现所购之柴胡即狭叶者；嘱其停止再服，改换他药而愈。凡含柴胡处方，最好先看品种，防止有害的混入，引起事故。

413. 葡萄大枣粥的临床

　　《伤寒论》《金匮要略》所载大枣，主要养胃健脾、调和营卫，缓解利水止痛、病急药猛。药食两用，单用补中益气、生津育血，常投予心悸、失眠、怔忡、内寒、脏躁、紫癜、贫血。圣书使用大枣著名处方有十枣汤、苓桂枣甘汤、甘麦大枣汤、葶苈大枣泻肺汤，其他尚有六十余首方剂。目前入药，以河北、新疆产者为上品。老朽家传，身体虚弱、无力、精神不振，不论血象低下与否，每次以大枣20枚煮熟，去皮、核，加葡萄干20克、红粟米（红谷米）60克，放锅内同煲，以烂为度，当饭食之，名"葡萄大枣粥"，每日一剂。连用一个月，很见效果，可使面色红润、身体苗壮、记忆增强，腰酸腿软的现象迅速改善。

　　1956年吾在山东省中医院诊一四川干部，患抑郁症，失眠、噩梦、心慌、易惊、嗜卧、懒起、脉搏沉迟、重按似芤而空。即授予此方，嘱咐坚持久服。尔后来函相告，共吃了两个月，病情已失，基本恢复健康。

414. 黄芩汤治暑泻

黄芩性味苦凉，俗呼苦督邮，圆者名子芩、破者名宿草、腹中皆烂者名腐肠❶。能清热、燥湿、止血、安胎、退黄、内消疮疡。与柴胡相配，疗伤寒半表半里、往来寒热、邪入少阳；和黄连组方，善于泻火，治心下痞、下停痢疾、腹泻。用途之广，在三黄（黄芩、黄连、黄柏）中位居第一。老朽调理夏季腹痛热泻，即季节性肠炎，常取其为主，投《伤寒论》黄芩汤加猪苓，镇痛、固肠，有较好的收敛功能，从消炎方面讲，可占魁首。业师耕读山人誉黄芩汤为暑泻良药，同他方相比，属于领头雁。应当注意，黄芩久煎不会影响功力，既往将它与大黄混淆，言及久煎丧失疗效，毫无根据，且《伤寒论》亦没提出后下，要彻底澄清、恢复原始面目。

1956年吾在山东省中医院诊一产业工人，夏天感受暑湿，饮酒、吃瓜果过多，大便日行五六次，里急后重，肛门灼痛，痔疮破裂，夹带鲜血，腹内稍痛入厕就泻，发作一周。曾开了本方，计黄芩20克、白芍20克、甘草10克、大枣15枚（劈开）、猪苓15克，水煎分两次啜之。每日一剂，连吃三帖，症去而安。

415. 附子急救的质疑

高小民先生《艺海航舟》，是抄本遗著，对附子提出新的见解，认为温里壮阳属其所长；挽危回苏，并非人们想象的威力无穷。一般情况下不易观察，病人弥留时则可看到量小寡效、晚服无功，而且补火热力亦未凸显，不能急救，勿要"子虚乌有"，过度宣传"立地成佛"。火神派喜投附子，随意吆喝"饮后证瘳"，实际发挥不了这一功能；若配合东北人参，二药合作，便会表现如是本领，将疑难疾患从地府回春——老朽对此深有体会，谓附子救急尚可，改作"急救"品，确欠"返生"伟力。该书还说与干姜为伍，干姜少开，燥性较大最易伤阴，阳失所附，造成油尽灯灭，此乃南派伤寒家保守性不传之秘，北地同道因地域寒冷不太了解书中内涵。语重心长，应当汲取该门经验，关注遣药规范。

---

❶ 按：《本草纲目·草部第十三卷·草之二·黄芩》："弘景曰：圆者名子芩，破者名宿芩，其腹中皆烂故名腐肠。"

1957年吾在山东省中医进修学校遇一果农，平素体弱，感受风寒吃武力发汗散两次，出现亡阳症状，手足冰凉、体温下降、蜷卧不语、冷汗仍然淋漓。依据诊断处方四逆汤，计生附子45克（先煎两小时）、干姜30克、炙甘草15克，加入葱白三段通阳、党参20克补血转化脉细，水煎，六小时一次、分三回服——大出预料，未见疗效。把党参减去，恐葱白影响收敛，也予删掉，又增东北人参20克，嘱咐仍按时间饮用。连进两剂，佳象返潮；方未更改，继啜四帖，病情解除，宣告治愈。通过本案，不难窥出《艺海航舟》的论点是来源于实践。

416. 知母的作用

知母清热育阴，医骨蒸盗汗、便秘、消渴、痹痛、止咳、除烦，《伤寒论》白虎汤中辅助石膏调理阳明高烧，在百合知母汤、酸枣仁汤、桂枝芍药知母汤、麻黄升麻汤发挥臣、使作用。虽有"地参"之名，并非大补之品。民初，北派伤寒家重点和石膏配伍，退表里大热，降下体温；杂方阵营取其润肺、凉胃，委为副将，很少任命先锋，或推举第一。老朽传承家门经验，若燥邪入肺，加知母润泽泄火，协同他药消除支气管炎，功力良好。治失眠的黄连清热、知母滋阴、山栀子泻火，乃数代口授秘法。在《金匮要略》苓甘姜味辛夏仁汤内加知母15～30克，比二母宁嗽丸的功能超高。黄连阿胶汤、酸枣仁汤、栀子豉汤，都可抑制心烦，知母主攻方向，是养阴、壮水息热，"烦"会自消。它于救死扶伤方药中，虽不居首位，被视为跑龙套，但缺乏其支撑，则不易得到"覆杯而瘳"，白虎汤就是一面镜子，了解这些情况，临床便可运用裕如。叶桂老人强调降胃热突出甘凉，处方添入知母、山药、麦冬、沙参化阴生津，很受欢迎，被尊为胃病专家。

1959年吾在山东中医学院诊一学生之父，形体较瘦，烦躁易怒，大便干结，彻夜不眠，感觉疲劳，精神不振，要求转吃中药。即把黄连、酸枣仁、山栀子合于一起组成小方，投量各15克；饮后已效，却仍口干舌燥、更衣不爽，阴虚现象未减，遂又增入知母30克。当晚鼾睡了三小时；继续水煎，分两次啜下；连服十天，诸症逐渐消失。所以酸枣仁汤含知母，箭没妄发。

417. 滑石的运用

滑石乃硅酸盐类矿物，含有多种微量元素，以滑润为特点，清热解暑、降火除烦、运行津液、利水祛湿，外敷湿疹、褥疮，常用于夏季，属时令药。《伤寒论》猪苓汤，《金匮要略》风引汤、蒲灰散、百合滑石散、滑石代赭汤、滑石白鱼散，都有本药，著名时方"六一散"，畅行海内外。老朽取其调理中暑身热、口渴、烦躁、尿少，和藿香、佩兰、石膏、麦冬、党参、石斛组方，因难溶于水，制成粉剂口服。若水煎则要打碎、布包，同石膏一样加大投量20~40克，临床观察，不足20克则等于无效。大瓢先生曾开到60克，未见不良反应。

　　1957年吾在山东省中医院诊一市民，尿频、灼热、疼痛，且带鲜血，习称"血淋"，医院印象尿路感染，尔后怀疑膀胱癌，因怕手术，经亲友介绍前来求治。开始曾给予八正散（萹蓄、瞿麦、木通、车前子、栀子仁、滑石、甘草、大黄、灯心草），没见效果；遂改用蒲灰散，计蒲黄6克、滑石粉6克、阿胶面6克，白水送下，每日二次。半个月情况转佳；药未变化，继续未停，共八周证候消失，医院提出检查，所得结论仍是炎症；事隔六年相遇，未再复发。

418. 白术大量的应用

　　白术属菊科植物，性味苦温，健脾益气、固表止汗、祛湿利尿，医水肿胀满、虚弱无力，大量投用能通畅大便、解除肠内蓄积。仲景先师收入含有白术的方剂约三十首，疗途较广，后世列为四君子之一。凡腹中膨胀，吃枳壳、厚朴、槟榔乏效，可按体虚论治，改用白术。民国山左伤寒家调理肝硬化，有时打破历史记录，每剂开到100克，胀满消去、小溲增多，视为攻补两用品。和茯苓配伍，均超30克，不加泽泻，对头目眩晕，不问神经性、梅尼埃病，都有作用——江阴曹颖甫先生尚加半夏、龙骨、牡蛎锦上添花——若单用白术、茯苓二药疗力并不降低，亦可下咽得安。东垣传承者虽言内伤脾胃、百病由生，没把白术推上第一线，处方不占首位，因此讲它的应用与发展，落到杂方医家的肩上，让人感到遗憾。目前临床强调用其清化痰饮、消水肿、安胎，同麻黄、附子、乌头、独活、桂枝用于风、寒、湿痹四肢疼痛，如《神农本草经》所说"轻身、延年"。

　　1959年吾在山东中医学院诊一农民，腹胀难忍，好似欲裂，厌食，二便无异常变化，已近三个月，医院印象肝脾肿大、胃中积水，施治没见功力，乃转中医。鉴于助消化、祛瘀散结、利尿反馈徒劳，即换了四君子汤，计白术

80克、东北人参10克、茯苓30克、甘草6克，增入炒神曲15克、木香10克、活血的莪术30克，水煎日饮一剂，分三次用。连服一周，略见转机；凡啜十九天，竟邪退病瘥。速度之快，白术起了很大作用，冰释了茫然。

419. 当归的适应证

当归为文无之根，性味辛甘苦温，和血调经、暖里止痛、润肠通便，传统记载其头补血、身养血、尾活血，仅供参考，现代应用均属全当归。因含"血有所归"作用，故名当归，社会相传妇产科医家处方"十人九归"，成为坤门要品。尚调理痿、痹、痛、疽、跌打损伤，补内能动、动中寓补，施治广泛，称"岐黄圣药"。当归参与医疗，历史悠久，许多方剂由其加味而出。《伤寒论》《金匮要略》著名处方有当归散、当归四逆汤、当归贝母苦参丸、温经汤、当归芍药散、当归胶艾汤、赤小豆当归散、当归生姜羊肉汤；后世著名成方如四物汤、佛手散、慈航丹、柏叶当归丸、当归补血汤等。民初，北派伤寒家注意"六经"流行性疾患，突出麻桂、柴膏、姜附、硝黄，往往冷落当归的临床，放到第三战线，导致笔下无归，"遗漏《金匮》"，家父也说："疆场激斗，把它忘掉。"吾行医后客观实践，差距较大，投量一般是10~15克，通利肠道25~45克，温顺、平和，很少不良反应。

1965年吾在山东省中医院遇一公司职员，月经延后，感觉腹内寒冷，来潮疼痛，还有习惯性便秘，医院诊为痛经、子宫内膜异位、经前期紧张症。老朽嘱咐常吃佛手散，计当归20克、川芎10克，水煎分两次饮下。大约服了七十帖，病情消失。利用这则小案，不难了解，"慢性药"当归蕴藏着根治功能。

420. 川芎的应用

川芎别名山鞠、雀脑、芎䓖，性味辛温，行气活血、通滞止痛，常用于难产、胎盘不下、恶露停留，近代对治心、脑血管梗阻，身体痿废无力（软瘫），能扩张血管、促进血流量、改善动脉硬化，对慢性头痛供血不足起特殊作用。《金匮要略》载有名方酸枣仁汤、奔豚汤、白术散、胶艾汤、侯氏黑散、温经汤。在四物汤中同属养血之品，偏于行气活血，是和当归最大的区别。因气味较浊，刺激胃黏膜，易发生呕恶，乃其缺点；久煮后降低，煎服无妨。

1957年吾在山东省中医进修学校遇一乡村教师，医院印象神经、血管性头痛，南京检查乃脑动脉硬化血运不良，血脂超过正常一倍，吃药未效，转来山东求诊。从月经早断、舌有紫斑、脉涩、疼痛呈阵发性、记忆力急剧衰退，与瘀血有关，即开了川芎30克、当归10克、丹参20克、桂枝10克、地龙10克、藏红花2克、葛根15克、蜈蚣两条、大黄2克，强调坚持应用。五个月相见，言功力甚好，基本治愈。经验小结，川芎量少难获战绩，升至30克才可看到发挥的究竟。

421. 生地黄的临床

生地黄性味甘凉，原名芐，俗写干地黄，清热凉血、滋阴生津、益肾养肝、止血疗渴、通利血痹身痛，和鲜生地专于补水增液不同，与黄芩相配治火邪内扰胎动不安。投量宜多，一般15～60克，《伤寒论》炙甘草汤所开一斤，约合现代100余克。加米酒蒸晒、色黑似漆之熟地黄，转成温性，突出"补"的功能，列为滋肾第一，明末张景岳先贤喜用本品，获得"张熟地"称号。由于六味、八味地黄丸广泛临床，妇孺皆知，被国内外尊为保健药、颐寿延年的首选要方。老朽除学习《温病条辨》同玄参、麦冬结合调理肠道燥结，代替麻子仁丸，尚用于大病之后口渴舌红、皮肤干枯、体重下降，加玉竹、女贞子、党参、旱莲草、山茱萸，促进阴亏津液恢复。

1963年吾在山东中医学院诊一流行性热证者，卧床一个月，病解烧退，形体大衰、消瘦无力、精神萎靡、便秘、尿少、脉细而数。当时就以生地黄40克居君，添入麦冬15克、山茱萸10克、炒神曲10克、玉竹15克、西洋参10克、石斛10克，日饮一剂，水煎分两次啜下。连吃十天，情况转吉；把量稍减，劝其继用；共二十五帖，停药而安。

422. 火神药探源

火神派以投热药闻名，重点喜开附子，其次干姜、细辛、吴茱萸；蜀椒、乌头较少，对大便干结偶尔给予硫黄，画龙点睛表明罕见。认为人身阳气为主，支配形体活动，阳气衰退，生命终了，遗留皮囊。吃仙丹、异草、参禅、练功，要求延年增寿，是促进阳气发越提升其能，道家"内养一口气，外炼筋骨皮"，就为了强化阳气，保护健康。《内经·素问》曾说："阳精所降其人夭。"

指阳气亏损、下陷导致凋亡。因而养阳气在滋阴之上，属于保本治则。阳气来源是火，补命门便可解决，提高伟力、消除阴翳，会达到却病长生。这一争鸣得到志同道合的支持，思维推向一定境界；但意识偏颇客观存在，尚应考虑大热药物伤阴、劫津，引起邪火内生，和阳气相抗，易发生病变，或火耗油尽同归于灭。老朽临床观察，常吃附子、干姜、吴茱萸还能阴虚火旺，口干、便秘、耳鸣、目昏、尿路灼痛，上述不利因素都会干扰健康，缩短百年寿命。

1952年吾在吴桥诊一乡村医家，自谓阴性体质，阳气匮乏，内寒积冷，嗜饮《伤寒论》四逆汤（附子、干姜、炙甘草）加肉桂，补火助阳温化冰块，个人感觉获益良多。数年后，血压升高，舌红少苔、烦躁、低烧、鼻衄、便血，久治未效，不幸卒去。他的儿子也是白衣战士，告诉大家，与啜热药不休有密切关系。

423. 瓜蒌运用要大量

瓜蒌，《东医宝鉴》名天圆子，性味甘寒，清热豁痰、宽中散结、开胸通肠、祛满止嗽。时方派仿照《伤寒论》，不分皮、瓤、仁，皆写全瓜蒌。常同薤白、桂枝治胸痹；半夏、黄连治结胸；金银花、蒲公英治乳痈。著名方剂有小陷胸汤、枳实薤白桂枝汤、乳腺炎汤。遣量宜大，少则无功。清贤浙北王孟英❶临床主"开"，欣赏本品，北方王派系统传人起而效尤，亦喜用之，有的医家投与之多能和张锡纯先生的石膏相埒，从正面讲，称罄竹难书。老朽传承家门经验，对大证客观需要给予一枚，约40~60克，无不良反应，可滑润肠道、缓解便秘，却非泻药。上秉业师心法，凡习惯性更衣不爽、外排困难，则投小承气汤去大黄加瓜蒌，成绩斐然。

1970年吾在济宁诊一老妇，身体虚弱，因肠梗阻大便七日未下，喝鲜牛奶、蜂蜜、香油没见作用。嘱其购枳壳10克、厚朴10克、瓜蒌一枚打碎，水煎分四次饮之。吃了一帖，排出奇臭粪块半盆，腹胀消除，大呼轻松。从此把枳壳、厚朴、瓜蒌三味组成处方，命曰"瓜蒌承气汤"，适于不宜攻下的病友，稳妥、安全。

---

❶ 按：王孟英《医案续编》自称"浙西王士雄孟英"，因其习医学成于婺州（今浙江偏西金华市）。张老考证：王孟英祖上系陇东安化（今甘肃省庆阳县）人，后徙居浙江盐官（今属海宁市），清乾隆间迁钱塘（属杭州府）定居。盐官、钱塘均在浙江省北部，故称"浙北王孟英"。

424. 贵阳贱阴评论

贵阳贱阴学说，非导源于《伤寒论》《金匮要略》，个别人士不明，将标签贴至仲师门上，令人发笑。举"刚药"为例，桂枝汤有白芍、大青龙汤有石膏，而且附子剂含黄连、大黄，如附子泻心汤、大黄附子细辛汤，寒热合用，都富代表性。由于缺乏考证，后世受到杯弓蛇影，传成讹言。山东先贤伤寒派黄元御虽术有倾向，喜投温热药物，被戴上"贵阳贱阴"帽子，也属冤案。经方二书开药较杂，比《千金方》五六十味的组方，简易得多，还不宜以杂而无章进行评价。因此，凡物理综合性医疗应随着"病"的需要开展临床，就岐黄所留遗产研究，《伤寒论》《金匮要略》仍是必读文献，尊称经典毫无异议。

1963年吾在安徽参加中医"二版教材"修审会议时，诊一旅舍人员，脉细，经常手足发凉、腹中隐痛，表现血亏、阳虚内寒。曾写了当归四逆汤，计桂枝10克、当归15克、细辛6克、白芍15克、通草6克、甘草6克、大枣15枚（劈开），加炮附子15克（先煎半小时），水煎分三次饮下。同道怀疑老朽乃贵阳贱阴家，建议把附子减去，恐其伤阴耗血。连吃七天，证无进退，又增入附子；继服未停，约三十余帖，逐步转安。附子的作用，应当评估；白芍、当归非助阳之品，汇集一起互不影响，更可显示中医特色。

425. 桂枝加石膏汤中风退烧

桂枝辛温，解肌透表、驱逐风寒、通阳活血、降逆止冲，医寒湿身痛，促进膀胱气化。《伤寒论》《金匮要略》应用很广，约七十余方均含本品，协助麻黄，能提高发汗作用。因属嫩枝、内含木心，无有大热、与肉桂不同。和石膏组方，有大青龙汤、竹皮大丸、白虎加桂枝汤，然桂枝汤中加石膏比较少见。清末北派伤寒家对中风头痛、鼻鸣、自汗、恶风、怕冷，感受外邪，喜投桂枝汤，若伴有口渴、烦躁、高烧三症，则添石膏，转成桂枝加石膏汤。家父目睹一韩姓名手巧开是方，仍按服桂枝汤的要求啜热粥取汗，但不温覆，常二三剂即愈，在当地称"岐黄看点"。老朽执业七十年，未敢邯郸学步，踏其后尘。

1957年春季，在山东省中医进修学校诊一职工，夜起入厕遭受风邪，发热、头痛、怕风、烦躁、脉数、舌质干红、渴欲饮水，头面出汗、下肢则无。吾就师法上述疗法，授予桂枝10克、白芍10克、石膏45克、甘草6克、生姜

6片、大枣10枚（劈开），水煎，六小时一次、分三回饮之。结果吃了两帖，热退病消。小案一例，仅供参考。

426．黄连的作用

黄连苦寒，清热燥湿、泻火解毒，疗目赤红肿、口舌生疮、呕恶吐衄、红白痢疾、妇女带下、烦躁不眠。所含主要成分为黄连素，属广谱抗菌药。疗途之广与黄芩相比，《伤寒论》排列第二，然临床处方使用频率未居其下。《伤寒论》半夏、生姜、甘草、附子、大黄黄连五泻心汤均含本品，重点宽胸利膈、消心下痞结。与干姜合用，辛开苦降，解散郁邪；配大黄，下通肠道；合附子温化，扫除阴翳而不伤正，攻补同行。清贤魏柳洲口苦加黄连，突出泻火；明贤吴又可调理传染性热证，恐厚肠止泻、关闭病邪走路，不予妄投，考虑独到，被视为准绳。一般是30克封顶，久服易发生心慌、空空然。在外科方面，对病毒性缠腰龙，又名带状疱疹，疼痛剧烈影响工作，给予20克，同龙胆草30克、黄芩30克，水煎分两次饮下，连吃十天收效可观。泻心汤去心下痞，宜和干姜相等、超过原书定量，乃柴门经验，避免药不达标延长治程。

1977年吾于山东医学院遇一干部，上焦蕴热形成毒火，牙龈红肿，腭、腮、舌面、唇内遍布痛头，医院诊断暴发性口腔溃疡，无法进食，注射大量抗生素如水掷石，要求改换中药。老朽开始授以清火解毒剂，病状仍然没减；捉襟见肘的情况下，开了上方龙胆草、黄芩、黄连各30克，加入白色重楼15克、大黄10克，水煎，每日一帖，分三次啜下。连用六天，溃疡逐渐消退；继续未停，一周后反馈症平而安。

427．白虎、大承气合方初探

伤寒、温病，以降热为主，投白虎汤；肠道燥结大便不行，开大承气汤，已成为规律。若白虎汤对象便秘，加大黄、芒硝；大承气汤证体温不降，加知母、石膏，则考虑无几，很少花田探春。二者结合，有利无弊，诞生新方。民初，济南杂方医家起用多次，获益甚多——但在伤寒派中持此创见的还未大露头角。白虎、大承气汤虽分别调阳明经与腑证，给予外感温病热邪内传，针对气分证同样生效。他们提出流行性疾患尽管含伤寒、温病之分，借用仲师上述二方，毫无抵触，解除邪气困扰，能殊途同归。膏、知退烧，硝、黄泻火导热下行、兼通肠道，可速战而决；其中枳壳、厚朴、甘草、粳米，根据情况取舍，可有可无，非必须用品。

1958年吾在山东中医学院诊一市民，身染暑温，口渴、心烦、出汗、脉滑、高烧、大便数日未解，乃邪入气分。缘于经验欠缺，开了白虎汤加黄连，病状反而加重，感到百思难解，尔后始悟黄连固肠，影响火热从肛门排放；即转为大承气汤加知母、石膏，计枳壳10克、厚朴10克、知母20克、石膏60克、大黄10克、元明粉10克、甘草3克、粳米40克，打破日进一剂惯例，水煎，六小时一次、分三回饮之、一天半时间吃了两帖，体温下降，更衣三次，皆是稀水；因厌闻药味，停服而愈。白虎和大承气汤的结合，起了特殊功用。

428. 附子论言

附子辛热，历代本草列入祛寒温里药，未突出"补"字，能回阳救逆、兴奋新陈代谢、挽命门火衰。治四肢厥冷、关节疼痛、冷汗淋漓、体温下降、精神萎靡、全身脱力、下利水谷、嗜睡蜷卧、脉搏沉微欲绝，有强心作用。急救生用，水中先煎两小时；驱寒止痛火炮；保健养生开制熟者。《伤寒论》《金匮要略》起用本品三十余首处方，除四逆、白通汤类，大都投与炮附子。开量根据需要，国内西、南地区打破15～45克界线，伤寒家限于60克，萧琢如、陈伯坛、吴佩衡先生达到百克，令人毛骨悚然，因掌握蜜煎、久煮清除乌头碱，很少发生医疗事故。火神派以喜用附子闻名，投量一般，超过60克的仅占少数。虽所含毒性较大，蜜煎、久煮两小时，经高热乌头碱便被破坏。量小5克之内，则随药合煲，不必另行处理。商品货色黑皮居上，四川产者为优，和其他品种区别，应写乌头附子。熟附子炮制太过，失去药力，不宜重用；淡附子水泡、漂洗多日，曾列果子药，几乎无有疗能已成废物，杂方派、伤寒家均提议淘汰，拒绝该饮片入方。临床观察，附子大热纯阳，能够伤阴，却没燥性，量大、久服不会口干、便秘，乃其特点——中毒时则有渴欲饮水现象。《神农本草经》谓其"破癥坚积聚、血瘕"，现在少有人知，还应继承予以钩沉。

1965年春节，吾在天津诊一科技人员，寒湿腿痛，右侧偏重，遇风、喝茶转剧，长期布包，病史二年，内服丸散、外贴膏药，均乏疗力。遂授予桂枝芍药知母汤，反馈仍然无效；乃改为白通汤加味，计炮附子20克、干姜15克、葱白4段、细辛10克、白术10克、茯苓15克、桂枝15克——患者请求加倍投量，将附子升至45克，嘱咐购买黑皮的乌头附子，色黄片小者勿用——水煎分三次服。连吃两周，函告见效；方未更改，继续没停，凡四十天，症状大减，徒步疼痛逐渐消失，行走去了障碍；把量压缩一半，三月后恢复健康。事实表明，附子黑皮、乌头的旁根、量大，施治寒痹，也十足可用；不应以其回阳、强心、壮命门火，放弃了其他功能。

429．大豆黄卷非理想药物

大豆黄卷，或曰应为黄豆水泡发芽，晒干入药；市场所制均系黑豆，习名马料豆，临床则写豆卷。清代苏州地区，暗以麻黄煮水浸泡生芽，取其发汗解表，私密暴露后，避之唯恐不及，药铺乃改用清水豆卷。性味甘平，清化湿热、宽中消痞、活血通利关节、轻开腠理，宜于虚弱人风热感冒，夏季湿温筋脉拘挛、下肢酸痛。《金匮要略》薯蓣丸含有本品，调理"虚劳诸不足，风气百疾"。温病派比较欣赏，被蒙上"果子药"头巾。老朽业医数十年，对大豆黄卷实践不多，体会甚少。北派伤寒家认为功力低下，同麻黄、黄连相比，不能登大雅之堂，尚逊于防风、浮萍、苏叶、薄荷，放在点缀药内，亦难发挥疗能，表示不堪起用；济南时方医家坐门诊一把交椅者，笔下"豆卷"都无一二。所以鲁地医院、药店该药一般大都缺如。扬州王兰斋前辈旅鲁倾向平淡，喜投轻灵小品，然未进入大豆黄卷圈子。叶氏系统传人不断探其治验，重点在驱邪出卫、透表汗解，但反映欠佳。吾的结论，力薄效果有限，仍封荒山，非患者要求，勿勉强应用，防止延误病情，影响救死扶伤。

1955年在德州遇一水利工程人员，夏季雨多，土润溽暑，湿热之气弥漫，患者形体羸弱，感受此邪，皮肤汗液难以蒸发，纳呆、倦怠、精神困顿、活动无力。当时曾授予佩兰15克、神曲10克、石菖蒲10克、紫豆蔻10克、滑石6克（冲）、大豆黄卷30克，水煎分三次饮之。啜后舒服，愿意进食，但身上黏腻妨碍汗液外泄；将"豆卷"减去，改成香薷15克，饮后即汗出热退。足以看出，大豆黄卷的解表、降温、祛湿的作用，并不理想；香薷为芳化暑湿之品，功效超过，应视为首选。

430．赤小豆的应用

赤小豆性味甘平，利水消肿、解毒排脓，并疗疮疖、痈疽外科诸证，色红、粒小，与红豆不同。南方尚有一种相思子，有毒，非药用品，严格区别，切勿相混。因属食物，投量要大，少则难见其力。经方协助催吐，有瓜蒂散清化湿热；清除黄疸，有麻黄连轺赤小豆汤，此乃《伤寒论》两首名剂。《金匮要略》赤小豆当归散用于狐惑、肠道出血，以水泡促发芽，但报道极少，应创造条件随证试用。赤小豆托脓外出，类似桔梗、薏苡仁；行水功能比猪苓、泽泻低下，小于大戟、芫花、甘遂多倍。稳妥、无毒，功效虽慢，仍受到青睐。老朽施治肾炎、心力衰竭、肝硬化腹水，常吃、久服，特别是营养不良性水肿，最为合拍。

1962年吾在济南诊一电业工程师，身体亏损、营养不良，全身浮肿、腿足尤甚。曾开了苓桂术甘汤加赤小豆，计茯苓30克、白术30克、桂枝10克、赤小豆60克、甘草6克，水煎分三次饮下，嘱咐坚持。凡两个月，约五十帖，肿情消除，完全治愈。

431. 半夏的入药

半夏辛温有毒，降逆止呕、下气散结、燥湿祛痰、利咽通塞，善疗痰饮、恶心呕吐、头眩喉痛、涎多哮喘、气冲咳嗽、腹中雷鸣，以降、散、开三字为主。《伤寒论》《金匮要略》收入其处方四十余首。炮制多用白矾，其次生姜，商品饮片有清半夏、法半夏、姜半夏、露半夏、矾半夏、仙半夏、半夏曲、青盐半夏、戈公半夏、橘红半夏、蛇胆半夏多种，临床可根据需要而选。生食麻口，煮熟则否，水煎一小时生物碱破坏便可内服。友人上海姜春华曾投久煲的生药，无不良反映，足资借鉴。老朽常开清半夏、半夏曲、沉香半夏，降气、消痰、健胃、止痛，疗力明显，对哮喘、咳嗽有特殊功能。每剂一般15克左右，最多30克。家传经验，凡厌恶药味、闻之不舒、饮下辄吐，防止发生这一情况，都在相应处方内加入半夏，就会避免。若脑血管病变，颅压升高，痰涎上涌，呕吐不止，无法进药，给予半夏30克、橘红30克，水煎慢慢灌下，见功很佳，被称"陈氏仙方❶"。

1955年吾在山东省中医院诊一支气管炎急性发作，咳嗽日夜不停，逆气上冲，痰涎壅盛、二十四小时倾吐约150毫升，胸闷、呼吸困难。开始授与小青

---

❶ 按：半夏、橘红，为北宋大观年间太医院陈师文等奉敕校正《和剂局方》中二陈汤核心药味，故称之为"陈氏仙方"。

龙汤加减，反映见好；即改为三仙汤，计细辛10克、干姜15克、五味子20克，增入半夏15克、茯苓30克，日吃一剂，分三次服。连啜四帖，气逆呕恶现象消失，饮邪随之而降。半夏起了重要作用。

432.白芍清热养肝

白芍性味酸凉，清热解痉、养血敛阴，治肝火旺盛所致易怒、焦虑不安、胸胁不舒、攻冲胀痛，肝阳上亢所致头目眩晕、暴发耳鸣。《伤寒论》《金匮要略》约有五十余方含有本品，应用甚广。与桂枝调和营卫；与葛根祛肩凝、项背强直；与柴胡释精神抑郁、胸闷、气火合结；与当归、桃仁调月经下行障碍、来潮延后、色暗、量少；协同甘草医小腿抽筋，缓解腓肠肌痉挛，止痛比较突出，投量须升至30克。民初山东先辈赵鸣周十分欣赏，常开到90克，同道戏称"白芍药"。临床要辨证而施，不应以白芍所含成分安息香酸专于镇痛为依据，缩小它的广谱功能。亦不宜囿于四物汤，仅视为妇科范围药。老朽遥承黄连阿胶汤，将其放在清热滋阴位置，和生地黄并列，壮水之主以制阳光，很起作用。

1956年吾坐诊山东省中医院，逢一大学女生，性格暴躁，思想特殊，极易忌妒，遇烦恼事失眠、耿耿于怀，脉搏弦滑，无端争吵不休，表现阴虚火旺，医院印象精神分裂症。开始给予逍遥丸加味，未获疗果；乃转用四逆散添香附、大黄，增大白芍滋水涵木、清热柔肝，计柴胡20克、香附15克、枳壳20克、白芍40克、大黄10克、甘草6克，水煎分三次服。连饮十天，情况良好；把白芍又加10克，共50克，凡二十四剂，病态改变，阳盛阴亏基本消除。大量白芍柔肝，发挥了不可替代的作用。大黄泻火也有辅力，不是主药。

433.阿胶催眠

学习古代科技文献，在原始萌芽中了解准确性，抓住真谛，如《伤寒论》的麻黄发汗、桂枝降冲、白芍镇痛、白术利水、茯苓治眩晕等，掌握重点才能彩绘前人经验，继承发扬。阿胶养阴止血、增液润燥，它的另一功能调理失眠，缺乏分析研究，没提到临床日程上。这一作用从黄连阿胶汤的组成，就可体现出来，既往视为点缀品，实际属于一味要药。老朽业医七十年，将其止血放在首位，对转化失眠亦比较忽略，从黄连阿胶汤处方逐步认识，有了结论。

1954年吾于德州诊一小学教师，严重神经衰弱，夜间心烦、思绪万千、不能入睡，记忆大减、疲劳、精神颓废，已停止工作，吃药乏效，失去获愈信心。曾给予归脾汤、酸枣仁汤、多种镇静剂也无反响，乃转为黄连阿胶汤，计黄芩15克、黄连15克、白芍15克、阿胶10克、鸡子黄二枚（冲），饮后稍有改善，却力不足言。因受民间服阿胶治梦多的影响，加至20克，每日一帖，水煎分两回用，下午6点一次、10点一次。连啜二周，病情逐渐返春；嘱其减量，蝉联勿辍；事隔三月相见，体重增加，失眠现象解除，健康恢复。阿胶所起的杠杆作用，是蔚然大观。

434. 临床要巧用黄芪

黄芪性味甘温，升阳提陷、固表止汗、托毒排脓、利尿消肿，蜜炙补中益气、生投作用较广。不越20克升高血压，大量则降血压，升的作用较低。大气下陷、胃下垂、子宫脱出，不宜给予过量，以60克为度。若照调理半身不遂模仿《医林改错》开至200余克，反而无利，因人体需要有限，达到饱和状态不再吸收，故岐黄界对王清任先贤的补阳还五汤120～240克，表示质疑，且水少、量大，有效成分很难全部溶解，等于浪费药源。家父曾说，投原方补阳还五汤如无二煎，是饮后只起一半效果。多喝其汤胃中不易容纳，就须连服2～3天，得不偿失。《伤寒论》《金匮要略》收入黄芪处方不及十首，均属内科范围，疮疡领域没有治例。老朽临床针对痈疽久不收口，虚证无力化腐生肌，可迅速遣用，配合薏苡仁、炮附子，提高催愈比较理想。

1956年吾在山东省中医院诊一乳腺炎，化脓引流两个月仍然淋漓不止。老朽就取黄芪当归补血汤与之，含黄芪60克、当归10克、龙骨10克、牡蛎10克、薏苡仁30克、炮附子15克（先煎半小时），水煮分三次服。日进一剂，两周脓尽，疮口封合；减量继续，共三十余天，结痂乃瘳。通过补与托的疗法，痈消而安。

435. 细辛可以重用

细辛属马兜铃科全草，温肺化饮、解表散寒、通络止痛，宜于风寒感冒、鼻塞流涕、哮喘、咳嗽、痰多、身体疼痛。对急性鼻炎，与白芷、辛夷、苍耳子相伍；民间师法玉女煎，同石膏结合，医风火牙痛，有特殊作用。因辛温有小毒，温病学派视为附子盟友，回避少用。社会上流传投量不过钱说，实际无伤人依据，应当彻底打破。《伤寒论》《金匮要略》名方赤丸、侯氏黑散、小青龙汤、当归四逆汤、射干麻黄汤均含此药。家父年兄史一帆先生精刀圭术，善调支气管炎、支气管哮喘、支气管扩张，重视解除气机障碍，若痰饮壅盛、逆气上冲，或吐涎沫、呼吸困难，都加细辛6～10克，配入大量茯苓、葶苈子、竹沥半夏、化州橘红，收效很好。温通辛散，对久病入络头、身、关节疼痛，能活、开，驱逐寒湿之邪，推陈致新，和生姜、米酒、吴茱萸组方，疗力十分可观——伤寒家喜用当归四逆加吴茱萸生姜汤。老朽实践，着重治疗气喘、咳嗽、端坐呼吸、不能卧床，单投功力较差，与麻黄、杏仁、厚朴、半夏、茯苓、五味子携手出征，易见显效。

　　1955年吾于石家庄诊一老年慢性支气管炎，由感冒风寒诱发，喉中哮鸣、日夜咳嗽、脉滑、痰白而多。就以上述所拟小方授之，计麻黄10克、细辛15克、杏仁10克、厚朴10克、干姜10克、茯苓15克、五味子15克，干姜为患者要求增加，水煎分三次用。日服一剂，吃了六天，未再损益，便症去转安。

436. 独活治疗麻木

　　独活气味辛温，搜风胜湿、通络止痛，用于头、身、四肢酸痛，施治多种痹证，属祛风湿要药。《金匮要略》所附《千金》三黄汤以之调理手足拘挛、关节疼痛，定为法章。与羌活功能相似，独活医腰下、羌活疗腰上，简称"二活"，同时起用，能解除全身痹证。杂方派喜用，伤寒家专投桂枝、细辛、附子、麻黄、白术，认为非传统名品，被放到边缘，北方南阳继承者尚有"宁开防风、不写独活"之说。实际针对风、寒、湿三邪，在止痛方面，超过防风。颈椎病手麻、腰椎间盘突出腿麻，由于被压迫缺血发生这一现象，葛根、牛膝、丹参、红花活血化瘀有时寡效，宣散则可消除，当仁不让应推独活——豨莶草甘拜下风。

　　1976年吾在山东医学院遇一海关人员，从肩胛到手指阵发性麻木，医院检查非颈椎病，怀疑神经传导阻滞，局部血液循环障碍，久疗未愈，由青岛来济就诊。当时曾开黄芪桂枝五物汤加豨莶草45克，饮后无转化反映；将豨莶草减去，改为当归四逆汤料，含当归15克、桂枝15克、白芍15克、川芎15克、羌活20克、防风15克、细辛10克、生姜10片，每日一剂，水煎分三次服。连吃两周，虽见成果，然不理想；乃把羌活删掉，换了独活30克，反馈良好，凡三十帖症状消失；劝其削量，继续巩固，八月后来省办理公务，告诉没再复发。风药化解麻木，值得研究；独活作用仅治下，不是成熟的经验。

437．甘草非点缀药

甘草入药，矫味、解毒、改善口感，被认点缀品，在《伤寒论》《金匮要略》虽一百三十方有它，但非栋梁之物，后世效尤，亦仿照投用。甘草获有"国老"称号，能润肺止咳、缓解痉挛，生者泻火内消疮疡，蜜炙补中益气多疗虚证。将其挂帅功能置之度外，不合圣书宗旨，实际甘草汤、炙甘草汤、甘麦大枣汤、甘草附子汤、甘草粉蜜汤，都占主导地位，应列君药。它对心悸，与桂枝、茯苓配伍；心脏期前收缩、脉象结代，与人参、麦冬、生地黄合用；脏躁欠伸、悲伤、"如神灵所作"，与大枣、小麦组方，皆有功效。故南派伤寒家谓甘草为疗心病、调治神明药。缓急迫、安神，可与百合比美；镇静作用缺乏，较龙骨、牡蛎难以同日而语；和白芍止痛，须要量大，二者各升至30克，否则其力不易显现，医小腿转筋，芍药甘草汤常达到60克。由于含激素样物质，不宜久服，能引起胸闷、虚胖浮肿。

1980年吾在山东中医学院遇一律师，心慌、惊悸不宁，精神紧张，脉象频数，已有半年，医院诊断属神经性，偶尔发生房颤。老朽开始给予复脉汤，即炙甘草汤，反响无力；乃改为桂甘龙牡汤，计桂枝15克、龙骨20克、牡蛎20克、炙甘草15克，水煎分三次服；仍减不足言，遂把炙甘草加至30克。日啜一剂，连吃一周，情况转好；方未更改，继续没停，约三十帖，症状消除，感觉已愈。对甘草应有正确看法，也可奉为重点，让其占山居王。

438．山楂降血压、血脂

业师主张潜龙在渊，不慕名利，刻苦力学，钻研知识，以岐黄为生，将所得吉光片羽、汗青竹简留在人间。老朽遵照此意，年逾九旬，愿写出点滴经验就正医林。吾在临床过程中，调理风寒咳嗽，五味子应打破入煎，取核仁辛散，内伤若补则无必要；白芍利尿功力较小，不如白术，二者量大超过30克，能利肠通便；附子服之过久慢性中毒，并不兴奋，反会表现体衰；细辛常用，头痛、失眠；吴茱萸不断入口，眼干、视物昏糊；宽胸开瓜蒌宜达50克；黄连消痞最少20克；罂粟壳虽属毒品，有医疗作用，失眠、咳嗽、腹泻，均见成果；桂枝降血压，和全蝎相似，比黄芩、杜仲、山楂、夏枯草低下。

1957年在山东省中医进修学校诊一林业工人，高血压头昏脑涨、精神不振、全身乏力、嗜睡难醒、爱打哈欠、走路不稳、左右摇摆。曾给予黄芪60克、川芎15克、丹参20克、夏枯草20克、槐米15克、茺蔚子20克，水煎分三次饮下；告诉不佳，即加入山楂30克。连吃十五剂，血压、血脂同时下降；将量稍减，又一个月基本治愈。尔后把山楂列为重点，劝患者吞服鲜品，每次去核20克，日食两回，都言发挥良效。

439．白头翁的功用

白头翁又名野丈人，性味苦平，清热、解毒、凉血，约有二十个品种，常以翻白草、委陵菜入药，鲜者外涂疮疡，内服则治多种出血、痢疾、肠炎、抑制阿米巴原虫。《伤寒论》《金匮要略》载有白头翁汤、白头翁加甘草阿胶汤。曾列入外科痈疽品，不属补药。调理传染性赤痢，和黄连、马齿苋、秦皮、地榆配伍，发挥综合作用。老朽医妇女月经量多、功能性子宫出血，投到30克之上，无不良反应；慢性溃疡型结肠炎，与大量仙鹤草结合，其力显著；时方派解除鼻衄、吐血，同代赭石、少许大黄组方，往往数剂便愈。临床提示，凡出血疾患，非身体虚弱，可以不加阿胶，白头翁单独应战亦能完成，但需善后巩固，否则含有复发率缺点。民间验方，白头翁30克、蒲公英30克、野菊花30克、皂刺10克，对蜂窝织炎尚未化脓，促使内消，疗力甚好。医妇女"血失故道"崩漏流血，若属子宫内膜增生大都无有效果，应当活血，令内膜脱落。

1963年吾在济南诊一大学女生，阴道出血，淋漓不止，授予艾胶四物汤加白头翁，病情依然不减。乃改为四物汤（生地黄、当归、白芍、川芎）加三棱12克、莪术12克、红花12克、益母草15克，水煎每日一剂，分两次饮之。先后连吃十三帖，血停而愈。白头翁消炎有余，治子宫内膜增生非亮丽看点，仍以解决痢疾、结肠炎之里急后重、脓血杂下为唯一特长。

440．代赭石降逆气

老中医经验，为多年积累，甚至是一生的结晶，若想师法就须跟班学艺，非朝夕探囊取物。学习前贤，大瓢先生走的道路，一要观望、闻、问、切诊断；二要细心研究处方来源，所选药物；三要虚怀若谷，以晚辈风度、姿态聆听教言；四要写笔记、心得、体会，强化熏陶，同时亦学习做人之道，发扬"医乃仁术"，救死扶伤的传统精神，勿被名、利二字套住。他传承南阳学说，突出由方辨证，不完全墨守条文，乃一大特色。认为《伤寒论》旋覆代赭汤，降气逆上冲，消除打嗝、呃逆，依靠半夏、旋覆花、代赭石，主药应归代赭石，其次半夏，旋覆花虽能下行，和代赭石、半夏相比，功力很微，宜划入咸寒豁痰止嗽行列。从投代赭石一味亦有作用观察，代赭石当仁不让属于领军者。因方名"旋覆代赭汤"，误把旋覆花放在第一位，缺乏实践研究。老朽临床给予此汤的标准，不照葫芦画瓢，局限伤寒汗、吐、下后，心下痞硬、噫气不除，许多杂症也常遭用，只要胸满、嗳气、打嗝、呃逆，就可粉墨登场，均见效果。

1977年在菏泽遇一干部，感觉胃内有气上冲，恶心、干哕，每日打嗝数十次，医院检查未发现炎变、溃疡、反流情况，印象胃功能失调、神经官能症，嘱转中医试治。吾即开了旋覆代赭汤，计半夏12克、代赭石20克、旋覆花20克（布包）、党参10克、甘草6克、生姜10片、大枣10枚（劈开），水煎日进一剂，分三次服下。连吃六天，复诊未得疗惠；考虑代赭石量小，随升至45克，劝其继续勿辍；凡十八帖症状，逐步消失，且没复发。无疑，代赭石降逆气起了主力作用。

441．葛根退烧止泻

葛根性味甘平，解表散热、宣发痘疹、升阳固肠、生津止渴，大都用于外感项背强直几几然。花名葛花，能解酒精中毒。临床可降低血压、扩张血管、缓解痉挛、改善心脑供血不足、调理水泻肠炎。配合山楂、决明子、何首乌、泽泻、槐米、茺蔚子、虎杖、月见草降血脂、消除自由基。根据需要，投量宜大15～45克。老朽实践，有几点经验：一是风寒感冒身上无汗，肩胛不舒、颈项强直、影响俯仰，给予40克左右，加麻黄、桂枝、白芍、柴胡、甘草；二为高血压脑血管梗阻头痛、目呆、哈欠多、神识异常，投30～50克，同川芎、丹参、水蛭、西藏红花、大量黄芪，水煎分3～5次饮下，很起作用。

1956年吾在德州医院会诊一航运人员，体质虚弱，患慢性腹泻，低烧，粪中带血，被定为结肠炎，吃药、打针久疗未愈。从口干不欲饮水分析，和湿热下注有关，开了葛根芩连汤，含葛根20克、黄芩15克、黄连15克，加入仙鹤草20克，服后大便次数稍减；因家庭纠纷血压升高，且添头痛，乃将葛根提至60克，始终没见不良反应。连饮五天，却病情转吉、热退、泻停、血止、血压下降；善后巩固，一月而安。毋庸置疑，葛根的功力，应居第一。所谓葛根升阳令人呕恶，并不存在。

442．冬葵子有临床价值

冬葵子为卫足花冬葵的种子，与苘麻不同。性味甘寒，利水滑肠、催下乳汁、通淋止血。《金匮要略》与茯苓合方，名"葵子茯苓散"，调理水肿头眩。由于投用者少，已被尘封埋没。开量应大，少则难得功力。老朽临床对痰饮、积水所致头目眩晕，大都选择《伤寒论》苓桂术甘汤、《金匮要略》泽泻汤，重点遣用白术、茯苓，只有小便困难、血压过高再加泽泻，已成寒门规律。专投冬葵子、茯苓二味，几乎寥若晨星。

1971年吾在山东农学院诊一教师之妹，腿足浮肿，起床、摇头、走路均头眩眼黑，有时猝然昏倒，医院印象癫痫、脑缺血、梅尼埃病、神经性眩晕，吃药无效，要求中医接手。老朽曾给予苓桂术甘汤、真武汤化裁，均乏疗能；随启用本方，转为汤剂，计茯苓30克、冬葵子45克（打碎），水煎分三次服。日进一帖，凡七周，共啜四十剂，完全治愈。从此对其有了深刻认识，冬葵子是一味良药。

443．菊花为眼科要药

菊花分家菊、野菊，清热解毒、疏肝明目、宣散风邪，《金匮要略》附方侯氏黑散以之为君，医"大风四肢烦重"、《外台》尚疗风癫，是经方早期记载。性味苦凉，对头痛、眩晕、眼赤、耳鸣，有较好的功能。临床规律，开腠解表用黄菊花、清肝泻火用白菊花、消疮疡用野菊花、养生用小朵的茶菊花。家菊富多项指标，但力薄效低，宜于体质虚弱的白领阶层。时方派喜和桑叶组方，转化成辛凉透表祛除外侵之邪。先父认为非栋梁之才，常代茶饮去眵提高视力、清泄内火、稳定血压、抑制阳亢，可延年益寿，属养生品，应列入保健行列。

1959年吾在山东中医学院遇一大学教授，双目昏暗、视力下降，有时出现云雾遮睛、物体重影，医院诊断维生素缺乏、动脉硬化、玻璃体浑浊、视网膜病变，每天吃羊肝、喝药水仍然寡效，由其学生介绍求治。为了打持久战，老朽开了一首小方，计白菊花15克、谷精草10克、决明子10克、赤芍10克、葳蕤仁6克、木贼草3克，每日一剂，水煎分两次服，嘱咐坚持饮用，不要中辍。先后吃了八十余帖，情况转佳；将量减半，继续未停，来舍下道谢，基本治愈，并没复发。方中虽含他药，菊花的领头则推第一作用。

444. 医圣二书人参皆是党参

党参性味甘平，生津止渴。《神农本草经》指出产于山西上党，稍能益气，比东北人参力小而微，在《伤寒论》《金匮要略》称人参，非救急大补元气之品，以养阴、补血、充脉为主，如白虎加人参汤、四逆加人参汤。清贤陈修园认为属阴柔药物，不堪重用。缺乏考证，误投东北人参，虽无大碍，品种不同，等于错授与医圣名方。这一问题张锡纯先生已经提及，不应再鱼目混珠、影响临床、背离开药。《伤寒论》《金匮要略》含本品者四十首处方，后世贻误张冠李戴，要予纠正，凡气阳亏虚投东北人参；气阴不足给予大量党参15～45克，否则只助阴育液，难见益气，和东北人参比较，有明显差异。北派伤寒家对此忽略，开《伤寒论》《金匮要略》方却用东北人参，改变了原始的涵义，还有的直写"棒槌""仙草王干哥"，使人感到惊奇、表示齿冷。吾传承仲师经验，凡东北所产均书人参，取用《伤寒论》《金匮要略》之方则开党参，以资区别，泾渭分明，可防止合二为一、李代桃僵。

1963年在山东中医学院诊一济南市民，夏季感受温邪，高烧已退余热犹存，口渴、烦躁、乏力、白睛充血、便秘、小便黄赤。曾按叶派断言"灰中有火"，用了竹叶石膏汤，计石膏30克、竹叶30克、半夏6克、麦冬15克、东北人参15克、甘草6克、粳米60克，加瓜蒌仁15克，日进一剂，水煎分三次饮下。连服四天，证情转化，除烦躁、眼红未减，又添了失眠、夜卧不安，即将补气有兴奋作用的东北人参删去，换成党参30克。继啜一周，得到改善，很快治愈。事实说明，二参的阴阳界限，分道扬镳。

445．蜂蜜的保健

蜂蜜性味甘平，补中益气、润肺滑肠、矫味解毒，和胶饴（麦芽糖）调理虚劳咳嗽干咳无痰、增强营养，称"药、食二宝"。北方以枣花酿者推上品。能缓急止痛、解除便秘、化燥生津，疗手足皲裂、疮疡久不愈合、水火烫伤，尚可为制丸药赋形。《伤寒论》《金匮要略》常用蜜炙甘草，或用蜜煮乌头破坏生物碱，灭其毒性。阿拉伯国家喜食本品，出现许多长寿老人。入药改善口感，疗病有突出作用，肠系膜淋巴结发炎腹内隐痛、肠功能蠕动无力大便难下，即可服之，据云提高人体免疫、增强抵抗与修复力，减少外邪所致发病率，也是保健要品。虽名"百花酿"，不会引起过敏反应。老朽外祖父嗜食，每月吃1000毫升，成了必须物，生平安康，寿龄达到九十六岁，心力衰竭离开人间。族伯父属伤寒家，所写处方均加炙甘草，且不断添入蜂蜜半杯，谓易促进康复"补中益气"，显示临床特色。其弟子同门诸兄，大都继承，了解全豹。

446．黄连消炎而降温无力

黄连别名鸡爪，药商为了吉庆有余，去黄字改称"王连"。性味苦寒，清热泻火、燥湿解毒、凉心除烦，能固肠止涩、疗赤白痢疾、多利出血。《本草经疏》谓其："为病酒之仙药，滞下之神草。六经所至，各有殊功。"广谱抑制细菌，属抗生名品。《伤寒论》《金匮要略》收入良方十余首，如黄连汤、小陷胸汤、黄连阿胶鸡子黄汤、白头翁汤、五泻心汤，均含本药。调理皮肤疮疡，与蒲公英、败酱草配伍；目赤肿痛，与赤芍、生地黄、牡丹皮合用；口舌生疮，与重楼（白蚤休）、山栀子、大黄共组，易得功效。但医流行性疾患高烧，临床观察，疗力不足，既非解表、亦不通利肠道导火下行，缺乏降温之能，难当君主，消炎有余，退烧乏长。黄连泻火，主要用于炎症，和外感温病、阳明伤寒的发热并不相同，不了解这一问题，盲开无针对性，会贻误病机拖延治程。

1966年吾在山东省中医院遇一春温，身热持续不降，病家道听途说，吃黄连解毒汤，连饮四天，依然如故，转来求诊。即给予白虎汤加味，计柴胡20克、石膏45克、知母15克、黄芩15克、青蒿20克、甘草6克、粳米60克，水煎，六小时一次、分三回服。饮了三剂，就烧退而安。必须掌握它的泻火同降体温不是一个概念。

447. 柴胡解热是发汗

解热，首先大都通过发汗透表、宣散外感之邪，突出"辛"字，有辛温、辛凉之分，如麻黄、香薷和浮萍、薄荷，还含二者皆能应用的柴胡。其次则为开利肠道排便泻下，俗名"釜底抽薪"，亦可驱火于外——实践要求必须粪块燥结才够标准，重点投大黄、芒硝。黄芩、黄连、山栀子清内凉里，属辅助品，降体温的功力并不具备，《伤寒论》《金匮要略》处方均割爱未取。小柴胡汤虽含黄芩，然退烧则依靠柴胡，解表主导降温，不是平分秋色、各占一半。

吾曾有过实验，1958年在山东中医学院遇到一例学生，伤寒邪入少阳，往来寒热，似疟状发作，体温升至40℃，四天不退，医院诊断流行性感冒，要求中药调治。即授与此方，计柴胡15克、黄芩20克、半夏10克、党参10克、甘草6克、生姜6片、大枣6枚（劈开），水煎，四小时一次，分四回服。饮后高烧仍旧持续，把柴胡添到25克；又吃两剂，汗出身凉，体温落下，彻底治愈。说明开腠发汗，是解热的重要法门。柴胡宣散与众不同特色，很少引起亡阳。

448. 泽泻的应用

泽泻性味甘寒，利水泄热，医泌尿感染小溲灼痛，湿邪上蒙头目眩晕、耳内蝉鸣，虽属驱水品，却能止渴、下通大便。因降血压、血脂，催乳、减肥，获得轻身"能行水上"之说。凡高血压、血脂、血糖久疗不愈，加入30～40克很起作用，量小无力，难见踪影。经方有泽泻汤、茯苓泽泻汤、牡蛎泽泻散。老朽用于头眩、耳鸣，同茯苓、白术配合各15～30克；高血脂与何首乌、决明子组方，亦15～30克，都有明显效果，乃多年的经验。民国时期北地伤寒家，调理高血压、血脂，单方一味，投至70克；前列腺炎阴囊出汗（潮湿）50克，无不良反应。

1980年吾在山东中医学院诊一大学教授，体形肥胖、身重超标，高血压、血脂越出正常范围，阴囊出汗，伴有头痛、耳鸣，重度脂肪肝，希望一方联治。就开了夏枯草20克、决明子30克、生首乌30克、泽泻45克、山楂15克，水煎分三次饮下，嘱其坚持勿辍。先后共服四十帖，情况转好，客观检查恢复正常，体重下降有八千克。泽泻的作用，当推首位。

449．小青龙加紫冬花汤

紫菀、款冬花性味辛温，以宁嗽为主，兼疗哮喘，内伤、外感皆能应用。《本经疏证》谓风寒水气或吐脓血、失音，可投紫菀，少用款冬花。因属比目鱼药，临床联袂不衰，如《金匮要略》射干麻黄汤。分而取之，款冬花宜入补剂。家父认为二者止咳有余，降逆气、消痰、涤饮、散结不太理想，若加旋覆花组成一方，其力超群，便可解决，是支气管炎的克星。风寒感冒支气管炎急性发作，被推优选良方。该方宣开肺气、抑嗽平喘，合入小青龙汤提高半倍之效；在苓甘姜味辛夏仁汤中添入紫菀、款冬花、旋覆花，由于缺少麻黄，获益不显。所以要强调辨证施治才会下咽如攫、药到病除。防止恋痰、减弱功力，旋覆花不须蜜炙，布包最佳。紫菀量大，润肠通便不易导致腹泻丧失营养，乃临床必知的关键。

1962年吾在青岛诊一退休外贸人员，素有老年慢性支气管炎史，遇气候变化感受风寒即行发作，咳嗽、痰多、舌苔白腻、呼吸困难、脉迟而滑。老朽就将小青龙加紫冬花汤投向战场，计麻黄10克、半夏10克、桂枝10克、白芍10克、细辛6克、干姜10克、五味子15克、紫菀10克、款冬花10克、旋覆花15克（布包）、甘草6克，水煎分三次饮下。日进一剂，未有损益，连服七天，病解人安。

450．黄柏的临床

黄芩侧重治上、黄连治中、黄柏治下，同时组合，共称"三黄"。黄柏为芸香科乔木之皮，性味苦寒，清热燥湿、退黄止汗、泻火解毒，宜于阴虚火旺、肠炎痢疾、外科疮疡、妇女赤黄带下。先贤朱丹溪取其抑制相火，经方主要解除痢疾、黄疸。含黄连素，为广谱抗菌药，是湿热疾患的天敌。民国鲁北医家调理皮脂腺、毛囊发炎，习名青春痘，与苦参、牡丹皮、蒲公英、败酱草、大黄相配；结肠炎里急后重，与仙鹤草、白头翁、黄连组合，很起作用。老朽薪传泌尿系感染，小便黄、热、痛、出血，投猪苓汤加黄柏、穿心莲；急性腹泻于葛根芩连汤内加黄柏，能提高功效。

1957年吾在山东省中医进修学校诊一学员，下肢小腿溃疡，又称"臁疮"，两年没有收口。嘱其购黄柏，碾成细末外敷，一个月愈合而愈。《伤寒论》《金匮要略》疗途较窄，只列五症，应扩大范围，发挥其长。

451. 小陷胸汤加味的妙用

残卷《稷西遗草》记录时方医家师法清代浙北先贤王孟英，调理气郁胸闷、胃内停聚、纳呆、痞满，喜投《伤寒论》小陷胸汤（半夏、黄连、瓜蒌），加神曲15～30克帮助运化，石菖蒲15～30克行气、化浊、消积、芳香开窍，独具卓见。遣药虽富南派风格，量大令人咋舌。所选菖蒲均属香菖蒲，非有小毒的九节菖蒲，很少发生不良反应。老朽仿照应用，水煎分三次饮之更为安全。此方受到欢迎，医林称道是仲师思想学说的发展，比单开小陷胸汤功力优越。凡上中二焦气机阻遏，呕恶、胁痛、背胀，亦可借药而疗，加柴胡10～15克能锦上添花；个别学者增入大黄1～3克，下降逆气、通利肠道，导邪由大便排出，也有妙义。实践提供经验，仍以瓜蒌为君，其他归于副药，才会保证效果。

1966年春季，吾在山东省中医院诊一市民，因工作改变胸闷、烦躁、三日没进饮食，感觉从食管到脐部有物阻塞。当时就以上法与之，含半夏10克、黄连10克、石菖蒲20克、神曲20克、瓜蒌45克、柴胡10克、大黄2克，水煎分三次饮下。每日一剂，连服三天，更衣数回，即症消而愈。

452. 柴胡解热应属第一

柴胡从《伤寒论》小柴胡汤、四逆散临床，被认为和解少阳、疏肝散郁，其次升阳举陷，就是宣开怫郁、提升气机。实际功能为透表发汗，虽然低于麻黄，若量大、温覆、喝热粥以助药力，同样湿透衣衫。和白芍配伍，善疗胁痛背胀、气滞血结，由医月经周期紊乱、先后不定，足资证明非肝病专用品。行气破坚不如枳壳，叶派传人对虚弱患者提出用甘松、佛手、绿萼梅、小量枳壳以代替之，称"散肝柴胡"。老朽《蒲甘札记》将柴胡归档辛平启膝药，与开鬼门的麻黄有所区别，调理外感风热，在小柴胡汤基础上加连翘、茵陈，效果颇佳。

1956年吾于山东省中医院诊一外贸人员，头痛、发烧、口渴、无汗、大便日行一次、有薄黄舌苔，施治五日体温不降。即授予上方，计柴胡20克、黄芩15克、党参10克、半夏10克、连翘15克、茵陈蒿15克、甘草6克、生姜6片、大枣5枚（劈开），水煎，六小时一次、分三回服，日夜不停。连饮三帖，很快汗出身凉。柴胡在药学领域，应把解热针对流行性疾患的作用置于第一位。

453．淡附子的作用

家父曾言，鲁北一时方名家，不属叶桂系统，自云乃苏派传人，认为附子毒性较大，体虚内寒需要温补对象，喜投水泡气味漂淡的附子，即商品淡附子，灭毒、减弱火热之性，取其温而小补。就诊者门庭若市，服后精神兴奋、体力增强、手足由凉变温，一句话感觉轻松、转向健康。该医被呼"石大神仙"。既往山东所开淡附子，皆为水煮再加泡多日的附子，已失药能，基本无功医疗；但他炮制的淡附子，则是水煮只泡三天，换两次净水，嚼之仍有药味，尚起小的作用。谜底揭晓，反而得到赞扬，外界鉴于历史上有"过桥麻黄"，命曰"水淘附子"。

1953年吾亦师法此意，给予个别病友，反馈可以改善。一铁路工人经常感冒、嗜睡、乏力、血压低下、记忆下降、全身酸软，表现阳衰。随授与大量淡附子，计东北人参10克、黄芪15克、当归10克、川芎10克、白术10克、照上法制过的淡附子30克、神曲10克、茯苓10克，水煎分三次饮下。凡二十剂，病况转化；改为两日一帖，逐渐恢复正常。看来淡附子发挥了一定作用。

454．生地黄的凉补观察

生地黄，《金匮要略》称干地黄，性味甘寒，滋阴生津、清热凉血，口燥咽干、咳嗽无痰、月经量多、各种出血，皆宜选用。后世加米酒蒸晒制成熟地黄，转为温性，重点益肝、补肾、养血，统治虚损疾患，绍兴先贤吴竹庭、张介宾十分欣赏，传承其业的同道常开到百余克。除胸闷、影响食欲，很少不良反应，加入砂仁便会避免。著名方剂"崔氏八味丸"尊干地黄为君药。《伤寒论》调心律不齐"脉结代"早期搏动，投炙甘草汤，以之居主，收效甚佳；若缺炙甘草疗力下降，疗效持续时间短，可将帅印挂在炙甘草上，北派伤寒家断言：炙甘草汤中炙甘草、干地黄，二雄并立、共享春色。《温病条辨》同大量麦冬、玄参配伍，专医热证水分过耗，大便燥结、腹胀、隐痛、肛裂难以排出，合成增液汤，乃临床必备的肘后方。老朽执业数十年，给予阴虚火旺，壮水之主以制阳光，信手拈来乐于应用，获益颇多。

1962年夏季，吾在济南遇一大学教授，形体消瘦、视力下降、夜间尿频、腰痛腿酸，医院检查无糖尿病、前列腺肥大现象，久治未愈。当时就劝他吃六味地黄汤，写了牡丹皮10克、山茱萸15克、茯苓6克、山药15克、生地黄30克、泽泻3克，以生地黄代替熟地黄，水煎分两次饮之，打谱长期口服。约三个月，证情消失，且没复发。生地黄起了垂直作用。钱乙六味地黄丸，来自崔氏八味丸，原方是生地黄，故以肇始为准则。

455．蒲黄的应用

《金匮要略》蒲灰散，由蒲灰与滑石组成，医小便不利。蒲灰乃蒲草黑烧存性，灰化物则乏效。现代所用均为蒲棒的花粉，即蒲黄，活血消瘀用生品，止血大都炭化，有双向功能。常同五灵脂配方，名"失笑散"，以黄酒煎服，调理妇女产后停瘀和冠心病心绞痛，有较好作用。老朽继承师门经验，给予泌尿系统感染尿道炎、膀胱炎、肾盂肾炎，凡小便潜血久而不止，开蒲黄生、炭各半，加少许滑石粉，每次3～6克，白水送下，日服2～3回，皆见成果；要坚持不辍，否则会功败垂成。

1969年吾在莱芜遇一中学男生，长期小便带血，医院排除肾病综合征，怀疑膀胱早期恶变，建议改用中药。老朽即开此散授之，每次6克，日服三回。共两个月，出血消失，尿液化验转阴。小案一则，提供道友参考。

456．乌梅消暑生津

乌梅酸平，取未成熟果实去核入药，滋阴生津、和胃消食、涩肠止泻、敛肺宁嗽、杀虫固脱，《伤寒论》载有乌梅丸。外涂恶疮、胬肉。夏季与薄荷、冰糖、蜂蜜制成水丸，清热解暑、止渴生津，预防汗出伤阴，爽口醒神，名"六月保身丸"。

1983年吾在南京参加整理中医古籍会议，苏州友人曹鸣高介绍一首处方，乃先贤叶天士养胃法化裁：以乌梅15克为主，其次山楂10克、碧螺春茶3克、神曲3克，水煎分两回服，对炎夏酷暑所致头昏、嗜睡、厌食、神疲力竭，有较好的治疗作用。老朽画蛇，又加玫瑰花6克，芳香开窍、省苏，持续饮之，直至立秋，很见功益。

457. 调理自汗

身体非劳动、精神刺激而致出汗，无动力学因素，分气虚自汗、阴虚盗汗、更年期自主神经功能紊乱阵发性冒汗三种。阵发性多见于45～60岁女性；气虚自汗包括元阳亏损，但与大汗亡阳的内在机制并不相同。调理自汗，固表为主，兼补阴血，将益气量值放在首位，老朽受《伤寒论》传统思想的影响，以《金匮要略》甘麦大枣汤为柱石，选加他药，根据病情需要组方，功力显著。若单纯补气不配合养阴，孤注一掷，就失去"气化于血"高级运用方法，业医数十年深知这一互根倾向，是探本寻源，有利无弊，反能缩短治程——家父誉为根深叶茂，是培阴助阳、益血升气，蕴含太极图奥义，彰显岐黄艺术的整体观念。

1970年吾在新泰诊一乡镇干部，高瘦羸弱、心慌、自汗频仍、上身严重、活动转剧，发病近一年史。即取上述药物加味授之，计浮小麦60克、炙甘草15克、大枣20枚（劈开）、纯麻黄根15克、黄芪45克、山茱萸20克、白芍15克、五味子20克、龙骨30克、牡蛎30克，添入茯苓15克引水下行，每日一剂，分三次服。吃了十天，症状大减；把量去掉一半，连饮未辍，凡四十帖，已信报平安。

458. 温经汤的常规应用

女子45～60岁走向老衰，内分泌改变进入更年期，常发生口干、焦躁、失眠、五心烦热、阵发性出汗、月经来潮时间不一，表现病理状态，名"经断前后综合征"。对该失调现象，轻者不越二年便可自止，严重的则须药物施治。老朽临床，遵业师法章，以《金匮要略》温经汤为主，随病情加减，能滋养冲任二脉、活络补血，且可保阴生津，处方较杂，却富实际作用。北派伤寒家授与婚后不孕，亦易于怀麟。

1968年吾在淄博诊一小学老师，结褵五年未有生育，家庭压力很大，心急如焚，逐渐噩梦纷纭、手足心发烧。医院检查子宫后位，没有盆腔炎变，印象卵巢早衰，嘱吃中药。当时苦少良方，就开了温经汤，计当归10克、白芍10克、川芎10克、党参10克、桂枝6克、吴茱萸3克、阿胶6克、牡丹皮10克、半夏6克、麦冬10克、甘草6克、生姜6片，日进一剂，水煎分三次服。连饮半月，感觉有所改善；继续没停，约五十帖，症状全解；事过十四周，发生呕恶，已经受孕；第二年分娩，得一健壮女儿。此汤以牡丹皮清热，当归、白芍、川芎益血，党参、麦冬生津，六味领先，重于疗本；虽然桂枝、吴茱萸偏温，通络散瘀，不会助火伤阴；阿胶量小，列入副品，防其影响以通为补——这是民初手抄本《马氏妇科》家传珍秘。

459. 干姜人参半夏汤治严重恶阻

老朽遥承《伤寒论》《金匮要略》，调理气逆上冲呕恶倾吐，常投竹茹、黄连、干姜、代赭石，药到病消；桂枝虽能降冲抑制奔豚，但镇呕下行胃气，反不如生姜、橘皮。医圣小半夏汤、干姜人参半夏丸、大半夏汤、半夏干姜散，都是最早的降逆名方。由于吾临床对干姜人参半夏丸情有独钟，除施治女性怀孕恶阻，即妊娠早期中毒亦广泛运用，且给予其他呕恶患者，大都应手而愈，这是家传一道亮丽的风景线。

1974年在山东医学院诊一初孕女子狂吐不已，米谷难入，医院检查尿中所排绒毛促性腺激素强阳性，依靠输液补充营养，怀疑葡萄胎，建议流产保全生命，因丈夫拒绝，转试中药，委吾施治。当时就将干姜人参半夏丸改成汤剂，计半夏20克、干姜30克、党参40克，加了大黄6克，水煎分六七次饮之。竟然两帖，吐随药止；过了七个月，生一无生理缺陷的男儿。方内党参量大，考虑水液亏损，增入养阴生津。

460. 胶艾汤调月经

《金匮要略》胶艾汤为四物加艾叶、阿胶。其中艾叶调理冲脉，炭化止血；生品功力较低，难以佩印挂帅，临床不宜列入止血队伍。身体虚弱、月经量多，或提前来潮，该方均有针对性。每于经前十天开始，日饮一帖，连吃三个周期，易得效果。投量根据需要来定，推生地黄当君，阿胶次之，其他划归副药，纠正过去当归居首的思想。突出医疗改革，掌握重大关键，缺乏这一应变手段，疗效就会失去成果，患者希望付诸东流。杂方派洞晓此意，往往捷足先登，获到头筹，妇科学家却落尾后。家父尝说，当归辛温，以行为养，并不凉血；反而影响止血，大量与之，则溢血转甚。四物汤配伍如欠斟酌，则贻误病情。

1956年吾在山东省中医院诊一中学教师，内分泌失调，月经先期而至、量多，久医未愈，严重贫血，已有二年史。老朽即开了胶艾汤，计生地黄20克、阿胶15克、白芍12克、当归9克、川芎9克、艾叶9克、甘草9克，共七味，加黄酒10毫升，水煎分三次服。联啜四个周期，例假恢复正常。并且给予若干患者，也皆大欢喜。

461.　白术利水枳壳行气

枳壳性味苦寒，宽胸利气、消积散结。嫩果为枳实，气雄而烈；成熟者名枳壳，功力较缓，《伤寒论》所投都是枳壳。医上中焦痞闷、肠道积气、腹内胀满、食欲低下，因增强平滑肌紧张力，尚能升提子宫下垂、肛门脱出，缘属攻坚破聚药，很少用于虚证。《金匮要略》枳术汤调理水饮"心下坚，大如盘"，投枳壳七枚，闻者咋舌；虽有白术补益相辅，不会发生意外，就实践而言，仍宜谨慎从事，不要盲目效仿。该汤只有二味，枳壳为君主，化水行饮虽靠白术，因利气开结枳壳居于优势可打先锋，给攻邪创造条件，故被视为前矛。或云小承气、厚朴三物、厚朴大黄汤皆含本品，当属攻下药，经验告诉，枳壳没有明显的通肠祛便作用，和大黄不同，否则七枚之量会泻下不止、导致暴脱。

1963年吾在济南遇一企业干部，胸痛、肚胀，医院诊断食管炎、糜烂型胃炎，屡治频发，反弹率高，属顽固性。老朽即以枳术汤为基础、添入他药综合授之，含枳壳30克、白术20克、厚朴20克、半夏10克、木香10克、茯苓15克，水煎分三次饮之；吃了七剂，未见反响。把枳壳升至45克，胸痛消除，感觉乏力，病况依然如故。最后将枳壳减到15克、厚朴10克，增重白术达45克，继续口服。连啜十帖，大便、小溲量多，症状去掉一半；嘱咐坚持勿停，又两周症解转安。

462.　风寒解表用于风热

临床所见发汗解表，辛温药功力很强，辛凉较差。春夏感染外邪，往往微汗便愈，故桑叶、葛根、薄荷、浮萍、柴胡、连翘易于派上用场。若汗出不畅，尚未传入阳明、气分，再吃一剂、喝热粥一碗增助药力，百分之九十邪去得安。亦有在小量麻黄、桂枝、香薷、紫苏辛温处方内加黄芩、石膏、竹叶、山栀子寒性药物，转化成辛凉汤剂，同样生效，然为数甚少。业师属伤寒家，对杂方派温中添凉表示点赞，指出也是源自《伤寒论》，如麻杏石甘汤、大青龙汤就开创了先河，无可厚非，殊不足怪。

1953年吾在德州遇一报社编辑，端午节后风热感冒，体温上升、口渴、烦躁、舌苔薄黄、小便短赤、全身骨楚、恶寒无汗。曾给予银翘散加减，反馈水中捞月不起作用，大呼改弦更张、放胆发汗，寻求绿野仙踪。遂按"大闪风"治之，开了化裁的大青龙汤，含麻黄15克、桂枝10克、杏仁10克、柴胡15克、石膏60克、黄芩15克、甘草6克，水煎，六小时一次、分三回服，卧床温覆、啜热粥强化药力。饮了一帖，汗液淋漓，邪消病解。温中添凉，风寒解表用于风热，这一疗法切合应用，值得深入研究。

463. 阿胶催眠

阿胶性味甘平，血肉有情之品，和蜂蜜、胶饴、山药、大枣、龙眼、枸杞，列为养生保健药物，滋阴益血、补虚扶羸，提高人体免疫、抵抗、修复力。老朽家传，凡恶疮（包括肿瘤）溃烂、痈疽久不收口，阿胶配合大量黄芪很起作用。门生于来曾君以之调理乳腺癌，成绩甚佳。民国时代，山东医家将阿胶授予骨瘦如柴、体重下降，改善体质，可获得延年益寿。在医疗领域，传统强调该品止血，忽视了《伤寒论》黄连阿胶鸡子黄汤的催眠特色，经验提示，该方以黄连、阿胶命名，说明它的功力占据一半。实践观察，施治浅睡、梦多、失眠，于相应处方内加阿胶10～20克，烊化服之，均易转化症状、提高成果。

1964年吾在合肥诊一干部神经衰弱，严重失眠，稍睡即醒，头昏如醉，记忆大减，表现神识紊乱、烦躁不宁。就开了《金匮要略》酸枣仁汤去川芎、知母、甘草，加入黄芩、黄连、白芍、大量阿胶，计酸枣仁15克、黄芩10克、黄连10克、阿胶25克、白芍10克、茯苓15克，水煎，下午6点、10点各一次，分两回饮下。日进一剂，连吃一周，告诉获益匪浅；嘱其继续勿停，凡四十余帖，传函已愈；二年后来济，没再反弹。

464. 酸枣仁的应用

酸枣原名野枣，其仁宁心安神、敛汗，医惊悸怔忡、失眠易梦、汗出不止，养阴而非壮阳药。《金匮要略》有酸枣仁汤。传统疗法列入催眠行列，实际尚有另外功能，与龙骨、牡蛎相配镇肝息风；同桂枝、东北人参、炙甘草结合，调节心慌、早搏；和当归、川芎、熟地黄组方，改善贫血，有多项补虚指标。仲师用于虚劳心烦难眠，是血不荣心引起者，故明代先贤缪仲淳在家乡金坛对王肯堂说：酸枣仁属补血品。很有道理，就目前临床而言，亦富现实意义。经验表明，若单纯给予神经衰弱、投向失眠，脱离辨证规律，疗效不够理想；从根本解除不眠，还要放在是否为"血虚"导致的机制上，不然出师无名、箭即盲发了。

1972年在宁阳遇一干部，年过半百，感觉疲劳，精神不振，走路老态龙钟，夜卧闭目难以成眠，无烦躁、反复颠倒现象。吾从虚证着手，开了酸枣仁汤，连吃九天，反响欠佳。改为民间流传小方，含当归10克、桂圆肉20克、白芍10克、酸枣仁30克，水煎，下午六点、十点各一次，分两回服；病情仍然不减，将酸枣仁升至45克；继饮未停，共二十剂，逐渐转化，已可入睡六个小时。所得经验，酸枣仁投量要大，无毒副作用，少则功力难见。

465. 阳虚便秘用肉苁蓉

小溲过多、大便溏泻，通过发汗解除，谓之水道分流、逆流挽舟，由于不易掌握，运用者少。尚有根据寒证热补、益气推动、壮水行舟，调理肠道蠕动无力伴粪块燥结，开创另一疗法，记载来自清末。实际上仿照《伤寒论》麻子仁丸通便而无泻药，内在治愈机制：突出溶化阴寒结冰，阳光照射、添炭加火重视治本，适宜对象身体虚损、阴盛阳衰、缺乏运动、弱不禁风。所投药物以肉苁蓉为主，次则东北人参、当归、麻子仁，小量炮附子。

1964年吾在安徽开会，于佛子岑诊一花甲干部，身弱、形貌干枯，入厕困难、大便数日一行、两小时方能排下，肛裂出血，吃蔬菜、喝蜂蜜水无效，十分痛苦。老朽当时就取上法与之，开了肉苁蓉40克、当归20克、麻子仁15克、东北人参10克，嘱其坚持服用。尔后来信告诉，共饮四十余剂，水煎均分二次啜下，习惯性便秘彻底得到纠正。肉苁蓉温肾壮阳、润燥滑肠，有大补作用，投量要大，不及30克则难以阳化冰释。

466. 牡丹皮重点活血

中药具有双向功能者颇不少见，如参三七止血、活血；白术利尿、通便；牡丹皮凉血、祛瘀，虽含相反作用，能发挥不同疗效，称奇异特色。老朽调理血热妄行，吐、衄、崩漏，喜投牡丹皮，因性寒止血，实为凉血功力，和黑烧的炭化物完全不同，从六味地黄丸取其清热保阴，就可了解这一涵义。仿照《金匮要略》鳖甲煎丸、桂枝茯苓丸、大黄牡丹皮汤，不断用于慢性盆腔炎、子宫肌瘤、长期闭经，临床重点放在活血消癥方面。虽受伤寒家思想、学说影响，该品关在笼子数十年，有时也展翅施治多种杂证。

1967年吾于济南诊一企业会计，婚后六年未孕，月经延期、量少、少腹隐痛、手足心灼热，医院检查有慢性盆腔炎、输卵管积水、精子上行不易通过，壶腹部肿大、精卵无相遇机会，经动力学疏通，未见改变，转求中药。依据上述情况，将桂枝茯苓丸予以加减，化为汤剂，包括桂枝15克、赤芍10克、桃仁10克、牡丹皮20克、茯苓10克、三棱10克、莪术10克、益母草10克、大黄1克，每日一帖，水煎分三次饮下。先后稍为损益，连服三十五剂，症状消失；相隔二年，生了双胞女胎。

467. 附子泻心汤宜于内寒热结

《伤寒论》五泻心汤内附子泻心汤运用很少，一是适应证较寡；二是大黄、黄芩、黄连沸水浸泡去渣，炮附子另煮取汁兑药，制法繁琐。北派伤寒家皆改为诸药量小、大黄后入，转成水煎。投予目标与书中记载不太相同，心下痞、汗出恶寒并非唯一指征，有进化发展。吾亦斗转星移，师法民国时代经验，用于胸满、阴翳引起的心下痞塞，减大黄、黄芩、黄连之量，增附子超越三黄、最高两倍，壮阳基础上，清除热郁沉寒互结。事实反映，的确生效。

1967年在蓬莱遇一药业人员，风寒感冒表邪已解，胸闷、灼热、阻塞，身上不断出汗，仍呼怕冷，二便没有异常。情况表现复杂，辨证棘手，曾忆及此汤，即开了黄芩6克、黄连6克、大黄2克、炮附子10克，水煎分两次服之。吃了一剂，转告良好；劝其继用，又饮一帖，电话传达，药停而安。附子泻心汤的针对病理是内寒热结，既往南地伤寒家否定过该方实践，研究本例就可扫去疑云，时方道友提出的扑朔迷离得到化解。

468. 利水三药的应用

茯苓、泽泻、猪苓，性味甘平，世称《伤寒论》稳妥利水三药。虽均有渗湿、通畅尿路之力，亦含运用区别：茯苓健脾涤饮，宁心安神；泽泻微寒，能降血压，善疗头眩、耳鸣、阴囊出汗；猪苓侧重小便淋浊，妇女频下白带。五苓散、猪苓汤均三者同方，发挥综合作用。山东杂方医家认为：肝硬化腹水白蛋白低下，属于虚证，应大补脾阳，突出白术；加阿胶血肉有情之品，护阴止渴，强化根本；单纯以茯苓、泽泻、猪苓攻邪，都是治标，缺乏临床价值。因此，五味结合，共组一方。若阳虚易汗、手足厥冷，可加炮附子10～30克，考虑周匝，比较全面。

1969年吾在济南诊一老人右心衰竭，从小腿到足浮肿、毛孔张大、白粗发亮，呈现欲裂状，其夫由医院接回求救中药。老朽即借取上方授之，去阿胶加人参、炮附子，计白术60克、东北人参15克、茯苓30克、泽泻15克、猪苓15克、炮附子10克，日进一剂，水煎分三次服。连饮六天，小溲增多，水肿大消；把量减半，蝉联未辍，三周症解而安。实践证明，利水三药加术、参、附，对心力衰竭也宜投用。

469. 师法《伤寒论》注意错文

中医辨证包括诊断，在《伤寒论》以症状表现为依据，然后研究治法，看来简单，实际含有高度的考量思维。三阳合病腹满身重、难以转侧、口不仁、面垢、自汗、谵语、遗尿，情况复杂，投与白虎汤；表有热、里有寒，亦给白虎汤，含明显错误。清贤吴瑭按照脉滑、面垢、出汗、谵语予以总结，提出大汗、大脉、大渴、大烧四个标准，减去非核心症状，补充了应用空白，树立古为今用的范例。近代大瓢前辈将小柴胡汤四症删掉嘿嘿不欲饮食，要求掌握往来寒热、胸胁苦满；心烦喜呕是少阳病，不属小柴胡汤重点对象，宜列入陪衬，勿占主位，深受医林赞许，被誉"老骥千里，富有远见"。老朽读书、临床数十年，细观《大论》内容，因历代手抄、翻刻，存在若干衍讹、旁注植入正文，须慧眼识别、选择取用，防止发生守本宣科事障。如理中汤附语：腹痛加人参、腹满加附子——不适合辨证规律，应果断按正常运作、不踏迷途。

1957年吾于山东省中医进修学校遇一同道，外感风寒日夜哮喘，声音令人恐惧。当时就写了小青龙汤，他指《大论》书内该方方尾明确告诉：喘去麻黄加杏仁，把麻黄圈除。经过反复开导、劝说，才口服该汤。似此现象，务必纠正，否则会引起不幸百端。

470. 水谷两道泻下汤的组成

《伤寒论》有三补，指四逆汤、白通汤、通脉四逆汤；三泻，指小承气汤、大承气汤、调胃承气汤。六味地黄丸亦有三补，指熟地黄、山药、山茱萸；三泻，指茯苓、泽泻、牡丹皮。杂方派调理胃肠停积消化不良，大小二便下行不畅，别开洞天，常投小承气汤加茯苓、泽泻，称"水谷两道泻下汤"。特点是量少，着重舒展气机，驱除人体内老废产物，促进新陈代谢。适宜对象以湿热为主，起净化作用，和治疗阳明腑证各异。老朽开始很少启用，从1962年忆及本方，经过验证，堪称药谱佳品。

1971年在山东大学讲学时，诊一外地教授，素有习惯性便秘，近来又添了泌尿系感染，尿急、灼热、疼痛，要求两病合医。即曾写此汤，计厚朴10克、枳壳10克、大黄6克、茯苓10克、泽泻10克，加入清热解毒的蒲公英30克、瞿麦10克，每日一剂，水煎分三次服。连饮七天，二阴畅通，证情锐减；嘱其继续，凡十八帖，药止转安。

471. 附子强心的应用

附子通过炮制减弱毒性，降低壮阳功能，若大量投用仍会起死回生，必须掌握火候，将恶性化为善良，防止中毒。民国时期，山东医家以每剂10～15克转成强心药物，加入桂枝、炙甘草、龙骨、牡蛎、东北人参行列，调理心慌、怔忡，能同炙甘草汤媲美，亦给予心律不齐脉象间歇。宜用于气阳两虚、血液循环不良。如大汗、暴下命门火衰的亡阳证，量小、力微难以回天。该方来源，实际是《伤寒论》桂甘龙牡汤加味，乃仲景先师遗意的发展，仍属经典处方。此方有四个优点：一益气补虚，二强心通脉，三镇静安神，四炮附子量少，并不增热，改变龙、牡收敛过度潜阳，一举数得。

1968年吾在淄博诊一商场主管，身体较弱、事务蝟集，因精神刺激，恐惧、易汗、心颤不宁，切脉无过速、过缓、早搏现象。开始一日发作数次，尔后日夜不停，医院检查属神经性心悸，劝转中药试之。曾授与人参养荣汤、酸枣仁汤化裁，未见疗效；即开了上方，计炮附子10克、东北人参10克、桂枝10克、龙骨10克、牡蛎10克、炙甘草10克，水煎日进一剂，分两回服。连饮半月，病情递减；方没更易，又吃三周，症消而愈。患者言及其效，感慨万千。

472. 黄土汤调月经

《金匮要略》黄土汤原医大便下血，减去附子、白术，调理妇女月经超前、量多，是伤寒派用于坤科的一张亮牌。主要清热凉血，纠正冲脉功能紊乱迫血妄行。以生地黄、阿胶为君，黄芩副之，灶中黄土排居佐使，对崩证寡效，漏下淋滴有缓解作用。临床观察，功力既不逊于胶艾四物汤，除泻火较差，亦可同黄连阿胶鸡子黄汤并驾齐驱。灶中黄土简称灶心土，又名伏龙肝，目前以烧砖代之，功力不佳，性味平和，投量要大。老朽传承前贤经验，把生地黄局限10~20克、阿胶10~20克、黄芩10~15克、灶中黄土60~100克，病家反馈皆有作用。若其力不足，加生地榆10~20克，可获显效。

1968年吾在莱芜遇一农民少妇，婚后二年，月经提前十天、流血量多，已超过六个月，有贫血现象，吃止血药月经停潮，再来增重一倍。当时就以本方与之，含阿胶20克、生地黄20克、黄芩15克、甘草10克、灶中黄土100克，水煎分三次饮下。连吃十剂，血止；嘱咐压缩一半，继服未辍；事距二年，其父来济，顺告月经按期下行，血出转少，基本治愈。举此一例，可资了解黄土汤调月经的效果。

473. 发汗利尿治水肿

《金匮要略》谓水气病：“腰以下肿当利小便，腰以上肿当发汗乃愈。”符合客观要求，故医颜面水肿投越婢汤，腿足水肿用五苓散，上下分明。实际麻黄不仅发汗亦利小便，如治里水的甘草麻黄汤，现在调理急性肾炎眼皮如卧蚕状，给予麻黄剂。下肢浮肿脚面凸起似瓜，则以利尿为主，除五苓散即猪苓汤，很见功力。书内虽有上发汗、下利小便学说，然后世医家并不完全株守这一界线，不只腰以上肿亦利尿，腰以下肿也开麻黄。江阴前辈曹颖甫认为：发汗、利小便可以同方，发汗升提肺气能够利尿，等于拿壶倒水揭盖子，通小便因势利导排邪下行，含有麻黄亦会汗出里解。老朽临床多年，遇到肾炎上下浮肿，常在五苓散基础上加麻黄、生姜，收益甚佳。

1954年吾于德州诊一风水，从头至足"一身悉肿"，因无口渴、烦躁、高烧，未投越婢汤，用了麻黄汤加味，计麻黄15克、桂枝10克、杏仁10克、茯苓30克、泽泻15克、猪苓15克、甘草3克，日服一剂，水煎分三次饮下。连吃五天，小汗不断、尿量大增，低热即退、肿消转安。麻黄的利尿作用也占一定地位。

474. 苓桂甘枣汤疗心悸不宁

《伤寒论》苓桂甘枣汤，原医发汗后脐下悸欲作奔豚，和苓桂术甘汤一味之差，所治不同，实际是针对水饮心下悸动，虽应用较少，确有疗能，不宜视为角落方。用法取纯净水放盆内，以勺扬之数千遍得水珠相逐，谓之甘澜水，先煮茯苓，后加他药，目前已尘封停用。投茯苓半斤为君，比苓桂术甘汤多了一倍，量大惊人，因平妥无毒，师法者敢于问津。老朽经验，茯苓开到60克封顶，未见不良反应；易发生口干、多尿，乃其缺点。个别人尚会导致嗜睡，添入东北人参6～10克强化精神兴奋，就可避免。桂枝活血降冲，须要少开，防止透汗损阴伤阳，10克为度。甘草10～15克、大枣15～30枚，则恰到好处。事实显示，获效较慢，却缓能图本。

1955年吾在德州诊一新闻记者，久患神经衰弱，近来心悸不宁，呈颤动感，夜间加剧，难眠。曾吃酸枣仁、五味子、龙骨、牡蛎多种制剂，均乏功力；唯一特殊症状，不渴、小便短少，改按蓄水留饮调理，即开了本汤，含桂枝10克、茯苓45克、甘草6克、大枣15枚（劈开），水煎分三次服下；连吃七天，减不足言，遂把茯苓升至60克。又啜一周，症状逐渐消失；为了巩固，量降一半，继续没停，彻底治愈，且未复发。

475. 小柴胡加石膏汤表里双解

小柴胡汤的崛起以和解少阳为定向，因针对心烦喜呕、往来寒热、胸胁苦满、嘿嘿不欲饮食，均以四症作投予目标。实际应用范围较广，内、妇两科乃重点垄断。民国时期北派伤寒家，受《金匮要略》小青龙加石膏汤启发，添入大量石膏，内清外表，解除伤寒、温病热邪，在发汗基础上兼驱阳明、气分之火，离开四症笼子，化成辛凉处方，同样能使"上焦得通、津液得下、胃气因和、身濈然汗出而解"，比局限少阳更能发挥作用，乃推陈出新一大举措。老朽支持这一疗法，十分适用。

1956年在山东省中医院诊一患者，感受时邪化热，体温升高、口渴、烦躁、舌苔薄黄、干烧无汗，注射大量抗生素热度不降。吾建议给予小柴胡加石膏汤，征得家属同意，开了半夏10克、黄芩20克、柴胡20克、党参10克、石膏45克（打碎布包）、甘草6克、生姜6片、大枣10枚（劈开），水煎，六小时一次、分三回服，喝热粥一碗增强药力。连吃二剂，汗出身凉；又饮一帖，即邪去症消。此方有效，味少价廉，应当选用。

476．当归饮子治痒

《济生方》当归饮子，原医风热皮肤瘙痒，由四物汤加防风、白蒺藜、荆芥穗、何首乌、黄芪、甘草、生姜组成，对过敏性湿疹、荨麻疹有医疗作用。伤寒家认为源于《伤寒论》麻黄连轺赤小豆汤，从调治机理、药物配伍看，二者分道扬镳、无共同点。老朽临床给予老年性血燥皮肤干枯、落屑、瘙痒钻心、夜间更甚，比较有效。但须戒食海鲜、鱼、虾、螃蟹致敏之物，否则复发率高，令疗力毁于一旦。方义凉血养阴、疏散风邪，起良好的脱敏作用。应注意三事，一是投生地黄、生何首乌；二是荆芥用穗；三是切碎煎服。老朽家传，再加少许麻黄透表，同黄芪并不抵触，获益更佳。

1969年吾在新泰诊一农民，从腰部至阴囊出现颗粒型皮疹，已有五个月，抓破后流水，日夜瘙痒，医院印象湿疹、黄水疮。当时就开了上方，含当归10克、白芍10克、川芎10克、生地黄10克、白蒺藜15克、防风15克、荆芥穗12克、何首乌15克、黄芪10克、麻黄6克、甘草6克、生姜6片，日饮一剂，水煎分三次服。连吃十天，证情好转；先后约三十五帖，痊愈。当归饮子治湿疹瘙痒，功力可观。

477．《千金》竹叶汤的应用

从清初开始，古方临床逐渐减少，时方应用崛起，是与时俱进；由于疾病日益庞杂，古方药味有限存在局限性，故后来居上。纯粹伤寒家麻桂、膏知、姜附、硝黄的代表，亦随着历史变化吸取新知、面对战场。吾少时见一古方派高手，将时方药物融入《伤寒论》处方。还开《千金方》竹叶汤去茯苓加牡丹皮、银柴胡、胡黄连，调理妇女更年期口干舌燥、五心烦热，举竹叶30克为君，其次石膏15克、半夏6克、知母10克、黄芩10克、麦冬10克、党参10克、天花粉10克、银柴胡10克、胡黄连10克、牡丹皮10克、甘草6克、浮小麦30克、生姜3片，谓轻描淡写、量不宜多，重点调治虚热、转化气机，突出"阴精所奉其人寿"，以甘寒育阴为主，改善老衰现象，很有价值。

　　1957年在山东省中医进修学校诊一女子，年近半百，胸中郁闷、颜面潮红、烦躁易怒、大便二日一行、体温正常、手足心灼热烫人，吃降火药乏效，求中医援助。老朽就授与上方《千金》竹叶汤加味，每日一剂，水煎分两次服。蝉联十八帖，症状终于解除。

478．选药古今结合

　　近代真正伤寒医家凤毛麟角，时方、杂方派占绝对优势，患者反映后者疗效亦够上乘，山东就诊人数达到百分之八十。他们对外感热证常开辛凉、清火、解毒剂，认为柴胡升阳、黄芩耗液、石膏伤胃，给予不当易产生不良反应；以大青叶、板蓝根、重楼（七叶一枝花）投石问路，且广谱抗菌药，能抑制病毒，一肩双挑属于正选，没有毒副作用。虽然大青叶、板蓝根苦寒难以下咽，降温功力超过柴胡、石膏，位居上宾。老朽辨证施治胸无芥蒂，古今经验，同炉共冶或分别择用，可获得满意成绩。经典药物尽管有落伍趋势，若授与恰当仍无逊色，先人遗产不宜师今废古，放弃了事，《伤寒论》的白虎汤、小柴胡汤、葛根芩连汤、大承气汤，不仅富有退烧功能，尚可起死回生，忽视这些问题，就难传承岐黄大业独特艺术。

　　1960年在济南遇一感染性疾患，高热、头痛、脉搏滑数、汗出不爽，还有恶寒现象。吾曾用了大青叶、连翘、金银花、板蓝根，火邪不降反而转剧；于此基础上加入柴胡、山栀子、石膏，含大青叶20克、连翘15克、金银花20克、板蓝根20克、柴胡20克、石膏45克，水煎，四小时一次、分四回服。连吃三剂，汗出症解。体现了仲师所遣药物，仍然发挥重要作用，疑古论点，须通过实践自行解除。

479．处方要注意量的定位

　　《伤寒论》旋覆代赭石汤，原医噫气、心下痞硬，是五泻心汤之外的另一泻心汤。老朽遥承前贤经验，根据书内定量，重用旋覆花，若打嗝、呃逆、胸膈阻塞，投予15～30克，除蜜炙均取布包，严重者升至45克。代赭石亦属君药，宜少于旋覆花，或用同量。既往突出代赭石，旋覆花放在第二位，并不科学。为了降逆、下气、止呕，一般是半夏10～20克，生姜20～50克，则能水到渠成；甘草切勿多投，局限15克，虽补中益气，却会增重痞满，不注意其量，会功败垂成。

1953年吾在德州诊一师范教师，因工作不适，胸闷堵塞、烦躁、嗳气、胃液上泛口吐涎沫、胁下胀痛。吃半夏泻心汤未效，即以本方与之，含半夏15克、代赭石20克、党参10克、旋覆花35克（布包）、甘草6克、生姜50克、大枣10枚（劈开），水煎分三次啜下。连吃四剂，症状迅速解除。掌握量的作用，可收事半功倍的效果。

480. 古今经验汇为一流

古方与时方之争源于宋、金、元，对后世影响不大；伤寒与温病之争，则各立门户，如同水火，形成流派。虽然百花齐放促进学术发展，相互诋毁则损害了古为今用、与时偕行。伤寒家存在保守思想，是与时俱进的障碍，温病系统的代表也开小陷胸、白虎、承气汤，实际延续了仲师的遗留，仍属一脉相承，且发展了其临床学说，根本上无有分歧、对立涵义，此乃老朽观点。家父曾讲：学习古代文献、遥法医圣，不能同现代相比，要求携泰山以超北海。

1968年吾在济南遇一白领女性，患忧郁症，心悸，听到大声呼唤恐惧万分，两目直视，精神紧张，不愿和外界接触。温病体系同道从舌质深红、给予大量养阴药物，疗力未显，改为甘松、郁金、佛手、橘饼、腊梅花，仍然没有起色；承邀会诊，建议加入《金匮要略》所用名品，柴胡10克、甘草30克、浮小麦100克、大枣10枚（劈开）。吉人天相，连吃十剂，病情即减；善后调理，把量削半，又服十五帖，基本治愈。小案提示，吴门叶氏经验处方添入经典古方内容，有益无损，反会戴上桂冠。甘麦大枣汤原医脏躁悲伤欲哭、如神灵附身，非针对本证，但甘以缓急，同柴胡解郁却富专长，故借安神移忧、发挥特殊作用。

481. 柴胡承气汤治里观察

民国时代，鲁北地区伤寒家调理肝气郁结心下痞硬、胸胁闷满、腹内膨胀、大便不爽，因含芍药、虑其敛邪、不投大柴胡汤，用小柴胡与小承气的合方，称"柴胡承气汤"，可汗下兼施、表里双解。如以透表为主，由于大黄下行，加大升散柴胡之量，啜热粥以助药力，否则难以得汗。认为枳壳治胸、厚朴治腹、柴胡治胁，不要机械分开，最好联合作战、同时出征，易获良效。打破少阳、阳明经界，广泛用于多种杂症，扩及内、妇、外科领域。若被往来寒热奉为小柴胡汤使用标准，困守《伤寒论》少阳圈子，就无法突破范围、攻城夺寨。王旭高先生善疗肝病，《西溪书屋夜话录》没有考虑这一处方，日本汉医学家却都提到"柴胡承气汤"的作用，是临床所组良剂。

1956年吾在山东省中医院治一泥塑老翁，感冒遗有头痛，事务繁忙，肝火上升，目赤、胸闷、胁痛、腹内胀满、饮食懒进、大便数日未行。老朽即授与本汤，计柴胡15克、枳壳15克、厚朴15克、黄芩10克、半夏6克、党参10克、大黄6克、甘草3克、生姜6片、大枣5枚（劈开），每日一剂，水煎分三次服。连饮一周，病情消退而愈。临床说明，小柴胡和小承气共组转向治里，也起调治其他杂病作用。柴胡一药除辛平开表、和解少阳，尚有另外用途，重点畅利气机，俗言"疏肝"。

482. 狂证用贺氏传方

精神病包括多种，躁狂型精神病比较常见，大都由于热邪亢盛、瘀血聚结形成，《伤寒论》抵当汤、桃核承气汤皆可投用。贺茂青前辈知识渊博、学究天人，善医该证。强调心火肝阳过旺、肾阴内亏，以泻为主，壮水潜阳，遣药在大承气汤基础上加龙骨、牡蛎，吸收《金匮要略》防己地黄汤治"病如狂状，妄行独语不休"，又添生地黄。凸显滋阴制火、泻热疗狂，虽含龙骨、牡蛎，而非镇静剂。攻坚破积，降三焦之火大黄居主；肠道秘结，芒硝与大黄同量，若无燥屎，芒硝亦不可缺，减量可也。一般是大黄10～30克、枳壳15～30克、厚朴15～30克、龙骨30～50克、牡蛎30～50克、芒硝10～20克、生地黄30～60克，水煎分四次饮下，药力持续不断，起长效作用。同道点赞：独出心裁；患者送匾："奇人司天""效见如神"。

老朽邯郸学步，师法这一经验，1957年于山东省中医进修学校门诊部遇一农家女子，约四十岁，因气郁、婆媳不和导致精神分裂，到处狂奔，夜间不眠，垢面散发，往往外出数日始回，被呼为不知羞耻的疯子。起始给予控涎丹、礞石滚痰丸、小承气汤，均乏功力；最后就开了贺氏传方，计枳壳20克、厚朴20克、龙骨45克、牡蛎45克、大黄15克（后入）、生地黄60克、元明粉10克，嘱咐其坚持服用。连吃三剂，泻出黑粪，病情趋向稳定；把量增加三分之一，大解次数不多，排下恶臭秽物；从此没再疯闹，且可做饭、洗衣，转入常态。

483. 解表须温覆与啜热粥

《伤寒论》解表重点方桂枝汤、麻黄汤、小柴胡汤，服药注意事项不同，桂枝汤活血通脉能开腠理，非真正解表剂，饮后温覆、啜热粥，才可遍身染染；麻黄汤属发汗药，不加温覆、啜热粥就易解表；小柴胡汤和解少阳，沟通表里，不属汗法，不用温覆、啜热粥，此乃三方区别。然临床应用却有出入，桂枝汤内含白芍，功能收敛，影响发汗，故温覆、啜热粥强化药力。但吃了麻黄汤坐着等汗，往往失败，若仿照桂枝汤温覆、啜热粥法，会迅速得到表解。小柴胡汤发汗作用较弱，促使透表也要温覆、啜热粥，否则同样难以"身濈然汗出而解"，即使柴胡量大亦不易收满意效果。这是老朽家传的经验，没有对外公开。

1951年在吴桥诊一厨师感受风寒，一周后仍然身痛无汗，有寒热往来现象。由于未有运用先人所留"约法三章"，连饮二剂小柴胡汤，毫无转化；第三帖嘱咐须先吃热粥一碗、卧床盖被发汗，切勿如水流滴，防止伤阴亡阳，结果很快汗出表解、症状消除。录出此事，供同道参考，温覆、啜热粥宜列为开启鬼门的重要辅助课题。

484. 己椒苈黄丸治喘

北方伤寒派调理痰饮哮喘、伴有咳嗽，个别医林前辈不投小青龙、麻杏石甘汤加厚朴、杏仁，喜开《金匮要略》己椒苈黄丸改作汤剂，突出椒目、葶苈子，其次防己行水，大黄极少、不越3克。认为椒目、葶苈子重点通肺，不仅蠲饮亦属利水药。痰涎涌盛加入大黄能破痰窠，对支气管扩张起重要作用，前贤应用此方，并未注意它的调节机制，临证给予得当、很见效益。木防己擅长疗风，驱逐水邪不如汉防己，所以取汉防己入药最为适宜。老朽经验，四味配伍，葶苈子强心30克居君，椒目15克为臣，汉防己10克为佐，大黄2克为使，比较安全。椒目乃川椒种子，量大止痛，口内发麻，稍有麻醉性，不超过20克很少见到这种现象，放胆与之不会有失。

1975年吾在济南诊一老年支气管哮喘，痰涎极多，呼吸困难，卧床二十日余，进行性加剧。就开了本汤，每日一剂，水煎分三次服。共十三帖，症状解除，汇报已安。

485．小陷胸汤加桔梗治气痰郁结

《伤寒论》包括多种疗法，处方不同，如催吐用瓜蒂散，发汗用麻黄汤，和解用小柴胡汤，温补用四逆汤，清热用白虎汤，活血用抵当汤，利水用五苓散，泻下用承气汤。上方所选药物大都属于一个治疗方向，如原则上讲小陷胸汤宜列入泻下疗法——就此而论，桔梗亦是泻药。桔梗性味辛平，宣肺祛痰、开提气机、宽胸排脓，常用于咽痛音哑、膈满刺痛、咳嗽痰多，因偏重治上，好似舟楫，有能载药上浮之说，《伤寒论》有三物白散、《金匮要略》有桔梗汤。老朽取其调理咳嗽、声音嘶哑、咽喉肿痛、胸内痞塞、肺痈咯出脓血，以30克为限，过多引起恶心。目前临床可给予咽炎、喉炎、扁桃体炎，复发性口腔溃疡未见作用。家传经验：凡结胸投小陷胸汤时，添入桔梗能提高效果，亦兼医胸膜炎、胸腔积液。

1956年吾在山东省中医院诊一气郁痰结，胸膈痞塞、咳嗽吐痰、不能进食、大口呼吸则快，三日没有更衣，要求吃大黄、芒硝泻出体内积聚。当时就开了小陷胸汤，计瓜蒌45克、半夏15克、黄连15克，加枳壳15克，水煎分三次饮下。药后已获功力，惟胸腔刺痛、痰多毫无改善，即增入苦桔梗30克；仅服四剂，痛止而愈，痰也减少。既往对小陷胸汤加桔梗缺乏实践，通过本案得到瞭然。

486．火神派的特技

真正火神派善开热药，很有经验，实际并不多见。现在常言之火神派，高举《伤寒论》旗帜重点推出附子，金蝉脱壳面目已非。火神派依据命门学说，认为火属人身之主，统领全躯生命动力，不怕其旺而惧火衰，培补命门之火不引医圣学说，有时提到《内经》"七节之旁中有小心"，反对两肾一为阳水、一为阴水，同赵献可《医贯》大异其趣。民国时代火神家言火，指人身君火，具体分析少火生气、壮火食气、过旺转害则闪烁其辞、未有结论——看来排除了相火，回避了阴火。家父棋友瞿老前辈是典型火王，乃纯正名家，投附子不加火炮，用生品放水三、蜂蜜一内，久煎二小时，而后和他药合煲，功力良好。求医者络绎于途，称"破阴神仙"。

1953年吾仿照先生经验，在德州诊一虚弱老妇，头发早白、颜面色黑、喜热畏寒、夜间蜷卧、小腿转筋、腹痛即泻。老朽就授予瞿老前辈的处方四逆汤加味，含生附子20克（水蜜先煮两小时）、干姜30克、黄芪15克、吴茱萸10克、炙甘草10克，水煎分三次服。特色是腹泻加干姜，超过附子；黄芪升阳提陷，防止下脱；吴茱萸增热固肠，助阳驱寒，发挥综合作用。录出此案，了解火神派的真实妙技。

487．外感咳嗽用射干麻黄汤

学习《伤寒论》，还要攻读《金匮要略》，有的处方相同但施治各异，如《伤寒论》小青龙汤（麻黄、白芍、细辛、干姜、桂枝、半夏、五味子、甘草）医伤寒表不解，心下有水气，干呕发热而渴；《金匮要略》兼用于哮喘，"咳逆倚息不得卧"，妇女吐涎沫，深入了解才能扩大适用范围。伤寒家大都以小青龙汤疗哮喘为主，就是依据《金匮要略》。调理咳嗽应投《金匮要略》射干麻黄汤（麻黄、射干、细辛、生姜、紫菀、款冬花、半夏、五味子、大枣）、苓甘姜味辛夏仁汤（茯苓、甘草、干姜、五味子、细辛、半夏、杏仁），临床功力超过小青龙汤。老朽执业数十年，凡哮喘开小青龙汤，外感咳嗽给予射干麻黄汤，表证已解用苓甘姜味辛夏仁汤。小青龙汤的优势，居于二级地位，只能和厚朴麻黄汤（麻黄、厚朴、石膏、半夏、杏仁、干姜、细辛、小麦、五味子）争夺上下。

1963年吾在山东中医学院诊一女性支气管炎急性发作，吐痰不多，咳嗽严重、日夜不休，舌苔白厚，脉象弦滑，恶寒无汗、体温稍高。曾授与小青龙汤，连吃三剂，没见反响；乃改为射干麻黄汤加桔梗10克，每日一帖，继服四天即症消而愈。充分说明：小青龙汤虽含干姜、细辛、五味子，并非剧烈咳嗽的唯一药敌。

488．切勿忽视药物配伍

麻黄发汗，配入桂枝活血，提高功效；有汗并不禁忌，如汗出而喘无大热，投麻杏石甘汤。桂枝解肌、白芍收敛，服桂枝汤必须温覆、啜热粥方可得汗。白虎汤石膏清热，少用力薄，依靠大量知母滋阴降火、提高石膏溶解度，方会退烧。附子壮阳，无烈性干姜相助，成绩难显。瓜蒌带皮宽胸力强，小陷胸汤内达到30克以上效彰。柴胡疏肝利胆，加枳壳行气、白芍养阴制火止痛，伤寒家用四逆散不开小柴胡汤。因此应重视这些方面，才易克敌制胜、药下如擢。

1956年老朽在山东省中医院诊一南方职工，风寒感冒，发烧、鼻塞、骨楚、关节疼痛、恶寒无汗。曾给予《伤寒论》麻黄汤，因惧辛温，自行减去桂枝，结果似水掷石、没有见汗；劝其加入、不致伤阴耗液，第二帖补上桂枝，和麻黄同量、均12克，嘱咐盖被温覆、吃热稀饭一碗以助药力。事逢巧合，一剂汗出即愈。

489. 白头翁汤治顽固性子宫出血

《伤寒论》所言六经界限，实际已被打破，除墨守成规者。实战皆以证候划分阴阳、表里，如厥阴病后人谓其杂乱无章，就是摆脱了六经范畴。像治蛔虫的乌梅丸证，就和真正的厥阴无关；白头翁汤所主之"热利下重"，指里急后重，感觉大便脓血排出不爽，属传染性痢疾表现，与厥阴寒热进退亦缺内在联系。所收白头翁汤，确可派上用场，现在除调理红白痢疾，尚给予其他肠道炎肿、溃疡，对阿米巴原虫也有抑制作用。老朽以白头翁汤减去秦皮，施治妇女崩漏，即功能性子宫出血，能清热凉血改善冲脉失调、调整内分泌，比胶艾四物汤、芩连四物汤疗力上游，若子宫内膜增生则不易建功。

1972年吾于曲阜师范学院诊一教师，月事无有周期，数月一潮，来而不止，已发生二年，严重贫血。就选了本方加阿胶、东北人参，计黄连10克、黄柏10克、白头翁30克、东北人参10克、阿胶10克（烊化），日饮一剂，水煎分三次服；连吃两周，血下停止。善后改为当归10克、白芍10克、川芎10克、生地10克、阿胶10克，继续巩固；约一月余，周期逐渐恢复，没再重发。经方量小药少，值得试用。

490. 紫葳治颜面色素沉积

紫葳，俗名爬墙凌霄花，性味酸寒，清热、凉血、破瘀，疗女子闭经、癥瘕、外科疮疡、风热身痒、粉刺、酒齄红鼻。《金匮要略》鳖甲煎丸含有本药。既往本草所记该药"养胎"之说，切勿盲从。由于用者较少，逐渐转为角落陈品。老朽临床主要用其调理颜面色素沉着，局部瘀血停积，习称"黑斑""黄褐斑"，以其为君15～30克，常和丹参、桂枝、红花、桃仁、三棱、大黄、莪术、当归、川芎、苏木、王不留行、䗪虫、益母草组合，颇见功效。因血得热畅行、遇寒则凝，治此类病给予温性药，寒凉的赤芍、牡丹皮一般不宜入方；有毒的水蛭、虻虫，也排除于外。

1967年吾在济南诊一大学男生，颜面皮肤粗糙，黑色素沉积，额头、双颊严重，乌气弥漫，不成片状，久疗未愈。即开了上述活血祛瘀剂，含红花10克、三棱10克、桃仁10克、大黄2克、莪术10克、桂枝10克、川芎10克、紫葳30克、益母草10克、䗪虫6克，水煎分三次服之。日饮一帖，连啜四十余剂，未来复诊，没有加减，而后从胶东函告"黑斑"已经消失，且没有复发。活血祛瘀，温通消斑，录出留忆，以资研讨。

491. 脾胃建中汤的运用

民国时期，山东温补脾胃派，不完全师法东垣老人，一是很少运用升麻、柴胡与风药；二为自出机杼将《伤寒论》理中汤、《金匮要略》黄芪建中汤合成一方，代替补中益气、黄芪当归补血汤，强调"纯净无杂"。该方将理中汤党参改东北人参，突出黄芪、东北人参、白术、干姜，谓能冠盖原来诸汤，是医圣学术的发展，临床一大贡献，适于白领阶层，对身体虚弱、脾胃亏损、大气下陷发挥重要作用，家父命名"脾胃建中汤"。药量桂枝10克、白芍10克、黄芪30克、干姜10克、东北人参15克、白术15克、甘草6克、大枣10枚（劈开），先煮半小时，去滓，放入饴糖30毫升，趁热分两次饮下，比单投黄芪建中汤、理中汤功力上升一倍。并说黄芪建中汤附言"补气加半夏"背离实践，切勿遵循。老朽调理气血两虚白细胞、血红蛋白低下，疲劳不堪，易见疗能。

1980年吾在沧州诊一媒体编辑，纳呆、消瘦、精神不振、四肢酸软，长期休息，医院检查心动过缓，怀疑神经原病、重症肌无力，久治未效，乃转求中药。当时就授予此方，添了祛风湿、壮筋骨的千年健20克，日进一剂，分三次服。连啜一个月，病况即减；把量压缩二分之一，继续未停，又饮六周，基本痊愈。

492. 处方须知

民初，鲁北先贤凡"开鬼门"发汗，投麻黄注明去节、根，因含麻黄伪碱作用与麻黄茎相反，有收敛性、固表止汗；哮喘咳嗽虚弱人皆加蜜炙，个别前辈亦开全麻黄，避免过汗亡阳。桂枝温通血脉，助麻黄发汗，恐其增热用桂枝尖，不影响解肌透表。温里驱寒投炮附子，回阳镇痛开生品，防止中毒先水煮一小时，超30克先煎两小时。石膏难溶于水，强调久煎，先煮一小时再放他药。葛根量大易致头痛、便秘、血压下降，30克左右为宜。脾虚腹胀吃厚朴、大腹皮转剧，投白术大补，达到40克积气下行、大便增加，膨满即消。这些均是指导临床的经验，应传承发扬，牢记这些迫切的目的需求。

1971年吾在山东大学生物系诊一教辅人员，外感咳嗽，就附近药店购入麻黄、桔梗、紫菀、前胡、细辛、旋覆花、半夏、甘草，误给麻黄根，不仅未得汗解，咳嗽反而加重。老朽嘱咐把麻黄根拣出，另买麻黄茎，仍用其量，饮后啜热粥一碗、卧床温覆。吃了一剂，身上冒汗，表证解除，咳嗽遂减。书此一案，权作警事。

493. 火神派思想遣药来源

抗战时期，吾见一火神派大家，遵仲师为王，谓其学术思想、临床遣药，源于《伤寒论》而非《金匮要略》，因《大论》一百十二方（缺禹余粮丸）热性较多，桂枝汤加减者就有二十余首。除附子、干姜、桂枝、细辛、葱白、麻黄、当归、吴茱萸，其他半夏、厚朴、枳壳、阿胶、旋覆花、水蛭、虻虫、桃仁、赤石脂、禹余粮、芫花、五味子、甘草、大枣、人尿、胶饴、蜂蜜、麻子仁，亦属偏温行列。虽然尚有石膏、知母、甘遂、大黄、芒硝、黄芩、山栀子、竹叶、黄连、滑石、黄柏、麦冬、茵陈蒿、生地黄，却居少数，不占统治地位。以保阳为先驱，阳旺者健、衰则病，死后气断身在，由于亡阳，即《素问·五常政大论》明言"阳精所降其人夭"。故应着重扶阳，抑制阴克，起点是四逆汤，首举附子，次则干姜、桂枝、吴茱萸，突出"热补"，乃该派灵魂、导向的核心。后学受其影响，冲击了辨证施治，随之效尤，遗留利、弊各半。

1955年老朽于德州诊一神经衰弱，开始表现阳虚，神疲、易汗、怕冷、足凉、脉象沉而无力。即授与炮附子、吴茱萸、干姜、炙甘草；精神转佳、症状改善。患者连饮数十剂，竟发生鼻衄、烦躁、失眠、小便灼痛；劝他停服，休药二十多天才恢复常态。温药久用，矫枉过正，还会带来意想不到的祸害。

494．烈火金刚的经验

赵秋芬先生，清末在京因暴病没参加殿试，以贡生终身，博才多艺，精岐黄术，与家父为奕友，善投热药，被称"烈火金刚"。提议"火神"二字亵渎祝融，宜改为"热疗家"，很富见解。他除喜用附子，亦开乌头，凡阴寒所致关节炎或多种腹痛，皆以水、蜜合煎，且取干姜、细辛、蜀椒做攻战先锋，在壮阳、镇痛方面脱胎《金匮要略》赤丸，极起作用。吾早年受此影响，处方遣药常倾向火神派，幸由家父引导，"改邪归正"步入坦途。数十年来同其绝缘，在笔下甚少乌、附踪迹，几乎转入时方阵营。扪心自问，还是叩门杂方派好。

1974年于山东医学院遇一老翁，双腿肌肉、骨骼酸痛，站立不稳，医院排除风湿，诊为体质过衰、功能退化。从脉象沉迟、不欲饮水、近热畏寒反复考虑，同命门火低、阴盛积寒有密切关系，决定助阳，写了四逆汤加味，计炮附子15克（先煎一小时）、细辛10克、制乌头10克（先煎一小时）、蜀椒10克、干姜10克、炙甘草10克，加蜂蜜60克，与水合煮，分三次啜之。连饮十天，感觉下肢有力，疼痛大减；嘱咐继服，两周停药，告诉已愈。"烈火金刚"遗产，在火神中也是应当传承的重要内容。

495．关于石膏难溶于水

既往鲁南传说《伤寒论》有火神派、冰雪派，实际不属经方阵营，宜列为杂方家范围，同伤寒系统辨证施治大异，或谓之貌合神离，亦欠吻合。大瓢先生所言冰雪派，从刘河间强调人体病机"怫郁"热结，力主泄火，逐渐兴起，除喜投寒凉，重点应用石膏，明清以迄民国，如缪仲淳、吴鞠通、王孟英、吴锡璜、张寿甫、刘蔚楚、孔伯华诸前辈，都属这个体系传人。石膏入药难溶于水，医疗作用令人质疑，但它与诸药合煎，能提高水溶解度，则为事实，单用水煮石膏几乎无效。故《伤寒论》白虎汤中和知母、甘草、粳米配伍，含有妙义，易于升化作用。老朽观察，同宣散之品组方，溶解度增加；若与固涩、收敛者合用，功力比较低下。携手麻黄、柴胡、浮萍、香薷、薄荷共用，可见到明显功力；但与附子结合，水火两重天，一般不敢盲开，缺乏统计。

1965年吾在山东省中医院诊一感染高烧，口渴、苔黄、脉滑、大便二日一行、身上灼热有汗。开始给予白虎汤，含石膏45克、知母20克、甘草6克、粳米80克，加黄芩15克、黄连15克，水煎、六小时一次、分三次服。连吃两剂，体温不降；添入柴胡20克，服法如前，汗出转多；又啜一帖，即热退起床。尔后细心研究，石膏和柴胡联袂，可发挥理想作用。需要注意：只有北地所产之大柴胡，习称黑柴胡，可随意处方；南国的狭叶柴胡，也就是青柴胡，不只有异常反应，尚会伤人。

496. 小柴胡汤加连翘、石膏汤的启用

吾学医时，广泛拜访岐黄前辈，力求博文多识、集思广益。有一位伤寒家，调理外感风热、温病初起邪在卫分，清热解表为主，投麻杏石甘汤或大青龙汤，突出石膏、降低麻黄之量，称辛凉退烧而非双解。另一民俗学大腕，精通刀圭术，治疗此证，除开麻黄连轺赤小豆汤去赤小豆、生梓白皮加黄芩，则用小柴胡加石膏汤，亦能微汗而愈，医林同道呼为"奇治"。老朽从上述诸法汲取经验，学习"殊途同归"。由于受古方派影响，对《伤寒论》加减方比较崇尚，在仲师所画圈子内度过七十余年，爱莫忍释。

1957年在山东省中医进修学校遇一农民，医院诊为流行性感冒，恶心、高烧，吃发汗泄火药均乏反响，抬来求治。仔细考虑优选何方，最后决定给予小柴胡加连翘、大量石膏，计柴胡20克、黄芩20克、党参15克、半夏12克、连翘15克、石膏60克、甘草6克、生姜10片、大枣5枚（劈开），水煎，五小时一次、分四次服。事竟巧合，吃了一剂，体温下降；又饮一帖，病消邪却。本汤机理内外同疗，自少阳入手，易得成果，也是业师常提及的借宾定主法。

497. 头眩用茯苓

顽固性眩晕，曹颖甫先生推荐半夏、茯苓祛痰涤饮，龙骨、牡蛎镇坠潜

阳，建议大量投用，属阅历之言。临床所见，除神经性眩晕、梅尼埃病，尚包括颈椎病，高血压、低血压不在其内。颈椎病不一定手麻，只要颈部不适，感觉眼前发黑、天旋地转，便可给予《金匮要略》泽泻汤、苓桂术甘汤。虽然天麻为必备之品，疗力并不神圣，可将茯苓置于首位，次则白术。血压偏高、尿少加泽泻，逆气不降加半夏、桂枝。眩晕照水邪上凌调理，乃中医特色，勿被现代病名套住、屈身相就，才能放手治疗，反之难获功效。

1970年吾在徂徕山遇一教师，头眩、小便不利，医院诊断颈椎疾患，无其他症状，久医不愈。由于经济条件限制，开了苓桂术甘汤加泽泻，含茯苓45克、白术15克、桂枝10克、泽泻10克、甘草6克，日进一剂，分三次服。十天没有更方，眩晕停止；善后巩固，月余而愈。顽固性头眩，茯苓的作用能立鸿勋。

498. 吴茱萸汤治急性吐泻

《伤寒论》辛热驱寒药有"三刚"说，指附子、干姜、吴茱萸。吴茱萸温中止痛、制酸镇呕，善疗频吐涎沫、手足厥冷、胃肠痉挛。吴茱萸汤由党参、吴茱萸、生姜、大枣组成，后世以之医胃寒为主，凡吐酸、嘈杂、疼痛均可与之。老朽调理慢性肠炎和黄连配方，即治疗胸膈痞闷、脘腹胀痛、食滞吞酸越鞠丸证；而且尚用于急性胃肠功能紊乱，呕吐、腹泻一齐发作，均见效果。

1964年吾在山东省中医院诊一纺织女工，因吃冷食恶心呕吐、阵发性腹痛、排出水样大便。曾给予刘草窗痛泻要方，未起作用；乃改为吴茱萸汤加味，计吴茱萸20克、党参10克、生姜10片、大枣10枚（劈开）、半夏10克、猪苓15克、泽泻15克，水煎，六小时一次、分三回饮下。连啜三剂，吐泻停止。吴茱萸汤宜提上日程，促使古方新放。

499. 杏仁作用质疑

杏仁性温，味甜为食品，苦者入药，大都以平喘、止嗽临床，实际尚能轻度解表、化饮、润肠。古方取其和葶苈子、赤小豆利水，如大陷胸丸、麻黄连轺赤小豆汤；同巴豆、麻子仁、大黄通便，如麻子仁丸、《外台》走马汤。调理呼吸系统疾患，先贤以平喘为重点，清代以降此法皆用于外感、内伤咳嗽，但淡化了《伤寒论》"喘家作加厚朴、杏子佳"。老朽实践观察，杏仁对疗喘、镇咳虽有作用，但功力不大，单方一味难见成效，与麻黄、紫菀、款冬花、五味子配伍，才会提高治绩。因开提肺气、滋润肠道，可通大便。利水的确切作用不够明显，和猪苓、泽泻相比，等于南郭先生"滥竽充数"。所含皂苷有较强毒性，须炮制去掉皮尖。麻黄汤所含杏仁，一是辅助发汗，二是防止咳嗽。其他处方运用，皆属二级之后副药，极少充当旗手，这是一大看点。

1959年吾在山东中医学院诊一慢性支气管炎患者，咳嗽严重，不能平卧，黎明转剧，生平喜吃本品佐餐，并未减轻病情。曾服干姜、细辛、五味子、大量杏仁，仍没缓解；老朽改为《金匮要略》苓甘姜味辛夏仁汤删杏仁，添了紫菀、款冬花，计茯苓15克、干姜10克、五味子15克、甘草10克、细辛6克、半夏10克、紫菀15克、款冬花15克，日饮一剂，水煎分三次啜下。蝉联七天，症消而安。药效显示，杏仁之力难以独当一面。

500．商陆非虎狼药

商陆性味辛寒，利尿通肠，白色入药，属泻下品。和大戟、甘遂不同，毒性较小，可开到10克；攻坚作用与牵牛子相似，但非虎狼下山药。《本草经疏》认为：大戟、甘遂味苦主降，商陆辛而善通，可利蓄积之水。大病瘥后，腰以下有水气，《伤寒论》投牡蛎泽泻散含有商陆，目的决壅导塞——所以《济生方》内某利水方因有它，名"疏凿饮子"。老朽临床对大戟、甘遂不太欣赏，商陆代替比较稳妥。凡水肿小便短少，汇入五苓散（桂枝、茯苓、猪苓、泽泻、白术）内，能提高功力；和猪苓汤（猪苓、泽泻、茯苓、滑石、阿胶）一起调理肝硬化腹水、肚似覆釜、白蛋白低下——牙龈、食管、胃中出血，亦有明显效果。五苓散加商陆、猪苓汤加商陆，这是业师心传投《伤寒论》方加《伤寒论》药的两首袖珍方。

1966年吾在山东省中医院遇一大学教授，肝、脾肿大，曾两次放水，鞋子剪口仍穿不上。因肠道蠕动缓慢数日不得更衣，尿液下行如无，即给予猪苓汤，含泽泻15克、猪苓15克、茯苓30克、滑石20克、阿胶15克，添入商陆10克、桑白皮30克，水煎分三次服。日饮一剂，连吃十二天，牙龈溢血停止，水肿逐渐消退；善后继续巩固，从天津来信告知基本治愈。商陆以行水为主，超过猪苓、泽泻、茯苓、桑白皮，低于大戟、甘遂，乃中等驱水药，同副作用很强的芫花相比，被称"小姘"。

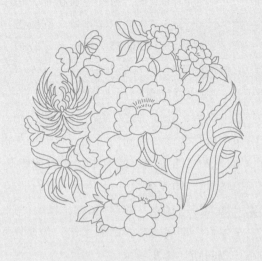

第五编

501～631小节

501．赤石脂的作用

仲师所投石脂，乃陶土即高岭土，为红色块状物，色浓者名赤石脂，淡者称白石脂，皆为一种。性味甘酸，收涩，能止血、固肠敛泻、外除疮疡，宜于妇女崩漏、带下、月经量多。疗长期溏泻、疮疡久不收口，和禹余粮作用大致相同。虽然赤石脂禹余粮汤用红色、风引汤用白色，不应拘泥红入血分、白入气分机械地区别用途。现代临床重点调理慢性肠炎、溃疡型结肠炎，止血居次，促使疮口愈合逐渐失传，总而言之，起"补"的作用。

1958年吾于山东中医学院诊一顽固性肠炎，腹泻日久极度消瘦，痛一阵泻一次，都如水样，每天入厕四五回，疲劳不堪。曾服参苓白术散、葛根芩连汤、痛泻要方、诃黎勒丸，均无效果；最后开了赤石脂禹余粮汤，计赤石脂60克、禹余粮30克，加入泽泻10克、罂粟壳6克，日饮一剂，水煎分三次啜下。方没更改，连吃二十三帖，彻底转愈；事隔二年，并未复发。其中罂粟壳也是涩肠良药，但量小，仍归功"桃花石"。

502．米酒入药

中医入药酒分烧酒、米酒，不包括啤酒、葡萄酒半饮料酒。烧酒酿造金元时代由阿拉伯国家传入；米酒源远流长，从远古夏禹时杜康酿造就已存在。《伤寒论》《金匮要略》所用均属简易酵化者，即米酒，初熟色白名白酒；储久转成黄色称清酒。性味酸甘，能温中散寒、通利血脉、宣发药力、增强处方疗效、改善口感。现在已无白酒、清酒之分，统用黄酒；个别给予加饭酒，失去了意义。圣书所投米酒，方法有三：一是和药同煎，如炙甘草汤开清酒七升；二是送服粉剂，如当归芍药散；三是炮制药物，如三承气汤大黄酒洗、大黄䗪虫丸大黄酒蒸，转变烈性提高兼疗上、中焦功能。"醫"字基底为"酉"，就是酒的代号。老朽临床常与药汤兑服，不入煎剂，防止酒精挥发，丧失功力；且将酒洗改作酒浸，简单易行，有利少弊。

1954年吾在景县遇一老农，腹内隐痛、怕冷、舌苔白腻、手足发凉、血压偏低、感冒发烧体温也不越37℃、大便日行二次不成形状，医院诊断缺乏营养、赢弱难以改变。当时就给予当归四逆加吴茱萸生姜汤，含当归10克、细辛10克、白芍10克、桂枝10克、通草6克、生姜10片、吴茱萸10克、甘草10克、大枣15枚（劈开），以温通、驱寒、暖里为主，每天一帖，嘱咐坚持勿辍，水煎分三次饮下。连吃两周，获效未显，乃添入黄酒60毫升；继续没停，又十五剂，症去而安。酒的作用不是点缀，无疑发挥了医疗价值。

503. 朱砂作用观察

朱砂，又名真硃，性味甘寒，因产于湖南辰州（沅陵），亦称辰砂。能安神催眠、治精神分裂、外敷疮疡。色红鲜艳，乃古代点额、染唇、绘画颜料。除小量内服，皆作药丸外衣，《金匮要略》有赤丸。时方派取其"收魂定魄"宁心止悸，配制朱砂安神丸；邪陷心包清热息风，合成法宝安宫牛黄丸。难溶于水，大都直接吞下。所含硫化汞毒性大，一般不要超过0.7克。老朽调理心慌、夜难入睡、噩梦不断，常和琥珀粉一起放到煮好的黄连阿胶汤或酸枣仁汤中，有显著功效。

1964年在山东中医学院诊一行管人员神经衰弱，心悸，长期失眠，闭眼辄梦、多为已故死者，恐惧万分。吃镇静滋养药似水投石，吾也感到途穷乏术，随推出酸枣仁汤，计炒酸枣仁45克、知母10克、茯神15克、川芎10克、甘草6克，加莲子心10克、夜交藤30克、合欢花15克，水煎，下午5点、晚上10点各一次，分两回服；吃了六剂，减不足言。即添朱砂0.7克，与药同啜；连饮一周，情况转变，已可熟睡五小时。不追而喻，朱砂安神，发挥一定作用。

504. 暴泻用急救回苏汤

常见暴发性腹泻属于急性肠炎，以排出大量粪水为临床表现，与饮食不节或食物污染有关。调理手段除辨证施治，亦要掌握三项疗法：一是利尿，分化二阴；二是堵塞肠道，阻止下流；三是温里驱寒，护阳退阴，禁忌凉药。老朽家传：综合利用，其效最优，曾组成小方，供同道选择，含干姜10克、猪苓10克、扁豆10克、罂粟壳10克、泽泻10克、诃子10克、晚蚕砂10克。

1959年吾在济南诊一水厂工程师，因参加宴会酒食过量，开始呕吐，而后暴泻不止，36小时持续没停，严重脱水，气血衰竭，软瘫床上，打针、输液未见好转，乃求中药。就以本方与之，水煎，六小时一次、分三回服。连吃两帖，病去返安。藉此录出，备作参考，命名"急救回苏汤"。

505．滋水涵木抑制肝火

张锡纯先生《医学衷中参西录》朴实无华，着重实践报导，口碑尽美；张山雷前辈善于写作，雕文丽句纵横古今，南北二张，一属临床家，一为教育家，影响所及远播海外，遗产翰墨脍炙人口。可惜二公没有携手创业，医林留下憾事。锡纯老人清热善投石膏，山雷翁催眠喜开百合花，形成两大特色。山雷氏处方轻描淡写，蕴藏着叶、王经验，洞晓者甚少。

1958年吾在山东中医学院遇一大学教授，头痛、眩晕、肋间痞满、脉搏弦数、大便秘结、血压升高，因肝火过旺而致。开始给予《伤寒论》四逆散加味，功力未显，反而转剧；乃师法山雷翁的疗法，降火抑亢只能去标，壮水滋阴方可治本，介类潜阳属于辅佐，但也难除掉根源；乃改为"添油熄灯"的局外调理，含生地黄15克、麦冬15克、白芍15克、女贞子15克、旱莲草15克、制何首乌15克、龟板15克，诸味同量，每日一剂，水煎分三次饮之。连吃八天，症状即减，血压下降，肠道通畅；把量压缩三分之一，又服十帖，药停随愈。前人的论点，应当选择继承。

506．大青龙汤的退烧事例

大青龙汤清热解表，内外同疗，因麻杏石甘汤开路，伤寒家投用不多，时方派见某给予邪在卫、气，则谈虎色变。吾传承师门法规，不论伤寒、温病，凡口渴、烦躁、发烧、恶寒、无汗便能饮之，目的辛温解表、寒凉泄火双管齐下，大都汗出邪退、证候消除、体温降落。人们对大青龙汤存在片面观，认为开鬼门重剂，不适宜其他领域。实际若将麻桂减量，把"方不误人人自误"绳索打破，就可广辟治途，辛温化辛凉，扭转"人被事拘"。南国经方研究家谭次仲主张：只要外感疾患口干而渴、热高无汗，啜下皆易获效，伤寒、温病均居其中。

1955年在德州诊一航运工人，流感身热、干烧无汗、头痛、恶心、项强、反复颠倒难以入眠、脉象浮滑，体温升高，吃药、打针五天不降，医院怀疑乙型脑炎，要求配合中医调理。当时就授予此汤，计麻黄12克、桂枝6克、杏仁9克、甘草6克、生姜10片、大枣6枚（劈开）、石膏60克，另加连翘15克解毒，水煎，七小时一次、分三回服，吃热粥一碗以助汗源。连服两帖，汗出沾衣，热去而安。临床提示功力良好，且说明大青龙汤退烧具有速战速决的作用。

507. 桂枝汤非辛温剂

《伤寒论》桂枝汤与麻黄汤不同，发汗作用令人质疑，桂枝汤内的桂枝活血通脉，因白芍收敛不会助桂枝发汗，成为古今悬案。老朽所见，外感中风易发于春季，俗名伤风，以鼻鸣、恶风、汗出为特点，传统理论荣卫失调，给予桂枝、白芍、甘草、生姜、大枣能起作用。由于白芍酸寒，方义已转成辛平，桂枝汤不应列入辛温剂。风乃阳邪，宜于柔化，桂枝汤不属刚药。出汗是邪气刺激表现，通过调和荣卫恢复健康。桂枝汤无明显发汗之力，主要依靠药后温覆、喝热粥开启腠理才能得汗驱除风邪，发汗非药力功勋，而是温覆与热粥辅助的结果；若反宾为主记到桂枝、白芍账上，则大煞风景。

1954年吾于陵县诊一中学教师，伤风头痛、低烧、鼻塞、自汗、脉搏浮缓。就以桂枝汤原方授之，计桂枝10克、白芍10克、甘草6克、生姜6片、大枣6枚（劈开），桂、芍二味等量，水煎一次饮下，嘱咐盖被温覆、吃稀饭一碗卧床取汗。不及一小时，感觉身热蒸蒸冒汗，告诉清爽，半日即愈。

508. 桂枝茯苓丸治愈盆腔炎

血遇热则行、逢寒则凝，凉性药物皆可止血，实际亦不尽然。牡丹皮即易止血也能活血，和赤芍、三七参、王不留行一样，有双向作用，世称"变脸药"。牡丹皮性味辛苦微寒，清热凉血、消肿化斑、祛瘀通经，医跌打损伤，《金匮要略》崔氏八味丸、温经汤、鳖甲煎丸、大黄牡丹皮汤、桂枝茯苓丸均含本品。老朽临床取其活血、通阻、化瘀，用桂枝茯苓丸除调理子宫肌瘤，尚疗慢性盆腔炎，无论卵巢炎、输卵管炎、盆腔结缔组织炎，都有投与价值。该方牡丹皮给予大量，功力超过桃仁，最好加入三棱、莪术、乳香、没药、王不留行，少许大黄为使，制成水丸，化瘀消癥会锦上添花。

1956年吾在山东省中医院诊一托儿所保育员，患慢性盆腔炎，少腹部下坠、胀痛，经期延后，医院检查输卵管积水堵塞，壶腹部肿大，四年未有怀孕。曾开了上方，含桂枝100克、白芍100克、茯苓100克、牡丹皮200克、桃仁100克、三棱100克、制乳香50克、炒没药50克、莪术100克、王不留行100克，水泛成丸，每次10克，日服三回。连吃两料，即发生妊娠反应；第二年生下健壮男儿，功效较佳，宜作参考。附带提示：药物蒸熟，杀虫、灭蛀、洁净、耐储、消毒，作用不易丧失，可资深入研究。

509．附子不宜单用

外界人士认为：四川盆地阴寒潮湿，中医喜投附子。然湖南、广东医家欣赏者亦不乏人；东南沿海苏州、上海一带与之相反，常视附子如蛇蝎，但刘民叔、祝味菊、徐小圃等沪上时贤，却大异风趣，以开附子闻名。毋庸置疑，首先是客观病情需要，再则与学术思想倾向有直接关系。附子救死扶伤原为圣品，由于火神派尊之若神，爱单打独斗，忽视百草争艳，局限了他药的临床应用，属重大损失，严重地说，影响了岐黄事业的长足发展。老朽家传：起用附子温里驱寒、强心回阳、补命门火衰，孤雁出群功力不佳，配合干姜、乌头、桂枝、吴茱萸能提高作用，比较理想。解除四肢、关节疼痛，必须同白术、蜀椒、独活、防风、细辛组方，光杆司令难结硕果。《伤寒论》白通汤、四逆汤虽含干姜、甘草、葱白，真正救急除非量大，不易覆杯得瘳。数点经验公诸道友，可继续探讨。

1959年吾在济南诊一类风湿关节炎急性发作，疼痛剧烈、日夜呼号、八天不止，医院检查尿酸升高、怀疑兼有痛风，吃药未见好转，乃来询问。当时就授予四逆汤加味，计黑附子30克（先煎90分钟）、细辛10克、干姜15克、蜀椒15克、甘草15克，添入祛风消肿、专疗疮疡的白芷15克，水煎每日一剂，分三次服。连吃一周，情况缓解；又继续半月，痛去而安。

510．类狐惑病

《金匮要略》狐惑病，谓"蚀于喉为惑，蚀于阴为狐"，不欲饮食，状如伤寒，面目乍赤、白、黑不一，《医宗金鉴》指名牙疳、下疳，近代怀疑类白塞氏症。实际并不恰切，很难吻合；惟"蚀于上部则声嗄"，时见诸湿毒热邪上蒸。

1963年吾在济南诊一高中男生，夏季伤暑，吃藿香饮、六一散、清暑益气汤已愈；十天后身上乏力、"默默欲眠"，合眼烦躁不安，咽喉似物阻塞，逐渐声音嘶哑，体温正常，吞咽无变化。医院印象慢性咽炎、声带麻痹、神经官能症。开始给予加减甘草泻心汤，没有反响；改为半夏厚朴汤，按梅核气调治，仍乏效果。蓦然忆及清初高士宗先贤所谈脏躁的多种表现，遂开了甘麦大枣汤，计浮小麦100克、生甘草30克、大枣30枚（劈开），添入桔梗15克、麦冬10克、黄芩15克、锦灯笼15克，日饮一剂，水煎分三次服。啜后感觉舒适；嘱咐继用，约半个月，症状消失。写出小案，以资研究。

511．小柴胡汤加三仙治伤风咳嗽

中医艺术来自民间，俗名传统医，因历史悠久遍及国内外，已脱离民族医范畴，逐渐转成国际医学。临床核心以《伤寒论》《金匮要略》二书为基础，尚称"长沙薪传""南阳疗法"，分门别类，因尊仲圣二书则属经典正统学派。其中处方二百余首，大都符合实践，运用得当可药到病除。流传抄本《医事纪要》提出：小青龙汤给予冬季外感伤寒咳嗽，通过开表易于缓解；春天少阳司令，吹面不寒杨柳风，则欠失宜，若投小柴胡汤，由辛温化辛平加干姜、细辛、五味子，宣发小汗便能清除，且避免伤阴，割鸡不用牛刀。此说亦可供时方家作为借镜，体现出灵活师法仲圣的经验、学说。应当强调一点：运用该方，去掉生姜，干姜、细辛偏热要少投，加大五味子之量，就山东而言、15克为佳，超过20克影响柴胡宣散、恐毛孔难张，啜热粥一碗、卧床温覆。药入不久即会腠开汗解，咳嗽随止。

1965年吾在山东省中医院诊一职工，谷雨后伤风咳嗽，头面出汗、身上无汗，且有头痛、不典型寒热往来，脉象频数，吐痰不多，体温表现中烧，注射抗生素，吃枇杷露、川贝糖浆，没见效果，乃求汤药。老朽就授予小柴胡加三仙汤，计柴胡15克、黄芩10克、党参10克、半夏10克、甘草10克、干姜6克、细辛6克、五味子15克、大枣10枚（劈开），水煎日饮一剂，分两次服。喝了甜沫一碗，全身冒汗，症状遂减，咳嗽也愈。该方轻巧，值得粉墨登场。了解此案，还可观出咳嗽随着症状进退的先贤论点是从实践而来。

512．田氏理中丸

田月村《医门考略》谓：《伤寒论》《金匮要略》为东汉末年承前启后记录外感、内伤的系统性著作，经历代整理杂入若干非原书内容，只要选择应用，不会牵及全局，这是最好的学古为今。曾说人参汤（理中汤）善调肠胃疾患，包括胃炎、肠炎、十二指肠炎，凡表现脾虚纳呆、四肢无力、腹内隐痛、大便滑泻水谷不化就可应用。该方美中不足缺少利尿药，丢掉泻下证除堵塞外，"不通小便非其治也"。加附子助阳温里驱寒，但健胃止泻的作用不如吴茱萸。伤寒家对此沉默回避。

1964年吾在山东省中医院遇一工厂管理人员，脾虚胃弱、消化不良、厌食、腹痛、水谷不分、黎明晨泻，医院检查怀疑肠结核、慢性肠炎、肠功能紊乱，久治未效，由胶东来诊。老朽处方东北人参100克、干姜100克、白术100克、吴茱萸100克、泽泻100克、炙甘草50克，嘱其碾末，水泛成丸，每次10克，日服三回，坚持勿懈。吃了一料，病情大减，停药而愈。此后亦给予不少患者，都乐于接受，表示皆大欢喜。

513. 经、时方药物合用的优势

民国时代，山东杂方医家宽胸理气、行滞散结，常投《伤寒论》小陷胸汤、《金匮要略》枳实薤白桂枝汤，认为四逆散单刀匹马功力不够，二方合一能唱四面楚歌，突出泻热、解郁、消积、降下、止痛。若加柴胡、厚朴、丹参、石菖蒲、郁金、香附、橘红、青皮、沉香、佛手尚会提高治能。对胃病、胆囊炎、心绞痛、胸腔积液、支气管扩张痰涎壅盛，皆可选择应用。其中瓜蒌、薤白、丹参、枳壳、半夏、厚朴、黄连、石菖蒲、郁金、香附，可任命先锋，易于缩短疗程。家父经验：石菖蒲须用九节菖蒲，芳香开窍、醒神化浊，乃温病学派壶天中要药，取效较优，先贤王孟英誉为驱邪上乘，因有小毒，量不宜多。

1980年吾在西安参加会议，诊一浅表型胃炎、伴发胆囊炎，呕恶、胸闷、右胁下胀痛、食管反流、脉搏弦紧、大便数日一行。开始给予小柴胡汤加味，未见成果；随后改为上述所言诸品，含瓜蒌30克、柴胡15克、九节菖蒲10克、枳壳15克、半夏15克、薤白10克、香附10克、黄芩10克、青皮10克、大黄2克，每日一剂，水煎分三次服。连饮一周，情况顺转；把大黄减去，又啜七帖，电话告诉已经治愈。

514. 久泻不止着重健脾、益气、扶阳

老朽所写《铩羽记》，凡慢性腹泻日久不停，助消化、利尿、涩肠三招用尽，仍然无效，则着重健脾益气、升提下陷，尤其老年患者很起作用。此证大

都由于脾虚、中气不足、吸收功能减退，与阳衰有关，水液不走膀胱，食而不化，肠道滑泻，水谷不分。最后营养衰竭，气血耗亡，危及生命。临床着重大补，先固根本，突出黄芪、东北人参、白术，次则小量附子、干姜，配合温里祛寒，凉药回避，《伤寒论》葛根芩连汤切勿入口。经验提示：益火之源以消阴翳，应注意掌握，刚性药物可派上用场，虽有腹痛不宜白芍，取吴茱萸代之。家门传授：罂粟壳性温防脱，乃显效之品，因有小毒易发生药瘾，均改换诃黎勒。

1965年吾在山东省中医院诊一退休机师，顽固性腹泻八个月，身体消瘦不足五十千克，每日入厕3～5次，稍有痛感立即更衣，食欲尚佳，羸弱频增，有时夜间遗屎床上，精神表现困顿不堪，要求减少排便次数，给予缓解诸症。当时就用了上述疗法，处方东北人参10克、黄芪20克、白术15克、炮附子10克、干姜10克、茯苓10克、吴茱萸10克、诃黎勒10克、甘草10克、神曲10克，日进一剂，水煎分三次饮下。连啜十天，症状改善；嘱其继续坚持，约五周，泻止返安。

515. 高血压与葛根芩连汤

《伤寒论》葛根芩连汤扩大应用医夏季腹泻，亦治原发性高血压，已脱离疗外感的范围。葛根、黄芩、黄连三味有降血压作用，能清解上中下三焦热邪，燥湿固肠可以止泻。既往对其临床局限伤寒误下汗出而喘，认为与麻杏石甘汤异曲同工，封闭了其他施治领域。因用于高血压头昏脑涨、目糊耳鸣，得到启示，才逐渐转入降血压行列中。老朽发扬医圣经验，主要继承业师耕读山人衣钵，次则族伯父、吴七、大瓢三公析理学说。葛根扩张脑血管、抗动脉硬化，降低血脂不如山楂，能消除自由基，所谓升提并非专指针对项背强直。习言其力腾发或耗胃汁导致肝阳上亢、劫夺津液，皆不足信。同黄芩配伍，对高血压头痛、眩晕有抑制作用，不次于夏枯草、钩藤、杜仲，超过了决明子、桑寄生。

1969年吾在山东中医学院遇一花甲干部，肥胖、体重90千克，起初患心绞痛，尔后血压升高，血脂越出正常一倍，感觉头胀、耳鸣、记忆减退、双手麻木。接诊给予寄生钩藤汤，连吃十天，毫无反响；乃改为本方，计葛根30克、黄芩20克、黄连10克，加入山楂15克、夏枯草20克，水煎，仍每日一剂，分三次服。共饮两周，证候缓解。疗效之速，好似战斗，兵至即决。

516. 大承气汤治结胸

《伤寒论》诊疗方法，重点为解表发汗、清热退烧、疏通内外、温里助阳、攻下郁结，其余则为副治，不属主体。开腠代表麻黄汤、降温白虎汤、和解小柴胡汤、驱寒四逆汤、泻实三承气汤，已被人所共知。承气汤泻实比较模糊，根据临床涵义有三：一是行气破积，投小承气汤；二是荡热除结，投调胃承气汤；三是泻火急下燥屎，投大承气汤。三方攻邪对象，皆含有不同病理内涵：痞、满、燥、实、坚，掌握五字区别运用，就可明确论治。《金匮要略》三环套月，厚朴三物汤、厚朴大黄汤，随着小承气汤临床，不在此例。现代医家使用三承气汤，大黄约百分之八十不写酒洗；百分之三十芒硝改为元明粉，取其力锐、降低苦咸、防止脱水；厚朴、枳壳蜜炙，去其辛烈之性，目前仅占百分之十，有的反而未闻，已近失传。老朽按清代惯例，大黄不用酒洗，厚朴、枳壳不加蜜炙，芒硝开元明粉，简化工序，服之安全，疗力依然，业医七十年，没有发生异常现象。

1956年吾在山东省中医院遇一结胸证，由气、食、痰、火凝聚形成，膈间硬满、胀痛、见饭即呕、大便数日未下。开始给予小陷胸汤，功力不显；乃转与小量的大承气汤，计厚朴15克、枳壳15克、大黄6克、元明粉6克，水煎分三次饮之。吃了一剂，更衣两回，证情大减；将量压缩一半，又啜一帖，病消而安。凡小陷胸汤解除不了，以大承气汤做后盾，甚有意义。

517. 炙甘草汤用于疲劳证

《伤寒论》炙甘草汤原医心动悸、脉结代，兼治肺痿、虚劳，现在除调理心脏期外收缩、早期搏动、脉象间歇，尚用于气血亏损、精神不振、肌肉萎缩、酸软无力、肠道蠕动过缓、大便干结排出困难，俗称广义神经衰弱症。以生地黄、炙甘草居首，麦冬、党参、阿胶为臣，桂枝通利血脉、麻子仁润燥滑肠为佐，生姜、大枣、清酒为使，药虽十味，组织周匝，被誉古花随时代绽放的典范。老朽常去掉党参，改为东北人参，能提高成绩。凡身躯虚弱、营养不良、骨瘦如柴、免疫力低下，白领阶层列为首选，十分适宜。方义补气养血为主，壮水而不伤阳，能双向调节。生地黄不要过多，应改变原来投量，否则大便转溏、影响营养吸收。

1970年吾于济宁诊一商场行管人员，禀赋不足，心慌、嗜卧、舌质淡红、脉象沉微、大便干结、面无华色，血压偏低，长期半休已达七个月，医院检查神经衰弱、疲劳症，嘱吃中药。当时就开了上方，计东北人参15克、炙甘草10克、桂枝10克、麦冬10克、阿胶15克、生地黄30克、麻子仁15克、生姜6片、大枣15枚（劈开）、黄酒10毫升，日饮一剂。连服四十余天，健康状况大见改观，建议上班劳逸结合，恢复工作。炙甘草汤的临床功用，值得专题研究。

518. 葛根汤的实际作用

葛根性味辛平，解肌透疹、生津止渴、降低血压、医项背强直，现列入辛凉清热药。《伤寒论》葛根汤以其为君，同麻黄、桂枝、白芍、甘草、生姜、大枣组方，治外感风寒颈项强硬、肩凝、背部板直，表现肌肉紧张，脖子似小鸟伸头几几然。消除这一症状虽属葛根汤专利，通过观察，配伍麻黄、桂枝、甘草，才有较好效果，若单方一味不易药到病去，忽视这一内涵等于没有掌握葛根的功能。还应了解：葛根对肝风内动高烧痉挛所致之角弓反张、四肢抽搐不起作用，在调理流行性脑炎方面已得到论证；《金匮要略》取疗"刚痉"，亦是外感，并非内风口噤不能语言。内、外之别不宜混淆。老朽经验，用于风寒袭击项、背、肩胛，肌肉紧张、表现几几然，都系较重的患者，一般感冒不太多见，民间谓之"伤寒入络"，葛根汤的投用恰到好处。

1955吾在德州诊一铁路工人，因大雪搬运遭受外邪，脖子板硬、头痛、后背强直、俯仰困难、全身恶寒无汗、脉搏弦紧。当时就开了原方，含葛根45克、桂枝15克、麻黄15克、白芍15克、甘草15克、生姜10片、大枣10枚（劈开），其中白芍、甘草之量相等，酸甘化阴辅助缓解痉挛，水煎，分两次饮下，喝米粥一碗、盖被温覆，启鬼门增强药力。吃了一剂，即汗出病解，症状消失。一是葛根量大，二是葛根汤的临床功效可观。

519. 瓜蒌治乳痈

瓜蒌甘寒，清热化痰、宽胸散结、滑润肠道、内消乳痈，对胸膈痞塞、实邪聚积，有开降疗能，凡哮喘、咳嗽、大便干燥三联症，加入本品起特殊作用。仲师小陷胸汤、瓜蒌薤白半夏汤，属代表性处方。既往伤寒家强调尚可祛痛，乃驱逐"怫郁"的结果，非真正止痛药。老朽传承先人经验，根据病情需要，参考《伤寒论》小陷胸汤"瓜蒌实大者一枚"，常大量投用，开到40~80克，功力很好，无不良反应；因含有种仁，能通利大便一次，不归泻下范畴。其瓤易招果蝇、发霉，不宜提前切开，用时打碎比较科学。

1958年吾在山东中医学院诊一女子乳腺炎，右乳房红肿、灼热、疼痛，注射抗生素无效，前来求医。体温稍高，还没化脓，即授予小陷胸汤加味，写了瓜蒌60克、黄连15克、半夏10克、蒲公英30克、野菊花30克、败酱草20克、连翘15克、金银花15克、皂角刺6克、大黄3克，水煎，五小时一次、分四回服，日夜不停。连饮四剂，消肿过半；把量压缩三分之一，又七帖痊愈。其他乳腺小叶增生、乳房结节、纤维瘤、恶性癌变，也可应用。

520. 竹叶的药用不一

竹叶性味苦寒，医胃热呕哕、口舌生疮、清火除烦。淡竹叶属草本植物，功力相似，善通尿道。《伤寒论》竹叶石膏汤、《金匮要略》竹叶汤均为高竿的竹叶；后世改成淡竹叶，从书内用量论"把"作依据，实际与原药不符。现代临床已很少取用竹叶，只有淡竹叶尚见诸处方。老朽家传：量小寡效，20~40克才可出场。竹叶汤用"一把"、竹叶石膏汤用"两把"，说明以其当君需求量大，蜻蜓点水难获功效。个别道友常放胆投至80克，亦未发生不良反应。切忌鱼目混珠误开箬叶，所治不同。

1954年吾在故城诊一干部，外感风温，全身汗出、低烧不降、厌食、性情急躁、心烦、呕逆、小便不利、鼻内流血。当时就授与竹叶石膏汤，计石膏30克、竹叶45克、半夏12克、麦冬15克、党参15克、甘草6克、粳米50克，加了大黄3克抑冲止衄，每日一剂，水煎分三次服。连吃五天，热去症消，药停而安。

521. 对葱白、人尿、猪胆汁谏言

葱白为大葱的鳞茎，是辛温解表药，如用于葱豉汤。虽有通阳、回厥作用，却非补益药。《伤寒论》白通汤与干姜、附子组方，不太适宜；若取其发汗，纠正"下利"，等于逆流挽舟，能起疗力；因无利尿作用，依靠发汗治泻，摧残阴液得不偿失，故北地伤寒家敬而远之。白通加猪胆汁汤同样如此，不可盲目滥投，均含错简、误书。烦和干呕，吃人尿、猪胆汁不易降逆，甚至还会导致"胃反"发生暴吐，幸有干姜在内以缓气冲。由于人尿、猪胆汁不属救急品，防止拖延病情不利患者，且勿信手而开。老朽传承南派伤寒大师经验，在调治杂病方面，对人尿、猪胆汁二味，也慎重应用。其他臭恶之物马通、人中黄、鸡矢白一律尘封。尽管人尿、猪胆汁有强心之力，量少而不足道。

522. 天花粉止渴观察

天花粉即瓜蒌根，性味苦寒，养阴生津、清热解痉，医肺燥、胃火，疗咳嗽、吐血。《金匮要略》瓜蒌瞿麦丸、瓜蒌牡蛎散、瓜蒌桂枝汤虽以瓜蒌命名，均用天花粉。清末北派伤寒家处方师此意，不写天花粉，喜开瓜蒌根。濡枯润燥，和瓜蒌实不同，对热性病伤阴水亏火旺、口渴嗜饮有促进唾液分泌的功能，属营养药，且施治红肿灼热外科疮疡。增液之品玄参、白芍、当归、麦冬、何首乌、生地黄有通利肠道作用，而天花粉则乏此弊，未列入禁忌范围。事实告诉，若量大亦不适宜，脱水口渴15～20克为准则，平妥驯良，无毒副反应。

1964年吾在安徽参加中医会议，诊一服务人员，经常口中干渴，饮水不多，医院检查非干燥症。嘱其购天花粉15克，水煎分两次喝下，坚持勿辍。中间也有漏服，连用八周，症状消失。天花粉解除口渴，应视为首选。

523. 橘皮的功用

橘皮性味辛温，健胃止呕、燥湿行气、宽中祛痰，《金匮要略》有橘皮汤、橘皮竹茹汤、橘皮枳实生姜汤。后世为了消除烈性，提倡久储，谓之陈皮，以广东新会产者为上品，去白瓤名化州橘红。陈皮以六个月为限期，超过一年疗力逐渐降低。临床应用属辅助药，很少当君。老朽家传：平补、温补、凉补处方加入本味与神曲，能开胃促进运化、增强食欲；哮喘、咳嗽亦可添入化痰，改善纳呆，有利康复。古人所写橘皮，不刮白瓤，后世去白专称橘红，理气降痰可升华功效，应仿照继承。

1961年吾在山东中医学院诊一老年慢性支气管炎，外感风寒，咳嗽、痰涎极多。曾给予小青龙汤，反馈不佳；即遵着柴门经验加了神曲10克、橘红30克，仍日饮一剂，水煎分三次服。连吃一周，表解、咳停、痰量大减，基本治愈。南地叶派系统常以橘饼代替陈皮疏肝散郁、利膈缓痛，患者誉为"俏皮法"，也会发挥通调理气；但给予虚弱人解肌透表同生姜组合，获得小的发汗作用，却逊于陈皮，实践观察，病友难见笑容。大瓢先生莞尔指出：橘饼乃糖制果脯，宜放到果品店，无资质进入药囊。

524．生地黄疗口渴便秘

《伤寒论》《金匮要略》所载之干地黄，乃生地黄，不是鲜地黄或熟地黄。性味甘寒，滋阴降火、清热凉血，疗口干而渴、大便秘结、咳嗽无痰、多种出血；尚能活血行瘀，调理"病如狂状，妄行独语不休"，如防己地黄汤。在医"心动悸，脉结代"炙甘草汤内亦属主药，治疗心律不齐、早期搏动。后世加米酒炮制、蒸晒，色黑如漆，制成熟地黄，专于温养阴血亏损，突出"补"字，却失凉血祛瘀、泄热通脉的意义。绍兴吴竹庭、张介宾先贤熟地黄曾开到百克，目的大补阴血，具有门派特色；虽然王孟英体系传人讽为只知温补、丢掉凉泄，有单手执业的批评，但熟地温补也积有不少经验，不宜全面抹煞。医友许宝璋推出《景岳全书》，以善投熟地黄闻名，求诊男女盈门，驰称遐迩。老朽应用生地黄，重点育阴、生津、凉血、润燥，转化年迈人口渴、肠道秘结，最喜用《温病条辨》麦冬、玄参、生地黄三味增液汤，它是一首没有葛根治口渴、便秘的水葫芦，民初曲艺、戏剧界说唱演员取其煮水加鸡蛋白饮之，谓可润肺、保护嗓子、防止嘶哑、不失童声。

1959年吾于济南诊一老妇，夜间张口呼吸，口干起来饮水，眼中无泪，大便如羊屎、数日一行，无苔，体重不足40千克。嘱咐购生地黄，每日30克，水煎分两次服，坚持勿懈。凡四周，天天更衣，症状大减；继续未停，两月即愈。

525．百合的安神

百合性味甘平，润肺止咳、清心养胃、安神定悸，《金匮要略》治百合病神志恍惚、表现异常、不知所苦。用于虚热内扰、失眠易梦、二便不利、癔病、轻度精神分裂、神经官能症。所开白花，有解郁镇脑作用。清代医家调理官宦阶层思想焦虑、心绪不宁，喜用本品碾粉，加糖煮粥食之，谓能化解；从医学角度分析研究，利用安神，确可扫除病理性障碍，但非根本疗法，尽管取义"百脉一宗"，亦难药治除根，属于"多虑综合征"。民国初期，鲁北时方派调理浅睡、易醒、不眠，有的不投酸枣仁、夜交藤、黄连、阿胶，专开百合、莲子心、合欢花，不医心肾不交、相火偏旺，通过养肺、凉心、舒肝，名"三陀就位"，抑制精神兴奋，功力也佳。

1976年吾在山东医学院诊一大学教师，因琐事烦恼，梗阻于怀，晚上不睡，神志恍惚，已有十天。吃酸枣仁汤、黄连阿胶汤没见改善；吾即授予此方，含百合30克、莲子心15克、合欢花30克，添入栀子20克，每日一剂，水煎分三次服。连饮一周，未再加减，竟霍然而愈。实践出真知，效果可观。

526. 栀子的临床

栀子为常绿灌木的果实，亦名山栀子、越桃，花叫秀英，能熏窨香茶。性味苦寒，清热泻火、祛湿凉血，医黄疸、心烦懊侬、吐衄尿血、小便不利，外用消肿止痛、水烫火伤，时方家突出降三焦曲曲之火，以烦闷、不眠、反复颠倒作为施治适应对象。和黄芩、黄连、黄柏相比，无固肠止泻作用，所以大便溏者反而忌服。实践观察，栀子的临床优势：一是与茵陈蒿、大黄调理黄疸；二是抑制精神兴奋，烦躁、思绪万千、彻夜不眠，宜同用黄连、白芍、阿胶组方，加淡豆豉兼疗胃中空虚而卧不安；三是大病之后仍有余热，或内火稽留低烧不退，同竹叶、黄芩、小量柴胡合作，显示特异疗能，因非阳明证体温升高，不应加入过多石膏，可配伍青蒿、白薇助力偕行。

1956年初夏，吾在山东省中医院诊一电业工程师，温病高烧已退，低热不降，身体虚弱，舌苔薄黄，谵语不断，呼之即醒，无神昏症状。曾给予《伤寒论》竹叶石膏汤，含竹叶30克、石膏18克、麦冬15克、半夏9克、甘草6克、粳米60克，将党参改为西洋参15克，日进一剂，水煎分三次服。连吃四天，未见反响，就添了栀子21克；又啜四帖，身热转消；量减一半，继饮巩固，停药而安。栀子的作用，值得赞赏。

527. 桂枝汤加味治神经官能症

《伤寒论》桂枝汤调理外感中风，山东民间医家将其移植，加当归、酸枣仁、龙骨、牡蛎专疗心悸、房颤、心动过速。以酸枣仁宁心，炙甘草改善震颤，桂枝、当归通利血脉，白芍养阴，龙骨、牡蛎沉纳潜阳，十剂便见功效。该方以收敛为主，功在护阴、活血、镇静，和炙甘草汤各异，无殊途同归作用。以酸枣仁领先，次则白芍、龙骨、牡蛎，以桂枝、当归相辅，炙甘草量大不属主药，重点调节心律，实际是桂枝甘草龙骨牡蛎汤的加味处方。对神经性心悸应用较广；心律不齐的心动过速症，坚持久服也可水到渠成；并且给予由相火妄动引起的失眠易梦，亦有针对性。老朽怀疑此汤出自伤寒派之手，而后经铃医传到闾阎，值得学习师法。

　　1959年吾在山东中医学院遇一患者，精神恐惧、心慌、思想混乱、脉象细数，夜间幻视、须人陪伴，医院诊断神经官能症，建议转吃中药。开始授与朱砂安神丸汤剂，功力不佳；改换沈尧封蠲饮六神汤，依然如故。最后开了本方，计桂枝10克、白芍10克、炙甘草10克、酸枣仁15克、当归10克、龙骨15克、牡蛎15克、生姜6片、大枣10枚（劈开），水煎日饮一剂，分三次服。连啜六天，仍减不足言；把量翻番增加一倍，外观很见得益；嘱咐继续，又进十帖，即病去而愈。

528．川芎临床主通

　　川芎性味辛温，活血行气、祛风止痛，饮片呈脑状，《左传》名鞠穷。《本草经》谓其主治头痛、寒痹、筋脉拘挛、妇女闭经无子。《本草汇言》总结三疗"上行头目、下调经水、中开郁结"，是养血气药。《金匮要略》约有十方含有本品。与当归同用，称"佛手散"；和熟地黄、当归、白芍配伍，乃补血为主之四物汤，为坤科要方。川芎重点扩张血管，调理头痛，对心脏冠状动脉硬化供血不足的心绞痛亦有作用，与丹参结合最为适宜。因气味浓烈，升窜力强，既往所言量大令人气散死亡，并非事实。临床提示，以通居主，妊娠不应久服，若超量可由抑制子宫平滑肌，同当归一样，转入兴奋收缩，故佛手散试胎动法，不可盲用。不仅如此，在崩漏证中也要少用，这是巾帼大夫不传之秘；否则，和止血药组方，服之过久会功败垂成。

　　1971年吾在山东大学执教时，遇一排卵型子宫出血患者，月经淋漓不断，长达十五天，形成一月双潮，已蝉联四个周期，屡医无效。老朽曾给予胶艾汤（四物汤加阿胶、艾叶、甘草），稍见反响；身体虚弱添了当归、川芎之量，又复发流血；将其减去三分之二，继饮八剂而止。说明川芎过度啜用有害无益，要引以为戒。月经延后、色暗有块、下行困难、腹痛不休，则属适应范围。温里养血不如当归；活血理气、缓解痉挛疼痛，高出当归占据上风。从本质讲，不要打入"补"的队伍，在四物汤内避免白芍、熟地黄守而不走，起"通"的作用。

529. 白术消除胀满

白术性味苦温，健脾益气、燥湿行水、固表止汗，医头眩、腹泻、浮肿、胸腹胀满、汗出频仍、风寒湿痹、小便不利，产浙江於潜者为上品，冬天采集的燥性少。用于血压无变化严重眩冒，如坐小舟左右摇摆、感觉天旋地转，与大量茯苓加入相应处方内很起作用。促进运化改善纳呆，有益健康。超过30克，不仅尿量增加，尚通肠道使大便下行。虚弱人腹中胀满，吃消导药寡效、反而转剧，给予白术50克水煎，分三次饮之，症状易消，所以久经风霜的刀圭老手常授与肝硬化腹水、视为绝招。吾少时见到白衣庙尼僧施治两例，白术投量90克，三日入厕数回外排粪尿，肿情去掉大半，令人愕然。白术以通代补，并非塞因塞用，和收敛药物有本质区别。

1963年吾在山东中医学院诊一湖北干部，消化不良，厌食、嗳气、腹内膨胀、痞满、大便稀薄日行二三次，脉象沉弱，体重下降，病史年余。老朽曾取白术为君，组成一方，含土炒白术30克、茯苓15克、山药15克、神曲10克、半夏6克、生姜6片，日啜一剂，水煎分两次服。连用二周，情况良好；嘱其勿停，又四十天，恙消而愈。它的临床平淡无奇，可收全功，患者喜言"救命药也"。

530. 五味子的用法

五味子性温，捣碎细嚼有酸、甘、苦、辛、咸味，应打开入药。滋阴生津、敛汗止泻，《伤寒论》调理咳嗽，五味子与干姜、细辛合作，被称"三仙"。东北所产名列第一，号北五味子。近代纠正肝功能失常，以30～100克同升麻、垂盆草降低丙谷、谷草转氨酶，疗途大增；由于反弹率高，必须联绵投用。配伍麻黄，给予支气管哮喘不属禁忌，小青龙汤就是例子。支气管炎解除哮喘，小青龙汤有针对性，该药承担重点任务，北派伤寒家冲破常规升至30克，易得正果。据柴门经验，三仙应用，五味子居首，细辛次之，干姜温里驱寒，止咳功力很小，类似恒钉凑数，加入此列，非至关重要。吴七先生曾说：不发汗解表，麻黄可免去；打碎的五味子，核内含有辛味，就能宣发肺气，抵消"收敛"产生平喘、宁嗽的障碍。

1964年深秋，吾在安徽开会，观瞻佛子岭水库，诊一舒城干部，因老慢支发作，咳嗽日夜不停，痰白不黏，杂有涎沫，无哮喘现象，要求中药处方。即写了麻黄6克、细辛6克、茯苓15克、紫菀12克、款冬花12克、半夏10克、五味子30克（打碎），日进一剂，水煎分三次饮下。事后专函相告，共服九帖，病消而安。

531．羊肉也是药品

羊肉分山羊、绵羊两种，正品为绵羊精肉。《名医别录》言味甘大热、补中益气、祛除寒冷、稳心定悸。阴证腹痛、疝气下坠，都宜食之，《金匮要略》载有当归生姜羊肉汤。沙漠、寒冷地区少数民族喜吃此肉，能增强热力保护健康。老朽家传：若阳虚阴盛腹痛、恶风怕冷、身形消瘦、下肢无力，或年老体衰、热量不足、手足发凉、肠道不固长期鹜溏，都可应用。除和大葱、蜀椒粉、生姜末作馅，发酵面制成蒸包、烧麦当饭；亦可切块加调料水煮，另煲美味肉羹。血肉有情大补气血，随意选择，极其有益。但多食大便易于干燥。吾执业七十年，运用较多，对慢性腹泻、肠系膜淋巴结炎，以隐痛为主，给予当归10克、生姜10片、精羊肉100克，加白芷15克，水煎，分三次吃肉喝汤，服后即会见效，无不良反应。

1972年吾在新泰诊一中年女子，医院印象肠道过敏、功能紊乱，腹痛而泻，日下数次。曾进附子理中丸、当归芍药散、痛泻要方，未起作用，要求食疗改变口感；就以当归生姜羊肉汤添白芷，芳香开窍、化浊与之。连啜两周，证情好转；把量减半，又用二十天，彻底治愈，没再复发。

532．吐涎沫治水

吐涎沫，是由胃液、痰液、唾液混合而成的病理性水邪症状，《伤寒论》《金匮要略》提议投吴茱萸汤、五苓散、小青龙汤，以祛寒、利尿、发汗区别施治。大瓢先生常开五苓散，啜热粥一碗，卧床温覆取汗，使水邪从小便与体表排出，采用双向疗法，往往数剂情况扭转。族伯父属北派伤寒家，认为多因内寒所致，主张温里抓本，不选真武汤，喜开茯苓四逆汤，重点放在茯苓身上，举为方中之王，亦能药到病除，恢复健康。老朽实践，在辨证的基础上给予五苓散加味，疗力可观，消水功力超过茯苓四逆汤，位居上游。

1970年吾在山东农学院遇一教授，吐白色涎沫一年，言每日"喷口水"约有一碗，稀薄不黏，不咯也出，医院检查没有结论，怀疑胃内积水上冲而致。当时曾按水逆调理，写了五苓散，以桂枝降冲15克、茯苓15克、白术10克、猪苓10克、泽泻10克，加入半夏10克，水煎分两次饮下。开始效果不显，连吃一周，涎沫减少；方未更改，连续十天，频吐停止；考虑巩固，又服五帖，相隔两月，告诉已愈。

533．慢性肠炎宜用当归芍药散

《金匮要略》当归芍药散，调理妊娠腹痛、贫血水肿、缓解肠道痉挛、补虚利尿，而且亦可用于脑供血不足眩晕耳鸣，投量不同才会实现。老朽常给予体弱人慢性肠炎，以健脾养血为主，消除疼痛、分化二阴行水居次。一般是当归10克、川芎10克、白术20克、茯苓20克、白芍20克、泽泻15克，水煎分三次服。腹痛较重，白芍升至30克，饮之辄止；当归滑润切勿多开，10克为界，避免影响护肠；白芍超出30克易通大便，产生矫枉过正，这是业师所遗临床要法。泽泻量大有利驱水少走谷道，因降血压患者感觉头昏、眩晕、眼前发黑，甚至站立不稳，应高度注意。药物六味，环环相扣，能发挥共辅作用。改成汤剂，最有意义。

1976年吾在山东医学院遇一市民，医院诊称肠功能紊乱，已有二年史，每日更衣二三次，不成形状，稍痛即泻，面色苍白，脉象沉伏，瘦弱无力。就写此方授之，先后连啜四十帖，病情逐渐缓解；减量继用，又吃月余而愈。看来可与参苓白术散媲美，合称"并蒂莲花"。

534．真武汤治不宁腿综合征

真武原名玄武，代表北方。《伤寒论》真武汤由附子、白术、茯苓、白芍、生姜组成，用于阳虚积水头眩、腹痛、下利、"振振欲擗地"。后世取其祛湿、温里、镇痛，常给予梅尼埃病、慢性肠炎、不宁腿综合征。老朽将附子、白术、茯苓、白芍共同为君，调理身体酸痛、解除不宁腿综合征，有一定作用。北派伤寒家添大量甘草，与白芍相配，能缓解痉挛，亦有道理，值得师法；但重点借助白术、附子、茯苓，均须达到20～40克，少则无济于事。根据圣书、临床，温里止痛投火炮附子，只有回阳才开生品，所以本方要用加工制者，避免过热影响全局。

1953年吾在德州诊一记者，右下肢感觉木乱，似麻非麻、似酸非酸、似痛非痛，怎样摆放也不舒服，实即近代命名的不宁腿综合征。已发病二年，吃药未见改善，要求勿再用传统主旋律防风、独活、秦艽、丹参、乳香、没药、红花、赤芍、三七参祛风、活血，冀另出机杼疗之。就写了此汤，计炮附子20克（先煎一小时）、白芍20克、茯苓20克、白术20克、生姜10片，加入细辛6克通畅经络，每日一剂，水煎分三次饮下，强调坚持，观察功力。因没按时而用，断断续续，凡四十帖，病态现象消失，且未重发。

535. 小柴胡汤疏肝解郁

《伤寒论》小柴胡汤，原医邪入少阳或风热初起发烧无汗，辛凉解表。在内科范围尚调理肝气怫郁阳动火生，若精神抑制影响气机疏泄，口苦、胸闷、胁胀、烦躁、颜面烘热，亦能应用；通过宣散或透发小汗，会稳定病情，乃吴七先生经验。比四逆散透散较好，和逍遥散对观，以柴胡、黄芩为主，无补气血作用，含内消外越的优势。生姜、大枣健运脾胃，可以减去；甘草矫味解毒，应当保留；需要注意的是，柴胡超过15克，不要温覆、吃热粥催汗，顺其自然，喝一杯白水就行，往往无汗也易得解。

1974年吾在山东医学院诊一肝火郁结，因同丈夫斗气，急躁、懊恼、失眠、夜间起来游走，医院印象自主神经功能紊乱、精神分裂、焦虑症，服药未果，转求施治。根据表现开了小柴胡汤加香附行气、大量山栀子泻火，计柴胡15克、黄芩15克、党参10克、半夏10克、甘草6克，删掉生姜、大枣，用了香附15克、山栀子30克，水煎趁热分两次饮下，每日一剂。连啜三天，开始头上冒汗，尔后遍及全身，逐渐病消获安。这一疗法知者甚少，录出供作临床参考，并以此纪念吴七杏林大家。

536. 连翘内消疮疡

连翘为木犀科灌木之果，性味苦平，《伤寒论》有麻黄连翘赤小豆汤。清热解表、祛湿退黄、消肿散结，属广谱抗菌药。除医外感风热、降气止呕，对多种疮疡尚未化脓者都有消散作用。临床观察，其根连轺居上，籽连翘心疗绩差满人意，可提倡开"根"，无必要用"心"。温病初起和金银花、浮萍、蝉蜕配伍，解除卫分之邪；同柴胡、瓜蒌、蒲公英组方，内化乳痈，平妥无毒，宜放大投量。清热泻火15～20克；调理淋巴结核、蜂窝织炎、腮下腺炎要达到30克，小儿酌减，因能脱敏，不会引起异常反应。老朽给予外感高烧持续不降，喜开时方三宝连翘20克、柴胡20克、青蒿30克，水煎，分两回饮之、八小时一次。三剂汗出而解，比小柴胡加石膏汤、白虎加柴胡汤功力相若，透表泻火还占优势。恶疮硬痛，日久不消，疡科高手破釜沉舟，投到60克，分3～4次服，能缩短病程，仿照学步者却屡见不鲜。

1972年吾在兖州诊一师范学院女性讲师，乳腺炎红肿、灼热、疼痛，日夜叫号，令人不安，吃西药、注射抗生素乏效，医院劝其等待化脓切开，无第二法门。乃转中医，右侧乳房膨大、坚硬、触之剧痛、口渴、发烧、头面出汗、脉象弦数、大便多日未行、体温升至39℃。当时就授以连翘为主的处方，含瓜蒌45克、蒲公英45克、重楼10克、柴胡15克、连翘60克、白芷10克、大黄6克，水煎，四小时一次、分六回用。昼夜联服，连饮两剂，开始热退、痛减、消肿，感觉清爽、身上舒适；嘱咐继续，将量去掉三分之一，又吃七帖而愈。事实证明，延时手术引流并非上策，迅速内消、减少痛苦的保守疗法是首选。

537．酸枣仁汤止汗

《金匮要略》酸枣仁汤，原医虚劳失眠，由酸枣仁、茯苓、川芎、知母、甘草组成。北派伤寒家减去知母，用于心悸、怔忡、夜间盗汗，突出补虚养血。一般是酸枣仁20～40克，茯苓次之，随着需要加阿胶10～15克提高药力。对心动过速、震颤不宁、感觉心慌无主均能应用，加大量炙甘草，尚可调节心脏期前收缩、脉象间歇。除上述情况，老朽给予自汗、盗汗，方内添入麻黄根、龙骨、牡蛎，功效甚佳，凡动辄出汗之气虚或夜卧静时出汗的阴虚，都起作用。其中技巧，气虚多投麻黄根，阴虚配入山茱萸，阳亢再添龙骨、牡蛎。

1962年吾曾诊一中学教师，自汗频仍已有年余，昼夜皆然，无动、静之分。就以本方与之，含生酸枣仁30克、茯苓20克、川芎6克、甘草10克、麻黄根15克、山茱萸20克、龙骨20克、牡蛎20克，水煎分三次饮下。茯苓镇静而且利水、分化汗液，属一大良品，量不宜小。因工作关系，先后规律性吃了四十帖，彻底治愈。数年相见，告诉未再复发。乃命名"枣苓麻萸龙牡综合剂"。

538. 细辛可以重用

细辛辛温，祛风胜湿、温肺化饮、通利经络、解表散寒，医外感风寒、鼻塞流涕，对头痛、牙痛、身痛、关节疼痛，均可应用，产于辽宁者为上品。《伤寒论》与干姜、五味子配伍，调理咳嗽被称"三大圣药"。既往投量不过钱说，毫无根据，要打破此限，重新定位。它和麻黄一样，与附子结合、方义转为辛热，同石膏组方、则方义变辛凉，如麻黄附子细辛汤、小青龙加石膏汤。时方医家不太欣赏，恐怕耗散元气、伤阴损阳，列为慎用品，个别道友将其推入冷宫——实际达不到这个骇人的程度。老朽常师法当归四逆汤施治络脉瘀阻，四肢麻木、沉重、酸楚、疼痛，在相应处方内和桂枝、川芎、当归、䗪虫、地龙、桃仁、鼠妇、蛴螬、鸢尾科红花制成水丸，坚持口服，功效很佳。

1982年曾在苏州遇一更年期女子，肩胛、左臂到手持续钝痛，医院诊断神经性、风湿稽留症，针灸、药物未能改善，乃转用民间验方雷公藤，导致不良反应。吾劝她按照吴门先贤叶天士提及的久病入络疗法，给其开了当归100克、川芎80克、䗪虫50克、地龙30克、桂枝80克、桃仁30克、细辛50克、三棱50克、香附30克、木香20克、王不留行50克、西藏红花（鸢尾科红花）30克、大黄5克，碾末，水泛为丸，每回10克，日食三次。半年后来信感谢，谓连吃两料，已经痊愈。细辛虽然不属主药，但量放大未见毒副反应，且起镇痛作用，则不可厚非。

539. 甘草亦有帅才

甘草以味甜命名，生用宜于外治，炙后补中益气，《伤寒论》大都蜜炙，《金匮要略》除收入《伤寒论》方，其他皆投生品。因能吸附他药毒性，尚可抵消苦、酸、咸、辣之味改善口感，有解百药毒性论说，所以医家处方几乎均加甘草。既往对甘草认为属于点缀，非栋梁之才，排入处方三、四行列，连臣位亦难攀登，等于跑龙套靠边站者，有否皆可，无关大局。实际甘草有挂帅功能，不应小觑，一是《伤寒论》炙甘草汤以其为君，纠正心脏期外收缩早期搏动、脉象结代；虽然内含麦冬、桂枝、党参、生地黄、阿胶，事实验证甘草作用是第一位的，当为君药；尽管生地黄超过它三倍，但通过加减发现临床作用并不明显，说明非君主之药——而且方名已标出炙甘草汤。二是《金匮要略》甘麦大枣汤，也以甘草为主，小麦、大枣乃食品，调理女子脏躁，"喜悲伤欲哭，象如神灵所作，数欠伸"，取其甘缓、养胃、生津，解除精神变态，确见效果。故伤寒派统称以上为"疗病两首奇方"。老朽运用，施治脉搏间歇，甘草要蜜炙，15克左右；脏躁证意识失常则生用，开到30克以上，会发挥较好的成绩。

540. 葶苈子治喘放开投量

葶苈子性味苦寒，祛痰行水、泻肺平喘，医肺气不降、小便不利、全身浮肿，且有强心作用。《金匮要略》鳖甲煎丸中有它，临床消除癥痕、积聚，尚可散结。前人认为大黄之泻始于中焦，葶苈子则由上焦发力，故三承气汤泻下推陈投大黄，大陷胸丸化饮荡结用葶苈子。观仲景先师所定葶苈大枣泻肺汤、己椒苈黄丸、牡蛎泽泻散的应用，突出哮喘、行水两项，鳖甲煎丸之治疟母肝脾肿大不属重点。老朽取其强心利尿，调理肺内积液抬肩、张目严重哮喘，或心力衰竭下肢浮肿，都见功效。有的道友抓住"泻肺"两字，谈虎色变，只投数克，最多不越10克，避免发生意外；事实告诉该药十分驯良，开到30克亦未出现异常反应，宜放胆投之，让它发挥充分作用；若仍束缚战士御敌，不易获得理想成果。

1985年吾在厦门遇一漳州离休干部，支气管哮喘，下肢水肿，按之凹陷，医院诊断肺心病急性发作，呼吸困难，平卧气即窒息，脉象频数，坐着哮鸣声闻室外。就写了葶苈大枣泻肺汤，含葶苈子30克、大枣15枚（劈开），加入半夏10克、射干10克、茯苓15克、桑白皮15克、桔梗10克，日进一剂，分三次服。月余来函，谓连饮六天，便喘减痰消；把量压缩一半，又啜一周，基本治愈。夏虫语冰的保守思维，须彻底打破。

541. 猪苓的应用

猪苓性味甘平，行水、泄热、渗湿，医小便不利、黄白带下、脚气水肿，在《伤寒论》中与茯苓、泽泻混称"排尿三家"。茯苓健脾，治头晕、心悸、安神，泽泻降血压，治眩冒、阴囊出汗。猪苓的应用，和其殊途同归，《伤寒论》有五苓散、猪苓汤，《金匮要略》有猪苓散，均以行水为主，消除下通障碍。猪苓汤虽言及止渴，是猪苓与滑石、阿胶组方，单开并不明显；该药对尿少、灼热、疼痛，易见功效；关于其利尿大小，前贤曾有争论，存在龃龉，证诸临床，可以肯定不低于泽泻。老朽调理肠功能紊乱腹泻症，或泌尿系感染、前列腺增生小便淋沥，若与茯苓相比在利水方面超过一倍，泽泻、茯苓、猪苓三味合作，最易提升药力。近来由于售价较高，医家望而却步，投用减少。

1969年在宁阳诊一慢性肠炎患者，常在夜间反复发作，呈稀水样，病情缠绵二年，反复发作，身体虚弱，体重下降八千克。吾嘱其转吃民间验方，以白术15克、猪苓15克，水煎分两次饮之，坚持勿懈。先后共服五十余剂，竟完全治愈。一是说明白术补中益气，兼可行水；二是猪苓所起的分化二阴、利尿固肠作用，应视为第一。既往猪苓伤肾之说，量不越标，局限30克内，不会发生类似现象。

542. 龙骨、牡蛎固脱

龙骨、牡蛎，《伤寒论》列为对药，同台露演，联袂出场。龙骨甘涩、镇静安神、催眠定惊、宁嗽止带；牡蛎咸平、软坚散结、消瘿缩瘤，只在沉潜浮阳、制止多汗有共同点，其他则存差异。牡蛎非完全收敛药，解除噩梦纷纭逊于龙骨，内散慢性红肿炎块、淋巴结核则称独秀。杂方家将龙骨用于惊厥、癫痫，配伍马宝、朱砂、天麻、牛黄、猴枣；疮疡久不愈合，与赤石脂、炉甘石、乌贼骨、孩儿茶外敷同用。牡蛎疏泄，调理头痛、烦躁、坐卧不安，配伍石决明、珍珠母、紫贝齿、玳瑁介类潜阳，都起重大作用。水煎龙骨、牡蛎须20～50克，量小难见其效。老朽除仿照清贤陈修园给予水饮内泛，龙、牡"为治痰之圣药"，还着重固涩防脱，加入四逆汤中急救危笃、力挽狂澜，收敛下利水谷。

1970年吾在新汶诊一老妇，夏季夜间乘凉贪吃冷食，头痛、恶寒，发汗后遍体淋漓，卧床不起，大便完谷不化，日下四五次，脉象微弱。曾授与炮附子20克、干姜15克、吴茱萸10克、茯苓15克、甘草10克、黄芪20克；饮了三剂，毫无转化，乃添入龙骨30克、牡蛎30克，水煎，仍分三回服。连啜两帖，情况改善；稍减附子、干姜、吴茱萸之量，继续巩固，又用四天即愈。龙、牡二味雪里送炭，发挥了核心疗法，虽然不是利尿药，腹泻也得到纠正。

543. 麻黄的运用

麻黄在《伤寒论》中，首见于群方之首桂枝汤的第二位麻黄汤，以开腠理、解表现身医界。随着社会进展、客观需要，除用于风寒外感及呼吸系统哮喘、咳嗽，提升血压、利尿内消水肿功效已近失传。麻黄汤方后注要求该药水煎先去上沫，伤寒家解释抛掉浮油，避免心烦、呕恶，实际不必掠该沫，临床很少发生此种情况。弃节、根工序尚应遵守，因含麻黄伪碱，起收敛作用，属止汗药，和麻黄茎的麻黄碱发汗相反，缺乏了解，就会造成误治。麻黄退烧，通过发汗散热，利小便是次要的，与石膏化解阳明高烧降体温不同，石膏清里，寒凉泄火，减低中枢产热，切勿混为一语。老朽曾仿效观音庵禅师调理感冒风寒哮喘、咳嗽，于相应处方内加入全麻黄，茎、节、根合用，开鬼门发汗功力不佳，平喘止嗽并未削弱。

1968年冬季，在德州诊一曲艺演员，因寒冷外袭恶寒无汗，呼吸喘促、以咳嗽为主、仰卧转剧、吐白色稀痰，脉象浮紧，尿液清长。吾即运用了上法，有全麻黄10克、桂枝10克、干姜6克、细辛6克、五味子10克、半夏10克、桔梗10克、白前10克、茯苓10克，日饮一剂，水煎分二次服，啜热粥一碗、盖被温覆。两小时身见微汗，没有明显湿润，哮喘、咳嗽均已缓解；善后更方，又吃四帖而愈。藉此录出，提供研究。

544. 鳖甲煎丸临床观察

鳖甲性味咸平，滋阴降阳、活血化瘀、消坚散结，《金匮要略》医疟母肝脾肿大。对骨蒸劳热、睡时盗汗、长期存在的慢性炎块，皆有施治功能。若养阴清热、祛火潜阳用生，破除癥瘕积聚，醋炙打碎碾末口服。煎剂量不宜小，10~30克，多则60克，因属食物、俗名团鱼之背甲，无毒副作用，《金匮要略》载有名方二十三味灰酒煮制的鳖甲煎丸。该药进入商品市场，应用广泛，老朽给予许多杂病，反馈较好，如甲状腺结节、子宫肌瘤、肝硬化脾大、乳腺小叶增生、慢性盆腔炎、班替氏综合征，疗程虽长，确见效果。

1969年吾在新泰遇一患者，从未感染过疟疾，脾大超出正常一倍，医院诊断原因不明，怀疑生理性，左上腹胀满、痞硬、牙龈溢血、身体日趋羸弱，乃转求中医。当时吾嘱其购买鳖甲煎丸，按说明加三分之一量。两月后症状即减，已可打拳活动、体重上升；继续未停，又七十天B超检查，脾大现象消失。鳖甲煎丸的特殊作用，值得认真探讨。

545. 香豉的应用

《伤寒论》所投香豉，即淡豆豉，性味苦寒，透表散热、和胃除烦，医轻型风热感冒、胸内闷满、怫郁懊恼。与瓜蒂配伍，保护脾胃，防止因吐伤害中气。由于和瓜蒂组方，认为帮助催吐；栀子豉汤"得吐者止后服"，误称吐药，应彻底纠正。主要成分是大豆，本无发汗功能，然酿造添入辛散之品，借其激发兼可宣开腠理。临床家重点同山栀子结合，调治虚火内扰心烦、懊恼、反复颠倒、严重失眠，虽疗力不及酸枣仁汤、黄连阿胶鸡子黄汤，但解除精神不安以大量山栀子当君，却优于二方；栀子豉汤副作用大便转溏，属一大缺憾。该汤应注意香豉水煎必须后入，10分钟便可，否则转成糜粥不利口服，与瓜蒂散的吃法同中有异。民间常取葱豉汤发汗，鲜葱的辛散亦是主力，与香豉平分秋色，葱量超过50克，单独水煎亦能开表。

1952年吾在吴桥遇一外感风寒患者，头痛、怕冷、骨楚、无汗。嘱其用鲜葱两株切碎，加小米30克煲粥，趁热喝下，盖被温覆。一小时就汗湿衣衫，病情消失，一剂而愈。经验提示，若含香豉，当会更好。

546. 甘草解附子毒

《伤寒论》四逆汤药物的量别，很少人深化研究。甘草不属主将，但投量超过干姜，除补中益气、矫味改善口感，尚分解附子所含乌头碱、降低毒性。此论由伤寒家刘冠云先生提出，开始语惊四座，验诸临床，附子量大，只要配入甘草，副作用小；反之易于中毒，兴奋、烦躁不安。曾传授他的弟子：凡附子开到15克，皆加甘草，蜜炙最佳，给予乌头、天雄更应遵此标准。老朽涉足医林，风雪雨霜数十年，注意这一论点：一是慎投生附子；二是掌握久煎、蜜煮、高温炮制；三是添甘草改变附子毒性，吸收与医疗无关的有害成分，渡舟济人，保证安全。

1953年吾在德州遇一市民因患急性肠炎，遗有腹痛现象，喜按、热敷则舒，要求授一小方常服。即开了炮附子10克、干姜6克、吴茱萸6克，水煎分两次用；饮后好转，半月病状消除，却发生烦躁、失眠、精神不安，嘱咐停药。过了四周又行发作，就以上方加炙甘草15克试之；连吃十八天，没再出现过度兴奋现象；把量削减，继续未缀，逐渐痊愈。看来甘草对附子的解毒经验，还要留言岐黄道上。

547. 剖析柴胡劫肝阴

北柴胡又名大柴胡，是一味良药，无毒副作用。除按《伤寒论》调理少阳、和解表里，尚能启腠发汗、宣散外感热邪，功力低于麻黄。在杂证，能疏泄肝火、内消气结，最易大显身手推陈致新，故逍遥丸、疏肝散奉其为君。只有叶派体系怕"劫肝阴"敬而远之，偶尔亦开"鳖血柴胡"，实际属于点缀、防战盾牌。老朽依据临床柴胡量大很易发汗，伤及津液，若不需要开鬼门透表，盲目应用，就会发生包括损及肝藏血的夺阴现象，反成杀手。站在公正立场上讲，并非为叶派群体解脱，南产狭叶柴胡不宜入选，北方的大柴胡也要局限25克，否则城门失火就可殃及池鱼，导致阴亏阳旺的必然。

1959年吾在山东中医学院诊一家庭妇女，适值更年期，常出现自主神经功能紊乱，此次感冒入里，往来寒热、胸胁苦满、身痛、发烧、无汗。曾给予小柴胡汤，为了宣散开表、疏肝理气双向施治，将柴胡用到25克；汗后外邪消退，却口渴、目赤、脑鸣、烦躁、大便干结、坐卧不宁，乃改与生地黄、女贞子、白芍、牡丹皮、旱莲草养阴抑阳剂，才得以扭转。柴胡劫肝阴的学说，还不要视为空穴来风，从而轻率地批判。

548. 葛根耗胃汁质疑

葛根宣散解表、开放阳气，曾列为辛平风药；生津止渴，往往被忽略，时方家因受叶派影响，亦常言"葛根耗胃汁"。肇始有三：一是升散提阳，二是开腠发汗，三是固肠止泻，从而误认为该药伤损津液。因津液来源于脾胃，导致"耗胃汁"的结论。这一观点有其可信的一面，然真正"耗胃汁"的苍术，却是漏网之鱼。多年来吾以葛根居首，应用葛根芩连汤，调理夏季腹泻即急性湿热肠炎，每剂投予30克易见功力；次则施治心、脑疾患，降血压、血脂，扩张血管，排除自由基，改善动脉硬化，减少耗氧量，都起明显作用，没有发现所谓"耗胃汁"的迹象，从未受该说束缚，身陷囹圄。

1967年老朽在博山诊一饭店会计，感冒后血压升高，肩凝，项背强直，口渴喜饮，脉搏滑数，舌苔干燥、白厚，无汗而不恶寒。给予了白虎加葛根、党参汤，含葛根30克、党参15克、石膏45克、知母15克、甘草6克、粳米60克，水煎分两次啜下，吃热粥一碗，卧床取汗。只服一帖，体温下降，颈项、肩胛、背部不适均随着消失。在解表、抑制发烧过程中，也未见到"耗胃汁"致害的情形。

549. 菖蒲的功用

温病学派的形成，与外感热证流行有关，虽受河间影响，非传承刘完素衣钵；清贤王孟英属其成员，然处方遣药不一，实为杂方家。业师耕读山人，乃典型伤寒家，曾推赞王氏为晚清之范、医林一绝。后人师法王氏的技艺，重在灵活，反对守株待兔。因他善于开结，在运用《伤寒论》《金匮要略》半夏、瓜蒌、枳壳、黄连、厚朴、薤白、郁金过程中，喜加菖蒲，堪称特色，得到好评。菖蒲分石菖蒲、九节菖蒲，王氏处方二者均投，以九节菖蒲居多，性味辛温、不归热药，芳香化浊、宽中开窍，能消除胸腹胀满，痰、气、食、火聚结，改善耳聋、健忘，显示开、通二字。民初杂方派受此启发，给予小陷胸汤、枳实薤白桂枝汤，常添入菖蒲，就是孟英的遗留，解散怫郁之邪视为必选。经验小结，九节菖蒲以15克封顶，不易中毒；石菖蒲放大控制20克，恰到好处。

1966年春，吾在山东省中医院遇一铸造专家，因气滞胸闷、痞满、厌食、打嗝，吃健胃消导药未效，乃来就诊。开始给予半夏泻心汤，反馈不佳；即转与小陷胸汤，计瓜蒌45克、半夏15克、黄连15克，增枳壳15克，仍无改观；随动用九节菖蒲，写了15克，水煎分三次饮下，日进一剂。连服三天，病情锐减；又继啜两帖，症退而安。菖蒲的化积，确起理想作用。

550. 山楂是药、食之宝

山楂性味酸甘微温，属药、食两用品，活血祛瘀、开胃消积，医产后子宫回缩缓慢恶露不绝，抗动脉硬化降血压、血脂，改善心、脑供血不足，纠正纳呆，解除腹内胀满、对肉类停留不化功力最佳，谓之健胃药。同神曲、麦芽、槟榔合称"四仙"，又名"四消饮"。生用15～30克，泛酸、灼心均不宜服；炒后10～20克，不在此限。民间制成的山楂糕、糖葫芦，销行全国。北方习呼"红果"，加工酿作蜜饯，调理老年口干、食欲不振、爱打哈欠、坐着嗜睡，去核吞肉，每日7～10枚，可预防脑血管梗阻，且有强心疗能。翰苑前辈白雪村喜吃本味，身体较瘦，年逾九旬，血压、血脂、血糖、血黏稠度和30岁者相似，百岁后方魂升天国。写出提供实验研究，介绍应用。

551. 麻黄利尿

《伤寒论》麻杏石甘汤原医哮喘，《金匮要略》越婢汤治风水身体浮肿，前方去杏仁加生姜、大枣，二方主药一样，针对之证悬殊。越婢汤麻黄超过麻杏石甘汤二两，因有"一身悉肿""续自汗出"病状，已由发汗转向行水，突出利尿，占疗力一半。既往将发汗置于整个治愈转机，抹煞小便排水，比较片面，表里双向调节，是麻黄一大看点；从《金匮要略》甘草麻黄汤用于里水，就可洞晓它的利尿亦占重要地位。老朽受外界客观影响，以麻黄发汗为主，把通畅尿道放在边缘、附属，甚感愧疚。自运用麻黄处理尿闭，才体会到它的这一作用。

1957年在山东省中医进修学校诊一五十岁企业职工，前列腺增生，大于正常二倍，小便淋沥，夜间加剧，每小时解下一次，难以入眠。开始授与固涩剂，未获效果，加大量牡蛎、鳖甲散结，仍无反响；为了解除痛苦先行疗标，即开了麻黄30克、泽泻15克、猪苓15克，以通施治，水煎分三回服之。事竟巧合，当天排出大量蓄尿，晚上起床两次，鼾睡至黎明；善后改换活血祛瘀药，前列腺增生状况减去百分之八十。先贤训语：读书、学习、师法前人，重在分析、联想、揣夺、笃身最高境界，才会吻合实践，箭不虚发。的确如此。

552. 平衡血压注意求本

《伤寒论》四味解表药各有特色：麻黄升血压、发汗力强；葛根降血压、发汗低于麻黄，专疗项背强几几；桂枝活血通络，发汗力弱，降血压不如葛根；柴胡发汗次于麻黄，量大亦升血压，赶不上麻黄，属于二三级药物。老朽临床升血压，因麻黄发汗损伤津液，突出补字，投东北人参；降血压不开葛根，而用夏枯草、黄芩，仍以辨证施治为基础固守前提，效果斐然。有的以消除病状居主，将血压置诸次要地位，也能邪去血压随着恢复正常。所以应考虑寻本探源，不宜从血压高低盲目投标，弃根取叶的观点，是背离岐黄之道，走入误区。

1959年吾在山东中医学院遇一大学教师，以神经性头痛求诊，吃药打针无功，专延中药调理。当时曾授予夏枯草、葛根、黄芩、钩藤、杜仲降血压之品，连服十天，依旧如故；在四顾茫然的情况下，转向最高法则辨证施治，根据表现开了六味地黄汤，计熟地黄15克、山茱萸15克、山药10克、牡丹皮6克、茯苓6克、泽泻6克，加女贞子10克、旱莲草10克，镇肝熄风的全蝎7克、蜈蚣2条，嘱其水煎，分两次口服。先后共饮四十余剂，吉人天相，竟逐渐平安；事隔一年，血压下降，恢复往日，没再反弹。小案一则，说明岐黄执业要掌握"邪"客人身的原始起因。

553. 阿胶催眠

仲景先师遗留调理浅睡、易醒、不眠、多梦三首处方，《伤寒论》有栀子豉汤、黄连阿胶汤，《金匮要略》有酸枣仁汤，君药山栀子、黄连、酸枣仁，清热、凉心、镇静安神。师法者往往视阿胶为点缀，放在边沿地位，乃一大失策，实际它的养阴益血对治疗失眠亦起杠杆作用，临床过程中屡见不鲜。阿胶又名驴皮胶，开始产于山东东阿，故称阿胶。蛤粉炒成珠状，去掉黏性，击之便碎，称阿胶珠。能提高人体免疫力，改善白细胞、血红蛋白低下，制止出血，纠正营养不良、蛋白缺乏、贫血性水肿。其催眠机制养心补血，因血肉有情，和灌木之果仁酸枣仁不同。每次投量15～30克，与夜交藤、酸枣仁联合组方，能取得更佳良效，外界点赞由食品转向圣药。

1956年吾在山东省中医院诊一新闻编辑，习惯性失眠、烦躁、懊恼，甚至一夜不能合眼，头脑昏沉、记忆大减、极度疲劳、体重下降、焦虑、厌生。曾给予黄连阿胶汤加山栀子、酸枣仁，反馈较佳，但数日又行发作；遂变化用量，加重阿胶，计黄连15克、黄芩15克、白芍15克、阿胶30克、山栀子15克、鸡子黄一枚（冲），水煎，下午五点、晚上十点各一次。连饮十天，病情递减；更方三回，阿胶保持原量，过了五周，未再复发。阿胶安眠，疗力功不可没，这是业医生涯一段轶事。虽删去酸枣仁，也未受到影响。

554. 麻黄的妙用

麻黄全株因含麻黄碱、麻黄伪碱两种相反成分，故发汗去根节取茎，止汗用节与根。水煮要去上沫，避免心烦、恶心，乃人所共知。和桂枝相配解表力强，不加桂枝则难得汗，若药后吃热粥、盖被温覆一小时左右，便会汗湿衣衫，大都缺乏掌握。它的利尿功能亦被忽略，没有依据《金匮要略》治疗里水样板投甘草麻黄汤。老朽家传：凡发汗祛湿，添桂枝；利尿消除水肿即里水，均不加桂枝，防止出汗阴阳两虚，影响下通小便。经验告诉，麻黄行水功力虽不如猪苓、泽泻，却超过茯苓，大剂应用，咸见效果，也可列入祛水阵营。

1980年吾在山东中医学院遇一企业行管人员，从头面到四肢浮肿，医院诊断原因不明，低烧、出汗、无恶寒现象。曾仿照越婢汤、甘草麻黄汤模式，开了麻黄20克、石膏20克、甘草10克、猪苓15克、生姜6片、大枣10枚（劈开），水煎分三次饮之。连吃两剂，体温下降、尿量大增；又啜三帖，水肿全退。无疑，麻黄起了核心作用。

555. 鳖甲治疗慢性盆腔炎

鳖甲性味咸平，养阴清热、软坚散结，能医疟母、肝脾肿大、骨蒸盗汗；乃鳖的上盖，鳖无腹板，加工熬胶，称鳖甲胶，功力亦优。息风潜阳不及龟板、玳瑁，消积化癥、解除慢性炎块则占首位，《金匮要略》载有鳖甲煎丸。抑制阴虚阳亢用生，炙后活血破瘀力强。煎剂量大15～40克，慢性疾患宜碾粉水泛为丸，长时久用。妇科名家调治慢性盆腔炎、子宫肌瘤，以其居君，同桃仁、䗪虫、牡丹皮、川芎、三棱、制乳香、莪术、桂枝、丹参、炒没药、细辛、王不留行、少许大黄组方，两个月划一疗程，很见成果。因非泻药，禁忌不多。老朽秉承业师心传，取开、散、行瘀三部曲，对炎块实现内消，也起良效。

1971年吾在山东大学诊一继发性不孕，月经延期、量少，下腹部坠胀、隐痛，医院检查盆腔炎、输卵管阻塞，屡疗未愈，转中药试之。即用了活血、散结、逐瘀法，壮士断腕，嘱咐坚定信心，授以鳖甲200克为主，配合牡丹皮60克、川芎60克、丹参60克、红花60克、三棱60克、细辛15克、猪苓20克、制乳香20克、炒没药20克、䗪虫20克、王不留行40克、大黄10克，碾末，水丸，每回10克，日服三次。连吃一料，症状减退，输卵管积液、变形消失；半年后妊娠，孕期健康，产下男儿。

556. 综合疗法值得提倡

仲景先师所投对药，习称"鸳鸯品"，即功能吻合，亦有作用各异，甚至性质相反，如麻桂解表、膏知清热、姜附温补、龙牡镇惊、枳朴行滞、瓜蒌开结、遂芫驱水、水虻破血，另有姜连消痞、桂石截疟、黄附攻寒、遂草缓泻、姜枣调和营卫、柴芩和解少阳。伤寒家师之，杂方派亦继续遥承，虽然时方传人强调表里、寒热、虚实分别单一疗法，在病情需要的情况下，他们也选择投用。综合医疗是经典独具特色，《伤寒论》《金匮要略》二书体现最多。老朽除石膏、附子不予同方，其他则不断临床，很少发生不良反应。

1964年在山东省中医院遇一慢性腹泻，每天更衣数次，水走肠道，几乎无有小便，医院印象肠炎、肠功能紊乱，病史二年，久治不愈。接手三个月，反复更方，仍无效验；乃仿照南地伤寒家辛热、苦涩合方，授与干姜10克、炮附子10克、黄连10克，水煎分两次服。日饮一剂，坚持一个月，已见功力；又吃四周，泻止而安。这一寒热共治案例，可以说明打开思想保守的束缚，极有裨益。

557．逍遥散的临床

逍遥散是由《伤寒论》四逆散、小柴胡汤化裁而来，含当归、白芍、柴胡、白术、茯苓、薄荷、甘草、生姜、大枣，疏肝解郁、健脾养血，调理气机不畅、神经衰弱、心悸亢进、月经紊乱先后无定期。一般头痛加川芎、白芷，胸胁胀满加瓜蒌、枳壳，乳腺小叶增生加香附、青皮，盗汗加浮小麦、麻黄根。虽以柴胡为首，量不宜大，否则透表伤津反致火旺，落入"劫肝阴"的窠臼。这一良方举世公认，疗途很广，理肝专家视为补养、宣散、开结的妙药。老朽常给予肝炎、胸膜炎、慢性胃炎、精神易惹、忧郁症、肋间神经痛。薄荷向导，防其发汗，局限3克，取同柴胡驱逐外邪，可升高投量。

1957年在山东省中医进修学校，遇一农家四十岁妇女，肩胛、背部疼痛，感觉似冷气外溢，面积约有手掌大，已发生八个月，吃热剂转剧。吾曾采用温药和之、重点宣散，开了柴胡15克、白术10克、白芍10克、当归10克、茯苓6克、甘草6克、薄荷6克、生姜6片、大枣6枚（劈开）。日进一帖，连吃一周，病情递减；嘱咐继服，共啜二十余天，未再复诊，经乡亲传话，已症消而愈。

558．玉女煎的应用

玉女煎属于杂方，医肺、胃火邪上冲牙痛、齿龈红肿、溢血。由石膏、熟地黄、麦冬、知母、牛膝组成，对复发性口腔溃疡无明显功力。老朽临床给予口臭，加香薷祛秽化浊，干咳无痰加瓜蒌滋润生津，熟地黄改为生地黄，能提高药效。牛膝投怀牛膝引热下行，不应少于15克，鲁北医家施治牙痛、咯血减去牛膝添入大黄2~6克，釜底抽薪，很有意义。大瓢先生突出鲜地黄，清火凉血，把量开到超过石膏，每剂30~60克，被誉为独树一帜。

　　1954年吾在德州遇一肺燥患者，咽干、喉痒、频频饮水、尚有严重口臭现象。就开了本汤，计石膏30克、生地黄30克、麦冬20克、知母20克、怀牛膝20克，且增香薷15克、瓜蒌30克，日服一剂，水煎分三次饮下。连吃七天，病情消失大半，大便秘结也随着解除，已转向健康。尔后注意观察，实践价值并不低于甘露饮。

559．小柴胡汤治夏季感寒

　　吾少时见一被褐怀玉、有真才实学、不闻遐迩的荀姓岐黄大家，四方学者名流尊其为"师"。调理春夏秋冬感染不正之气，不投藿香正气散，专开小柴胡汤加藿香，凡头痛、呕恶、发烧、无汗，随即应用。指出《伤寒论》小柴胡汤对象无严格限制，不拘伤寒、温病之分，适应证皆可服之，方内含有黄芩，苦寒泻火，宜于外感流行性热病。若局限心烦喜呕、胸胁苦满、往来寒热、嘿嘿不欲饮食四种表现，便失去广阔疗途，关闭了仲师的经验灵活运用之门，从文中或渴、或心下悸、或腹中痛、或咳、或小便不利、或胁下痞硬，附言都能饮用，表明它是多向性治疗药。在抵抗邪气过程，将人体的转化机制描述为"上焦得通、津液得下、胃气因和、身濈然汗出而解"，总而言之，是条畅其里、解外退烧。荀丈这一阐述，曾受到医林赞扬，谓别开生面。老朽欣赏该翁论点，除用北柴胡放大剂量，亦把黄芩当做杠杆，舌红苔黄、脉搏频数，同柴胡相等，否则低于柴胡三分之一或二分之一。灵活配伍，既吻合客观需要，也不影响柴胡发挥元戎作用，有利无弊，不会产生以宾夺主。

　　1963年夏季，在青岛诊一海关人员，夜间雨后入厕，冷风入侵，身痛、骨楚、口苦、无汗、体温升高。当时就授予小柴胡汤，未加藿香，计柴胡20克、黄芩15克、党参10克、半夏10克、甘草6克、生姜8片、大枣10枚（劈开），水煎；吃了两剂，没见缓解。乃提升柴胡至24克、黄芩降到12克，又啜一帖，嘱咐喝热粥一碗、卧床温覆助化药力；约一小时，汗出而愈。

560．瓜蒌宜用全果

　　瓜蒌果苦寒，分皮、瓤、仁，皮宽中开胸，瓤润肺祛燥，仁通利大便。仲圣二书投予全瓜蒌，综合运用，无皮、瓤、仁之分，发挥三项功能。全瓜蒌临床可解除痰、气、食、热结胸，与半夏、黄连配伍，如小陷胸汤；其次施治胸痹痞塞、疼痛、牵及背部，和薤白、枳壳、米酒组方，如枳实薤白桂枝汤。家父指出：瓜蒌医疗，一言以蔽之，以开结为主，宜于上、中二焦。与大黄泻火直达肛门不同，功在缓通，不属泻药。它的适应证，大黄虽然通利居优，对胸痹、小结胸都有翅难展，柴门传授：凡胸闷、胀满、气短、感觉似物梗阻，均用本品。疼痛与否不列为重要病状，只有加入薤白、丹参、川芎、郁金、三七参，疼痛才划归瓜蒌选取标准。瓜蒌皮富软坚特性，社会上流传其抗癌之说，未有充分得到临床落实，切勿盲目滥用。

1983年吾在兖州遇一企业工人，因吸烟、饮酒内蕴积热，猝然间胸膈满闷、呼吸不畅、严重窒息，无呕恶现象，医院怀疑中毒、心肌梗死，要求会诊。老朽开了小陷胸汤加减，含全瓜蒌60克、枳壳15克、厚朴15克、桔梗10克、陈皮10克，水煎分三次饮下。吃了一剂，感觉良好，更衣两回，症状去掉大半；又啜一帖，即病消而安。借此写出，提供研究瓜蒌的参考。

561. 枳朴同用之佳

《伤寒论》《金匮要略》所投枳实，指的枳果，即成熟的枳壳，和目前应用的嫩果枳实不同。枳壳性味苦寒，行气散结、消食化积、祛痰开痞，功力在胸；厚朴苦温，利气消胀、宽中蠲浊、燥湿祛饮、定喘止咳，功力在腹。二味联袂临床，属于对药，亦称"鸳鸯品"，小承气、大承气汤内就是例子。后人师法，一方合用，战绩双收。实践观察，小陷胸汤加枳壳，能增强调理热实结胸气短、按之则痛；小柴胡汤加枳壳，促进解除心烦喜呕、胸胁苦满、嘿嘿不欲饮食；小青龙汤加厚朴，利于平喘、治疗咳逆倚息不得卧；大黄硝石汤加厚朴，发挥疗腹满、小便不利、攻下的作用。民初山左先贤委派枳壳、厚朴，强调笼外同飞，上下互治最为有益，体现南阳运筹帷幄组方的特色。

1965年老朽在山东省中医院诊一邮电员工，胸腹胀满、纳呆、精神不振、烦躁，大便干溏不一、二三日一行，B超肝脾正常、钡透胃炎、十二指肠溃疡。开始曾以白术为主，促进运化；汤下反而转剧。乃改开小陷胸汤，计半夏10克、瓜蒌30克、黄连15克，加枳壳15克；药后感觉良好，但减不足言。乃依照北派伤寒家经验，添入厚朴15克，日饮一剂，水煎分三次服；连啜五天，病去大半。枳壳、厚朴二药携手出场，可获得理想的效果。

562．竹叶汤可以应用

防风性味辛温，胜湿止痛、疏风散寒，医外感头痛、项强、四肢痉挛、关节屈伸不利。《伤寒论》无有此药处方。《金匮要略》竹叶汤、侯氏黑散、薯蓣丸、防己地黄汤、桂枝芍药知母汤均含本品。除常与麻黄、桂枝、荆芥、紫苏、生姜发汗排邪，尚疗耳鸣、过敏性皮肤瘙痒，功力平妥，属大众化药物。调理产后中风头痛、喘息、发热、面赤所投竹叶汤，看似庞杂无序，人们认为内存错简，避而不用、事出有因；但民国时期大瓢先生却断言该方可以临床。

1955年老朽曾于德州诊一市民太阳伤寒，颈背强直、无汗、手足发凉、面红、尿少、呼吸喘促、身体肌肉关节疼痛，症状表现没有规律性。即开了此汤，计竹叶15克、葛根30克、桔梗10克、党参10克、防风20克、桂枝10克、炮附子10克、甘草6克、生姜10片、大枣6枚（劈开），推葛根、防风为君，竹叶降浮火下通膀胱，水煎分二次服，吃热粥一碗以助药力。仅吃二剂，得汗而解，证情随着消失。事实告诉，竹叶汤起了治疗作用。

563．吴茱萸镇呕止痛

火神派突出附子，调理阳虚、命门火衰，无有疑义；然温里、祛寒、止痛，不如吴茱萸。吴茱萸亦属火药，却被冷落，实乃一项缺失，令人感到遗憾。阳虚往往与里寒同时存在，投四逆汤尽管对证，而腹痛、下利清谷附子功力欠佳、鞭长莫及，添入少许吴茱萸或和附子齐量，可发挥登峰作用，尤其镇吐、固肠、抑制吐涎沫，占绝对优势，非附子能以比拟——四逆汤加吴茱萸，在北派伤寒家，曾视为妙招。

1958年春季，老朽于山东省中医进修学校门诊部遇一林业干部，身形较瘦，喜热怕冷，属阴性体质，因吃低温加热隔夜食物，暴发胃肠炎，上吐下泻、脉象沉微、凉汗频仍、有虚脱表现。曾给予干姜15克、生附子30克（先煎二小时）、炙甘草10克，即四逆汤，水煎，六小时一次、分三回服；啜后转佳，惟呕恶、腹痛依然未减。步前辈足跡，增入吴茱萸15克；连饮两剂，症退而安。吴茱萸的镇呕止痛作用，不宜低估。

564．石膏与温热合方

石膏大寒清热，居凉药之冠，《伤寒论》医热邪烦躁列为专品。难溶于水，开到100克水煎分4～6次服，无不良反应。除不与附子配伍，能和温热药物麻黄、细辛、桂枝、干姜组方，如麻杏石甘汤、白虎加桂枝汤、小青龙加石膏汤。仲景先师投至一斤，约160克，树立使用大量榜样，摆脱了河北张锡纯前辈用量过多遭受批评之迷。山东南阳传人大都谨慎，局限60克，很少升到100克。因同他药合作，缺疗力等级统计，没有相关详细报导。老朽临床，凡素有支气管炎、支气管哮喘史，感冒恶寒无汗、口干、舌红、烦躁，均以麻黄、石膏为主，选用小青龙加石膏汤，获益良多，无论咳嗽、哮喘，一般三剂见效，这是家遗心得，可供研究。

1971年吾在山东大学诊一老年慢性支气管炎者，咳嗽并发哮喘，烦躁难眠。即授予此汤，含麻黄10克、石膏45克、桂枝10克、半夏10克、细辛6克、干姜6克、五味子10克、白芍10克、甘草6克，水煎分三次饮下。每日一剂，连吃三天，就能平卧；又继续五帖，停药转安。

565．神曲的运化

神曲性味甘温，由麦粉、麸皮、杏仁、赤小豆、辣蓼、青蒿、苍耳草发酵酿制，俗称"酒母"，全名"六神曲"。健脾开胃、消食止呕、祛胸腹胀满、改善纳呆、除烦化积，《金匮要略》薯蓣丸含有本品。其他范志曲、采云曲乃多种药物合成，未经发酵，有解表胜湿作用，与此不同。神曲善于调理脾胃，和麦芽（或谷芽）、山楂、槟榔合用曰"四仙""四消饮"。它的功力与山楂相仿，超过麦芽，下行利气不如槟榔。北方医家取其配伍山楂，列入促进食欲"二宝"；个别仲师传承者起用枳壳、厚朴，宽中消导，神曲投予较少，且言似"果子药"，效能低微，同枳、朴相比，逊于上乘，属糟、料酒类民间调味品。究诸实际，应放在药谱内提倡医疗，是一味优选药，不仅疗能可以发挥亮点，且易口服。

1956年吾在山东省中医院诊一市民，胸闷腹胀、闻饭味即饱、下利完谷，严重消化不良，曾吃理中汤、保和丸、烂积散未见战果，委老朽设法回春。依据柴门经验，嘱咐购炒黄神曲300克，碾末，红糖100克，混合拌匀，每次10

克，日啜三回。连吃两料，病情减退，来函相告，未再复发。小方一首，解脱了顽症，令人欣喜。

566. 百合治神志异常

百合甘淡微寒，清心润肺、止嗽安神，医燥邪内扰、虚火妄动、精神恍惚、惊悸不眠。《神农本草经》谓尚利大小便，补中益气。养血之说不够明显。民间制成细粉，煮熟，加红糖名"百合粥"，属保健食品。清代官僚阶层取花催眠，富镇静作用。《金匮要略》所载百合病，常默然、口苦、尿赤、脉搏微数、如神灵附身，后世认为乃大病之后余热未退，实际是思想外驰、情志不遂，属于精神疾患。处方以百合居主，配合知母、生地黄、滑石、牡蛎、天花粉、鸡子黄，清化虚热、凉血、固阴、潜阳，从根本考虑，发挥安神功能，是寻源疗法。近代医家对百合看作营养品、"果子药"，投予很少，但其调理神经衰弱、忧郁症，都有临床价值，宝匣遗珠十分可惜。

1965年吾在陵县遇一企业人员，二目呆视、沉默寡言、有时自语、夜间发笑、脉象沉数、无饥饿感，家庭喜看《聊斋》，妄信狐仙纠缠，各方就医未获转机，急来求治。曾按痰邪用药，授与半夏、天竺黄、竹沥、茯苓、沉香曲、九节菖蒲开窍；似水掷石。于山穷水尽的情况下忆及此药，开了百合30克，加龙骨15克、牡蛎15克，另添浮小麦60克、生甘草20克、大枣20枚（劈开），即甘麦大枣汤，水煎分三次饮下；事归巧合，竟然生效。将百合升至60克，嘱咐继服勿辍；凡三十余剂，逐步恢复正常。毋庸置疑，百合畅志调神起了重要作用。

567. 麦门冬汤润燥止咳

麦门冬甘凉，寒性小于天门冬，滋阴润肺、清心除烦、养胃生津，医热邪内伤口渴、便秘、久嗽无痰，疗液亏羸瘦、虚劳不足、难下乳汁，在肘后药囊中，属壮水濡枯药。《伤寒论》有竹叶石膏汤、《金匮要略》有麦门冬汤。凡肠道干涸更衣困难，给予30～60克，燥屎易于下行——乃大病之后或老年活动减少所致无水停舟，都起作用，和玄参、生地黄相配，名"增液汤"，收效更好，是《温病条辨》著名良方。师法南阳炙甘草汤，近代同道谓能强心、调整心律不齐、纠正期前收缩、改善间歇脉，老朽以为恐系炙甘草、桂枝、生地黄、党参的成绩，麦冬不是标杆，勿要列入主攻方向，防止鱼目混珠、贻误后人。

1957年吾在山东省中医进修学校执教时遇一军医，曾感染过肺结核，已经钙化，因外出抢救伤员，咳嗽不止、口燥咽干、胸痛、不吐痰涎，精神压力较大、怕旧病复发、惶恐不安。老朽数度考虑，写了治肺痿的麦门冬汤，含半夏6克、麦门冬20克、党参15克、甘草10克、大枣10枚（劈开）、粳米60克，加杏仁10克；药后反馈乏力，大便三日仍未排出，将麦门冬提到60克。每天一剂，连服三帖，战果明显，展现了药能，入厕两次，咳去大半。基此，接受经验教训，量小难得冠军。

568. 御龙可投平肝汤

清末山东伤寒派，调理肝气、肝火亢盛、郁结而致疾患，有的不投四逆散、逍遥丸、小柴胡汤，以小承气汤加香附、白芍、柴胡、川楝子，能解胸闷、胁胀、肋间疼痛，行强开、宣散、通下疗法。特色有三：一是大黄极少、柴胡量大；二是枳壳、厚朴、香附、白芍为臣；三是突出川楝子行气镇痛。因门户之限，大都不投檀香、郁金、绿萼梅、玫瑰花，形成自己的遣药体系，被外界称"鹤鸣声来"。见效标准，除症状转化，不让肠道泻下，或大便只排1～2次；重点放在中焦，肝炎、胆囊炎、胰腺炎均可应用，无左右部位之分。此种疗法临床虽然不太广泛，天山一角，疗力宜师。

1982年吾在杭州诊一科技专家，因患胃炎、胆汁反流、口苦、恶心、胁下胀满、腹内饭后持续疼痛，二日更衣一次、没有干屎燥结。当时就写了这首处方，计枳壳10克、厚朴10克、柴胡15克、白芍10克、香附10克、川楝子15克、大黄3克，水煎分三回服。连饮七天，未再加减，病情逐渐转佳；劝其继续勿辍，又吃一周，停药而安。就南国来讲，北柴胡15克似乎较多，方内由于大黄沉降，起制约作用，不会导致发汗劫阴；若果发生，有白芍在也无大碍。"鹤鸣声来"，值得探讨，推荐试用，老朽命名"平肝汤"。

569. 知母润燥通便

知母性味苦寒，清热滋阴、润肺除烦，医消渴、盗汗、咳嗽、浮肿，且通利肠道。《伤寒论》白虎汤，不只取知母助石膏泄热，尚能釜底抽薪，有利排出大便。《金匮要略》桂枝芍药知母汤中，知母与白术合作，治"脚肿如脱"。知母的降火少投寡效，非大剂莫办，先贤开到30克之上，否则难见战功。临床观察，用于内伤咳嗽15克划界，水肿20克，退烧30克，净化肠道亦须30克左右，前辈医家缺乏施治统计——因量小而未达疗果。酸枣仁汤含有本品，是通过养阴安神，并不属催眠专药。疗大便秘结，和麦冬、玄参相似，注水行舟，同攻坚破结的大黄、芒硝二路殊途。老朽调理肺燥咳嗽，不仿照二母宁嗽丸，以知母为君另辟蹊径，配合麦冬、玉竹、紫菀、海蛤、天花粉，比较逢源。

1972年吾在曲阜师范学院诊一管理人员，吸烟多、饮水少，咽喉红肿，干咳无痰，习惯性便秘，更衣困难。即授上述小方，计麦冬15克、玉竹15克、知母30克、紫菀10克、天花粉15克、海蛤30克，水煎每日一剂。连服十天，大便下行，咳嗽也止。

570. 经方调理失眠

《伤寒论》少阴病所载黄连阿胶汤，治阴从阳化，呈现烦、热不眠，和《金匮要略》酸枣仁汤心失血养不同，虽有阿胶滋阴，不能解决镇静。故酸枣仁汤应选凸出，方内茯苓并非利水，而是安神，助主药调理神明。分界处：前者清热泻火，后者着重保血护阴，各具特色。临床应用，若阳邪内扰、相火萌动，投黄连阿胶汤；神明欠安、缺乏供养，则开酸枣仁汤。伤寒家大都单项调节，以酸枣仁汤为主；亦有两者结褵综合医疗，事半功倍，也属良法。老朽意见，宜在辨证基础上进行，滥予策划往往事与愿违，难得硕果，此乃多年经验。酸枣仁生、熟皆可催眠，炒香醒脾开窍占据优点，一般20~30克，大量45克，立竿见影；10~15克如蛾扑火，不易回归睡乡。柴门薪传：黄连阿胶汤能入酸枣仁，酸枣仁汤可添阿胶不加黄连，防泻火降低功效，知母壮水润燥不在此例。

1980年于山东医学院遇一同道，白日门诊、夜间笔耕书写专著，习惯性失眠，脉搏弦数，烦躁，记忆减退，表现阴虚阳亢。吾曾给予黄连阿胶汤，含黄芩15克、白芍15克、黄连15克、阿胶10克、鸡子黄一枚（冲），药后反馈未起作用；增酸枣仁30克，虽见药力，烦躁依然；乃取山栀子20克泻曲曲之火，水煎下午6点、晚上10点各一次，分两回饮下。连服十天，已合眼小眠；善后仍以本方出入，约四十帖，彻底治愈。

571. 半夏祛饮消除痰涎

半夏性味辛温，又名地鹞鸪、野芋头，降逆镇呕、燥湿化饮、利咽止咳、宽中消痞、下气散结、催睡入眠、祛腹内肠鸣。生者有毒麻舌，姜、矾制过医痰涎壅盛，能投到30克，《伤寒论》《金匮要略》四十余方含有本品。它治肠鸣见半夏泻心汤、附子粳米汤；对失眠证没有记载，后人从其镇呕化痰、消痞散结了解安和脾胃可以安神，故在遣用酸枣仁汤内加入半夏，既上升疗力，亦发挥综合作用。此事曾被忽视，因同门兄提及，才逐渐推向临床。

1956年吾在山东省中医研究班遇一老翁，遭受风寒诱发咳嗽，吐大量痰涎，黏稠色白，日夜不停，病史四周，吃药无功。开始给予厚朴麻黄汤、小青龙汤，证情不减；乃于射干麻黄汤将半夏开至30克，计麻黄6克、射干6克、细辛6克、紫菀9克、半夏30克、款冬花9克、五味子9克、生姜6片、大枣6枚（劈开），水煎分三次服。连啜三天，痰涎转少；又饮一周，汇报平安。半夏祛饮消痰的作用应当肯定。

572. 猪苓、白术分道扬镳

猪苓甘平，行水渗湿、利尿消肿，疗淋浊带下。泽泻性寒，临床与猪苓相似，降血压治头眩、耳鸣、尿道疼痛、阴囊出汗。二者祛除水邪超过茯苓，和滑石媲美。猪苓量大，易发生肠内干结；泽泻则否，反能通下，因久服轻身有行走水上之说，含减肥转瘦作用。调理尿路不畅、多种水肿，猪苓、泽泻常联袂组方，称"鸳鸯药"。老朽医肝硬化腹水，将白术、泽泻置于重点地位，一是在健脾补中基础上促进排尿；二是均可有利大便下行，泽泻利尿减少腹部压力一举双得。以扶正为主，防止伤损元气，白术开到100克，泽泻要低于三分之二，保证健康"无殒"邪去病消。

1960年吾在滨州诊一营养不良性水肿患者，腹部不隆，下肢粗大如柱，渗出物较多。嘱其吃鸡蛋、阿胶，给予白术90克、泽泻20克，水煎分四次饮下，每日一剂；连吃一周，浮肿即退。善后改为四君子汤（东北人参、白术、茯苓、甘草），仍突出白术，加小量泽泻；又继续半月而安。

573. 附子、乌头的运用

乌头属毛茛科，该植物天雄为独根、乌头为主根、附子为旁根，更小者为侧子、漏篮子，辛热有毒，附子入药最多，为了与白附子区别，则写黑附子或乌头附子。经方温里壮阳用附子，驱寒镇痛用乌头，天雄具有双向作用，产量少，几乎无人问津。三者皆是火神药，乃古代调理风、寒、湿的圣品。不同点附子救急强心、补命门火，疗汗出过多、下利清谷、手足厥冷、脉微欲绝，能挽阳衰；乌头通行经络，着重四肢麻木、关节屈伸不利、疼痛不已。大都炮制、蜜煮入选，生用、久煎不及半数。附子、乌头、天雄临床作用虽有差异，在温里、祛寒、回阳、止痛方面，却属一体。对此共性，后世认为强分另立山头，意义不大，有的伤寒家不囿附子长于壮阳、乌头侧重镇痛之说，配合应用，或以乌头代替附子。老朽遵守师门传授，沿革圣书，乌头含生物碱超过附子，仍按辨证发药，不搞姐妹易嫁、李为桃僵，混归一起并无优势。

1969年吾在徂徕山遇一住村干部，腰腿剧痛、大便溏泻，吃防风、独活、秦艽、麻黄、徐长卿，没见功力，送之来诊。地方同道一娴熟《金匮要略》者，提议开乌头赤石脂汤，乌头、附子共用；反馈减不足言。病家对乌头怀有恐惧，将它删掉，改以附子为君，计蜀椒10克、炮附子30克（先煎90分钟）、干姜10克、赤石脂20克，水煎日进一剂。连服十天，情况转佳；继啜未停，约一个月，证候消失。其中尽管存在蜀椒，但长效成绩还应考虑附子。

574. 麦门冬汤加石膏清暑退烧

石膏清热泻火，善于调理伤寒阳明经证与温病邪入气分身体发烧；虽医外感，内伤亦不禁忌，如越婢汤、麻杏石甘汤、白虎汤、小青龙加石膏汤。或言味涩影响发汗，此说无据，大青龙汤的解表就是明显例子。因难溶于水，要量大、加入他药提高溶解度，才可发挥疗能。民国初期，鲁北时方派将其和《金匮要略》麦门冬汤结合，组成滋阴降火方，治津液亏损，对夏季汗多、心烦、口舌干燥、渴嗜饮水、大便秘结，颇起效果。对肺气上逆、干咳无痰、体温偏高持续不退，均宜频服。吾曾仿照前人给予大病之后余热犹存，即"灰中有火"，代替《伤寒论》竹叶石膏汤，也左右开弓取得良好成绩，属不倒翁汤。有的道友增入重楼消炎解毒，画蛇添足没有必要。据云：书法界华世奎高烧吃过此方，温降身凉。

1977年老朽在山东医学院诊一市民，因受暑邪舌红无苔，汗出而烧不退。就授予石膏60克、麦冬20克、党参15克、半夏6克、甘草10克、大枣10枚（劈开）、粳米100克，水煎分三次啜下。竟然巧合，两剂而愈。

575. 浮杏石甘汤的作用

师法仲师学说与经验，应熟读《伤寒论》《金匮要略》。掌握重点，探讨技巧，突出灵活，遣药少，投量大，重在加减，清末民初伤寒派堪称楷模。北方学者在运用经方时，喜配伍后世药物，令古意焕发新生，以今补古，甚有意义。举唐小愚先贤为例，凡夏季哮喘，发烧无汗，投麻杏石甘汤，减去麻黄改为浮萍，同样可以获效，解表、平喘双丰收。其中秘诀是开苦杏仁，常写20克，不用厚朴而加枳壳，被誉奇观，是传承医圣艺术的一面镜子。

1954年吾于德州诊一中学教师，适值盛暑炎火流行，因夜间乘凉过度，引起旧病复发支气管哮喘，无汗，体温上升。原籍福建，生平惧怕麻黄，老朽就开了上方，含浮萍15克、石膏30克、杏仁15克、枳壳10克、甘草10克，水煎分两次服。只吃一帖，汗出而愈。浮杏石甘汤加枳壳，洵属良法。

576. 三味汤治眩晕

白术补虚益气、健脾利水，大量促进肠道蠕动，改善便秘，然非泻药。《金匮要略》泽泻汤与泽泻配伍医头目眩晕，驱逐水饮，其中泽泻为君、白术副之，旗鼓相当，宜于高血压症。然白术量小低于泽泻一倍多，易导致大便秘结；若白术同茯苓各半组方，就能避免，虽缺乏降血压功力，对梅尼埃病、神经性眩晕，则超过泽泻汤，这是师法苓桂术甘汤所得经验，实践历试皆爽。为了降逆气、祛饮邪，加入半夏最好，百尺竿头更上一步。茯苓在药队中归档补品，和泽泻严格地讲大有区分，忽视此点会起负面作用。久经临床的刀圭家常说：体虚患者利水，宁投茯苓一两（30克），不开没有补性的泽泻三钱（10克）。语重心长，深含奥义。

1965年吾在山东省中医院诊一传媒编辑，身躯较瘦，血压不高，因头眩、眼冒火花、如坐小船，无法工作，脉弦、纳呆、不断恶心、腹内有振水音。老朽即以上述三味授之，计半夏15克、白术30克、茯苓30克，水煎每日一剂，分三次服。连饮十天，未再损益，病消约半；将量稍减，继续没停，凡一月余，基本治愈；尔后其妻来告，已恢复健康。

577. 黄芪止汗

黄芪性味甘温，固表敛汗、益气升阳、行水消肿，托毒排脓促进疮口愈合，久服降低血压，兼医皮肤黄染、关节酸痛。补气不如东北人参，但超过白术、甘草，四君子汤内虽被漏掉，后世临床皆有它的踪影。因性驯良，非大量投用难立功勋。本品特点有三：一是升至20克能降血压，少则无力；二是利尿，达到30克，坚持两周，利水作用能进行性增强；三是治疗自汗、盗汗均起作用，若体虚而有表邪缺乏自卫动力，和桂枝配伍活血通络，反可助本、开放鬼门，令汗溢出、驱散病邪，如桂枝加黄芪汤。老朽常与白术组方，均开到50～80克，添入猪苓、泽泻、大腹皮，施治多种水肿，主要为肝硬化腹水，次则心力衰竭，攻补双向调节，平中见奇，可获良效。

1976年在山东医学院诊一更年期女子，月经未断，唯一症状表现昼夜三四次阵发性出汗。吾曾搜索枯肠授予黄芪为首的处方，含浮小麦100克、五味子15克、山茱萸20克、黄芪60克、碧桃干（干在树上的嫩桃子）15克、龙骨20克、牡蛎20克，水煎分三次用，日进一剂。连吃十五天，情况大减；善后削量继饮，两月而愈。自始至终，没用敛汗"佳品"麻黄根。

578. 粳米治泻

伤寒家信奉仲师学说，以《伤寒论》《金匮要略》二书为准绳，临床遣药局限150种，包括食物生姜、大枣、蜂蜜、米酒、醋、胶饴、小麦、羊肉、猪肤、葱白、山药、粳米、淡豆豉、鸡子黄、赤小豆、大豆黄卷。虽然不起重要作用，却帮君、臣二药发挥辅助疗能。以粳米为例，补虚养胃、扶正生津，含有本品的良剂，如白虎汤、麦门冬汤、桃花汤、竹叶石膏汤、附子粳米汤，都是著名处方。

1965年吾在山东省中医院遇一慢性肠炎，大便溏泄日下三四次，已有二年史，医院印象肠功能紊乱，久治不愈，转延中药调理。身体弱不禁风，要求给予药食双用品，老朽就开了山药30克、粳米100克，加水煮粥，分两回服，嘱咐三个月为期观察功效。结果仅吃两个月，病情大减；四个月彻底获愈，未再复发。山东黄河水稻碾出的晚秋粳米长于利尿，起了特殊作用；当然山药健脾护肠也居其中。

道友林绍南为人低调，从来不言自己所长，曾说北方肥胖者，应少啜面粉，以粳米充饭，五年后降低体重，可防止脂肪肝、血脂升高。写出供作研究。

579．桑白皮的应用

桑乔树同荷花一样，全株皆能入药，如桑叶、桑椹、桑心木、桑白皮、桑寄生。桑白皮性味甘寒，清肺降火、行水消肿，医肺热哮喘、咳嗽，小便不利、身体浮肿。烧黑炭化治妇女崩漏血下不止。需大量投用，少则无功。老朽临床取其泄热疗嗽、利尿解除水肿，二者相比均见优势。

1963年吾在山东中医学院遇一老翁，长期咳嗽，下肢肿到脚面、按之凹陷，医院诊断肺气肿、心力衰竭，脉弦而滑、精神不振、小便短少、每日更衣两次不成形状，痛苦不堪。当时就授予涤饮小方，含紫菀10克、款冬花10克、干姜10克、细辛6克、东北人参6克、五味子10克、半夏10克、茯苓15克、桔梗10克、桑白皮30克；日进一剂，连吃一周，痰量、咳嗽大减，水肿没见明显转化。将桑白皮升至45克、茯苓30克；又服十天，证情陆续消退。桑白皮消肿，起了一定作用。

580．柴胡解热观察

调理少阳证投小柴胡汤，主药柴胡之量，原为东汉时代半斤，约80克，虽分三次服，亦足惊人。目前应用，北方局限30克之内，同样生效，说明古今体质存在差异，也提示人们：先贤遣药破釜沉舟，勇于负责。老朽自幼受伤寒家熏陶，曾把柴胡视为救生良品，临床应用比较广泛，往往超过麻黄、桂枝、附子、石膏，看成一面彩旗。凡春、夏、秋三季外感风、热时邪，头痛、发烧、无汗，便将其推上用场，不以往来寒热做唯一标准，大都能汗出表解。按照家传心法，饮后均喝热粥一碗、温覆，一般二剂恢复健康。开小柴胡汤原方，不予加减，有黄芩在，不添入任何凉药，退热七味就可包办。柴胡之量要达到20克以上，30克封顶，族伯父不完全统计，有效率约百分之八十，这是荆门执业风景线。

1956年秋，吾在山东省中医院诊一大学男生，素蕴内热，感冒风寒，口干舌红、项强身痛、体温升高、恶寒无汗。即写此方加葛根与之，含柴胡27克、黄芩18克、党参10克、半夏10克、甘草6克、生姜6片、大枣6枚（劈开）、葛根20克，水煎分两次啜下。吃了一剂，头面、全身出汗，感觉清爽，没再吃药而愈。小柴胡汤的解热功能，可委以重任。

581. 旋覆花处方的应用

旋覆花性味咸温，又名金钱菊、满天星，北地医家取其吉祥，写全福花。祛饮行痰、平喘止咳、降气散结。茎叶称金沸草，力弱，亦有类似作用。为《伤寒论》旋覆花代赭石汤主药，投量超过代赭石两倍，该方能抑制气体上冲打嗝、噫气、呕恶、呃逆、干哕，单投功力不显，和半夏、代赭石、生姜组方，强化这一作用。一般10~20克，最多30克。医喘、咳宜蜜炙，消心下痞硬开生品，防止刺激咽喉纱布包煎。有人提出旋覆花代赭石汤可代替半夏泻心汤、小陷胸汤，实际纸上谈兵无此作用。老朽家传：对妇女肝热气滞胸闷、腹胀、胁下痞满、纳呆、打嗝、嗳气吐出则舒，喜遣本汤，并加香附、柴胡、神曲，重点"解郁"，不越十剂便见功效。虽含柴胡，不夺方主，仍以旋覆花为君，乃参考调理"肝着"的经验，是运用移花接木法。

1982年吾在西安诊一宾馆女会计，四十岁，精神忧郁，饮食不振，嗝气不断，感觉胸胁胀满，大声呼叫始快，医院印象神经官能症。当时就授予上述药物，计代赭石30克、旋覆花（布包）30克、香附15克、半夏15克、柴胡15克、神曲15克、党参10克、甘草6克、生姜10片、大枣6枚（劈开），水煎分三次服。未再加减，连吃十六帖，症退邪却而愈。

582. 黄芩疗咳止血

黄芩性味苦寒，清热燥湿、止血安胎，医流行病高烧、肺火咳嗽、肠炎痢疾、吐衄崩漏，能降低血压，疗先兆流产；与茵陈蒿、黄柏、山栀子、大黄合方，尚治湿热黄疸。在《伤寒论》《金匮要略》投用，超过黄连一倍，岐黄界将其列入广谱泻火、解毒、凉血药。临床亮点，一是与柴胡解热用于少阳证，如小柴胡汤；二是与黄连固下用于肠炎、痢疾，如葛根芩连汤；三是与阿胶用于崩漏、大便下血，如黄土汤。老朽实践，凡痰湿所致肺热咳嗽加入本品，能防止出血，虽然性燥，并不伤阴，同紫菀、款冬花、茯苓、桔梗、半夏、川贝母联合组方，易见效果。

1975年在山东医学院诊一职工，感冒咳嗽，痰量甚多，夹有血丝，三月不停，吃消炎药功力不佳，转就中医。即以上方与之，计川贝母10克、桔梗10克、紫菀10克、茯苓10克、款冬花10克、半夏10克、黄芩15克，每日一剂，水煎分三次服。连饮十天，痰减、嗽止、出血消失。尔后给予其他类似患者，均言良好。黄芩疗咳止血起了重要作用。

583. 龙胆草、大黄同用治缠腰龙

带状疱疹，俗名缠腰龙，常发于腰部横行如带，然胸、颈、肩、背、腿、颜面亦数见不鲜，与水痘一样，病毒传染，中医称"湿毒凝结"，形状似烫伤水疱，剧痛难忍，且伴有发烧、全身不适。从发病急骤，与一般疮疡很易鉴别。初起用截断法，半月之内解决，应投大量苦寒、解毒，否则收效不显。连翘、柴胡、黄芩、大青叶、板蓝根、野菊花、败酱草可以选用，重点是白蔹休、龙胆草、山栀子、蒲公英、紫花地丁、白花蛇舌草、蜀羊泉。加入3~6克大黄引邪下行，将龙胆草升至30~50克，能缩短疗程。

1970年吾在徂徕山遇一马姓农民，因此证缠身日夜叫号，体温不高，大便干结。即授予上药，计紫花地丁60克、黄芩15克、蒲公英30克、大黄6克、龙胆草40克、白蔹休10克，水煎分三次饮之。日进一剂，连吃一周，情况顺转，惟疼痛减不足言，把大黄提到10克。又服一周，感觉病去大半；善后调理，一月而愈。

584. 随需要用药

老朽除辨证论治，亦重视客观检查应用有效药物，如血尿给予仙鹤草、小蓟、蒲黄、旱莲草、玉米须、茜草、萹蓄、益母草、瞿麦、金钱草、白茅根、海金沙、地榆、穿心莲、黄芩、马齿苋、蒲公英、紫花地丁、石韦、白花蛇舌草、黄柏、土茯苓、败酱草、菝葜。消尿中蛋白投党参、白术、黄芪、山茱萸、枸杞子、杜仲、菟丝子、桑螵蛸、金樱子、冬虫夏草、芡实子、泽泻、山楂、山药、雷公藤。

红细胞减少，开阿胶、鹿茸、东北人参、枸杞子、鸡血藤、当归、仙鹤草、皂矾。白细胞低下用补骨脂、肉桂、仙灵脾、枸杞子、女贞子、黄芪、山茱萸、东北人参、党参、炙甘草。血小板减少，授予阿胶、枸杞子、鹿茸、黄芪、东北人参、鸡血藤、羊蹄、仙鹤草、大枣、花生衣。男子精子量减少、活力低下、畸形多，用菟丝子、海马、杜仲、蛇床子、仙灵脾、枸杞子、五味子、肉苁蓉、冬虫夏草。

　　1973年吾在山东医学院诊一不育症，结婚四年，其妻从未怀孕。形体苗壮，无性功能阳痿、早泄现象；精液检查精子数少，一级占百分之十五，其余就地打转或不能活动，液化时间不超过半小时。老朽就写了上方，计杜仲80克、仙灵脾80克、枸杞子100克、五味子80克、菟丝子100克、海马20克，减去冬虫夏草、肉苁蓉，加入覆盆子80克，碾末，水泛为丸，每回10克，日服3次。连吃两料，对象妊娠，生一女儿。由于患者提出蛇床子乃蛇所卧之物，拒绝入选，割爱没用，仍然获得效果。

585. 降血脂不限于肥胖

　　降血脂（胆固醇、甘油三酯）抗动脉硬化，可防止多种疾患，主要为心、脑血管病、脂肪肝。常用虎杖、山楂、桑寄生、决明子、大黄、茵陈蒿、车前草、徐长卿、陈皮、灵芝菌、何首乌、杜仲、泽泻、枸杞子、菊花、黄精、玉竹、金樱子、黄芪、芡实子、芹菜、薤白、琥珀、白矾、冬葵子、三七参、小蓟、槐米、白蒺藜、昆布、姜黄、菖蒲、水牛角、柿叶、茶树根、生地黄、肉苁蓉、巴戟天、女贞子、蒲公英、葛根、柴胡、野菊花、藁本、青葙子、猪苓、茺蔚子、白果叶、地骨皮、玉米须、桑白皮、萹蓄、瞿麦、党参、川芎、丹参、酸枣仁、秦艽、仙灵脾、山茱萸、独活、怀牛膝、红花、鹿衔草、蚕沙、木贼草、黄柏、羚羊角、鸡血藤、木通、香蕉梗、莱菔子、蚕蛹、荷叶、当归、郁金、水蛭、苦瓜、罗汉果，比较有效。吾曾将其中习开者组成一方，名"降脂汤"，功力甚佳，含山楂、决明子、何首乌、泽泻、槐米、白果叶、茶树根，性味平妥，无毒副作用。

　　1975年吾在山东医学院诊一高血脂，甘油三酯超过标准四倍，身形瘦癯，体重不足60千克，血压居正常范围，头眩、胸闷、记忆力下降。当时就授与上药，计决明子20克、槐米15克、泽泻15克、何首乌20克、白果叶15克、山楂15克，日饮一剂，水煎分三次服。坚持一个月，症状消失，血脂转向正常人。

586. 女性三事

胞宫即《内经》所言"女子胞"，包括解剖学子宫、卵巢、输卵管、盆腔结缔组织，中医命名所指属广义的。月经由子宫内膜脱落产生，南方炎热，女性来潮早，北地山区、高原、乡村则较晚，初潮多在12~16岁，西藏平均17岁。营养不良、重病感染初潮年龄会更晚，而且尚与家族、遗传等因素有关。一般周期28~30天左右，行经时间3~7天，40~100毫升，热带周期短，北极圈爱斯基摩人只夏天来潮，余时皆无。两次月经中间排卵时出血，谓之漏经；来潮过后超过2~5天又来一次，数日辄止，称"回头血"。

女子发育成熟怀孕，《内经》谓之"重身"，外在表现除月经停潮、体温微升，开始嗜睡，呕恶、喜吃酸辣、唾液增加、厌食油腻，小便多、尿试阳性，逐渐乳晕色素转深、周围圆形颗粒隆起，眼眶、前额、鼻端、颊部黄褐斑沉积，习呼"妊娠面罩"，甚至胸、背、手腕发生蜘蛛痣，进而听到胎儿心音。从末次月经第一天计算，280天分娩，接近九个半月，预产子宫非常膨大，像西瓜样；产前常有腰酸、下腹坠胀、腿痛抽筋，乃一般先兆；分娩过程，在两小时内结束。

因绝大多数人习惯右手执物，右侧胸肌发达，右乳房较大、乳汁量多。乳婴期"冲任上行为乳汁"，产妇六个月到一年不再排卵，月经停潮。从怀孕、哺乳、断奶三个阶段，需要两年时间。按照医疗、保健要求，应安排孕妇工作调干不调湿（插秧、捕鱼、捞水草、趟水过河）、调伸不调弯、调低不调高、调近不调远。孕妇注意切勿忍尿不撒，以免膀胱胀大，日久把子宫挤向后方，导致后位，乃至引发腰酸、痛经、不孕、子宫脱垂。

587. 妇科病因

妇科病因有四：一是内伤（体虚、精神因素）；二为外邪，包括生物因素（原虫、细菌、病毒）、自然因素（风、寒、暑、湿、燥、火）；三则创损（刮宫、分娩手术、器械损伤、暴力擦破，导致组织断裂、坏死）；四乃化学（腐蚀性较强的酸碱性溶液冲洗阴道、药物涂抹或栓剂塞入）。月经病通过行气活血、降气破血、升气提血、补气摄血、益气养血、调气安血、顺气通血予以调治，以气血双用为基础，属柴门经验、寒热共投、攻补兼施，是次要的。青春期、月经前后、妊娠阶段，阴道分泌物增加，是正常现象；若带恶味、色杂而多，感觉瘙痒，归病理性，和阴道炎、盆腔炎、宫颈糜烂、癌肿有一定关系，要检查真菌、滴虫，治以健脾利湿、解毒为第一手段。凡软骨症、身材低于140厘米，驼背、跛行、罗圈腿、脊柱前凸、侧弯、大骨节病，发生骨骼疾患，畸形，易引起难产。

588. 带下分析

"带下"一词始见于《素问·骨空论》，涵义有二：一是先秦时代泛指女子经、带、胎、产，执业者称"带下医"，专治腰以下病；二言阴道溢液，起滑润保护作用，由带脉所司，非全归鸡蛋大小、约50克子宫产生，大都从子宫颈、前庭大腺分泌，与淋巴管渗出液合成，俗言"白带"。十二岁前极少出现带下——程观泉《杏轩医案》载有方氏女孩四岁即见带下，属特殊性或病理感染；年老绝经后，带下停止。因十女九带比较普遍，量多不要经常卧床，以免溢液滞留，浸润子宫颈，增加感染机会发生炎症，刺激外阴而致瘙痒。带下尚有黄色（含脓）、赤色（含血）、青色（浅绿、有滴虫）、黑色（脱落坏死组织、陈旧之血）、似豆腐渣状（真菌）。外阴炎、阴道炎、盆腔炎、宫颈糜烂，急性期色黄、呈脓性，慢性的淡黄、水样，往往会月经失调、久而不孕。

589. 妊娠过程

卵子乃人体最大细胞，受精后在子宫着床，三周形成胚胎，谓之妊娠。受精卵发育，一个月像鱼；二月有眼、耳、口、鼻、四肢。此时孕妇如感染病毒（风疹、水痘、肝炎、腮腺炎、流行性感冒），易致畸形、色盲、白内障、眼球小、虹膜残缺、痴呆、肝脾肿大、先天性心脏病、大脑发育不全、兔唇、脊柱裂、多指、脑积水、手足短小、无脑儿。三月分男女；四月肌肉长成，骨骼钙化，感到胎动；五月生毛发，听出胎儿心音；六月身高约一尺[1]，体重三斤半，若早产，严密护理可活；九月生下，存活力接近正常，可达到五斤；足月产，胎毛已退（仅肩背尚有）、指甲长过手指、高声啼哭、吮吸乳汁、四肢屈伸自如。妊娠疾患有早孕剧吐、流产、子宫外孕、高血压、水肿、子痫，除宫外

---

[1] 尺、斤，均非法定计量单位，为维持原貌计予以保留。

孕需立即手术，中医采取治母、安胎双举法，补肾固胎、培脾益血、清热保阴、潜阳息风。用药防止走窜、动血、伤阴，禁用升发药物，虽川芎也勿盲投。

590．产后保健

怀孕超过九个月，胎儿便要降生，谓之临盆、坐草。平时月经周期短不足一月，分娩易在预产期提前发动；周期长、初潮晚、多年不孕，妊娠过程往往延长，据说个别人长达340天。由于分娩用力与创伤，耗气伤血，身体虚弱感受外邪，发生痉、郁冒、大便难，尚有发热、恶露不停、缺乳三症。调理以扶正培元居先，开郁勿过耗气、消导兼着益脾、寒不应大开温燥、发烧慎投寒凉，驱病首先考虑人身。为了促进复旧，子宫缩小、内膜修复、颈口闭合，传统习惯祛瘀生新，用三剂温化药，吃少量桃仁、红花、牛膝、炮姜、益母草、川芎、当归。"胎前一团火，产后一盆冰"，凡消积、发汗、利水、泻下、催吐的剧烈之品，都要禁用。若血热妄行恶露日久不止，取凉性制血，可选择生地黄、黄芩、牡丹皮、贯众、地骨皮、地榆、青蒿子、阿胶，效佳而稳。产妇注意增加营养，多食花生、脂麻、红糖、猪蹄、豆浆、鸡蛋、鲜虾、鲫鱼、山药、枣泥、蛏子，喝毛鸡酒，也有利乳汁分泌哺育婴儿。

591．党参与东北人参之异

东北人参性温，与附子相配回阳强心、振衰，相得益彰。而《伤寒论》所用之上党人参则乏此力，专于养阴生津，功兼补血，从白虎加人参汤、四逆加人参汤就可洞晓它的功用。二药皆称人参，要严格区别，否则阴阳不分混为一种，产生差错就属误投，会受到医疗质问。在民国时期已有先例，据刘冠云先生讲：于湖北给一阳明高烧开了白虎加人参汤，含东北人参15克，反而增剧并发哮喘；改成党参，原量未变，竟然病情转佳。患者多次申述寻问，几乎导致纠纷。

1963年吾在合肥参加中医高校教材修审会议，治一机关干部，阳虚怕冷、命门火衰，血压体温均低，大便不实、小溲清长、面色萎黄、脉象细弱、稍动辄汗。按亡阳血虚处理，授予四逆加人参汤，计炮附子30克（先煎一小时）、干姜15克、炙甘草10克、党参30克，附子、党参等量；饮后效果不显，还吐涎沫。把党参更为东北人参30克，添入吴茱萸10克，每日一剂；连吃八天，症状逐渐减退。善后压缩其量，又服十帖而愈。东北人参同党参临床，本质各异，切勿合观。

592. 汗多亡阳不宜盲用四逆汤

大汗亡阳，投桂枝加附子汤或四逆汤救急事，六十年前曾有争论，老朽认识如下：凡汗多而致亡阳，像大青龙汤证，宜桂枝加附子汤，因有白芍酸敛生津，阴阳双补；若开四逆汤，由于干姜辛散大热、易蒸津耗液，虽对壮阳有利，却带来二次伤阴，影响阴阳双向恢复，乃温阳、补阴两者分路单行之害。伤寒家喜用桂枝加附子汤，是慎思熟虑的，故后世临床奉为准绳，毫无药弊。桂枝辛温，非典型解表者，比照肉桂助热、且和附子益火之源以消阴翳、尚起振阳作用就可看出端倪。但桂枝乃桂树嫩枝，木心约占一半，比老皮肉桂功力低下，不会损阴；改为肉桂则热性增强，即能夺津，这是老嫩二味的不同处，无必要相提并论。

1965年吾在山东省中医院诊一铁路员工，外感风寒，吃宣散品过多，汗湿衣衾，头昏，怕冷、以棉被裹身、蜷卧不敢伸腿，脉微无力。按《伤寒论》约法三章给予四逆汤加东北人参，尽管生效，但饮了一剂，反映口干、尿短、排出困难。遂换了桂枝加附子汤，计桂枝20克、白芍15克、附子30克（先煎90分钟）、炙甘草10克、生姜3片、大枣10枚（劈开），水煎仍分三次服。连啜两帖，症状改善，未再用药而愈。不难看出，因汗亡阳，桂枝加附子汤应列首选。

593. 哮喘、水肿汗尿同行

麻黄平喘有二：一是开表驱邪，二是解除支气管痉挛，都发挥其宣肺作用，投量一般局限18克；取其利水消肿则放大，达到30克，要和茯苓、泽泻、猪苓配伍；若发汗、排尿同行，加桂枝10～20克，亦可仿照桂枝汤法，温覆、啜热粥一碗强化药力——这一双开门合疗，用者不广。

1955年冬季，吾在德州遇一大学男生，过敏性哮喘、日夜不停，颜面浮肿、小便短少、双足皮肤发亮、按之凹陷，住院一周没见转机，乃就诊中医。开始考虑按风水调理，给予小青龙加越婢汤，反馈不佳；即改为麻黄汤添蒸动膀胱气化品，授予麻黄30克、桂枝20克、杏仁10克、茯苓30克、泽泻15克、猪苓15克、甘草3克，避免恶心添入生姜6片，日进一剂，水煎分三次服，温覆、喝热粥半碗，防止亡阳只求微汗。结果吃了一帖，哮喘发作平息；又啜一剂，水肿便退，无异常不良现象。古意今用，仍是传承《伤寒论》规律的篇章，就目前来讲，与时俱进，应扩展古方治途。

594．调治怫郁用"鲜"

金元刘河间"怫郁"学说，源自《素问》，后世称为"一团火"论病因，不仅适于外感时邪，在精神疾患亦屡见不鲜。以肝气郁结为例，日久化热，就会产生抑郁、焦虑、烦躁，转成精神疾患多种病理现象，调理时大都以宣散、清热、泻火居主，突出"鲜"字。伤寒家投药以柴胡、枳壳、黄芩、白芍为重点；时方派除柴胡一味，兼用佛手、郁金、青皮、龙胆草、绿萼梅、厚朴花，化火生风则开龙骨、牡蛎、鳖甲、龟板、玳瑁、石决明、紫贝齿、珍珠母动物化石、介贝潜阳。老朽业医七十年，喜给予上述药物，配服丹溪越鞠丸（苍术、香附、川芎、神曲、山栀子），虽肝风内动亦有效果，比民国时代所谓"果子药"玫瑰、腊梅、茉莉三花，疗效有过之而无不及。

1953年在武城诊一农家女子，因房屋纠纷发生忧郁症，口苦、胸闷、打嗝、心烦、易怒、便秘、失眠、坐卧不安，曾吃大量逍遥散、龙胆泻肝丸未见疗力，求饮汤剂。开始授与《伤寒论》四逆散、半夏泻心汤合方，仍旧似水掷石；吾重组了另一小汤，含柴胡20克、白芍15克、枳壳15克、厚朴15克、龙胆草10克、山栀子15克、大黄3克、香附15克，着眼点宽胸，以瓜蒌50克当君，每日一帖，分三次用。连啜四天，更衣三回，病情即减；又继续一周，停药而愈。经验告诉，柴胡为解郁首选，添入瓜蒌开结，更富意义。

595．石膏投用准则

温病派将白虎汤石膏应用标准曾定为四大，指大汗、大脉、大热、大渴。实际《伤寒论》未有提及，白虎汤只能针对大脉、大汗、大热；大渴一症加入党参才可解决，非石膏的适应范围，否则白虎加人参汤靠边站了。张锡纯前辈乃善投石膏的名手，亦没固守类似情况，因此宜跳出"四大"这个圈子。真正给予石膏治疗的目的要求，是"烦躁"二字。老朽传承仲师学说，临床数十年，认为须抓住出汗而烧不退、烦躁且脉洪滑，方属石膏唯一治绳，不会发生闪失。

1972年吾在曲阜诊一流行性热病，烦躁、脉滑、尿赤、阵发性出汗、厌食、四天未得更衣，喜卧冷地、凉席。开了石膏45克、知母20克、甘草10克、粳米40克；饮后热减，仍然口渴，添入党参30克；状况转佳，燥屎滞留难下，继增大黄6克；连吃两帖，进厕二回，热消即安。本案供作参考，石膏投用，有所裨益。

596．白虎汤加山栀子疗烦躁

山栀子苦寒，清热凉血、通利二便，为泻火要品，功侔芩、连，《伤寒论》取其解除烦闷、懊侬、黄疸，而且尚医小便淋痛、外涂烫泼烧伤。老朽上承业师经验，同石膏合用，调理高热烦躁，无论伤寒阳明、温病邪陷气分，凡精神亢奋、卧起不安，就可组方，在白虎汤内加入本品15～30克，水煎分三次饮之，症状逐渐缓解，比完全依赖石膏令人满意。前提必须有汗、烦躁，与大青龙、小青龙加石膏汤含义各异，没表证才可口服，掌握汉河楚界。栀子豉汤言懊侬，是轻度烦躁别名，忽视这个问题，将二者分裂对立，就掩盖了懊侬也属精神状态。

1977年吾于山东医学院诊一戏剧演员，春季感染时邪，头痛发烧恶寒，发汗表解而热稽留，卧床不起反复颠倒，表现懊侬，第三天烦躁，怒骂家属，争吵不宁，脉象洪大，口渴饮水不多，遍体皆汗。即以白虎汤加党参、山栀子与之，计石膏60克、山栀子20克、知母20克、党参20克、甘草10克、粳米30克，水煎，六小时一次、分三回啜下。连吃三剂，情况转佳；因杂事困扰，又服一帖，停药而愈。

597．桂枝汤加吴茱萸治寒邪入腹

对中医评选，不宜唯学历崇拜、论文导向、著作当先，应重视真才实学、临床成绩，如此比较公平合理，离开诊疗门槛，等于走偏方向，空洞无物。由于家传、师授继承前人经验，怀抱绝招，且富文、史、哲多学科知识，这样的杏林高手形成独据优点，和完全书本出身的人才不能同日而语，学习其中特长，应给予他们荣誉与社会地位，方可把岐黄瑰宝赠留后世，为人类服务。吾少时见一杂方派名家，读书甚少，贫医之徒，阅历很广，求治者络绎不绝，以方小量大风闻遐迩。一患者感受寒邪腹痛不已，曾开了桂枝30克、白芍45克、甘草10克、生姜6片、大枣15枚（劈开），加吴茱萸20克，乃桂枝加吴茱萸汤，饮下即愈，被称"仙医"。若以学历、论文、专著苛求，则会名落孙山，所以要打破选贤禁区，令民间优秀艺人得到升迁。

1972年在宁阳遇一营业员，夜间入厕受凉，恶寒、剧烈腹痛，热熨、吃止痛药无效。邀老朽会诊，就授了上方，用量相同，结果也是一帖痛止，又服一剂而愈。因此写出，表彰这位前辈的艺术真技。

598．单方与复方

岐黄专业杂方派分单方与复方两类医家，单方受《伤寒论》《金匮要略》影响，方小药少，实践过程有时因投量大发生异常反应，遭到物议，亦逐渐转向复方。以细辛为例，历史遗留不过一钱（3克），实际功力不足，就加其他来补助欠缺，形成药多、量少现象。复方特点以多为胜，利用合围战术解除疾病，君臣佐使的主次无亮点分明，运用不当走入杂货市场。伤寒家指出：乃药物堆砌、群龙无首，不易总结经验，没有医疗核心。就现代而言，专业复方者，居于优势，其效不低，认为乃一条安全的佳径。老朽多年进行探讨，复方值得深入研究，但要局限15味药物，突出主攻方向。和单方可以同行，两路相比，复方没有太大的弊端。

599．瓜蒌汤止渴

《伤寒论》所写瓜蒌根，即天花粉，性味甘酸微寒，清肺养胃、生津止渴，医燥邪内伤咯吐血痰，兼疗骨科跌打损害。对热证阴虚水亏促进唾液分泌，与石斛、麦冬、乌梅、玄参、青果组方，用于恢复期；与党参止渴比较，缺乏益气；虽和瓜蒌同株，不能宽胸消痞；投予汗出身体痉挛，却易发挥镇静作用；民初伤寒家以其同葛根施治项背强直，称"解凝药"。老朽临床，凡体温不高、津液匮乏口干舌燥、喜饮而量不多，常在《金匮要略》麦门冬汤（半夏、麦冬、党参、甘草、大枣、粳米）加入；亦可授与外感发烧余邪未退，于竹叶石膏汤（竹叶、半夏、石膏、麦冬、党参、甘草、粳米）增添本品，都有明显效果。

1963年夏季，应亲友邀赴天津，诊一口渴病，曾按干燥、消渴处理，日久未愈，患者乃岐黄界人，改吃葛根，也无反响。吾即劝告啜天花粉试之，每天20克，水煎分两次服。连续一个月，口腔湿润，干燥减少；蝉联没停，约八周情况消失，且未复发。

600. 生脉散加山茱萸重用两味阴药

五味子、山茱萸属滋阴收敛药，前者偏于养肺生津，善调咳嗽、久泻；后者侧重益肾，疗腰痛、眩晕、小便淋沥、亡阴虚脱。然在固表止汗方面，二者殊途同归。山茱萸祛头目眩晕，即所谓治"冒"，突出阴亏证，与白术驱水各异；五味子平喘，要和干姜、细辛宣散为伍，同单理内伤咳嗽非秋水长天一色。老朽从时方派廖楚江先生家获得数首名人处方，出类拔萃高出凡响，其中解除伤暑气液双亏口渴、乏力、精神不振、头昏、嗜睡、汗出过多，表现阴脱症状，将东北人参、麦冬、五味子组成的生脉散加入枣皮（山茱萸），辨证施治，投量每味各15克，水煎分两次服，功效优越，比只开无山茱萸之原生脉散有明显提高。

1957年吾在山东省中医进修学校诊一林厂工人，因炎夏中暑，头晕、恶心、口渴、遍体大汗、卧地不起。即取此汤救之，含人参30克、竹茹50克、五味子30克、麦冬30克、山茱萸30克，煮后分三回饮下，外以冷水洗身。吃了一剂，就会言语，精神回苏。药少量大，应当研究应用。

601. 肠鸣可用半夏

半夏辛温，降逆下气、宽胸散结、温中化饮、祛痰止吐，凡咽痛、咳嗽、哮喘、呕恶、胃脘痞满、痰涎壅盛、肠内雷鸣，都属适应对象。《伤寒论》《金匮要略》运用较广，四十余方含有本药，重点为小柴胡汤、半夏汤、苦酒汤、干姜人参半夏丸、大半夏汤、附子粳米汤、半夏泻心汤。既往均把半夏投与镇呕坠痰，忽视了其他功能，使良品蒙尘；通过观察，对心悸、怔忡不起明显作用，只有饮邪凌心方可添入，否则反被伤害，并非健身补药。经过姜、矾炮制、灭毒，水煎开到30克比较安全，和外界所送吓人的绰号"无声虎"，无事实相符。它医肠道幽幽，即腹内雷鸣，半夏泻心汤、附子粳米汤已见记述，然伤寒派很少言及；实践告诉，半夏确能发挥这一作用，单开疗力甚微，若同枳壳、厚朴、猪苓、泽泻组方，着重行气利水，会饮下得攫。

1959年吾于山东中医学院诊一女生祖父，少腹部发硬、隐痛，夜间转剧，肠鸣、便溏、屡治未愈，约一年史。老朽就给予五苓散加半夏，计茯苓20克、半夏20克、桂枝10克、白术10克、猪苓10克、泽泻10克，水煎分两次服。开始反映欠佳，连吃十剂，感觉胀减，尿量增多；先后共啜二十八帖，肠鸣止，症状消失，也没复发。

602. 十味汤的应用

《伤寒论》小柴胡汤证，若胸胁苦满严重，伴有疼痛，在方内加入大量瓜蒌、枳壳，少许桔梗，利气宽中、消积开结，能提高功效，并不影响调理心烦喜呕、往来寒热、嘿嘿不欲饮食三症，且起催化促进作用，此乃老朽家传经验，值得破格实践。桔梗属散滞药，前贤遗言治脘痛如刺，语出过甚，然"开"字当头信而有征。其中枳壳要与瓜蒌平行，15～30克；桔梗因皂苷超量易发呕恶，局限20克，不取甜味荠苨，均投苦者，是传统秘诀。吾师法顾炎武三上（马上、枕上、厕上）读书，外出开会见一石印本《艺术南北》，枕上观之，谓小柴胡汤可添枳壳，仿照四逆散不加白芍，防止酸寒收敛留恋病邪，用瓜蒌宣通上下，气、食、痰、热之郁即由肠道排泄，非大黄攻下；虽有表证，亦无大碍，同柴胡心传不谋而合。

1968年在莱芜诊一乡镇干部，主诉感受外邪，体温上升，头痛、心烦、呕恶、胸胁满闷、往来寒热、大便数日未解、肋间神经痛，要求改吃中药。曾取上方授之，计柴胡18克、黄芩15克、瓜蒌30克、党参10克、枳壳20克、半夏10克、桔梗15克、甘草6克、生姜10片、大枣7枚（劈开），日饮一剂，水煎分三回服。疗力颇佳，更衣两次，连啜二帖，证消而安。命名"十味汤"。

603. 三药利尿止渴

就一般而言，凡利水药皆乏润性，然投大量白术、泽泻则通大便，同猪苓一样尚医口渴，令人困惑。其中奥妙一点即破，恐与刺激唾液分泌有关，故能止渴。从《伤寒论》五苓散小便不利、渴欲饮水，都用上述三药可知，一是畅通膀胱，还须解除口渴，要双管齐下改变"水逆"奇异现象。老朽执业数十年，洞晓白术、泽泻确可净化肠内粪结，但与猪苓制约口渴，忽视了此项作用。尽管科学实验没有报道，客观组方则获到验证，宜虎穴探踪开展研究。

1957年吾在山东省中医进修学校诊一学员，夏季伤暑尿少色黄，无灼热、频数、疼痛，突出症状口干而渴。开始给予白虎汤加党参，未见反响，乃改为五苓散去桂枝、茯苓，含白术15克、猪苓15克、泽泻15克，加滑石粉6克

（冲），日进一剂，水煎分三次服。连吃三天，病情递减，口渴遂止。这个案例虽乏典型，却说明有效。滑石通行脏腑津液，属于副品，能起作用、未必独占鳌头，写出就正同道。

604. 济世留下妙方

岐黄济世活人，范围很广，包括扶老、助残、恤孤、济困多个方面，而非仅救死扶伤四字代之。北地伤寒家吴七、大瓢二翁不断施舍药物，签名到委托商店取货，为贫穷患者全付药资，乐善的头衔被悬挂在门上。古圣先贤主张从事医疗活动，重点投草木根、苗、花、果，少开珍稀昂贵之品，穷人治病让富室、豪族掏钱，已形成常规暗律。这一传统据说来于唐代，与孙思邈有关，就山东所见，约百分之六十由药肆执行，同方售价不一，便可洞晓其暗箱操作，转入民国时期，逐渐沉寂。

1947年吾在仁寿堂见一名家向社会赠送处方，专题调理妇女不孕症，很受欢迎。含当归、川芎、罗勒、桃仁、桂枝、丹参、盔沉香、小茴香、鸢尾科西藏红花，无有投量，要求按需要而定，群众广为传播，信如神帖。老朽曾用于原发、继发性久不生育者，凡因盆腔炎排卵障碍、输卵管不通，很起效果；对生理缺陷子宫幼小毫无助力，个别多囊性卵巢女子服用也有怀孕的。藉此录出，供坤科人士参考。

605. 涤饮驱痰华盖一线汤

化痰止咳白前辛温，宽胸消痞下气，以降为主，《本草汇言》已有提及。和紫菀润肠通秘、桔梗利膈排脓不同，三味联合应用，对止咳平喘、黏痰咯吐障碍、上中焦痞满，再加入大量瓜蒌开结，很起作用。民初北派伤寒家调理急性支气管炎，伴有上述症状，以前、菀、桔、蒌为核心，根据辨证配伍其他药物，均感适宜。若痰液偏稀、量多，再添泽漆。泽漆属大戟科植物全草，有小毒，比大戟驱水力缓，不会损伤元气，从《金匮要略》泽漆汤每剂投到三斤，就可了解温顺性能——家父经验：一般不超过30克，清除饮邪堪称第一，茯苓、葶苈子甘拜下风。

1956年吾在聊城遇一老年干部，素有支气管扩张史，每逢冬季咳嗽发作，频吐白痰极多，日夜不停，吃药、打针功力不佳，由医院介绍来诊。开始给予加减小青龙、厚朴麻黄汤，反而转剧，胸内胀满、阻塞、阵发性疼痛，呼吸困难；乃改换本方，计瓜蒌30克、桔梗15克、紫菀15克、白前20克、泽漆30克，增入半夏15克，水煎日饮一剂，早、午、晚分三次啜下。反馈较好，嘱咐继服，先后共七帖，病去即愈。1977年门生陆云峰命名"华盖一线汤"。

606. 柴胡解郁说

北柴胡与南地所产狭叶柴胡不同，疗途广泛，除辛平开腠发汗，调理少阳邪在表里之间往来寒热，通过宣散、解郁、升阳、疏利肝胆、行气、活血、开结，利用酒、醋、鳖血炮制，尚可给予许多杂证。伤寒家不进行炮制加工，重点投四逆散、小柴胡汤；杂方派施治很广，通理内、妇疾患；伤科组成复元活血汤（柴胡、天花粉、当归、红花、炮山甲、大黄、桃仁、甘草）。现代派遣范围更为广大，常授与多种炎症（胃炎、肝炎、胆囊炎、胰腺炎、淋巴结炎、腮下腺炎、肾盂肾炎）、精神病（忧郁、焦虑、强迫、百合、精神分裂、癔病）、月经紊乱先后无定期。苏医叶香岩体系视其如虎，不敢临床，实际指的狭叶柴胡，和淮河以北野生之大柴胡为两个品种，杯弓蛇影焉能同日而语。清末山东执业人士也受这一影响，把良药锁于高阁，限制了发挥作用，导致不小损失。

1956年秋季，吾在山东省中医院诊一航运职工，因胸不容物思想抑郁、烦闷、懊侬、不愿与外界接触，有时自己步入荒郊孤雁出群，医院印象自闭、精神病，吃药一年未有好转，乃求中医援手。当时就以《伤寒论》四逆散为中心配成一方，含柴胡18克、郁金10克、枳壳10克、九节菖蒲10克、半夏曲10克、山栀子10克、丹参10克，每日一剂，水煎分三次服。连用十天，即见效果；三周症状消除过半。主药柴胡解郁散结，没见发生出汗现象。小案一则，值得探讨。

令人遗憾的是，元代朱丹溪组建越鞠丸，未有青睐柴胡，将它漏掉，同门兄徐彻千感到扼腕。

607. 火神派分支

吾少时见一火神派旅鲁医家，访问家父，口若悬河，华灯初上，抵掌交谈约三小时。强调《内经》"七节之旁中有小心"，谓之命门，反对明末赵养葵肾分阴水、阳水，将附子、乌头、天雄助阳，认为是补命门之火，能提高人体抵抗、免疫、修复三力，非单纯温里驱寒，关系真火生旺、寂灭，为活命主轴。《伤寒论》四逆汤热化命门，属于借用，从古至今尚未见大补命门的标准处方。思想一线者，突出附子来支大厦，势薄易倾，如树天雄为旗，功力则超附子一倍；其他干姜、吴茱萸都归副品，非起死回生的火神，不足举称"祝融"。《医贯》以含有熟地黄、山茱萸、牡丹皮之八味丸点燃命门真火，会令人喷饭。事后家父命老朽随笔记下，暂不评论价值，存作医话资料。火神派成员遍布国内人数不多，投药观点不一，大都视附子第一，扛天雄招牌恐此先生居独家寡人。

民国时期还有一位李姓前辈，喜开吴茱萸，重点用于呕恶、阴寒、腹痛、虚弱、泻下，自言火神嫡传，每剂盘桓在30克，未睹不良反应。但求诊者少，几乎门可罗雀，据说疗力颇佳，只因处方辛热、量大，故患者"闻声遁走"，久病不愈才敢登门问讯。写出以资了解岐黄领域也有大千世界。

608. 痤疮泻火配合攻下

颜面汗腺、皮脂腺发炎，习称痤疮、粉刺、青春痘，常见于不超过35岁之人，严重者扩及胸、背，微有热和痒感，亦名毛囊炎。除与皮肤不洁、油脂多、细菌感染有关，尚含遗传因素。一般均按疮疡处理，着重清热解毒，给予大量金银花、连翘、败酱草、蒲公英、苦丁茶、板蓝根、蜀羊泉、白蔹、紫花地丁，获效较慢，复发率高；加入赤芍、牡丹皮、紫草、玄参、白薇凉血，能提升战果。吾仿照民初外科耆宿《皇甫康医案》，喜投泻火配合攻下药，可早日报捷。

1970年在新泰诊一女子，头面、双颊、颈部痤疮，延及胸廓密集丛生，白头、呈颗粒状，便秘，感觉烘热，体温低烧。老朽即用所言之法授之，计黄芩15克、山栀子15克、黄连15克、重楼10克、龙胆草15克、大青叶15克、大黄6克、元明粉3克，日服一剂，水煎分三次饮下。连吃一周，疮形干结；嘱咐勿停，先后二十六帖，宣告治愈；使人欣慰的是没再复发，事隔一年相见，表示道谢。

609. 良药黄芪

明贤李时珍谓"黄芪为补气之长"，固表敛汗、温中振阳。既往受东垣影响强调升发，实际通行全身，《医林改错》以大剂用于偏瘫就已表明。它的临床扩张血管、促进血流量、改善供血不足，则为人所共知，然投与多少仍属空白。一般而言，冠状动脉粥样硬化心脏病，30~60克，脑血管意外半身不遂要增至1~2倍，王清任先生开到半斤。近代医家因黄芪之降低血压，大都欣赏补阳还五汤，且减少耗氧量、消除自由基，列为改善脑血管障碍的唯一处方。黄芪尚能利水，若心力衰竭、肾小球肾炎、肝硬化腹水、蛋白缺乏营养不良性水肿，皆有针对性。功效温和，得力较慢，必须给予大量，百克左右称为惯例。业师经验，获益时间在啜药十日之后。民间传说，由于"补"、量大，久用易致胸闷、痞塞——实际殊不足据，血管扩张、心脏供血转化，却将"憋气"症状消除，不会雪上加霜。

1959年吾在济南诊一男子高血压，四十余岁，感觉四肢麻木，偶痛似电击样，医院印象颈、腰椎间盘突出，手足末梢神经炎，久疗未愈。老朽即以补阳还五汤加减，嘱咐长服，含黄芪90克、当归15克、桂枝10克、川芎15克、红花15克、桃仁10克、细辛6克、鸡血藤30克，水煎分三次饮之。患者很有信心，坚持一个月，病情转佳；把量削半，继续四十天，即邪去而安。

610. 石膏的巧用

不悉撰人《药海普渡》提出应用石膏，要注意事项：一是内服用生，煅者伤人；二是清热退烧和知母、重楼、黄芩、山栀子、板蓝根组方；三是外感、里热双向调节，除同北柴胡，亦可配伍青蒿，开表汗出而解；四是量大，少则无功，30克以上比较适宜；五是投软石膏，一击即碎，勿以寒水石代替，因其效并不理想；六是水煮时间，从沸点算起，两遍共达一小时；七是粉末不要入口，极难消溶、吸收，避免重坠胃肠；八是布包而煎，防止卧底，影响药水动态翻滚，降低处方疗效。老朽临床基本掌握这些情况，所写之量，凡壮火弥漫、热陷阳明、邪入气分，给予60~100克；否则取卵击石、杯水车薪，很少反馈。

1979年吾在滕县诊一"胃家实"，口渴、烦躁、厌食、谵语、脉滑、头面有汗、高烧一周不退、大便二三日一行、小溲色红如血。因不属阳明腑证，承气汤无用武之地，就以白虎汤加味与之，计石膏60克、知母20克、党参20克、山栀子20克、青蒿20克、甘草10克、粳米40克，水煎，六小时一次、分三回服；服后虽见好转，减不足言。乃将石膏升到90克、青蒿30克；

吃了一剂，即汗出全身、体温降下。善后更方，又两帖而愈。充分说明量的杠杆至关重要。

611. 白术为利水药

白术性温，在《伤寒论》《金匮要略》经方中，渗湿、利水、涤饮，和补者各异，主胸膈痞满、眩晕、四肢沉重、水肿、关节疼痛、频吐涎沫、久不大便、肌肉眴动。以祛水为重点，与后世取其健脾、封表敛汗、固肠止泻，列入四君子汤，施治目的、方向不同。究诸实际，古今二者功效均可奉行，但利水驱邪要占首位；补中益气为"脾家胜药"，则居下游，若同人参、黄芪比较，只称小巫。民初伤寒派从大量应用通畅肠道而论，尚属缓泻剂。业师耕读山人将它置于猪苓、泽泻、防己、滑石队伍内，极有卓见。

1956年吾在山东省中医院诊一大学女生，白带多、尿少，下肢水肿、脚面隆起压之深陷，要求给予价廉小方。老朽就开了白术45克，加入调胃理气的陈皮10克，每日一剂，水煎分两次服。十天后，病情即减；又继饮一周，除白带仍有少许，他症均愈。

612. 阳衰与内寒不同

《伤寒论》投附子，是壮阳、止痛，后世着重温里驱寒，火神派就走的这一途径。两者虽密切相关，严格地讲，则非晚霞与红色、五八与四十，阳虚为火弱，寒邪尽管伤阳，开始命门功能未必大衰。从临床表现寒证手足厥冷，尚不会脉微、凉汗淋漓、下利清谷、发生虚脱，此乃诊断关键，十分重要。北方火神派只突出应用附子，丢掉了温里治寒的吴茱萸，笔下局限，药谱狭窄，所以人们说作茧自缚，等于放弃他药的坐台。老朽早年对补阳、温里概念亦存在模糊思想，皂白难分，通过实践才认识二者区别，经验小结：寒邪易见，亡阳较少。

1957年吾于山东省中医进修学校误疗一案，贾姓中年男子，不断腹内隐痛，没有潜血，肠系膜淋巴结发炎，排除以往钡透十二指肠溃疡。承邀专家会诊，起初授与四逆汤加白芍，针对阳衰，电告未见功力；当即改为桂枝汤去白芍添入温里二味，计桂枝15克、小茴香10克、吴茱萸30克、甘草10克、生姜6

片、大枣10枚（劈开），日进一剂，水煎分三次服。连吃五天，病解而安。小
茴香、吴茱萸的作用，超过了炮附子、含有安息香酸的白芍。

613. 当归非妇科专用品

当归性味甘温，养血通络，疗胃肠虚寒、妇女崩漏、跌打损伤、大便燥
结。《伤寒论》《金匮要略》重点处方有当归芍药散、当归四逆汤、赤小豆当归
散、当归生姜羊肉汤、当归贝母苦参丸，是补中有行的动态药，和川芎不同，
非典型的血中气药。后世崇尚该品调理月经、温里止痛、补益冲任二脉，列为
女科专用，已失去广泛的临床意义。所言归头补血、归身养血、归尾行血，价
值不大，切勿拘泥。实践观察，当归主要温通血脉，改善内寒，促进子宫发
育，有利血液循环，公允结论"强化健身"。在四物汤发挥补血功能，虽然当
归生姜羊肉汤治寒邪入腹，但其止痛不及白芍，故家父曾说：羊肉温补起了一
半作用。

1959年在山东中医学院见一男生，有偏食习惯，营养不良，表现轻度贫
血，相信当归补血，医家投药"体弱八归"之说，自拟处方：人参10克、当归
30克、川芎10克、甘草6克、大枣10枚。饮后开始感觉舒服，连吃十天大便鹜
溏，日行三四次，反而纳呆，四肢酸软、疲劳，医院检查血象下降，告诉已经
贫血。实际为盲开大量当归滑泻而致，结果聪明反被聪明误，乱啜补血造成贫
血。贵耳贱目，妄自道听途说，这一尴尬教训值得记取。

614. 滥服温补有害

从明代肇始，若干名医大家擅长温补，张景岳先贤就是其中之一，强调
物必先腐而后虫生、人体亏损疾病纷至沓来。王孟英翁反对此说为温补倾向
张目，临证实战是不负责任避祸保身。近代社会上投石膏、大黄遭到问责，
吃人参、当归、白术卧床加剧，反称神丹尚难回苏，形成习惯势力。大瓢老
人指出：果子药亦应曝光！夺去施治时间、小恙转大、重病致命，都要结合
实际、揭露批判、纠正邪风。吾执业数十年，接触面较广，类此情况，须群
起呼吁、杜绝再演，提倡自我教育、伸张正气，才可净化岐黄世界，彻底解
决误区。

1946年老朽于鲁北见一神经衰弱患者，男性，约四十岁，长期口服东北人

参、鹿茸、海马，精神亢奋、彻夜失眠、牙龈出血，成为病态。家父嘱咐立即停药，改糜粥、淡味进行调养，数月症状消除。举此一例，是以说明无故温补之害；只有在辨证需要的情况下方可选用，否则无益。

615. 花鼓医

民国时期，山东北部曾出现花鼓医，多由药商执行，三四人敲着彩绸包装的扁鼓、口唱医疗赞歌，在集市上叫卖商品成药膏、丹、丸、散，收入颇丰。吾见其领头人是一位饱经风霜的老者，学识、谈吐不同一般，可能为下海的白领阶层。他对《伤寒论》《金匮要略》内容提出不少意见：一是石膏投用无具体症状，根据"烦躁"二字大煞风景，白虎汤临床缺乏标准；二是桂枝所用广泛，遇发热就开，虽属外感亦见失宜；三是附子亡阳取生，寒湿写炮，实际止痛生品力强；四是书中无有补药，人参、当归、玉竹、大枣、生姜、小麦、山药、淡豆豉、赤小豆、黄芪、羊肉、猪肤、葱白、白术、蜂蜜、胶饴也是用来治病的，对养生、延年益寿均没言及。论点得到岐黄界首肯，乃前人所未发，应纳入圣书整理之后作为跋语。老朽获其小方一首，专题针对肾虚腰痛，即当归生姜羊肉汤加狗脊。

1966年诊一更年期妇女，医院印象腰肌劳损、腰椎间盘突出待查。便授与本方，含当归15克、羊肉60克、生姜10片、狗脊30克，水煎每日一剂，分三次服下。连饮八天而愈。效果之佳，记忆犹新。

616. 辨证运用经验

学习中医要有"悟"性，善于联想，掌握灵活的辨证论治；胶柱鼓瑟，墨守死的章法、汤头，临床易于失败——这是前贤废弃的道路。还要避免奇袭、孤注一掷大冒风险，"药不瞑眩，厥疾弗瘳"，不适于一般病证，军事家有言："非无径可走，绝不硬闯阴平。"应列为座右铭。

1950年老朽见一心绞痛，梗死暴发，同道主张投红灵丹、苏合香丸，重点开窍。老医孙宝芝先生沉思，反复分析，摆手阻止，提出胸痹不同于闭证，开了藏红花、瓜蒌、桂枝、薤白、黄芪、丹参、川芎，加大黄1克通脉，水煎徐徐灌下。结果一剂即起。似此稳妥治疗，值得发扬，留与后人参考。

617. 吴氏阳明处方

医界名手常有倾向性，不一定属于偏颇，其中亦含有家传、师授经验，或自己临证精华，应继承发扬，充实岐黄宝库。个别先贤遣药选精独树一帜，也可予以总结，进行疗效观察，肯定成果，如：缪仲淳用人参、张景岳用熟地黄、沈尧封用半夏曲、王孟英用九节菖蒲、费伯雄用龙骨牡蛎、陈伯坛用附子、张锡纯用石膏、恽铁樵用桂枝、王菊仙用大黄、邵竹轩用柴胡等，都宜列入师法人名单。民国时代，山东医林雨后春笋，层出不穷涌现不少刀圭人才，吴七先生就是拔尖者。他投《伤寒论》《金匮要略》方药左右逢源，有与众不同的运用，曾将葛根芩连汤和大承气汤组成一方，专题调理热入阳明，不分经、腑皆可服之。若肠道没有燥结，把大黄、元明粉减至1～2克，降火下行釜底抽薪；葛根不取解表、治项背强直，而是生津止渴代替党参；认为芩、连退烧，不低于石膏；枳、朴行气散结，对怫郁之热起特殊作用，大小承气汤收入居臣很有意义。命名"葛根芩连大承气汤"。

1968年吾在博山遇一高热患者，头面出汗身上无汗，表现干烧，脉象洪大，小溲色黄，口渴喜饮，大便三日未解。当时即开此方授之，计葛根20克、黄芩15克、黄连15克、枳壳10克、厚朴10克、大黄6克、元明粉3克，加入知母滋阴10克，水煎，六小时一次、分三回用。连吃两剂，数度更衣，体温下降，病消而安。

618. 药代疗法不可取

因药源短缺或价格昂贵者，从民国开始，医林提倡取其他类似药品代替。由于本质差异，疗果不会完全相同，名家何廉臣建议以草犀代犀角，王雨三以钩藤、黄连、石决明代羚羊角，起不了实际作用，被视为挑灯谈笑"哈哈无"。老朽意见，改开相应之品，勿言"代替"二字，避免发生"盲信百端"。严格地讲，寒水石不宜取代石膏、牡蛎不宜取代石决明、苏叶不宜取代麻黄、鳖甲不宜取代龟板。岭南同道鉴于猴枣难得，须印度进口，以牛黄代之，祛痰类似，熄风镇痉则功效大异。临床验证失败，"代替"逐渐销声匿迹。

1960年生活困难时期，营养不良性水肿比较常见，吃阿胶可以转化；缘货源不足，老朽改成白术、茯苓，重点健脾利水，虽收小效，均未根治。充分说明，他药代替并非佳策，运用不当，甚至还会出现不好的反应。

619. 回炉淬火有前途

过去家传、师授的学医者，拜别父、师开始临床，谓之"离门"。由于没有刻苦力学、缺乏经验、掌握知识过少，还可重返深造，被称"回炉淬火"。这种现象往往自责，承认无能，通过二次温习，执业水平提高，仍有光明前途——在历史上并不罕见，大瓢先生说他就是其中之一，竟成一代杏林大学问家。

1952年遇一同道，乃北京名儒高徒，回炉淬火，擅长调理妇科，对经、带、胎、产、乳多种疾患，得心应手，阅历丰富。告诉老朽血失故道崩漏不绝，切莫止血，活血逐瘀可纠正过来，滥投固涩、停而复出、毫无效果。吾多年观察，血失故道所致崩漏，约百分之七十属于子宫内膜增生，百分之二十和子宫黏膜下肌瘤有关，运用通经祛瘀生新、促使内膜迅速脱落，即能达到止血目的；离开此路，并无他途。

620. 包治属于乱言

民间流传"疮怕无名"（肿瘤、结核、溃疡），"病怕有名"，指的顽证。社会上若干医家打广告：专疗顽固性疾患，即疑难大病，炫耀自己，包括各种癌变、红斑狼疮、子宫内膜异位、脑垂体萎缩闭经、再生障碍贫血、班替氏综合征、晚期肝硬化腹水，实际都不易药到病除。就举乙型肝炎来说，使澳抗转阴，亦非360天之力。因此应客观对待，不要大言包揽一切，其后很难预测投药都良。

1965年吾在济南遇一丙肝，已发生严重腹水，医院怀疑肝癌。由于口渴、舌红、便秘，配合养阴、通利小溲，毫无效果；腹腔切开放水三次，仍旧死亡。类似情况不属罕见，若盲目轻敌，就会丧失执业荣誉。家父曾讲：头痛感冒，也不可狂言包治。

621. 伤寒推迟解表转白虎汤证

麻黄汤由桂枝、麻黄、杏仁、甘草组成，调理冬季感冒恶寒无汗，起开腠解表作用。桂枝活血，助力汗源；杏仁宣肺利气，预防咳嗽、哮喘。老朽家传经验：饮药后皆温覆、吃热粥一碗，与服桂枝汤相同，易于汗出而解。若身体虚弱，则改为蜜炙麻黄，保护健康，功效不减。邪在太阳，麻黄汤对象延误施治，可传入阳明，变成口渴、烦躁、出汗、高烧之白虎汤证，应以石膏居君，加大投量，开30～90克，打碎、布包，提高溶解度、不影响沸水翻滚他药疗力的析出；知母只占一半，过多防止滑泻。《伤寒论》"表有热、里有寒"的条文是错简，不属标准。如白虎汤兼有大便秘结、数日不行，谵语，日晡潮热，腹满痛，目中不了了、睛不和，即转为腑病，速用大承气汤。

622. 吴茱萸贴神阙

山东岐黄事业，素称"东夷医药文化"，实际东夷人早不复存在，齐鲁居民随历史变化多由外地迁徙而来，就现在来讲"土著居民"已成过去，不宜再戴"东夷"头盔。老朽曾于扁鹊故里论证会上和山东大学、山东师范大学刘敦愿、张知寒、安国璋各位文史学家交换过意见：了解先秦，正视历史，亦应求诸实际，东夷人的后裔在山东可说寥若晨星。汉代东夷医术继承者淳于意所用病名如涌疝、风蹶、肾痹，脉象分浊、躁、静、顺、平、波、散、贲均与后世大异，只有从《史记》内见到，已失联续传承。民国时期，来一四方游走郎中，自言属于东夷传人，性格古怪，病历处方不同《史记》，和目前术语一样，惟写附子为黑乌、麻黄为野茎、石膏为白云块，药肆无不愕然。但他留有一味小方，以吴茱萸碾末，置肚脐上，胶布固定，取烫婆子或热水袋外熨，令热气透入。连用三天，专治寒邪、气滞、瘀血腹痛，对胃、肠、盆腔皆起作用，曾当场开彩，患者感觉能迅速解除疼痛。特点是不加麝香，效果不减。藉此录出，供临床试验。

623. 针刺术

中医针灸分许多流派，手法不同，各具特色。民国时期，吾在山东见一陈姓名家，除运用十四经取穴，尚重点掌握马丹阳十二穴、四大奇穴。揉、提、弹、沉，摇动针柄谓之"苍龙摆尾"，七升七降称"老君出关"——针刺合谷时起用较多。所创烧山火，一是针上加灸，二是特殊手法深刺生热；透天凉则出入探渊，令水气升高抑制火邪，也是反复数次。和其他门派都不一样，效果甚佳。回忆写出，以资广闻。

624．仲师两首处方被收入时方

时方派调理流行热证，除温病邪陷气分投《伤寒论》白虎汤，其他喜开葛根芩连汤、竹叶石膏汤。认为葛根芩连汤解热不只苦寒泄火，尚能透表排邪，有两项作用；竹叶石膏汤清热且兼养阴，可补充津液，壮水之主以制阳光，亦是双轨同行。举称"两大名方"。江南叶桂先贤系统，恐半夏温燥，将其从竹叶石膏汤去掉，殊欠斟酌，由于温病常伴有纳呆、呕恶，葛根芩连汤之黄连、本汤中的半夏正好派上用场，如盲目骤减，等于偷工减料，就难发挥方药全面功力，降低了疗效。老朽家传：从来起用二方，均按原意，看似刻舟求剑，实系传承仲师经验，有利患者早日康复。

1958年吾在济南诊一金融大咖，自风热感冒开始，逐渐演变中烧、体温半月不降，烦躁、易醒、舌苔转黄、大便稍干、不断谵语、口内乏味，睡时发出梦话类似重言，同道强调郑声，应照虚证施治。鉴于脉象洪滑、舌苔干黄，仍属实邪，误补则会酿成大错，即力主给予竹叶石膏汤试之，大家首肯，则写了石膏45克、竹叶30克、半夏10克、麦冬20克、党参10克、甘草6克、粳米30克。麦冬滋润，下通肠道，不必弃心，可改善烦躁、谵语、液亏。日饮一剂，水煎分三次服。蝉联三帖，病情递消；共六天，基本回安。留此一案，备作学古镜子。

625．临床辨证要结合经验

久经临床的医家，经验丰富，通过实践，掌握大量宝贵资料，成功与失败均有总结，尤其误治的内容更有价值，受到社会尊敬。民国时期，曾见一位名手调理少阴伤寒，将黄连阿胶汤针对热化用于杂证，反而引起不良反应，他深感执业之难，遂加强学习、勤读文献、不耻下问，被称"杏林魁手"。从事刀圭，和域外技术不同，它是以人为本，如果盯着病的指标，就会走向以邪代身、步入斜径。

1980年吾在青岛诊一市民，素患神经衰弱，逐渐发生思想抑郁、悲观厌世、精神异常，负担增重，痛不欲生。老朽运用启发、说服、教育方法进行心理疏导，毫无反响。转成药物以宽胸降气、豁痰祛瘀居主，连服一个月仍似水投石。即改开泻火破血剂，据舌紫、颜面黧黑、性格狂变、大便数日一行，写了加减王茂光所拟的处方，组织驱邪汤，含大黄10克、桃仁10克、蛰虫10克、牡丹皮10克、水蛭10克、元明粉6克，重点推出郁金30克，每日一剂，水煎分三次用；先后共饮二十余帖，入厕通畅，感觉疲劳，嗜睡，症状消除，停药而愈。这一病案着重说明两个问题：一是怪异多因顽痰、恶血障碍；二为虚羔久而不瘳，也可化归时邪。离开辨证施治，则不易鸣锣收工。

626．叶桂经验用药小集

　　吴门叶天士先贤为清代康乾时期大医家，距现在并不遥远，却存在三疑记：一是未见墓田，虽然太平天国李秀成在苏州留有平坟说，而徐大椿的葬穴至今仍在；二是子孙满堂，遵嘱不再业医，当地部门调查，叶姓不少，无他的直系后裔；三是生前接触广泛，从平民到白领均求其诊疗，纪晓岚《阅微草堂笔记》称闻名天下，八十来岁归天，生平未见品级、头戴官帽，以普通百姓身份度过一生——家父评论，这也是可贵之处。临床投药大都不开成方，喜予加减，可惜经验没有明传，虽弟子、业友、后人进行搜集，出版医案问世，然均非真迹，乃伪作托名，如福建陈修园先生为了售书，就曾办过这种丑事。韦宏轩前辈告诉，他通过多年寻觅，获得香岩翁部分实践资料，介绍如次：一是胃属阳明燥土，重视滋阴降下，给予麦冬、沙参、海蛇、芦根，同时亦用山药、扁豆健脾益气、护肠止呕，加少许沉香行气散结、促使运化，局限3克，多则刺激仓廪之官引起不舒。二是久病入络，活血祛瘀，解除胀、痹、麻、痞、癥、痛，用当归须、川芎、苏木、桃仁、晚蚕沙，配合虫介追逐沉混积邪，添地龙、全蝎、蜈蚣、僵蚕、蛰虫、牡蛎、鳖甲、露蜂房、蜣螂虫。

　　叶氏调理流行性热证，初起邪在卫分，突出宣散二字，投薄荷、桑叶、菊花、牛蒡子，得汗而解。继续发展转入气分，用石膏、知母，加杏仁、白蔻、瓜蒌、黄连宽胸纳食；大便秘结不能下行，轻者开槟榔，无效用大黄、芒硝；口渴加芦根、麦冬、石斛、天花粉。热侵营分身发斑疹，给予玄参、大青叶、赤芍；累及心包用竹叶心、羚羊角。最后到达血分，表现吐衄，投鲜地黄、紫草、阿胶、牡丹皮。因温邪上受口鼻而入，首先犯肺，易陷心包，神昏、抽搐、不省人事，则开紫雪散、至宝丹、安宫牛黄丸。不沿用《伤寒论》六经辨证，创立卫气营血学说，原因有二：一是六经三阴为寒邪，温病皆无、自始至终体温升高，烧退尚恐"灰中有火"，不撤凉药；二是营、血阶段外现斑疹、吐衄，六经亦欠此变，乃关键所在。故提出"卫、气、营、血"这个纲领以资区别。尤其"逆传心包"，大便并不燥结，与六经阳明腑证分道扬镳，二者病因病机、处方用药水火分明、也无共通之处。

1959年吾运用叶法施治一农村教员，因胃病消化不良、气不下行求诊，灼心、厌食、腹内胀满、口中乏味、舌质平滑、大便偏溏、每日更衣二次，脉象沉迟、身体虚弱，已休息两个月。当时就授予上述"胃以降为和"带有补性的药物，以扁豆30克领先，含有山药15克、沙参10克、党参10克、盔沉香3克、茯苓10克、白术10克、半夏曲10克，水煎分三回服。连饮十八剂，症状逐渐消失。天士老人经验，应予发扬光大。

627．中药也有抗药性

药物久用，产生抗药性，好似头上打一棒子能起个疙瘩，中药天然品亦不例外。和西药的不同点，很少一首处方蝉联应用不已，大都根据病情加减变化，故抗药性这种现象极少；但若数月或一年不予更方，死守到底也会出现。

1965年吾在山东省中医院遇一胃溃疡患者，因吃砂仁、豆蔻、白芷、香附、沉香曲香燥、消导药物二年，不仅失效，反而厌食、胀满、夜间痛甚，最后转成肿瘤，手术后五个月死亡。类似情况值得注意，虽临床罕见，却可能够发生。

628．中医学派剖析

中医学派（亦称流派）分古方（经方，主要指《伤寒论》《金匮要略》方）、时方、杂方三派。古方派继承仲景先师二书，人数较少；时方派受宋代、金、元之后影响，与时俱进，掌握新的资料、药物、经验，是随社会发展的产物，人数众多，从清代开始壮大最快，到民国时期大中城市著名医家属于时方范围，就连丁甘仁、张锡纯、张山雷皆归这个队伍。杂方派成员亦风起云涌，大都在县、乡、民间执业，能汇集古方、时方、验方诸家之长，无门户之见，也独树一帜，但人员复杂，含不少票友下海。以清代而论，时方派体系，虽有吴门、龙砂、孟河之分，几乎皆上承叶桂思想、学说，以治流行性热病、杂方闻名，被呼时令医家。虽然曹颖甫、恽铁樵出身江阴、武进，但因均奉行古方，为南阳传人，并非龙砂、孟河学派，切勿混淆。六十年前杂方派蔡贵芹前辈精通《周易》及刘完素、张子和刀圭艺术，大刀阔斧主张以攻邪保本，声震医坛，曾对老朽讲：凡外感缠身，无不发烧，应用麻黄汤加石膏防止内传，乃双解法；若拘泥先表后里，病情发展，可越过少阳直达阳明。事实告诉，麻黄加石膏汤功列上乘，毫无弊端，《伤寒论》之麻杏石甘汤即是良好例证。藉此写出，供大雅匡正。

629.《伤寒论》存在杂说

民初鲍子展《文林观》指出：《伤寒论》在《后汉书》《三国志》均无记载，可能流传不广，或当时无有，由后人编辑。张机、仲景之名不致伪托而属普通执业者，长沙太守则为突出显赫戴的官帽，杭州张隐庵言是其裔孙，未必真实，也成为值得反复考虑的历史质疑。他说书内药物加减，有规律性，如口渴加人（党）参、烦躁加石膏、发热加桂枝；亦乏实践性，如下利加荛花、腹满加附子，说明整理人不是高明岐黄研究家，乃卡斌式❶的局外手，应予以剔除，不宜继续鱼目混珠。《伤寒论》最佳的处方，首推小柴胡、小青龙、竹叶石膏汤，立竿见影，疗途广泛。竹叶石膏汤的临床价值，能超过白虎汤，清热与滋阴合体。

1959年吾于山东中医学院诊一温邪转入气分，发病八天，汗出高烧不退，大便没有燥结。曾给予葛根芩连汤希图内外双解，药后病情依然如故；改开了竹叶石膏汤，含麦冬15克、竹叶30克、半夏10克、石膏60克、党参10克、甘草6克、粳米30克，水煎，四小时一次、分四回服。连吃三剂，体温下降；因石膏量大，患者恐惧未再继续，停饮而安。竹叶石膏汤的作用，值得肯定。

630.《伤寒论》《金匮要略》合讲

《伤寒论》《金匮要略》原为一书，称《伤寒杂病论》，宋代整理成二部。因《金匮要略》内收有不少《伤寒论》方，讲《伤寒论》时应兼提《金匮要略》，或研究《金匮要略》亦要介绍《伤寒论》的运用，不宜割裂分家，能保证仲师学说的完整，还可避免各唱独调产生认识矛盾，另立山头。老朽学医

---

❶ 按：卡斌式："卡"能上能下，"斌"能文能武。张老形容能文懂医的多面手。

时，传授二书的前辈，都委一人承担，珠联璧合划归一体，能防止再次对内容的质疑、困惑，如《伤寒论》大柴胡汤无大黄，《金匮要略》则含大黄，聘一位名家宣讲，就可明确获解。

1978年赴外地参加会议，一中医学院毕业男生，询问小青龙汤的处方，治哮喘、咳嗽，而《金匮要略》却不言风寒改医"吐涎沫"，须师从哪个？吾告其均可应用，是一方多疗，但在处方比重上以喘、嗽居主，妇女吐痰涎次之，缘《金匮要略》记录杂证，故标出此病。不言即喻，这是专业分工带来本弊，尽管小事一端，也说明没有弥补两书存在之异，缺乏人为释义。

631. 养阴可以退烧

大智若愚，是一句美誉形容词，抱有真才实学的人物，确会自我抑制、心手如镜，不露锋芒，避免遭忌或陷入骄傲脱离大众的泥潭。民国时期，吾见到一位封姓刀圭家，他是清末落榜的进士❶，文、史、哲、医均属一流，常言孔子话"三人行必有我师焉"。指出攻读《伤寒论》要抓"三阳"，于外感疾患中太阳、少阳、阳明的应用，除麻黄解表、疗途最广，柴翘、膏知、芩连、滑栀乃攻邪上品，只要化热、内在高烧，就可纳入。认为三阳阶段，病停少阳时间短暂，阳明较长，虽然往来寒热不越三天，过后仍旧能投柴胡，因其内外双解，不应列入阳明忌药，凡非肠道燥结之腑证，都宜选用；白虎汤加柴胡，比单纯依赖膏知，降温更快；若汗多体温自下，切勿口服，是临床定向。高烧过程注意滋阴生津、壮火制水、补充汗源，生地黄、石斛、玄参、麦冬、天花粉皆不要缺，甚至收敛的五味子、山茱萸也可开门引进。语重心长，极富参考价值。

1954年老朽在河北诊一流行性感冒患者，曾吃九味羌活汤，汗出而热稽留，口渴、烦躁、小溲色赤，表现体液丧失、水亏火旺。开始给予《伤寒论》竹叶石膏汤，情况依旧没有改观；遂增入大量生津，计石膏45克、竹叶30克、麦冬15克、半夏6克、党参15克、甘草6克、粳米30克、石斛15克、玄参15克、生地黄30克，注水补阴，水煎，六小时一次、分三回饮下。连啜两剂，温毒即降，善后调理转安。取水退烧的疗法不应独行，作为辅助却显示其能。

❶ 按：落榜的进士：有进士的学识，但未被点中、榜上无名。

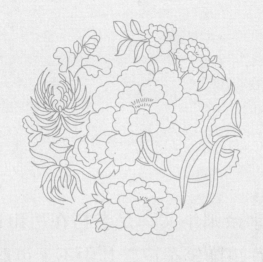

附

桐阴消夏录

张志远　著

　　这五十余则小文，是老朽在历山避暑时所写，回忆今夕往事随笔杂记，其中不无可取之处，希同道哂正。

丁酉菊月
刀圭艺人张志远祝福谨白

1．重楼清火解毒

陈一帆，为吾童年儒门同桌，喜研究民俗学、龙凤药（枳壳、厚朴，龙骨、牡蛎，附子、干姜，三棱、莪术，乳香、没药，当归、川芎，桃仁、红花等），所写南国少数民族特色，风情万种，使人大开眼界。指老朽属"刀圭艺人"。曾提醒说：苏州薛生白、缪宜亭调理声音嘶哑，常开败叫子（用过的喇叭苇哨），是"医者意也"，毫无功效；用重楼（白蚤休，又名七叶一枝花）清火解毒，则有疗果。该药治毒蛇咬伤内服外敷，可奉为秘方。吴门、龙砂、孟河诸家流派，亦罕见重楼入药；华北张锡纯先生虽言及该品，缺乏大量实践。老朽实践，若和石膏相配，息热退烧会手到擒来。

1990年夏天去青岛避暑，一老妇为其子邀诊，因为外感失治体温升高，日夜饮水，吃降火芩、连、栀、竹未见反响。笔者以《伤寒论》白虎汤加味予之，计生石膏60克、知母30克、柴胡15克、半夏10克、重楼15克、甘草10克、粳米40克，水煎，七小时一次、分三回服。吉人天相，连啜两剂汗出如蒸，即热消身凉，休息二日上班工作。方内柴胡虽占上风，重楼的清解也是一大成绩。

2．二龙夺珠

不知撰者铅印残本《伤寒论义释》，指大青龙汤与《金匮要略》小青龙加石膏汤均含石膏，是其师命名，谓之"二龙夺珠"，以消除"烦躁"二字即精神不安为目标，而非专言热邪，包括肺失宣肃、气逆内扰。石膏之"珠"所起作用，约有三角倾向：一是寒凉泄火；二为取矿物镇静、沉降、肃肺预防炎变，支气管痉挛、哮喘；三能阻止急性肺炎的发生。看似意义不大，实际至关重要。据此老朽曾反复观察，确可杜绝上述情况。

1970年吾在徂徕山区遇一中学教师，因感冒发烧，口干、舌红、咳嗽、吐痰、无汗，表现异常烦躁、坐卧不宁，医院诊断已并发肺炎。当时就给予小青龙汤加了石膏，计麻黄10克、半夏10克、白芍6克、干姜6克、桂枝6克、细辛6克、五味子10克（打碎）、石膏45克、甘草6克，方内攻、补、寒、热错杂，然非无章。经苦口婆心劝导，患者才敢水煎分三次服下；连吃两剂，温覆得汗，咳嗽大减，体温随着转退，宣告治愈。证明《伤寒论义释》的提法，不属空穴来风，乃系临床说教，应当深入探索，开启户外之门。

3. 猪苓汤的消炎

《伤寒论义释》将猪苓汤茯苓、泽泻、猪苓、滑石命名"四星利水"，阿胶为"天河养阴"，专题调理发热、小便下行不利、渴欲饮水。和因"水逆"所致的五苓散证不同，是施治泌尿系感染的一首良剂，对尿道炎、膀胱炎、肾盂肾炎都起作用。阿胶滋补、护阴增液，能避免排尿伤津，巧夺天工，极富意义，投量要大，以30克为模式，比较允执厥中。与八正散（木通、瞿麦、萹蓄、滑石、车前子、栀子仁、大黄、灯心草、甘草）对勘，稳妥有效，岭南伤寒家赞称"圣方"。吾临床数十年，深悉其功力，习见且显。

1966年春季，在山东省中医院诊一肾盂肾炎积水，腰痛如折，尿频而少，灼热似汤，即以此方授之，计猪苓12克、泽泻12克、茯苓15克、滑石粉10克（冲）、阿胶30克（烊化），水煎分三次饮之。药未更易，共十帖症状消失；随访两个月没再回潮，说明已愈。

4. 夏季伤暑用"福寿康宁"

民国时代，杂方家将人参、麦冬、黄芪、山茱萸四味组成处方，针对夏季伤暑汗多乏力、身体消瘦，命名"福寿康宁"，指添福、增寿、健康、平安，取意周匝，爽心悦目，起预防、保健、治疗作用。老朽在山东内地，从夏至到立秋投向临床，很得功力。通过补中益气、收敛腠理，把自汗现象减去一半，无不适反应，不会导致体温升高。通过育阴生液，尚能壮水制火，保护汗源，比人参、麦冬、五味子之生脉散，占据优势。事实告诉，给予东北所产人参，改善疲劳；开西洋参强调回阴，效果难见，几乎没有兴奋功能。黄芪用量不宜多，30克封顶，否则利尿反易劫津。

1972年于山东医学院诊一患者，表现低烧，出汗体温不降，口干喜饮，脉搏频数，精神恍惚，卧床一周拒绝活动，医院印象夏季热。吾即以上述"福寿康宁"加石膏予之，计人参20克、麦冬20克、黄芪30克、石膏30克、山茱萸20克，每日一剂，水煎分三次服。连吃四天，竟症消、热退而愈。"福寿康宁"起了标杆作用，藉此写出，供同道参考。

5. 果子药医案缩影

人体与疾病，民国初年有的医林前辈认为属反制，是对立关系，伤寒家大刀阔斧强调攻敌，速战而决，扫庭犁穴，驱邪居先。果子药投予者好似狸猫捉鼠玩后始食，被称猫鼠游戏远见效果，贻误病机。二派临床，不宜同日并语。举此小例，看来滑稽，实际客观存在，延长疗程，形成岐黄界一种垢伤。虽然如是，亦要知道，小恙大养、轻证呻吟的患者，都不缺乏药力长期调养，若滥饮破釜沉舟剂反会雪上加霜，导致人为的大病，欲明却晦，卧床不起。族伯父乃仲景师门传承人物，对这一问题则持两点论：果子药尽管不医疑难重证，凡疥癣小疾，不耐药力、过敏群众、白领知识阶层、四水（吃药水、喝茶水、拿薪水、搅混水）的"官僚"，欢喜应用，均可原谅，少加谴责。

1952年老朽曾诊一企业经理，纳呆，倦怠无神，消化不良，发生八个月，屡治未愈，要求平补。吾即仿照时方派趋之若鹜的处方授予试饮，暗示为苏州叶氏所遗，含半夏6克、神曲6克、鸡内金6克、陈皮6克、石菖蒲6克、佛手6克、西洋参6克、玫瑰花6克，突出健胃、开窍、芳香蠲浊，每日一剂，水煎分三次啜下。连吃十帖，情况已有明显转化，又进数天遂安。

6. 伏魔八杖

《伤寒论》《金匮要略》含有"伏魔八杖"，指麻黄、石膏、附子、甘遂、大黄、柴胡、瓜蒌、酸枣仁，能真正驱邪扶康，个别药虽有毒性，却起保健作用。据说这是禅门提出的逐妖、安身、护法学说，吾询问若干老衲，僧侣们洞晓者很少，已成绝版。麻黄启腠理开毛孔发汗，医风寒感冒外邪入侵；石膏清化内热烦躁、降低体温、防止痉挛；附子温里、祛寒、回阳、挽汗、固虚脱，应与干姜配伍；甘遂峻通二便、利尿涤饮，要服制过粉剂；大黄泻火、破血、疗狂，由肛门排邪；柴胡治少阳清里透外，功力双解；瓜蒌宽胸消满，开上中二焦兼利肠道；酸枣仁宁心、敛汗、催眠、减梦，养血超过当归，同龙眼相伴，和龙骨、牡蛎组方，对心悸、怔忡、房颤、腹腔大动脉频繁跳动。八药临床作用显著，亦称"降魔八杵"。其中平和者为酸枣仁，次则麻黄、柴胡、石膏、瓜蒌，毒品为附子，攻下为大黄，大毒峻泻为甘遂。

1980年吾于青岛诊一海事干部，胸腔、腹内大量积水，胀满难忍，不能进食，肝、脾、肾无变化，天津、北京医院检查结果原因未明。邀老朽改换汤药，当时就开了土炒白术60克，水煎，送服面煨、醋制甘遂粉1克，分两次啜下，每日一帖。连吃四天，更衣三回，小便如注，水液尽消。补泻合治，竟获奇功，录出以供探讨。

7．日月汤的应用

老朽调理支气管炎、支气管哮喘，投平喘止咳剂功力不佳，则开杂方派推荐的日月汤，所谓日月汤指先予《伤寒论》小青龙汤，无效改为张锡纯先生从龙汤。实践观察，均有成果，后者以收敛扶正为主，适于日久难愈，不会恋邪，符合客观需求，能放心授之。龙骨、牡蛎比较温顺，平妥、易服，龙凤双栖，看似普通物，实属关键品，给予得当，皆大欢喜。

1979年吾在山东医学院诊一西医同道，外感风寒低烧、咳嗽，哮喘急性发作，素有肺气横逆史，日夜不停。开始用了《金匮要略》小青龙加石膏汤，计麻黄9克、干姜6克、细辛6克、桂枝6克、白芍6克、半夏9克、五味子15克、石膏21克、甘草6克，每日一剂；连饮四天，反馈热退，其他未减。抱着疑、信各半的考量转予从龙汤，含龙骨30克、牡蛎30克、白芍15克、半夏12克、苏子15克、牛蒡子15克，另添苦葶苈子15克，并降气、利咽、祛痰、行水；继续啜之，共七帖，喜告病消而安。从龙汤起了重要作用。

8．炙甘草调心律、缓急

"水月仙"精品药店，清末光绪年间由江苏一年青进士创办，童叟无欺，生意兴隆，门庭若市，到抗日战争时期亏本歇业。其中坐堂医家，均属知识渊博的学者，处方药少而精，所写君臣佐使在量上朗若列眉，白宣、黑字大都赵体小草，清洒秀丽，众皆视同文物，爱之如宝。店主之子为翰苑名士，亦善刀圭术，指出甘草非一般点缀、果子品，《伤寒论》《金匮要略》约一百三十首方剂含有"国老"。重点调理心慌、心悸、怔忡、早期搏动、心律失常，挂牌居君独当一面，如桂枝甘草汤、茯苓甘草汤、炙甘草汤；次则缓急，如甘草汤、大黄甘草汤、调胃承气汤、甘草泻心汤、芍药甘草汤、甘草小麦大枣汤、甘遂半夏汤、止嗽苓甘草味辛夏仁汤，民间流传一味甘草丸；尚可镇痛，如甘草附子汤。

1964年吾在蚌埠宾馆诊一心动过速，每分钟约120次，感觉心慌无主、惊悸不宁，经稳定心律未见效果，乃求传统药物。当时就开了茯苓甘草汤加味，包括当归10克、茯苓30克、龙骨20克、牡蛎20克、炙甘草15克，日饮一帖，水煎分三回服。连吃十天，频率转慢。炙甘草投量不多，且由他伴相辅，然发挥一定作用。虽乏典型，却能提供医疗价值，与先贤所言入心得安十分吻合。或谓甘草似月借日之光，托外来客福祉"沆瀣一气"，则信口无据，缺少实验研究。

9. 胃癌祛湿清热化浊解毒

统计所见，若身体虚弱，无故体重下降，逐渐消瘦，习称"自食其肉"，往往和恶性肿瘤暗渡有关，应迅速到医院检查，绝对不可忽视。虽然缺乏另外症状，亦要认真追寻，此乃传统经验，告诉抱有"凶疾"。在频发多种癌类中，胃肿瘤厌食时更为明显。细胞"癌"变的原因尽管难释，但在发展、扩散、转移过程能对人体产生巨大破坏，压迫重要器官，会致人死亡。中医临床常考虑活血化瘀，实际湿毒、痰浊也数睹不鲜。

1970年吾于新泰遇一胃癌，男子，五十余岁，纳呆、泛酸、嗳气、舌质淡红浮苔厚腻、尿量较少、腹胀、大便潜血色黑如漆，医院排除手术，嘱转草药调治。老朽曾取甘露消毒丹加减予之，含茵陈蒿15克、大腹皮6克、西洋参10克、滑石粉6克（冲）、黄芩10克、石菖蒲10克、连翘6克、白蔻仁6克、藿香6克、茯苓10克、神曲10克、谷芽10克、半夏8克、参三七粉6克（冲），水煎分三次服。连饮两周，病情转佳；方未更易，凡五十天，其证竟然递解，上班工作，没再来诊；二年后，据说死于急性心梗。写出以供探讨。这一案例着重挑明，对付骇人的"癌"魔，只要掌握药从证用的优越性，就可延长生存时间，甚至获得痊愈；若过度恐惧，百分之八十结果不良。

10. 辨证应当论治

传统的辨证施治，宜改为辨证论治，在涵义上能突出内容研究，更较恰切，此乃老朽临床观点，提供探讨。七十年前族伯父与大瓢先生会诊，曾谈及运用这一原貌，得到医林支持，谓之"名称匡正"。吾欣赏北地伤寒家巧投小柴胡汤，不固守《伤寒论》四大症状，将往来寒热列为第一、胸胁苦满第二，并且重视肝胆蕴热，疏泄痞胀、解散郁结、兼调肋间神经痛，大都邪去得安，能抛开原始模式，同样生效。只要抓住病机，仿照《左传》秦伐晋国如"济河焚舟"，就会凯旋胜利。其中半夏健胃、降逆、镇呕，黄芩清火、祛湿，主药柴胡宣发表里、解凝、攻郁、泄甲乙二木、开结，是十分理想的处方。民国时期，齐鲁竟然出现小柴胡汤派，占社会上风。

1970年于山东农学院遇一畜牧兽医，胸膈痞闷、两胁阵发性刺痛，静止则舒，住院一周检查浅表型胃炎，心、肝、胆、胰无变化，打针、理疗未见好转。当时即予此汤试之，含柴胡18克、党参15克、半夏10克、黄芩10克、甘草6克、生姜7片、大枣10枚（劈开），日饮一剂，水煎分三次服。连吃五天，感觉减轻；嘱咐继续勿停，先后共十四帖，证消而愈。因柴胡可启腠透表，患者能冒小汗，头面稍多，不必惊慌。事实告诉，和啜大青龙汤各异，很少导致伤阴、亡阳，党参一味，起预防作用。

11. 补中益气汤治体弱感冒

民国时期，山东胶东半岛杂方派，对虚弱人伤风感冒，不投小柴胡汤，常开补中益气汤，以扶正为主兼祛外邪，功力较佳，往往微汗即愈，很有意义。其中黄芪、人参、白术、当归益气养血，起用大量柴胡、升麻轻度宣散，攻病而不伤身，白领阶层誉为表里同疗保健良剂。个别伤寒家开始批评违反仲师先外后内传统治则，能留恋客邪，但通过实践验证，噤若寒蝉，默认了这一法章。该汤原医清阳不升、中气下陷，全身疲劳、头眩气短，调理消耗性疾患，宜于重症肌无力、低血压、胃下垂、脱肛、子宫脱出、长期便溏、肠道出血、神经衰弱、功能性低烧，李东垣思想学说培健中土、升阳益气、甘温除热等，均属亮点。因含柴胡，虽遭到给予"自汗"的吐槽，并不影响所疗他证的切入走向。

1969年吾在淄博诊一干部，骨瘦如柴，头痛、发热、恶寒、无汗、倦怠、嗜睡、面容憔悴、无力活动、卧床辄舒、脉象上浮按之似散。当时就以补中益气汤授之，计柴胡10克、黄芪10克、当归10克、人参10克、白术10克、陈皮6克、升麻3克、甘草6克，水煎分三次饮下。每日一剂，连服两天，汗出表解，病去转安。为了防止汗多，柴胡不要超过黄芪，二者平量比较适宜。

12．护法八将

家父曾将《伤寒论》麻黄、桂枝、半夏、柴胡、瓜蒌、石膏、附子、大黄谓之"护法八将"，言其攻邪疗疾占据上游，与甘遂、芫花、巴豆剧毒不同，和葱白、生姜、大枣、淡豆豉、赤小豆、甘草"果子药"更有区别，乃书中圣品。指出瓜蒌宽胸、开痞、消满位列第一，为大陷胸汤内主药，若饮半夏泻心汤（黄芩、半夏、干姜、黄连、党参、甘草、大枣）寡效，投小陷胸汤以其驱散痰、热、气、食郁积，突出瓜蒌之量，服后辄应。宜按仲师处方给予全瓜蒌，包括子、瓤，润燥通肠。加半夏降逆下行、黄连泄蕴结之火，从肛门排邪，综合疗法，易获佳绩。临床发现对冠状动脉硬化性心脏病供血不足，常见的憋气、堵塞症状亦起作用，但不能清除自由基、改善心肌耗氧量，添入川芎、郁金、丹参、薤白、云南三七则产生效果。

1977年吾于济南诊一老妇，端午吃粽子同儿女争吵，感觉膈间不舒，心下坚硬，胀痛，舌苔黄厚，呼吸困难，脉象似雀啄、屋漏，家庭十分惊慌，实际是气机阻遏所致。清贤马元仪的经验"虽败犹可还荣"，要扫去障碍。当时就写了本汤，计瓜蒌60克、半夏15克、黄连20克，并增神曲15克，每日一剂，分三次啜下。共三帖，大便七回，夹有秽物甚多，药停而安。瓜蒌发挥了核心作用。这种疾患能够表现此类怪脉，古往今来几乎无有，录出提供研究。

13．六大火药

清代以降，岐黄界火神派除喜开乌头、肉桂、硫黄，重点启用《伤寒论》六位热药，称"六大火炬"。以仲师大青龙汤所言汗多亡阳、亡血投四逆加人参（党参）汤为依据，倡导"贵阳贱阴"学说，要求人们着重护阳保本。实际书中知、芍、膏、竹、芩、连、硝、黄亦占不少内容，倾向偏颇。现将火神补阳、助热剖析如下：一、干姜为生姜干燥品，不加炮制；促进食欲，健胃止呕，温中驱寒，固脾止泻，守而不走，和附子同用补命门火，挽脱，振兴阳衰。二、细辛属动力药，通利经络，内消痰饮，芳香开窍，散寒驱痛，升提血压，与辛夷、白芷、苍耳子组方，消除鼻炎、鼻窦炎；可打破"不过钱"说，10克左右无害，切勿久煎，发挥热力次于附子。三、蜀椒类似细辛，有麻醉性，俗称花椒，开腠发汗，抑制蛔虫活动，寒泻腹痛效佳；一般不过15克，大量镇痛30克，不炒去汗。四、桂枝温经通络，助麻黄解表，因含木心热性低下，暖中散寒，活血化瘀，与附子、吴茱萸配伍能提高火力。五、吴茱萸打碎入煎，降气制酸，疗频吐涎沫、胃液上泛、肠道痉挛；久服昏目，30克为界。六、附子大热回阳，急救虚脱，益命门火功居第一，凡汗出恶寒、腹痛、泄泻、手足冰冷、脉微、疲劳不堪，即可应用，加入干姜催化收效最佳；含乌头碱，毒性较大，须久煎、蜜煮，保证安全，虽经高热炮制并不影响壮阳、温里、止痛、驱寒、挽脱，乃起苏上品。

1982年吾在厦门遇一女性小学教师，长期畏寒怕冷，腹痛，腰酸腿麻，大便日行三四次，不成形状，已有二年，医院诊为腰椎间盘突出、慢性肠炎，要求伸手援助。因地区、环境关系，询其是否敢服热药？她抱乐观态度，即开了上述六味火神，含炮附子10克、桂枝6克、干姜6克、细辛3克、蜀椒3克、吴茱萸6克，每日一剂，分两回饮之。身体虚弱，脉沉弗能鼓指，嘱咐蝉联而用；方未更改，凡四十余帖，病去大半，基本治愈。看来火神的临床，非一般派堪比。藉此也纠正了盲目批评火神派的思想是"野声滥调"。

14. 防止墨守成规

《伤寒论》载药含毒性者，约占百分之十，如细辛、半夏、大戟、附子、巴豆、甘遂、虻虫、芫花等，仲师传人均加工炮制、选择应用，其中剧毒之物防止发生意外，则放弃不取。实际运筹得当，如影随形饮下通神。制过的清半夏，吾曾开到30克，给予顽固性气冲恶心或痰涎上涌，皆药至病除，超越《金匮要略》大黄甘草汤，能树立华表，无不良反应。甘遂虽属虎狼品，利尿作用对胸腔积液、肝硬化腹水，非心力衰竭、营养丧失、蛋白缺乏所致足面浮肿像脱蔓之瓜，往往吃后48小时便消去大半，仍不可因噎废食、投鼠忌器，尽管伤害元气，亦要考虑"有故无殒"，避免疾在人亡的悲惨结果。

1966年老朽在山东省中医院遇一严重支气管哮喘患者，患病已达一月余，感到十分棘手，乃于小青龙汤内将细辛逐步升级，提至15克，每日一剂，水煎分三次服。连饮两周，未被遮住抬望眼，打破不逾钱（3克）说，没见毫毛即乖，却证解而安。告诉人们实践是检验"量"的标准，贵耳贱目、道听途闻、书本知识，殊非依据，刀圭艺术，最忌刻舟求剑、活人死脑袋。

15. "贵阳贱阴"非源于《伤寒论》

《伤寒论》开门见山，无繁琐理论与挥麈闲说，重视实际切合应用，和后世著作标新立异、哗众取宠大不相同，经过近两千年风雨推舟，仍发挥嚆矢、指针光芒，传承者犹立雪程门。书内处方除白虎、青龙、玄武（真武）、抵当、承气，大都以所治四逆、陷胸、泻心，及药物如桂枝、葛根、麻黄、十枣、黄芩、瓜蒂、乌梅、柴胡、栀子豉、黄连、阿胶、白散等命名，有利掌握、记诵，此乃一大特色。人们据其含义提出一字丹参功顶四物；人参、麦冬、五味子组成生脉汤，将医疗范围扩大，发展了南阳学说。火神派以向阳花卉易荣，《内经·素问》"阳精所降其人夭"，养阳居滋阴之上，举附子为旗，大量投向临床，云是受大青龙汤汗多亡阳影响，走入"贵阳贱阴"漩涡。深加研究，此非仲师思想，断章取义，要严厉批评，与之分道扬镳，勿令假李逵混进梁山。

1960年吾在鲁中山区遇一干部，身体虚弱，怕冷，食而不化，每日入厕二三次，虽溏却有恶味，奇臭难闻，医院印象胃病、慢性肠炎；吃四逆汤、附子理中汤重用黑附子，毫无改善。邀老朽接诊，从列证情分析，属湿邪下注，不宜再投热药，开了白术15克、人参6克、茯苓15克、泽泻10克、猪苓10克，嘱试服之。由于二同道坚持阳衰，没有抓用；相距数月该女儿来济，始知先后共啜附子约千克，已无效死亡。随笔录出供作参考，火神"圣品"长期入口必须谨慎。

16. 济世六台古灯

民国时期赵石瓜先生，精通世界屋脊南麓梵文，对印度、尼泊尔、不丹、克什米尔地区、锡金的佛门典籍了如指掌，属宗教研究家，可惜学随人逝化为绝版。晚年执业岐黄，信仰《伤寒论》《金匮要略》二书，曾将黄芪、白术、阿胶、当归、百合、酸枣仁富有补养价值的药物抽出，命名"济世六台古灯"。黄芪补中益气，举发清阳，扩张心、脑血管，利水降压，功提下陷，量小易升，大则转降；与当归配伍养血，改善嗜睡、自汗、乏力、精神不振、四肢麻木。白术健脾，属四君子之一，祛湿通畅大便，久用促进肠道蠕动秽物下行；若腹胀、痞满投枳壳、厚朴、槟榔、大腹皮寡效，以大量和木香组方，改变攻破，按虚证论治，肝硬化腹水可给予百克。阿胶护阴补血，宜于体质羸瘦，面色苍白，唇淡无华，各种溢血，营养不良、蛋白缺乏水肿；同黄连、酸枣仁、百合、龙骨、牡蛎结合，治失眠、噩梦，亦为妇科冲、任二脉良品。当归辛温益血，居四物汤之二、坤药第一，调理月经周期紊乱，先后来潮不一，濡润肠道缓泄，抑制子宫平滑肌强力收缩、令血管窦闭合出血减少。仲景先师经验开食物百合，医多疑、忧郁、焦虑、似鬼神附身、精神异常，夜间易醒入睡困难、思绪万千，其花解除悲伤、善感，能占优势。酸枣仁滋阴、催眠、敛汗、补血、养心，疗怔忡、惊恐、定悸、安神。

吾临床应用，将黄芪、白术、当归分为"三兴"，阿胶、百合、酸枣仁称作"三抑"，指兴奋、抑制两个阵营，有利区别，防止处方混淆。

17．师古不变防害

民国时期，吾在天津夜市购得一册残卷《令狐笔记》，乃海内孤本，从收有王士雄《归砚录》两则，知为近代人所写。内容新颖，见解独特，不踏恒蹊，堪称名著。谓《金匮要略》编次较乱，未能选精，如阴阳毒施治颠倒；太阳外感发生刚柔二痉，若内在火邪而致，非葛根、瓜蒌、桂枝、大承气汤能以医疗；停饮投肾气丸（桂附八味丸）利尿、大青龙汤发汗，配伍、药量、作用差异，方不对证，不易获取效果；小腿转筋腓肠肌痉挛，开鸡屎白，秽物入口呕恶、功力欠确，不如给予《伤寒论》芍药甘草汤。水净沙明，很有道理。

1963年吾在烟台遇一热痹，医院诊断属于风湿，体温升高，肌肉、关节疼痛。开始授予越婢汤，身上出汗热度下降，唯疼痛不减；把石膏去掉，削麻黄加白术，增大量独活，计麻黄6克、白术15克、甘草3克、独活30克、生姜6片、大枣10枚（劈开）。事有巧合，每日一帖，连饮三天，证消痛除。该案足以说明灵活运用古方可左右逢源，死守僵化则贻害病家。

18．补虚五仙

北方伤寒派常把仲师所投平补有益之品黄芪、人参（非书内党参）、山药、胶饴、大枣抽出，组成五仙汤，起保健、治疗双向作用，提高营养、保身护命一举两得，受到脑力劳动、白领阶层的欢迎。黄芪开内蒙古库伦所产，升阳腾陷、补中益气、利水消肿，扩张心脑血管促进血流，改善供血不足，降低耗氧量，清除自由基，降血压，纠正心律不齐，焕发人体生机。与东北人参、桂枝、麦冬、甘松、生地黄调理心动悸、脉结代；和当归、川芎、桃仁、红花、地龙、水蛭治半身不遂，《医林改错》达到300克。山药古名薯蓣，运脾养胃，药、食二用，分合皆宜。促进消化，增加体重，收敛白带。固肠止泻，乃其特色，张锡纯先生同石膏配伍，防寒凉损伤中气，均加本味。人参是吉林野生，益气功力超过黄芪，因物稀而贵，误以起死回生，实际只能延长数小时，有效成分在皂苷，须带芦共用，蝉联服下为见效标准。胶饴即麦芽糖，春节制作糖瓜，类似蜂蜜，腊月二十三日民间辞灶奉为祭品，缓解虚劳里急、四肢酸楚、咽干口燥、腹内剧痛，温中疗痉与炙甘草相伴，虽属姐妹药，并不同方。大枣精货来于河北盐碱地区，个大肉多，近代冬枣味甜，医家改写苹果状脆枣，失去原义。入营生血，舒缓解毒，强壮身躯，扶正祛邪。常吃美容面色红润，改变瘦癯，且利小便，外皮影响消化，宜食肉泥。

老朽临床给予五仙汤，重点针对神经衰弱，形体尪羸，弱不禁风，以笔耕谋生者占百分之七十。若无内热、虚火、嗜好"膏粱厚味"，都是适应证。

19. 詹式三治

詹秋汀师伯，与家父同窗，十八岁举于乡，性格倔强，虽贫不趋炎附势，以写牌匾、画扇面度日。精医，常投《伤寒论》《金匮要略》方，喜开吴茱萸加蜂蜜为佐使，矫味，改善辛苦。呕恶、吐酸用之，寒邪腹痛用之，肠内冷结亦用之，习称"三治"。少则15克，大剂45克，岐黄界叹奇。吾奉命侍诊数次，成绩甚佳，承老人公开，吴茱萸散寒，缓解胃肠痉挛，居热药，镇痛超过附子、低于蜀椒；对风湿侵袭肌肉、关节，止痛功力不及附子、乌头，位列下等；给予神经性头痛，若不配入全蝎、蜈蚣，持续时间短暂，谨收小安。

1959年在山东中医学院遇见一名刹佛僧，约七十寿龄，腹中隐痛昼夜不停，口涎较多，二便尚可。当时就选了吴茱萸汤，含吴茱萸30克、党参10克、生姜10片、大枣10枚（劈开），增加全蝎10克、蜈蚣2条、蜂蜜60毫升，每天一帖，水煎分三回服。连吃一周，证情消除；追踪观察，未再发作。疗效之好出于预想之外。

20. 温补也能留害

清末民初山东医家，行走在岐黄道上，鲁西北地区常师法东垣《脾胃论》《景岳全书》突出温补，不推崇升阳散火、滋水补肾阴，将益气养血放在首位，和署名李中梓《士材三书》观点亦不相同，松风竹韵堪称独秀，以参、芪、归、芍开路，配合他药发挥保健功能。认为物必先腐然后虫生，强化人体便会防蛀，热带所产紫檀、沉水铁木存放五百年，因材硬质密、坚不可破，身虽肉躯，也应通过药物调理返归这一自然。生理不足，后天来补，并非痴人说梦，济众空音。利用科学知识、技巧，既能改造世界，人身血肉形体组织器官得到涅槃转换就也不难实现。老朽对此持肯定态度。还应从进化论多个方面着手，如发展保健事业、做好治病工作，男女平均100岁的希望指日可待。但依靠温补仅属火炼视角❶，要重视社会、环境因素，尤其改善污染，提高医疗水平，创造长寿条件，多方共同促成。

1958年吾在济南诊一电影演员，提出神经衰弱兼有肾亏，请求给予温热补养，吃熟地黄、海马、鹿茸、阿胶、雪莲、冬虫夏草。因形貌肥胖、体重超标，无适应症状，劝其降脂缩食，先戒酒肉厚味。听后拂袖而去，五年后患脑出血偏瘫，久治未愈死亡。类似情况需要记取，若盲目滥服不当药物，益少害多，结果难测。

21. 提倡自强不息，少言后来居上

传统习惯口语："后来者居上。"对提携后昆、鼓励晚辈很有意义；事物一分为二，勉励不当或不善领会，亦能瓦解斗志、降低进取心，让听者产生骄傲，荒芜学习。从实际出发，老年若身体健康，尚能读书、阅报，刻苦钻研，广览经、史、子、集，坐拥知识海洋，与时俱进，自强不息，虽有年龄资本的接班人如意志松懈，未必能以赶上，且出生于晚辈，更难同其比肩，还是孤陋寡闻者。所谓居上，乃空中楼阁，切勿随意应用，在高明人物面前会暴露痴相。

1944年在抗战日伪统治时期，一三十余岁同道背靠官方吹嘘、蛮横、敛财，不学无术，狂称名家，乱开巴豆、甘遂、马钱子、草乌，而不晓炮制加工，误伤患者，被群众驱逐，自行溺死河中。医属仁术，是一门特殊职业，缺乏功底，头脑颟顸，抱着"后来者居上"的思想，放弃精益求精，则前途不良。

---

❶ 火炼视角：因视角范围有限，这里暗喻温补药所起作用存在一定局限，临床疗效有其适应范围，并不是万能的。

22. 胸痹行气开结

吾外出执业时，河北医友赠送一部医稿《药园记陈》，首页亡佚，不知撰者。言《金匮要略》胸痹病，非心脏冠状动脉粥样硬化所致，与心绞痛、心肌梗死不同，心电图没见异常，乃气机阻遏、运行障碍，以调气为主，气行血开，化瘀第二，排除气的影响，痛苦可愈。此时泻心汤干姜、黄连不宜献艺，陷胸汤半夏、瓜蒌能够登台，应推选香附、白芷、枳壳、木香、薤白、楝实、郁金、三棱、苏木、桂枝、细辛、水蛭、石菖蒲、苏合香、龙涎香、西红花、少许大黄引邪下降，其他扩张血管、促进血流量之丹参、葛根、黄芪、川芎，开窍汤麝香，根据需要则随时加入，掌握辨证论治，切勿对号入座，背离传统特色。语重心长，很有道理。

1978年在菏泽诊一中年女护士，胸满腹胀，膈间疼痛，牵及肩胛，活动转剧，休息便舒，开始按冠心病处理，反馈无效。邀请老朽中药试服，曾给予《伤寒论》小陷胸汤、失笑散（蒲黄、五灵脂）丹参、薤白、延胡索，依然如故；乃改用枳壳、楝实、乌药、香附、甘松、半夏、沉香曲、白芷、瓜蒌一枚（约60克），水煎分三回饮之，连啜两剂，更衣数次，疾消而安。方内瓜蒌起了主轴作用，利气行滞、解除蕴结者也，"功莫大焉"。

23. 遣药巧案一则

民国时代，新闻媒体、舆论界，曾将张锡纯、张寿颐、张生甫，誉为"海内三张"；张锡纯、杨如侯、刘蔚楚、陆晋笙号称"国中四家"。实际尚有不少学、验俱丰的高手不露锋芒、自高位置，未有获得这一赞扬，如何廉臣、丁甘仁、汪莲石、曹颖甫、恽铁樵等，社会吐槽，感到欠公。类似情况，纵横古今，欲求正义，很难回答，只能以设逢"机遇"了之。汪莲石先生原籍徽州婺源，客居上海，为南阳学说火炬传人，丁甘仁、恽铁樵、程门雪皆从受业，出于其门，不沽名钓誉，知者极少。恽铁樵前辈之信奉《伤寒论》师法经方，是受他的影响，虽然恽老诊务较淡，与地区、环境、习惯有关，治学功力仍数一流。

1942年江苏同道出示数页汪氏药笺，调理邪入太阴攻冲、腹内凹凸疼痛，开始怀疑奔豚，尔后归于肠道蛔虫，投桂枝加桂汤、大建中汤未有效果，乃改用桂枝加附子汤，以炮附子15克当君，白芍止痛居副，每日一剂，水煎分两次服，先后共十帖，获得痊愈。巧妙处桂枝量小，甘草缓急解痉，置于重要地位，凡20克，没加降逆的半夏、代赭石、旋覆花，思想独特，可供研究。作为伤寒家来讲，不墨守成规，自创机杼，令人钦仰。

24．提倡古今结合重视发展

吾艺海航舟七十年，蒙百余医林前辈指导、教育、熏陶，在家父、业师直接栽培下走上岐黄之路，虽有所建树，因性鲁乏才、努力不够，和这些已故先人的要求仍相差甚远，至今思之，愧汗涔涔。大瓢世伯告诉：中医属传统科学，辨证施治是灵魂，随着历史嬗变、社会发展，最忌食古不化，强调以古冠今，要与时俱进、适应环境、开拓创新，才会提高生命力，立于不败之地，抱残守缺，则自我毁灭，使金字塔风雨飘摇，埋掉宝库。肺腑良言，醒人睡梦。他处理内科杂病，喜投《金匮要略》方加专题药，若支气管哮喘痰涎过多，给予葶苈子45克，大枣10枚（劈开），加半夏15克、茯苓45克、石苇15克、地龙10克、生姜10片，即葶苈大枣泻肺、小半夏汤加味。很起作用，患者津津乐道，推称妙手。

1958年夏季，在天津诊一市民，头昏、疲劳、口渴、嗜睡、频频出汗、身上低热。考虑与中暑有关，就以白虎汤、生脉散添入大量浮小麦、山茱萸授之，计石膏30克、知母15克、麦冬15克、西洋参15克、五味子15克、滑石粉6克（冲）、山茱萸20克、浮小麦60克、甘草10克、粳米45克，水煎分三次饮下。连吃三帖，汗止、烧退、起床活动。邯郸学步，感到心慰理安。

25．中药煎剂

中药煎剂以水作溶媒，历史悠久，是临床应用最大发明创造，因为除矿物外，约90%的植物都能水溶分解析出所含成分，简便易行，流传至今，仍然奉为传统方法。对急病、重证，丸散起效较慢，吃草木粉末难以下咽，且感觉腹内胀满，投水煎汤液开药500克，只饮熟水，既杀虫、灭毒也不会导致不舒或异常反应。中药煎剂乃古圣先贤的高明处，属岐黄大业优势，故家父曾说"万古流芳"。

26. 经典简易要完善补充

《金匮要略》处方，有许多来自《伤寒论》，应参考《伤寒论》实践，观察临床，珠联璧合，比较全面。以小青龙汤为例，投予外感支气管哮喘，须把《金匮要略》"咳逆倚息不得卧"补充进去；小青龙加石膏汤把烦躁症状列为重点。二书所开甘草生、炙各异，可虚人用炙，一般者给予生品。此外《伤寒论》白虎汤证条文简单，缺乏主治，宜吸取吴瑭之增大汗、大脉、大热、大渴，添入"烦躁"二字。大承气汤症治对象的论述语焉不详，可综合一起，如日晡潮热、谵语、手足瞗瞗出汗、肠有燥屎、腹满硬痛、目中不了了、循衣摸床、高烧不退，抓住大实表现就速攻下，七天为人体气化一周，粪块不降，要突出芒硝（或元明粉），超过大黄之重，否则杯水车薪无济于事。

《金匮要略》薯蓣丸疗"虚劳诸不足，风气百疾"，概念含糊，少具体内容，以药测证，从无字处着眼，却发挥一定作用。1969年吾在莱芜遇一小学老师，半年来厌食、疲劳、消瘦，体重下降10公斤，医院检查原因不明，属无故"形貌弱态"。邀老朽会诊，当时也十分踌躇，即推荐吃蜜制商品本丸试之，每回10克，日服四次，嘱咐坚持，长期方效。凡九个月，病情改善，体重增加，开始讲课，已照常工作。特写出弥补经典简易，提供实验探讨。

27. 重视药物洁净

清代、民初，江苏、安徽、浙江人士来北方开办药店、诊所，统计账目有的专写〡（一）、〢（二）、〣（三）、乄（四）、ㄨ（五）、亠（六）、〧（七）、〨（八）、攵（九）、十（十），谓之"苏州编码"，佰、仟与山东相同，称"万金流水"。将人参、鹿茸、海马、牛黄、麝香、犀角、猴枣、西洋参、羚羊角、冬虫夏草、西藏红花单独管理，普通者放于斗橱格子中，毒品甘遂、硫黄、芫花、水银、红砒、巴豆、草乌例外，井井有条，比较规范。个别商号尚注意精化，进入饮片去杂，洗涤两遍、阴干，然后投用，无灰尘、虫蛀、老皮、木心、果核、霉货，售价高出半倍，增强信任，引领风骚。

1952年吾在广济堂坐诊时，仍能见到这一遗风。他们由安国、亳州、玉树、成都所进饮片，虽已加工，指出运输、存放日久，还应二次处理，经过去杂、洗涤才可清除污染、腐烂、混入有害之物。保护特殊商品质量，是社会公德、义不容辞的需要，令人十分起敬。

28．树立学习方向

知识渊博的学者，大多依靠自强不息，仿照古人"鸡鸣起舞"，利用早晨头脑清爽刻苦阅读，不仅如此，还在马上、枕上、厕上缝中插针，零散时间亦不荒芜，经过数十年日日夜夜积淀酝酿，才可成为耀眼的明星。老朽生平虽达不到这种程度，但体会较深，广袤的世界没有飞来峰，只有愚公移山，以吃苦为前提方能实现登峰造极。问道习艺，不宜看学位、职称，广东举人梁启超师万木草堂庠生康有为，拜其品德、智慧、腹内经纶。御医马培之弟子丁甘仁、商务印书馆《小说月报》主编恽铁樵从寒士汪莲石受业，传承《伤寒论》，轰动上海滩，皆是躬身求术的榜样。一知半解、昂首挺胸、心理骄傲，前贤断言不易走向成功之路，最后被社会淘汰、自我毁掉。吾遵家门教诲，如履薄冰，怀抱戒心，不敢放纵，坚持不懈，今已逾九旬仍奉行是旨，愿带到天国花撒阴间。

29．青蒿宜于无汗高烧

口头禅"往事如烟"，过去的事物一般随着时间逐渐消失，但实际科学技术日新月异所登台阶，仍是由前人开辟的路基攀上的，非一蹴而就，数典忘祖的思想背叛历史，等于否定身从何处来。以青蒿入药为例，清火、解毒、退烧，并不专医温邪、疟疾、原因不明体温升高，凡干热无汗便可投用，青蒿鳖甲汤的处方，有局限性，不能圈定本品的施治对象。业师耕读山人曾说：将其命运锁在与胡黄连、银柴胡同样位置会贬低作用，要扩大施治范围，高热、无汗为主给予膏知、柴芩、栀连、银翘无效，抛出大量青蒿往往捷报平安——掌握身凉即止，汗泄过多，伤阴亡阳，此事甚少，却要预防。

1970年吾于徂徕山诊一农民，感冒发烧、无汗、恶寒，因口渴喜饮未敢开麻黄汤类，授予白虎汤加柴胡、黄芩，病情不减。把柴、芩二味去掉，换了青蒿，计石膏60克、知母30克、青蒿45克、甘草6克、粳米50克，水煎，五小时一次、分四回服；连吃一剂半，共六次，汗出温降转安。不言而喻，青蒿的疗力值得推赞，临床可观。

30．腹泻两步疗法

腹泻习称肠炎，认为脱水，实际是食物排出、丧失营养，与小便过多有异，非同一概念。治疗初起以利尿为主；久而不止配合健脾益气固涩肠道，白术、山药、扁豆、禹余粮、黄连、赤石脂、芡实、紫参（红蚤休、草河车）、干姜、薏苡仁、莲子、山茱萸、诃黎勒、罂粟壳均不可缺。若伴有脓血、里急后重，要考虑休息痢，即溃疡型结肠炎、阿米巴痢疾，另开秦皮、马齿苋、白头翁、仙鹤草，专题处理，切勿混为一家。白头翁、仙鹤草属于良品，宜大剂量投入，效果位居一流。

1967年吾在泰安诊一慢性溃疡型结肠炎，溏便，脓血杂下，隐隐腹痛，有排不完的感觉，日行六七次，已发病三年，痛苦不堪。老朽就以白头翁20克、仙鹤草30克，加生姜3片与之，每天一剂，分两回服。连吃一个月，没有更方，症状消失；尔后相遇，感激莫名，告诉未再复发。

31．醋、酒入药不用勾兑品

中药加工炮制，常有醋炒、醋炙、醋焠多种工艺，强调酸度较高的浓醋，如山西陈醋、老醋，民间酿造的香醋、甜醋、水果醋均不入选，和黄酒一样，提倡开"胶东黄"，认为属于正品。就现在来讲，知者甚少，已打破惯例，但非粮食所制，市场勾兑的醋、酒，最好不要盲用，以免影响治病质量。吾曾建言药物监管部门注意，防止杂货羼入、鱼目混珠，降低临床疗效。

32．炙甘草论

《伤寒论》开炙甘草由来已久，然《金匮要略》不强调这一炮制，处方则少"炙"字，二书有别，疑是编次、整理者所为，添加或漏掉无法核考。老朽世传，除补中益气给予蜜炙，一般均投生品，不依样葫芦步趋圣经。如需蜂蜜滋养、矫味、易于口服，则加炼过的蜜汁15～30毫升兑入煎好的汤药内，同时饮下，并不影响施治效果，藉此写出，备作参考、提供验证。博物学家田友茅在《野草研究》说过：乌头蜜煮能破坏生物碱，甘草本身解毒，无须加工。若参照美食烤肉、熏鸡、糟鱼、醉蟹，强化味感，就未免大煞风景了。

33. 山东黄粟煎饼

山东所产煎饼，由黄粟（小米）碾粉加水打糊，放铁鏊上烙成，其薄如纸。据历史传说，东汉时代济南相曹操已充作军粮，利于携带，饥而能食，每人打包背负十斤可吃七天。切成条状，加油、盐、葱花炒之，名"锅爆米索"。主要产自鲁中一带，称"泰安煎饼"。近来市场出售分软、硬、糖酥三种，软者新鲜卷油条用诸早餐，硬者质干长时应用，糖酥馈送亲友。现在生活改善，高血糖、高脂血、脂肪肝、肥胖症日益增多，软、硬小米煎饼销量很广，由于含糖、脂肪甚少，已取代面粉，逐渐成为稳定血糖、血脂、脂肪肝、过度肥胖的主食，经医界提倡，也转化为配合药物辅助疗法，给齐鲁大地添了一项特色。

34. 浅谈阿胶

阿胶原产山东东阿，由黑驴皮去毛加辅料冰糖、黄豆油熬成。山东现有三家制造，一在东阿、一在平阴、一在济南，尚有若干副品，如阿胶浆、阿胶酒、阿胶枣畅行市场。阿胶呈板块状，重点远销南方、海外、东南亚，传统视为养阴、补血、健身高级上品，因农耕、碾粮、交通工具已机械化，驴皮来源减少，物稀而贵，售价升高。自古至今，白领阶层视阿胶作血肉有情、味甘性平、滋补佳品，防止黏腻，影响消化，主张用黄酒、蜜水烊化，或火炮似珠药用。夏冬服之，能生津育液、改善虚弱、延龄益寿、祛病保康。临床可治多种出血，无论吐、咳、衄、尿、崩漏、先兆流产、肠道所溢，均可入选。《伤寒论》《金匮要略》以其组方，有猪苓汤、温经汤、黄连阿胶汤、薯蓣丸、黄土汤、胶艾汤、鳖甲煎丸、大黄甘遂汤、炙甘草汤、白头翁加甘草阿胶汤。

1954年吾于德州诊一大学女生，月经数月不至，来潮淋漓不停，已有年余，舌淡、唇白、面乏华色、脉搏沉细，表现严重贫血，医院印象非排卵功能性子宫出血，调理未效，转求中医。开始给予胶艾汤、两地汤、芩连四物汤，反馈失败。乃遵家遗经验，嘱咐休药，专吃阿胶珠，每日15克，坚持连用；两个月，阴道流血，八天便止，尔后基本恢复正常，没再发生崩漏现象。事实证明，阿胶短期难见疗力，只要量大、久服，才会得功。

35．治病灵活方见成绩

中医理论含文、史、哲多学科知识，除突出"心悟"，尚强调"脑活"，要焕发"灵感"，临床才可运用自如、提高疗效。按图索骥，生搬硬套，不易水到渠成，这个辨证施治前提，是师门传统经验。吾业医数十年，牢记此法，获益匪浅，故敢为来者告。

1963年于济南遇一痛风，自称尿酸性关节炎，生平吃素，不食河海产品，腿、脚剧痛不能行走。曾投予舒筋、通络、搜风、胜湿、祛寒、虫蚁、镇痛之剂，毫无功力；乃转开活血化瘀，以大量丹参挂帅45克、桂枝30克、红花20克，加入白芷20克，每日一剂，水煎分三次饮下。竟然感觉痛减，连服十天，阖家欢喜；先后约60帖，基本治愈。类似情况，就是依据上述所言"超以象外，得其环中"。本案诊断"瘀血停留"的关键，不属关节变形，而是抓住压之痛烈、放手反轻。

36．谈助火化阴

火神派提倡健康人体以壮阳为先驱，阳主阴从、助火化阴，要补命门相火。在中国西南地区，因气候、环境关系强调潮湿致病，曾大行其道，获得良好成绩，比较典型的四川郑钦安、卢铸之师生就属此类代表。他们投附子、天雄开到一百多克，似乎惊人，实际都是制过的饮片，再先煎二三小时，乌头碱破坏，很少出现中毒反应，乃个中关键；若不先行炮制，当会发生不测，甚至人随药亡。缺乏了解，感到神秘、内含奇诀。

老朽传承南阳学说，苦读《伤寒论》《金匮要略》，却在火圈之外，并非扶阳的成员，对该派医学虽有所赞扬，亦存戒心，仍遵守辨证施治传统红线、阴平阳秘动态平衡，不偏向任何一方，将"允执厥中"放于首位。尽管人身依靠阳的能源动力，无有阴的载体皆不易发挥作用，且阳无阴托也难以客观存在，平等对待，才是刀圭运作的法门。同时，朱丹溪的阳有余、阴不足的论点、呼声，切勿轻易抛弃。

附子、天雄为毛茛科同株植物，正品产地四川江油，刨出去泥、洗去杂质，置于卤水（胆巴）缸内防烂，随用而取，加工切片。火神派重视安全，改变工艺，出土洗净，立即火烘或晒干，能提高热力、防止卤水增毒，是一大革新，名生附子、天雄，急救虚脱；砂子爆炒称炮附子、天雄，驱寒镇痛。时方家温里壮阳所开煮过的熟附子、水漂多日的淡附子，功力大减转成药渣，已丧失应有作用，起不到医疗目的要求，临床不宜趋步效颦。尚须注意，既往在文献报道吃附子、天雄、乌头中毒，不止有单纯生物碱，还含有卤水的成分。

37. 壮阳减肥

　　富豪家庭因经济条件优越，兽脑、板油、鱿鱼、贝类沉醉酒山肉海，体重超标，肥胖臃肿，数见不鲜。他们要求调治身材，老朽一则告诫减少营养食物，降低热量，一则嘱其强化体力活动，压缩脂肪。配合药物同疗，单纯依靠利水、渗湿、祛痰，获效不佳；若运用火神派扶阳化阴法，能见助益，通过蒸动气化学说内消邪饮，堪称一项方门。

　　1995年吾于济南遇一商界大咖四十余岁，体重120公斤，自汗频仍，走路气喘吁吁，感觉乏力，倒下即睡，鼾声大作，肌肉丰厚，脉搏难觅。劝他每天坚持爬楼登梯四次，勿吃膏粱厚味，改为四小时坐班时间，早晚学习打太极拳。日饮炮附子30克（先煎两小时）、桂枝10克、白术15克、炒薏苡仁30克、椒目10克、猪苓15克、泽泻10克，水煎分二回服；口渴喝乌龙茶半杯。先后就诊三次，约七个月，形貌变瘦，降了接近30公斤，其亲属乐不可遏，深表谢意。业师耕读山人传授太师杜公对附子评论：大辛、大热、大毒含有"三大"，回阳、镇痛、救脱功列"三奇"。投予得当力挽沉疴，滥行盲开也草菅人命。火神附子、天雄、乌头三位寨主，慎用为宜。

38. 中暑不宜大量饮冰

　　探讨古方，结合临床，最忌走马观花，要深入园林亲手播种，寻其真谛，浮光掠影、水中捞月，毫无所得。白虎汤医中暑即《金匮要略》所言暍病，应以汗出、发烧为主，掌握口渴、脉数、头昏、烦躁四证，和调理伤寒邪陷阳明、温病热入气分功力相若。吾执业数十年，常同生脉散（人参、麦冬、五味子）、六一散（滑石、甘草）合用，能药到病除，十分有益。应用目的是清热降温，抑制流火；养阴生津加麦冬、石斛、芦根、西洋参、天花粉；消暑吃西瓜、绿豆水、酸梅汤。冰镇冷物、饮料不宜多食，以免影响人体气机升降、出现障碍，"内伤脾胃，百病由生"，此乃先贤经验，可资借鉴。

1955年7月遇一农民，炎夏午间锄草，突发中暑症状，啜冰数块，心慌气短，身上无汗，体温仍高，乡邻建议速购白虎汤，服后卧床不起。老朽嘱其改用生脉散、六一散，添入薄荷10克、浮萍10克，水煎分两次喝下。结果出了小汗，即病去烧退。这一不经诊断、滥开古方的教训，值得认真记取。

39. 桂枝汤加味治肝气、肝火

人生有限，学海无涯，应随日月追逐时光寻求知识，刻苦力读，不耻下问，"谦受益，满招损"常在脑中回荡，不让半点骄傲占据位置，方能进步，走向成功之路，否则自行淘汰。奋斗方向，不慕名利、头衔，无论什么专家、教授、院士、大师，本色而是"学者"。最怕拉大旗、作虎皮，包着自己，徒有皮毛，缺少真才实学。研习中医，脱离临床，只从事笔耕、舌战，不易传承岐黄大业，总结经验等于空口画饼、纸上谈兵。吾少时承蒙前辈教导，倾心刀圭医术，见到富翁、贵史冠盖往来，亦感兴趣，因家庭束缚虚荣思想，对衣锦荣归逐渐消失兴趣，至今八十年仍以布衣处世，始知道安贫治学其乐无穷。清末汪小鸿先生入泮后贫窭如洗，借书攻读，手不释卷，腹笥渊博，执岐黄为业，了解者称赞，也有人表示惊愕。他常运用《伤寒论》桂枝汤加柴胡、郁金，突出白芍之量，调理肝气不舒、肝火过旺、胸闷、胁痛、肋间胀满、烦躁不安，很起作用，与书中膈内发痞忌投芍药相反，却极少产生不良症状，形成一大特色。

1963年于山东中医学院诊一学生家长，肝郁气滞，自言阴虚，表现上述情况。老朽即开了此方，含桂枝10克、白芍20克、柴胡15克、郁金15克、甘草6克、生姜7片、大枣5枚（劈开），水煎分三次服。连吃四剂，谓病去而愈。桂枝倍芍加柴、郁汤效果可法。

40. 阳虚恶寒

阳虚患者由于免疫、抵抗功能低下，常有身体恶寒现象，虽然无汗，亦非外感风寒，应与表邪未解区别，特点是恶寒较久、腿足发凉、脉沉无力、面色晦暗、下利清谷、食欲不振、动辄疲劳。属四逆汤证，肉桂、吴茱萸热以驱寒用于扶阳则居门外，只有附子、其次干姜才可负此重任，轻看这个问题，临床就会失败。

1947年见一曲艺大腕，生平喜食凉物，忽视自身健康，处世勇敢不计小节，风吹浪打仍然闲庭信步。从感冒开始汗出表解，但怕冷恶寒如旧，家父提议吃黄芪、人参、当归、附子、干姜，相信时方平淡未有应用。八个月后，卧床懒起，邀名家会诊，众说纷纭，没获结论；翌年谷雨，体重下降十公斤，舌苔白滑、大便溏泄、小溲短少、脉象沉微、精神逐渐昏迷，医院拒绝收留，不幸离开人间。写出此案，以资参考。

41. 评判处方以实践为依归

时方家视古方，重点为《伤寒论》《金匮要略》，提出投药缺乏性能对应，不易升华联手作用，存在弊端，如石膏、桂枝同组之桂枝白虎汤，寒热不分；大黄、附子同组之大黄附子汤，补泻不分；甘草、芒硝同组之调胃承气汤，升降不分；升麻、鳖甲同组之升麻鳖甲汤，宣潜不分；乌梅、细辛同组之乌梅丸，敛散不分，脱离辨证施治规律。实际因当时条件思维局限，古方看似没有规范化，但时方完全运用以寒抑热、以补填虚、以泻去阻，开药一路货色，固然十分逻辑、天衣无缝，验诸临床未见皆高。这是老朽数十年经历，并非厚古薄今。

1960年在广饶诊一半百农村妇女，呕恶、舌苔白腻，腹内胀满、肠鸣，大便一周未下，手足厥冷、脉沉重按有力。曾给予宽中、滋润处方，含枳壳、麻子仁、沉香、肉苁蓉、半夏、郁李仁，均无效果。最后决定改换附子粳米汤，缘"十八反"学说，将半夏减掉，计炮附子30克（先煎一小时）、甘草10克、大枣10枚（劈开）、粳米50克，加入大黄6克，水煎分三回服；恰逢巧合，吃了一剂，更衣两次，病情即解。毋庸置疑，药物综合疗法，也是一大优势。

42. "热补" 有益有害

火神派大都以《伤寒论》四逆汤为主方，突出附子投量，除温里驱寒，重点扶阳抑阴，利用宣通、热补四字，调理气机，强化人身活力，助命门火，促进四肢、百骸常规运动，纠正虚衰。一方面保护元气，二是抗邪改善病态，虽然不像雨伞挡水，却似阳光照射、驱散积聚暗霾，此乃他们的立足论点——实际能提高免疫、抵抗、修复三力，意义深远。因量大防止生物碱中毒，加防风、黑豆、绿茶、生甘草，经过炮制没有必要，反而降低功效，久煎、蜜煮就会解决。清末、民初医家往往每剂附子超过200克，尚添细辛、干姜、桂枝、吴茱萸，其实在锅中难以溶出医疗成分，造成浪费药源，切勿随意师法。一般说每剂附子百克即以封顶，多则还留遗患。我国进入小康社会，生活嬗变，冷食、空调、冰箱储放、消炎药物带来的寒湿，需要温里驱寒；但身体抗药、耐药性日益飙升，也客观存在，若把宣通、热补奉为主唱，太欠斟酌，岐黄路上能同样发生事故，像关羽夜走麦城。

1973年吾于章丘诊一神经衰弱患者，中学教师，相信近代患病百分之六十体质属阳虚，以附子、肉桂、羊肉煲服，名附子肉桂羊肉汤。过了两年，颜面长痘、口舌生疮、大便难下，劝其迅速停止，才逐渐转愈。类似情况，也值得参考。

43. 扶阳借名升高

火神派倾向脾湿、阴寒学说，师承黄元御脾为中心、四面转动的圆周论，岐黄医家虽然奉行不多，在外感疾患坚持伤寒损阳的观点实际存在，指出《伤寒论》太阴、少阴含有阳化，投桂枝大黄汤、黄连阿胶汤，甚至急下大承气汤，应属杂病，并非真正该经内容，同阳明包括中寒一样，是后人所加，和原编矛盾，背离了提纲"胃家实"。不符合辨证施治的方法论，调理外感疾患一律要凸显麻、桂、姜、附，类似变异观点，皆可视为旁门乱芳。偏激注释者不了解此情，执含有膏、知、芩、连、硝、黄条文，或遇疑则默，或牵强附会，把圣书搞成影响学习、毫无规律、缺乏循章，令人痛心。老朽推崇脾湿、阴寒，亦相信叶桂先贤胃宜凉降，面对个别火神道友思想——"贵阳贱阴"来源于南阳仲师，是"错戴帅盔"，依据欠考，一盘散沙，不予支持。

1956年冬季，吾在山东省中医院诊一伤寒传经，开始表现太阳症状，数日转向少阳，除往来寒热、额头冒汗及颈而还，体温迅速上升，口干、烦躁、厌食，大便尚未燥结，没有进入阳明。当时即授予小柴胡汤添石膏，计柴胡20克、黄芩18克、半夏10克、石膏60克、党参10克、甘草6克、生姜7片、大枣7枚（劈开），水煎分三回饮下，六小时一次。连吃二剂，烧退邪去获安。伤寒尽归阴证，不会发生变化，只靠麻、桂、姜、附解救，十足荒唐。

44．老年脑病补髓

头乃诸阳之会，脑为髓海，是人身主宰、最高司令。脏腑功能上行颠顶，亦助脑发挥作用，如《内经·素问·灵兰秘典论》：君主之官心、神明出焉，相傅之官肺、治节出焉，将军之官肝、谋虑出焉，中正之官胆、决断出焉，臣使之官膻中、喜乐出焉，作强之官肾、伎巧出焉，故调理脑病必须结合这些器官。近代老年不少因离、退休转向二线、凤凰变鸡、亲友疏远、曲终人散，感觉失落，产生烦躁、易怒、精神抑郁、焦虑现象，医门习用传统疗法制止肝阳上亢、风邪内动、相火过旺、肾水虚衰，从潜降施治，突出龙胆草、生地黄、天麻、夏枯草、钩藤、何首乌、刺蒺藜、女贞子、旱莲草、龙骨、石决明、牡蛎、龟板、玳瑁、紫贝齿，收效并不明显。老朽点滴经验，若投六味地黄丸重用熟地黄，加当归、川芎补血，兼活血化瘀选入鸢尾科藏红花、丹参、云南三七，长时口服，却有成果。

1988年在济南遇一退休干部，性格急躁，开始失眠多梦，喜到户外狂走，逐渐坐卧不安，二年后沉默不语，两目直视，怒容满面，打骂妻子，医院会诊脑萎缩、精神分裂、大脑功能退化，吃药未见转机，改求中医。吾即授予上方，含熟地黄600克、山茱萸150克、三七50克、牡丹皮50克、藏红花15克、丹参100克、山药50克、茯苓30克、泽泻20克、当归50克、川芎50克，水泛为丸，每回10克，日食三次。服过四周，情况良好；嘱咐继续勿停，凡五个月症状消失，基本治愈。

45．古今结合有利无弊

老朽传、帮、带徒，主张布置课业，选学经典，取所需内容，让其开动脑子深入揣摩，抓重要实质，运用启发打开思路，不强调传道、授业、解惑注入式教育。"不愤不启，不悱不发"，优点是节约时间、能大量攻读文献，多快好省，事半功倍，废除雨过天晴只见地面湿的记问教学法，同"书山有路勤为径，学海无涯苦作舟"的促使育人并不相悖，且可提前奔向光明遥途。吾曾将《伤寒论》革旧纳新，分成中风、伤寒、杂证三类，加入现代常用抗菌、抑制病毒药物，补充其缺，提高疗力，获益甚佳。因霍乱、阴阳易差后劳复和六经关系不大，没有编入。

1969年在济南诊一现役军官，双侧太阳穴头痛，医院印象神经性，已有年余，笔者给予桂枝汤加全蝎10克、大蜈蚣3条，十剂而愈，从此笃信岐黄术。事过八月，携儿子登门，要求调治感冒发烧，体温持续39℃，居高不下已逾两周，汗出表解仍然如故，口渴、烦躁、尿赤、舌苔黄厚、大便通利、肠道尚未干结。当时就开了白虎汤，计石膏60克、知母20克、甘草10克、粳米60克，添入贯众15克、大青叶30克、板蓝根30克，水煎，五小时一次、分三回服。连吃三帖，即热退起床。写出本案，说明古今熔于一炉乃目前发展方向，也是弘扬古圣先贤经验的应走之路。

46. 通因通用疗法

世界文化分东、西二方，东方领先，中国属东方文化。就目前而言，岐黄医学是东方文化保存比较完整的一门，在历史长河中除含文、史、哲方面内容，尚融入传统道家、微量异域佛教学说。《周易》二元论思想占据首位，突出阴阳作为说理工具，强调事物对立统一，利用运筹、逻辑、五行原理，相互依赖、制约观点，剖析人体同疾病的关系，重视气机升降出入，脏腑之间生克制化，来指导临床起用理、法、方、药，被西方文化叹称一大奇观。急医标，缓图本，寒热并开，攻补兼施，补泻合投，尤其塞因塞用、通因通用之表现特色，被誉为古今双绝。如大气下陷胸内闷满，选补中益气汤；阳明伤寒，温病邪入气分，肠道吸收水液障碍、分泌物增加，热结旁流，用大承气汤，皆属塞不宜通、通不宜塞这一类型。吾执业数十年，熟悉该项疗法，应注意掌握，切勿按常规处理，发生医治差错。

1951年遇一商界"小龙"，剑胆、琴心、冷眼、热肠，铁肩担道义，具侠客风度，患小便频数、两小时一次，无涩热痛现象，日夜均然，医院检查非泌尿系感染，亦少口渴尿崩症状，怀疑前列腺炎。吃药升提、收敛，消炎、打针没见效果，转老朽伸手援助；当时也乏良策，就试以通因通用法，开了瞿麦、茯苓、车前子、萹蓄、石韦、滑石、泽泻、海金沙，每日一剂，水煎分三次饮下。连服二十余帖，即病去人安。尿频由于湿热压迫，利溲反而得愈，确是临床一绝。

47. 手握灵草也要辨证论治

世界传统医学，在各国已经衰落，华夏岐黄之道含金量高，仍旗帜飘扬，充分说明救死扶伤的艺术冠盖群芳。它能随着客观环境变化，因人、因地、因时、因病制宜，抓住不同钥匙打开黑箱之门，是科学的自然疗法，天人合一红线，贯穿于理、法、方、药之思维环节中。既往遭受风吹、雨打，因为临床确有可观疗效，没有倒下。

1977年吾在济南诊一学生，夏季中暑口渴、出汗、头痛、厌食、烦躁、疲倦。初起给予党参、麦冬、石膏、藿香、滑石、白芷、神曲、黄芪，未见功力；第二天暴雨，连绵不止，又啜一剂，反而低烧、无汗、大便溏泄二次。考虑与湿邪有关，把处方改为五味香薷饮，计香薷10克、厚朴10克、扁豆15克、黄连6克、茯苓15克、甘草6克，重视化湿；恰逢巧合，竟一帖转瘥。深刻体会，灵活变异，乃中医认识论的基石，离开辨证施治原则，皆是扫云空话。家父曾说：手握灵草，也应区别赠人。

48. 禅门三药

清末山东隐士荣光和尚，怀抱六艺、精研医学，因厌恶世俗沽名钓誉，希望明心见性逃禅出家。认为杂病与人体气血郁滞、内外上下阻塞有关，应疏泄宣通、破积散结，滥吃滋补、遏伏气机、影响血行，雪上加霜，尤以妇女疾患更易为虎作伥。提出宜投柴胡和解少阳，表里双顾；香附流利走而不守，善于镇痛、调畅蕴积；小量大黄攻坚消癥，导邪由二阴排泄。把三味派上战场，充当先锋。对此，老朽深有感触，符合实践，支持大师决策，故在肝胆、妇科方面运用较广，除胸胁苦满、胀痛施用，消化道胃肠功能障碍，亦可取其组方。

1968年于潍坊诊一市民，适值"文革"内乱，被打成"阶级异己分子"，反复批斗，抑郁生痰，胸满、腹胀、胁痛、严重郁闷，长出气则舒。即开了柴胡15克、香附15克、大黄6克，添入乌药10克、甘松10克、佛手10克、绿萼梅10克，每日一剂，水煎分三次服。连饮七天，症退而愈，很见效果。

49. 伤风不要强调用桂枝汤

岐黄艺术辨证施治，不搞一个模式，灵活万端。以普通感冒为例，虽有风寒、风热之分，根据症状表现投药不同；外界不太了解，认为缺乏规律、章法，实际是分门别类对病处方。在风寒范围内，《伤寒论》有中风、伤寒，中风有汗开桂枝汤，汗多防其亡阳用桂枝加附子汤；伤寒无汗用麻黄汤，汗出而喘，控制发烧用麻黄杏仁石膏甘草汤，皆属明显的样板。中医笔下药源广泛，脱离汤头，另组新方，同等生效，也是一项特色。

1953年吾于德州诊一春季中风，民间谓之伤风，鼻鸣、头痛、出汗、怕风，并不恶寒。开始给予桂枝汤，未见功力，烦躁；乃转与麻黄杏仁石膏甘草汤，亦乏效果；最后开了杂方，含羌活10克、荆芥10克、辛夷10克、藿香10克、柴胡6克、陈皮10克，每日一剂，水煎分两次服，连吃二帖，证消而安。类此情况，足以证明临床思路要宽，切勿一叶障目、死守旧法。录出供大雅品鉴。

50．病重不药能以误人

近水楼台先得月，向阳门第早逢春。感染疾病要露头便打，防止小转大、大变危笃，此乃人所共知；然受经济原因、交通不便、鳏寡孤独、地方缺医少药，延误求治，亦能夺走寿命。应想尽办法，改善这一状况。

1986年吾于南阳医圣祠遇一五十岁企业人员，有肺结核史，现肺纤维化，医院诊断肺源性心脏病，咳嗽、哮喘、呼吸不畅，咳吐大量白色黏痰，脉象弦滑。劝他迅速调理，开了《金匮要略》射干麻黄汤，去麻黄加茯苓、葶苈子。因坚持不服药，依靠素食营养，尔后来信病情转重，仍没用过中西药物；事隔三年，其子到济，方晓已未治身亡。似此患者，十分罕见，但告诉人们，重症失疗凶多吉少。

51．关于人参止渴、石膏治烦躁

既往谚语：虚心竹有低头叶，耐风雪之梅少仰面花。为人亦应如此，胸怀若谷，常感空荡，才能苦读寒窗促进学习，知识渊博，容纳书香万卷；稍有松懈，便会半途而废。走向成功之路的岐黄家，大都经历了沧海航程，思维广阔、辨证灵活、选方准确、经验丰富，非朝夕所获，应步其后尘，继承这个模式。萧绍濂老人谦恭尊贤，不耻下问，专攻刀圭艺术，为当地医冠。他指出《伤寒论》口渴加人参（实为党参），如人参白虎汤；烦躁加石膏，如《金匮要略》小青龙加石膏汤，针对性不强，非重要依据。因伤寒、温病流行疾患口渴，乃津液亏损，东北人参补中益气，不能解除；石膏清热可治烦躁，用于大青龙汤证、阳明经证，邪入大腑肠道内结，表现烦躁，与小青龙汤对象亦异，应投大承气汤，滥开石膏是画蛇添足，缺乏一剑封喉。临床要注意药物选择，独立创新。语重心长，很有道理。且借题延伸，五苓散证含口渴、阴极似阳也有烦躁，你敢用人参、石膏吗？

52．酒、色伤身

"人生有酒须当醉""莫待无花空折枝"，传统流行语，十分有毒。饮酒日久，并不宽心解愁、获得欣慰，反易发生酒精肝、肝炎、肝硬化、肝癌；通过灼伤，亦可导致胃、食管恶性肿瘤。嫖娼触犯国家法律，感染淋疾、梅毒、艾滋病，缠绵难愈，传染他人，破坏家庭安宁，最后甚至死亡。在大千世界旅途中，应防止以上祸患，重视养生、自行洁身，走正确道路，方可稳定生活。心猿意马，贪图"口福""花柳"之乐，则贻害无穷。吾仿燕子衔泥筑巢，统计所治因酒、色罹患诸证，空巢者半，全瘳只占百分之五十。

1978年老朽遇一著名画家，酒精性肝硬化，酗酒三十年，经常狂饮不已，脾大、蛋白倒置、吐血、白眼球发红、小溲点滴难下、腹水胀满似裂、足面膨大如球，呼天唤地，日夜叫号。曾给予大剂健运、益气、利水、消肿，虽见小效，仍然反复，延长两月寿命，第二次昏迷逝世。其家属接受教训，从此阖门均戒白酒，且劝告亲友也勿要沾唇。

53．小方大用

笑面佛郭文昌，为人善良，济世活众不分贫富，同等对待，日诊数十号亦无倦言，呼风唤雨，有很多粉丝，追随大海义渡。七十岁寿辰，吾前往祝贺，所投处方与前有异，大都轻描淡写，给予果子药平妥之品，谓：顺应天演公例、江郎才尽、避免喧喝。实际爱惜羽毛、重视安全、防止风险，高明藏拙，观其治力并不低下。一晚清致仕道员，夜间惊恐、心慌、手足震颤，缙绅亲友怀疑狐仙作祟，久疗未愈。他开桂枝10克、紫石英20克、龙骨20克、牡蛎20克、炙甘草15克，即《伤寒论》桂枝甘草龙骨牡蛎汤加味方，嘱咐先服十五天，然后更易。结果立竿见影，吃了两周没再发作，起了极大功效。由此看来，普通药物不宜投以白眼，也应取为主角挂牌，巧妙应用。

54．会诊忌自恃主观

重病患者卧床，聘请医生，要有主持人，会诊时要与同道协商，尊重其意见，切忌自以为是，横扫群雄，转成核心、代表，属医门法规。倾听多方面论点、治法，有利提高自己水平，亦是加强团结的需要。不注意这些问题，就会陷于孤立，虽怀良策，难以施展。

1951年吾曾目睹一危笃老妇，因心力衰竭，举行神仙救援会，求高明妙招。对开附子争论不休，最后改投人参补气，走平妥道路，第二天呼吸、心跳停止，子女追悔莫用附子，口吐怨言，竟归罪潘姓医家，登堂辱骂，提出了诉讼。似此情况，在执业过程中，可依靠主持人，应考虑避免发生。

55．黄芪治偏瘫

从事医疗工作，要注意尾大不掉，留有后遗症，脑血管意外半身不遂就是例子。当脑梗死、脑血栓、脑出血发生，应在十五天内迅速调理，除利用药物、针灸、推拿，还须配合持杖步行、拉练，促进气血循环、增强肢体活动；拖延时间，超过三个月，神经、肌肉、骨骼僵化，影响恢复健康。此乃老朽传承前贤客观经验，提出参考，大有裨益。河北玉田王清任先贤投予补阳还五汤，重用黄芪加活血化瘀药，独树一帜，令人钦佩；遗憾的是没有言及论治期限，学者感到失望。黄芪属保健品，补中益气，性缓力弱，非重用不易见功，未列入四君子汤内。能扩张脑血管，促进血流量，改善缺血，大剂量抑制血压上升，降低耗氧，少则难睹其效，有的患者在补阳还五汤中用黄芪连吃百斤，方获战绩，被称需大声呼唤的"睡药"。所以应了解这些情况，嘱咐病家坚持半年，才可症状好转，始得端倪。凡含大剂黄芪的处方，宜于早晨6点～下午4点饮之，乃北派伤寒家巧开汤液规律，过了5点或夜间服此，因有兴奋作用，会引起易醒、多梦，导致失眠，久经临床的高手，大都洞晓，视为禁忌。吾也常取巨额黄芪牵头，和瓜蒌、郁金、川芎、丹参、薤白，给予心脏冠状动脉粥样硬化血运亏损、障碍，因缺血、乏氧所致胸闷、疼痛，亦可显示良好的效果。

淡泊名利喜读书　清白朴素行医道

——纪念张志远老师诞辰一百周年暨逝世三周年

张公志远老师，中华民国九年（1920）庚申年七月初四生于山东省德州，共和国第二丁酉年立冬日（2017年11月7日）卒于山东省济南市。人颂"书痴"，自号"抱拙山人""蒲甘老人"。祖籍山西省潞南府阳城县，先祖于明代移民河北，填充中原战乱所致之人口不足，先后落户邯郸、冀中某地、冀某县土埠庄，部分先民迁冀东南景县定居，繁衍形成张家庄，科甲出身甚众，有江宁卫督漕游击者，为先生直系祖。先生为山东中医药大学（原山东中医学院）建校元老之一，国医大师，国学国医，德艺双馨。今年先生诞辰一百周年、逝世三周年，谨以此文纪念先生。

余自1994年入山东中医学院学习中医，在门诊上接触张志远老师，直至先生近百岁辞世前不久，记忆中，他老人家二十余年形容笑貌、神思言语，几乎没有什么大的变化，一直若六七十许人。总是那样怡然淡定，二目炯炯，眼不花，耳不聋，手不抖，背不驼，行动灵活，言语从容，思维敏捷，记忆惊人。诚当代杏林神仙一流人物！

余每每赴济南抱拙山房登门看望求教，先生纵横古今，谈笑风生，一二时辰诲人不知倦；或电话问安请教，先生解疑答惑，见解中肯，数十年前往事、人物历历目前。临终前三个月，仍为山东省举办的中医经典培训班来自全国的临床大夫授课讲学；临终前两个月，仍每周出诊合计七个半天；临终前一个月，仍笔耕不辍，绝笔名《桐阴消夏录》。临终前约一周，问："哪天是立冬？"家人告知。立冬前二日，余赴济榻前看望，执手良久，先生思维清晰，欣然无憾。丁酉年立冬日上午九时十二分，先生告别大千世界，安然睡去。

先生束发受书，在其父寒江遗翁星洲公（清末商科举人，文史哲医兼通，曾在桑园镇任德州地区商会会长）、其业师耕读山人（清光绪间二甲进士，曾参加戊戌变法，苏州人）二老及其族伯父瑞祺公、吴七、大瓢、万仙畴（前清拔贡）等前辈教导下，十七年私塾，学文习医，奠定了扎实的以儒家孔子、孟子修身为本的国学与以《伤寒》《金匮》为根基的国医功底。先生于十三经、廿四史、诸子百家、道经佛典、文集小说、唐诗宋词、元曲道情、杂文笔记、稗官野史，《内》《难》《寒》《匮》《本草》、历代医家著作，无书不读。前半生曾随儒、道、佛、医门高人百余位老师、前辈、忘年交、朋友、同道学习，如：十五岁随父亲至上海，得到过恽铁樵先生指点，与孙华堂、马晓池、孙镜朗、徐仞千、吴少怀、步玉如、李重人、任应秋、耿鉴庭、谢仲墨、裴沛然、曹鸣高、沈仲圭、李聪甫、俞慎初等老友交善。先生著述等身，引经据典万余种，始终坚持临证，密切结合临床。讲座、带教、谈心，从不用讲稿、不"掉书袋"，滔滔不绝数小时，只将其父、业师心传，及跟师所学、老友所赐，结合自身博览群书、临证体悟，娓娓道来，融会贯通，质朴无华，突出实用疗效。

先生为人谦逊低调、从不炫耀。接引后学，首重"德行第一"，提倡多读书，独立思考，尊古酌今，与时偕行，反对食古不化、虚华不实。以下就先生面授、电话、讲课等反复强调者，择要录出，一则自警，一则供同道参考：

"我带学生，医德要占百分之九十！""我父亲有四句话：'愿修功行，愿造上乘，愿得真谛，愿救众生。'搞医人可转做自励。我的老师又加三句话：'名高易坠，居安思危，骄者必败。'搞医处世待人接物要不露锋芒。""我父亲，我的老师，都告诫我：绝对不搞名利！不羡慕荣华富贵！读书，行医，我遵循老人们的教导，一辈子做平民百姓。矢志医道，就得多读书，安心做学问；多从事临床，想尽办法更好解除患者病苦。眼睛要向下看，中医真正的高手多数在民间——不看他的名头，要看真才实学。"

"我父亲对我的教导：行医济世，不入官府，做一个平民百姓。研究学问，多读书，充实头脑，要在前人基础上有所进取，改变外国人所说的'中国人只能模仿，不能创造'。我的儿子，不希望他完全模仿我，最好有第二个、第三个面目，这样啊，才能成为一个合格的人才。仁心仁术，要官民、贫富一样对待。眼往下看，你的衣食住行来自百姓，离开老百姓，你一事无成！强调一点：学校、书本知识只占你成才的百分之二三十，要百分之七十来源于社会实践，实践孔子的话'三人行必有我师焉'。天外有天，人外有人，'谦受益，满招损'，虚怀若谷，能提高自己。"

"我的老师参加康梁变法的，十九岁到北京参加会试，后来中了二甲进士；戊戌政变后隐姓埋名，躲过风头从事中医，一辈子在民间看病，带了不少徒弟。因我父亲的关系，我拜他老人家为师学医，那时候他已经七十左右岁了。曾教导我：'平安是福，健康是福，小糊涂是福，当平民是福，不贫不富是福，吃亏是大福，当医生为人解除疾苦是享福。行医为人治病，做出人生对社会应有的贡献。''赞扬你的人，不一定是朋友，很可能麻痹你、毁掉你。批评你的人，不一定是敌人，忠言逆耳。''尊重别人，绝不妄谈是非、贬低同道。'一再告诫：'永远把自己当作沧海中的一滴水。'活到老、学到老，活一千岁、学一千岁，也有咱不知道的啊，学无止境呐！"

"我小时候很鲁笨，被人称'小痴'。我从来不相信天才！天才都是学出来的呀！学问都是功夫啊！人才都是拼出来的啊！你没下功夫，白搭！拔尖的人，成功的人，往往都是愚笨的人，笨鸟先飞，他知道自己不行，他拼命地干哪！有两句话你记着就行了，'英雄不怕出身低，名人不怕无学历'啊！如果取得学历，很好，但只是学习的开始。要博，首先要博，面打开了，日后自然就知道专在哪一门儿了。没有博，专不进去。我年轻也教学，当时我父亲不让带书本——你必须把它背下来！你上去讲去。一个秘诀：非博不能返约。你这一句话是从十句话里面来的——非博不可！就得苦功！就得有拼搏的精神！哎！过去话'你不受苦中苦，哪来的甜上甜'呐？'学海无涯苦作舟'，真是啊！多读书，背下来，平常积累，搞得熟了，关键时候就用上了。你不熟，临时需要上讲台，还不瞎扯？是不是啊？就得下功夫，没别的办法！呵呵。我父亲要求我读书必须搞熟了、背下来，艺不压人呐！家财万贯，走不动路；两袖清风，一肩明月，走到哪、带到哪。多读书，宗教的书：佛教、道教、基督教、伊斯兰教……也要看，都是教导人向善的，使人淡泊名利、远离虚假、掌握人生、乐观解脱。我做人行动指南以儒家为主。多读书，但不要被书牵着鼻子走。某同学，你不要被图书馆困住，要放开思想、打开笼子，不要在笼子里转，要让笼子为自己转。"

"我是一个郎中啊！家里不少亲戚搞医的，从小耳濡目染，我父亲就是我学医的启蒙老师。我是《医宗金鉴》起家，《伤寒》《金匮》的底子，所有临床功底都是背《伤寒》《金匮》打下的。接着学《难经》《素问》《灵枢》。受我父亲影响对药物应用下过苦功，重点读过《本草纲目》《本草纲目拾遗》《本经疏证》。我的老师是南派伤寒家，我的族伯父瑞祺公是北派伤寒家，我父亲擅长温病，他们处方、用药、分量都不一样。我在临床上看的病多了，根据需要，经方结合时方，最终走向了杂方派——临床上你不是一个模式解决所有问题，得根据病人辨证施治啊！有人认为我是搞中医各家学说的，那是因为没人讲这门课；我最根本的还是《伤寒》《金匮》，《伤寒论》基础根深蒂固。取《易经》道穷则变运用到医学领域，灵活辨证，灵活在前人方子、药物、剂量上做文章，力求根据患者实际情况调整变化。"

"老人们常说：走自己的路。不要人云亦云，要有独到见解啊！我一生不走回头路，往前看不往后看。一切都在变！没有一成不变的！得发展啊！抱残守缺，脱离现实，就被淘汰了！时代不同了，气候、环境、体质、饮食、药物、疾病……一切都变化了，你的方子也得变啊！不要刻舟求剑！医学是为人服务的呀！得务实啊！要发展前人经验、前人学说；不要重复前人的路，落入既往窠臼——按图索骥，守株待兔，不行啊！当然，你没有博的知识面，没有深刻的临床体悟，没有真正钻进去，谈不到发展。"

"我的老师、我的师兄看病都快——（方药辨证）烂熟胸中了。病人一个等一个，一上午看一百多号。"先生看病亦神速，望诊号脉，患者主诉，扼要问诊，刷刷点点，处方即出。疗效稳定，患者信赖。退休后至辞世前，长期几乎每周每天都有门诊。凡出诊、带教、定期讲座，从未迟到、停诊、缺课，时刻以师训"骄者必败"为戒。2017年，获得"国医大师"荣誉后，更加谦逊勤勉，每天坚持清晨四点多钟醒后即起写作。劝其减少门诊次数，答曰："你不出门诊，老病人会想，是不是这个人已经不在了？得去！"患者增多，劝其限号，答曰："病人找来，你是大夫，不能不看！"直至看完从北京赶来诊治顽固性鼻炎的最后一个患者，才让家人从出诊处送至山东省中医院住院病房。

"我写的东西不都是我自己的呀，大都是前人的呀！我只是一个喇叭、传话筒。没有前人的梯子，我上不来呀！自己的东西有限呐，微不足道啊！……都是伤寒家，都用伤寒方，但临床不是一个模式，用法不一样。所谓特色，他临床时间长了，经验丰富，摸索出一些独到体会，形成自己的风格，这个东西可贵啊！老大夫很多秘不外传的宝贵经验，从前不能公开，我现在年龄大了，考虑得传下去，把它们分散在《精华录》里面。过去讲明传道，暗传教，有道传，有术传，很多民间传了多少代的效法、秘方、用量、窍门，都揉在我书里了。不能单挑出来，也不可能把所有的东西都写在书本上——祖师爷有规矩——举一反三，闻一知十，让读者去悟吧。"

《张志远临证七十年精华录正、续编》，先生一笔一画、工工整整写在四百字一页的方格纸上，稿本盈数尺。他凭记忆，笔录下跟诊过的、追随过的、听闻到的、晚清、民国、共和国初期以山东为主，覆盖全国、东南亚等地中医大夫、民间郎中、懂医人士的有效经验，同时提供自己对这些经验灵活运用的案例，及其读经典、用古方临证发挥的体感身受。先生风格果决，尝曰："我办事，是、不是，决不拖泥带水。"写作体例大多先叙述理论或经验，再举脉案，缩写复诊，行文简洁明快，篇幅短小精悍。服务临床，首重疗效，儒医铃医，择善兼收，从不吹嘘，杜绝空谈。先生云："不长篇大论，现在大夫、老师、学生都很忙。《精华录》不做分类，仿照郑逸梅札记体，随记随录。读者可随时翻阅，自取所需，翻到哪一篇，都是开头；看到哪里，就是结尾。"

先生质朴恬淡，著作论文，授课讲座，历来针对现实，学以致用，反对无病呻吟，绝不故作姿态。一生勤俭朴素，布衣布裤，缝缝补补穿了几十年；粗茶淡饭，从不浪费一粒粮食；晚年卧室兼书房，一床、一桌、一椅，几支笔、一摞纸。"文革"后存世者，二千万字手写书稿、十几万张摘录卡片、难以计数的读书笔记。

承蒙先生信任，著作《中医源流与著名人物考》《张志远临证七十年医话录》《张志远临证七十年精华录正、续编》，交付我整理审校，协助出版。《精华录正、续编》约一百一十四万字，手稿请学生录入后，编者逐字逐句校核正误，规范标点，先生授意，推敲表述，适当润色语句，核对查考，个别出注提示。先生辞世后数月，《续编》校稿完毕，与出版社协商装帧：《正编》上、下册已做白皮，《续编》一册请制作青皮（古称天蓝色为青色），寓意先生一生"一清二白"。

编者昔日为山东中医学院中医文献班一普通学生，二十四年间向先生请教，为人处世受益终身者一："我父亲、我的老师留给我的秘诀：'一辈子不露锋芒，老老实实读书，夹着尾巴做人。'这是我的不传之秘，我奉行一生。"于治学受益终身者三：一曰："勤求古训，博采众方。"珍惜分秒博览群书，谦虚诚恳广泛求教。二曰："《伤寒》《金匮》，行医根底。"由博返约，熟背、玩味、应用《伤寒》《金匮》。三曰："思求经旨，精究方术。"先生反复告诫："你学中医古籍文献，一定不能脱离临床。考据目的，服务临床；死书活用，别当花瓶；要自己体悟，要有独到见解！"

2020年，先生诞辰一百周年、辞世三周年，己亥末庚子初，逢新冠肺炎疫情，举国防瘟，闭户读书，思接千载；回忆先生谆谆教诲，怀念深深。"读书、看病，做个自由人，不受任何人、任何条件限制——自由人呐。"这是先生所赐最后一句教导。心香一瓣，此文告慰张公志远老师，愿先生中医学术传播杏林、福泽学子。

庚子年四月廿八药王圣诞日

大学图书馆古籍室岐黄学子

沐手凝思　馨香百拜

索引五种

一、人名索引

（以汉语拼音为序）

二、方名索引

（以汉语拼音为序）

385

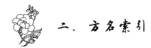

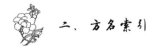

三、病症名索引①

（以汉语拼音为序）

① 注：为方便读者查阅，保留部分中医病证（症）名，特此说明。

四、药名索引

(以汉语拼音为序)

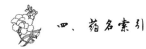

五、简称索引

五、简称索引

张志远先生临证七十年
人卫版医书六种

《张志远临证七十年碎金录》（2009年）

《张志远临证七十年医话录》（2013年）

《张志远临证七十年日知录》（2016年）

《张志远临证七十年精华录》［上、下］（2017年）

《张志远临证七十年日知录（续编）》（2018年）

《张志远临证七十年精华录（续编）》（2018年）

一蒙抬爱校四录

再许驱驰续两遗

——策划编辑